U0230225

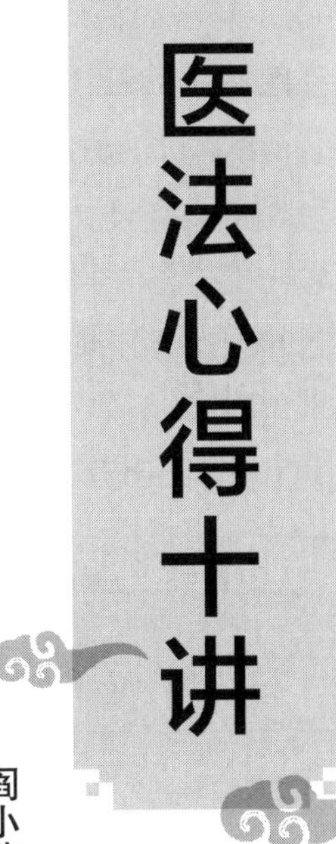

医法心得十讲

阎小萍 编著

人民卫生出版社
·北 京·

图书在版编目（CIP）数据

医法心得十讲 / 阎小萍编著. —北京：人民卫生出版社，2022.7

ISBN 978-7-117-33375-7

Ⅰ. ①医… Ⅱ. ①阎… Ⅲ. ①辨证论治－文集 Ⅳ. ①R241-53

中国版本图书馆 CIP 数据核字（2022）第 126852 号

医法心得十讲

Yifa Xinde Shijiang

编　　著：阎小萍
出版发行：人民卫生出版社（中继线 010-59780011）
地　　址：北京市朝阳区潘家园南里 19 号
邮　　编：100021
E - mail：pmph @ pmph.com
购书热线：010-59787592　010-59787584　010-65264830
印　　刷：北京汇林印务有限公司
经　　销：新华书店
开　　本：710 × 1000　1/16　　印张：27
字　　数：429 千字
版　　次：2022 年 7 月第 1 版
印　　次：2022 年 9 月第 1 次印刷
标准书号：ISBN 978-7-117-33375-7
定　　价：89.00 元
打击盗版举报电话：010-59787491　E-mail：WQ @ pmph.com
质量问题联系电话：010-59787234　E-mail：zhiliang @ pmph.com
数字融合服务电话：4001118166　E-mail：zengzhi @ pmph.com

颜 序

中医药是中华民族的瑰宝，是我国医药卫生事业的重要组成部分，而“中医师承教育”又是其核心之一，它补充和完善了院校教育，两者有机结合是培养优秀的中医药人才的一种可行、可取的教育方式。

阎小萍医师就是在这种教育模式下产生的中医人才队伍中的佼佼者。她在天津中医学院（现天津中医药大学）六年制毕业后，又有幸师从全国著名中医专家焦树德教授，并在工作期间先后两次赴上海跟我进修学习。她不辞辛苦，抓紧一切可学之机，从游于路志正、朱良春、哈荔田、李月伦、蒋伯鸾等名医门下，深得其传，博采众师之长，将所学知识运用于自己的临床实践中，取得了很好的临床疗效，深受广大患者的好评。

现在阎小萍医师已是七十有余之人，她已由全国著名中医专家焦树德教授的学术经验继承人晋升为第四、五批全国老中医药专家学术经验继承工作指导老师。“位置”虽然变了，但她“诚心求学、不耻下问”始终不变；她“辛勤耕耘、痴心临床”始终不变；她“博采师长、积累知识”始终不变；她“研读经典、学而时习”始终不变；她“冥思苦想、机敏善撰”始终不变；她“尊师重道、提携后学”更是始终不变！

继撰写“跟师三部曲”后，她今又出版《医法心得十讲》，此书从十部分内容阐述了她耕耘临床的经验体会，内容翔实，尤其在补肾壮骨法、调和营卫法、健脾和胃法、活血通络法及循经辨证法等治法方面，颇具创新之意。无愧于同道们的好评和欢迎。本书是阎小萍医师奋笔疾书、心血铸成，是“读经典、悟经典”之作；是“以经典、驭临床”之作；是“从众师、炼精华”之作；是“源临床、习经典”之作；更是“勤博采、广敏思、擅总结、撰真谛”之作。

阎小萍医师铭记前贤教诲“心不坚、智不达”，数十年如一日为中医事业奔走疾呼、演讲、传授，为培养中医事业的接班人不遗余力。通过带教国内外硕士生、博士生、学术继承人及进修生、实习生等，将中医传承的学术思想和临床经验传播到各大洲、诸国家及国内各省（自治区、直辖市）。辛勤耕耘、步步艰辛、滴滴汗水，换来的是硕果累累，桃李满天下。

我真心地期望，能有更多的像阎小萍医师一样的“学术继承人”勇擎中医药传承之大旗，将“薪火传承”代代传下去！

值此《医法心得十讲》即将付梓之际，除感慨、欣慰外，爰为序，以励之。

颜德馨

2016年10月于上海

路　序

任何事业的兴旺发达，都离不开“人才”这个群体，中医事业的振兴更是需要优秀人才的支撑。“教书育人”，培养一支高素质的中医人才队伍是中医药事业蓬勃发展的关键。自中华人民共和国成立以来，“院校教育”已成为培养一批批中医药人才的主力军，但实践又证明“中医师承教育”是补充、完善院校教育的有效教育形式。

阎小萍主任医师，1970 年毕业于天津中医学院（现天津中医药大学）中医系。1992 年，工作多年后的她，有幸成为全国著名中医专家焦树德教授的师承弟子。在跟师阶段，她尊师重道，刻苦学习，成绩优异，深得老师好评。由 1995 年，她在“全国继承老中医药专家学术经验出师大会”上被选为毕业生代表，做学习心得汇报一事，就可见一斑。弹指一挥间，如今阎主任已从一个羽翼未丰的青年学子，成为一名医技老道的第四、五批全国老中医药专家学术经验继承工作指导老师。其地位虽有了很大变化，但她初心不改，始终把恩师“你不能放下对痹病的研究，一定要把中医药治疗痹病的大旗扛下去！”的嘱托牢记心头；不但扎根临床、勇于实践，创建了中日友好医院中医风湿病科，带出了一支由博士组成的优秀人才梯队；而且不辞劳苦，在国内外四处奔波，传播推广中医药治疗风湿痹证的经验；还辛勤耕耘，笔耕不辍，先后完成了《焦树德学术思想临床经验综论》《焦树德临证百案按》《从师实录与心悟》等医著，为中医药事业的传承和发展做出了积极贡献。

今阎主任再接再厉，将其 50 余年来对风湿痹病学的研究心得和临证经验汇集成《医法心得十讲》，现即将付梓。作为焦老的同乡和共同主持“中华中医药学会风湿病分会”工作近 20 年的同事，看到 70 余岁的阎主任，承焦老衣钵，也把主要精力投入中医传承工作中，我很高兴！有鉴于中医药事业“薪火传承，永辉不衰”。故爰为序。

藁州医翁 路志正

2017 年 2 月写于北京怡养斋

编者的话

中医药是中华民族的瑰宝，在中华民族五千年的文明历史中，在捍卫中华民族健康的历程中，中医药发挥着重要作用。中医药的发展过程，始终是中医药学术不断积累、整理、总结、提炼和升华的过程。继承、发扬、创新是中医药事业发展的三个重要环节。继承是基础，发扬是关键，创新是灵魂、是动力，三者密不可分，相辅相成，对促进中医药事业的发展起到了举足轻重的作用。

中医学的辨治体系是以辨证论治为核心，是融理、法、证、方、药为一体的。其中“法”为“医法”，即指中医学中辨治疾病的原则和方法，是中医独特的方法和临床经验密切结合的产物，具有法上贯理、法依证立、下统方药的作用，高度概括了中医治疗学的基本规律和原则。医者在辨清证候、审明病因病机后，有针对性地采取治疗方法，正是“法随证立”之意。医法对于临证遣方用药、运用成方及提高临床疗效，都具有非常重要的意义。

在中医药继承、发扬、创新的历史长河中，我有幸拜师并成为全国著名中医专家焦树德老师的学术经验继承人；有幸从师国医大师颜德馨老师、路志正老师、朱良春老师等；有幸跟师董晓初老师、叶希贤老师、阮士怡老师等。各位老师的高尚医德、学术思想、临床经验、辨证思路，急患者所急、痛患者所痛的医风一直激励着我、鞭策着我、引领着我为解除病患痛苦，拼搏在继承、发扬、创新的医、教、研的大道上。

时光如梭，数年瞬逝。虽于多年前即动笔撰写本书，但因日日奔忙于临床、教学及科研工作第一线，尽力挤出晚上一点时间动笔，边思、边写、边修、边改之。写写、停停、修修、改改……一直没有一段较长的思考空间、较长的撰写时机、瞻前顾后细琢敏思的修改时段……。如此拖延至今年，因疫情（年过 70 岁老者）宅家而始梳理思路、总结自己的学习心得、临证经验、运用体会，并认真修改、补充相关内容，终于完成了《医法心得十讲》的手稿。本书的第一部分介绍了“医法”的内涵及其在中医基础理论中不可缺少的重要作用。第二部分中介绍了自己在临证时最常用的十种医法：调和营卫法、和法、温法、清法、补法、消法、补肾壮骨法、健脾和胃法、活血通络法、循经辨证法的内涵、渊源、分类、临床运用及本人在辨治风湿病中运用的体会等。中医药学是一个伟大的宝库，而中医之医法又是宝库中璀璨明珠之一，其历史悠久、源远流长。

本书中经脉循行图引自赵吉平、李瑛主编的国家卫生健康委员会“十四五”规划教材《针灸学》(第4版)。

由于本人水平有限，诚望老师们、同道们、读者们予以指正。正值今年我“行医五十周年”之际，谨以此书献给一路走来哺育、培养、教诲我的恩师们！由衷地感谢饱含关爱与激励之情为本书作序的颜德馨老师和路志正老师！虔诚地告慰焦树德老师和颜德馨老师的在天之灵。

阎小萍

2020年9月

目 录

第一部分 何为医法

第二部分 治法心得十讲

第一部分

何 为 医 法

“医法”是指中医学辨治疾病的原则和方法，即分别称为“治则”与“治法”，两者是中医基础理论必不可少的内容之一，在中医的整个辨证论治的体系中具有承上启下的作用。因治则层次高于治法，故又有称“治则”为“大法”之说。

第一节　治　　则

一、治则的内涵

治则是治疗疾病时必须遵循的基本治疗原则。它是根据从四诊中所获得的客观资料，在对疾病综合分析的基础上，提出来的临证辨治规律，亦可称为“治疗疾病的准绳”。正如《素问·移精变气论》所说的“治之大则”。治则的基本精神，也是从整体观念出发的。它采用“以常衡变、揆度奇恒”的方法，探知疾病的原因，辨别证候的不同，然后分析归纳，针对病情的寒、热、虚、实而突出温、凉、补、泻、上、下、逆、从等各种不同的治疗原则，并且在治疗原则的基础上，制订出具体的治疗措施。从而对临证的具体立法，处方、用药具有普遍的指导意义。

疾病的产生和病情的转变，是人体阴阳平衡的局势破坏以及正邪对抗消长过程的具体反映，它和内在因素及自然环境息息相关。所以我们论治的最终目的，是使人体阴阳的偏盛或偏衰的局势在自然气候、周围环境、患者体质等的不同条件和影响下达到平衡，这就是所谓“调节阴阳，以平为期”的总的原则。因为疾病的发展具有一定的规律，那么治疗疾病也应有一定的规律。由于患者的体质、环境等条件的不同，疾病的变化也必有差异，为此在临证时，必须按具体病情来决定具体的治疗原则。比如不同类属的疾病在疾病演变过程中，可能会有共同的病理机制，此即可运用同一治疗法则去辨治疾病；反之同一疾病因疾病演变过程中各个阶段的病理机制不同，其治疗原则也就不相同了。

总之，疾病的病理变化，虽表现复杂，但其主要机制总不外乎邪正的相搏和脏腑功能失去协调平衡。因此，治疗法则（治则）旨在祛邪扶正与调整脏腑气血的病理关系，使正胜邪祛，脏腑气血的活动复归正常。

二、治则的内容

治则是在治疗疾病时指导治法的总则。具有原则性和普遍的意义。治则的种类较多，本部分中仅介绍我在临床中体验较深的治则。

（一）先后治则

《金匮要略·脏腑经络先后病脉证》篇中内容是以内外环境统一性的整体观念和阴阳五行学说等，论述脏腑经络先后患病的一般规律，以及诊治疾病的法则。该篇中亦首先提出了预防性治疗和早期治疗的问题，这种从基础的摄生防病发展到预防治疗的医学方法，可谓是祖国预防医学的一大进步。该篇明确指出脏腑经络是人体的主要构成。若邪气侵犯脏腑经络，必会导致脏腑经络的功能失调而发生疾病。由于人体的脏腑经络是互通互联的一个整体，故疾病在脏腑经络之间亦会相互的传变。正如该篇题目所示“脏腑经络先后病脉证”，这种脏腑经络之间的传变是有先后顺序的，故而治疗步骤也会有先后之别的。由此不难看出先后既是病机，也是治则，更是纲领，可以用来指导治疗。关于先后治则内容较多，我仅将自己常用的并有一些临床体会的分述如下：

1. 病未成时，先治未病，预防为先

疾病的原因固然很多，如果人们能内养正气（即养慎），外慎风寒（即不令邪风干忤经络），就可以抵御外邪的侵袭，避免疾病的发生。这是预防的关键，假如偶然感受了外邪，也要尽早治之，莫待“形体有衰”“疾病已成”方始治之，为时晚矣。正如《素问·四气调神大论》所云：“圣人不治已病，治未病……夫病已成而后药之，乱已成而后治之，譬犹渴而穿井，斗而铸锥，不亦晚乎？”以风湿病常见的“类风湿关节炎”即中医“尪痹”为例说明之。“尪痹”病名是我的恩师焦树德教授提出来并经中医风湿界前辈们认可并保留下来的。尪痹即指骨骼受损、筋脉挛急、大肉瘦削、身体尪羸一类痹证。它不同于风、寒、湿、热之邪所致的行痹、痛痹、着痹、热痹等，而是独具特点：①以肾虚为前提，正如焦老所言“没有肾虚则得不了尪痹”。②寒湿等邪必深侵入肾，寒湿等邪如不深侵入肾、伤骨、损筋、削肉，甚者形尪，也就形不成“尪羸”之状了。由此不难看出一旦“尪痹”已成，则治之难矣！所以临证之时，见到肾虚之象，又加感受风寒湿诸邪而出现肢节疼痛、屈伸不利、肿胀不舒、不耐劳作时，就要施以补肾壮骨、养肝荣筋、祛邪利节，佐以活瘀通络治之。当然此时医者亦应权衡症之轻重，而虑及药味众寡、药力强弱等酌情施之为宜。若仅有“肾虚”之象，那就应注意劳作适度不可过、脾胃健运不可损、先后天调养适度，正气内存，方可抵御外邪侵袭，避免疾病的发生。此深寓“预防疾病关键”之意。时代在发展，科学在进步，“物理学”“化学”等不断地应用到医学中，为疾病的早期诊断、尽早治疗等提供了参考依据。比如磁共振成像（MRI）就是物理学中“磁场”的应用，电子计算机断层扫描（CT）及X线片就是物理学中“伦琴射线”的应用。红细胞沉降率（简称血沉）、C反应蛋白、类风湿因子、补体、抗体及遗传基因等检测则是化学被引入风湿疾病诊断中的应用及发展。因此在发现患者就医时，有肾虚（劳作过度、产后等）及指趾关节等疼痛肿胀等发作时，不如在查血沉、C反应蛋白、类风湿因子等时，查一下遗传易感基因HLA-DR1及HLA-DR4等，并查一下抗环瓜氨酸肽（CCP）抗体等，若均为阳性，那就要考虑将来发展到类风湿关节炎的可能，尽早地施以补肾、养肝、健脾、祛邪的治疗，期望能避免或减缓尪痹（类风湿关节炎）的发生。

2. 病已成时，及早诊治，以防传变

病已成时，应尽早发现，尽早诊治，以防传变。《黄帝内经》（简称《内经》）有“故善治者治皮毛，其次治肌肤，其次治筋脉，其次治六腑，其次治五脏。治五脏者，半死半生也”，《金匮要略·脏腑经络先后病脉证》云“若人能养慎，不令邪风干忤经络，适中经络，未流传脏腑，即医治之”，两者都是强调已病之后要尽早治疗。尽管此处主指外感病，但内伤疾病也一样，应尽早尽快地辨治，以防止脏腑间的传变。《难经·七十七难》“经言上工治未病，中工治已病者，何谓也？然所谓治未病者，见肝之病，则知肝当传之于脾。故先实其脾气，无令得受肝之邪，故曰治未病焉。中工者，见肝之病，不晓相传，但一心治肝，故曰治已病也”。与《金匮要略·脏腑经络先后病脉证》中所云“夫治未病者，见肝之病，知肝传脾，当先实脾，四季脾旺不受邪，即勿补之；中工不晓相传，见肝之病，不解实脾，惟治肝也”内容基本一致。肝病易传脾，故有脾虚者，治肝时应先补脾；肾病亦易传脾，肾水泛滥，水反侮土，如有脾虚，也要先补脾土。如此，不难看出前贤张仲景的观点：无论是“未病先防”，还是“已病早治”及“已病防变”的观点，皆属于“治未病”的范畴。

3. 表里同病，理当先表，必慎斟酌

表里同病时，前贤张仲景在《伤寒论》中特别强调了“先表后里”或“表里同治”，这是一般原则。比如在其著作中有如下内容。《伤寒论·辨脉法》“寸口脉浮大，而医反下之，此为大逆”。《伤寒论·伤寒例》“今世人伤寒，或始不早治，或治不对病，或日数久淹，困乃告医。医人又不依次第而治之，则不中病”。《伤寒论·辨太阳病脉证并治》“太阳病，外证未解者，不可下也，下之为逆”。《伤寒论·辨太阳病脉证并治》“病发于阳而反下之，热入，因作结胸；病发于阴而反下之，因作痞。所以成结胸者，以下之太早故也”。《伤寒论》中的这些条文都在强调有表证时要先解表，方药如麻黄汤、桂枝汤等；或表里同治，方药如桂枝人参汤、麻黄附子细辛汤等，决不能先里后表，否则邪气内陷而使病情加重。临证辨治的规律有其一般性，也有其特殊性，疾病有常也有变，一般情况下先表后里，或表里同治，但是在特殊情况下也可先里后表，如“病，医下之，续得下利清谷不止，身体疼痛者，急当救里；后身体疼痛，清便自调者急当救表也”，此段是指在里急于表的特殊情况下不能拘于先表后里的原则，当先救其里，再治其表。

另表里同病时还应注意辨虚实、分缓急的治疗法则。如属于实证，应先解表，后攻里；如属虚证，应先温里，然后解表。如不先顾及正气，则将促使病情恶化，这也可以进一步理解为凡是虚证和实证同时存在时，以虚证为主；热证与寒证同时存在时，以寒证为主。因为虚与寒是阳气衰微的现象。如阳气消亡，生命亦将随之终止，故应先治虚寒，如在虚实难分时，则宁补勿攻，这亦“邪实尚可再攻，正脱则不可复免”的缘故。

4. 新旧同病，先治新病，兼顾旧病

一般来说，旧病即“痼疾”久病，病程长，病位深广，病情复杂，辨治非旦夕可愈；新病即“新感”，是急病，常为病初起，病程不长，病情不重，易于治愈。在辨治时要避免新病旧病相互影响，新病加重旧病，旧病加重新病，则药力庞杂，反而不能取效。如《金匮要略》中有中风、历节、虚劳、肺痿、胸痹、寒疝、痰饮、消渴、水气、黄疸等病，一般不能迅速治愈，有的甚至迁延日久，同时由于病久体质下降，易感受外邪、易伤食、易气郁、易血瘀等。这些相对而言都是新病，新病易治而旧病难疗，所以在新旧同病时，先治新病，后治痼疾。但有因新病而导致旧病加剧时，治疗用药也得稍微兼顾。例如，《伤寒论·辨太阳病脉证并治》“喘家作桂枝汤，加厚朴杏子佳”，就是治新感照顾旧病的例证。

总而言之，“先治新病，后治痼疾”，是治疗的一般原则，但在临证时，还要根据具体情况，灵活掌握。“急则治标，缓则治本”，先治后治还当结合实际来决定，不是一成不变的。

5. 审因论治，先攻其因，兼治其果

对于各种疾病的治疗，必须具体地了解病证的关键所在，然后进行论治。因为无形之邪入结在里，必定有所依据。“随其所得而攻之”，就是审因论治地具体运用。《金匮要略•脏腑经络先后病脉证》云：“夫诸病在脏欲攻之，当随其所得而攻之，如渴者，与猪苓汤，余皆仿此。”即不论何病，先辨其有邪无邪，有邪者先祛邪，再辨邪之相合，分而解之，无形与有形之邪相合，先祛有形之邪，无形之邪无所倚，必自散。列举“如渴者，与猪苓汤”为例，因口渴是一个症状，致渴的成因颇多，不能见渴治渴，必须审其成因所在，然后进行治疗。口渴为有热，热不去乃是有水恋，水热互结，故热不去。欲治口渴，先清其热；欲清其热，先利其水，故用猪苓汤先利其水，而不伤阴（育阴），水去热消，则渴自除。同理，在《伤寒论》中，阳明经证只有热蒸于胃，热势鸱张，故外证热象显现，大热、大汗、大烦、大渴、脉洪大，此热虽盛，但易清，白虎汤对证，以石膏为主药，石膏辛甘大寒，寒能清热，辛能透热，甘寒生津。而阳明证则不同，热在肠，与肠中燥屎相搏结，无形之热依附于有形之燥屎，热不外透，外证虽热不显现，但病较阳明经证更重，所以可见神昏谵语，热盛则神昏，热不透是有燥屎也，治之之法，单清其热不行，必下有形之燥屎，三承气为此而设，正对病也。所以，因果同在，先治其因，正如《黄帝内经》云“必伏其所主，而先其所因”。

综上所述，先后治则的内涵系指：病未成时，先治未病，预防为先；病已成时，尽早诊治，以防传变；表里同病，理当先表，必慎斟酌，辨其虚实，权衡缓急；新旧同病，先治新病，兼顾旧病，辨别标本，治分先后；如邪有所结，应审因论治，先攻其因，兼治其果，攻其所得。所有这些都是治疗上的一般原则。以上所述仅是举例说明，我们在临床上还须灵活运用。

（二）标本缓急治则

标本是指疾病的主次本末和病情轻重缓急的情况。所谓“标”是疾病表现于临床的现象和所出现的证候；“本”是疾病发生的机制，亦即疾病的本质，或者相对地指先病的脏腑及其病理表现。标本的意义概括为五个方面：①以患者来说，人体的正气为本，外感客气为标。②以疾病来说，致病原因为本，其所反映的见证为标。③以发病时间来说，先病、旧病、痼疾为本，后病、续病、新病为标。④以演变来说，病在内部脏腑为本，病在外部肌表为标。⑤以辨证的精神来说，病情为本，医生的思维判断能力为标。在病情变化过程中，一般是按照“治病求本”“急则治其标，缓则治其本”“间者并行，甚者独行”的原则进行治疗的。

1. 治病必求其本

“本”即“根源”之意。万事万物都有它的根源，世上没有无源之水流，没有无根的树木。水源澄清得好，水流就会清洁；树根灌溉得好，树木就会繁茂，这就是治本的道理。治疗疾病，也是同样的道理。病之因是病之本，求其本，即是求其因；所以审证求因是治病总的原则。病之因，或本于阳，或本于阴，但总不外乎阴阳二字。《内经》说，治病要审察其病证属阴属阳，属慢性或属急性，才能确定治法。如阳病可以从阴分论治；阴病可以从阳分论治，务使气血调和，不致妄行，这说明了审别阴阳在治疗上的重要作用。

我们知道，一切疾病的发生及其发展，都存在着邪正相争（病理生理上的阴阳两方面）的矛盾，阴阳发生矛盾就会表现出症状，但是每一种疾病，在它的产生与发展的不同阶段中，往往都有各自的特点，所以理解这个规律，在分析疾病的阴阳矛盾时，就须研究其主要矛盾的所在，从而探求疾病发生的特殊原因，然后才能找出解决矛盾的正确方法，定出正确的治疗法则。例如同一发热的症候出现，其原因就有风、寒、痰、食、阴虚火旺、郁怒忧思、劳怯、虫疰等的不同。所以对不同原因引起的发热，就不能专用寒凉的药来治，必须针对其原因处理。因此，一病的治法，就非止一端。《内经》说，诊病不知阴阳逆从的道理，就是治疗上的错误。这说明了治病绝不是“头痛医头，脚痛医脚”这样简单表面的治疗，而是从“辨证求因、审因论治”的整体观念来处理的。

在疾病过程中所发生的阴阳矛盾，有主病，有兼症。例如，身热而同时伴有腹痛下利的症状，就有几种不同的情况，必须加以审别，如因感受风寒邪气引起身热、腹痛、下利的，此时因初起风寒在表，则表邪身热为主症，腹痛下利为其兼症，治以表散风寒为主；若寒邪已经入里，腹痛而厥或下利清谷，为里寒内甚，虽有表邪未解，这时就当以温中回阳、治里为主，和解表邪则居次要。这些主次先后，治法迥异。倘若发热因于感寒，腹痛下利因于食积，则当于临床所表现的症候中，分别轻重、缓急、标本，切中两者的病源，分别治以温中散寒和消积和中等法，这就是针对主症，或主兼并治的治疗方法，所以《内经》说，治病主要是制服其主症，尤其重要的是先要解除其致病的原因，这就是“治病必求其本”的基本精神。

2. 急则治其标

急则治其标就是指在疾病的发展过程中，如果出现了紧急危重的症候，影响到患者的安危时，就必须先行解决危重症候，而后在治疗其本的原则，如脾虚所致的鼓胀，则脾虚为本，气胀为标，但当鼓胀加重，腹大如釜，二便不利，呼吸困难时，就应攻水利尿，俟水去病缓，然后再健脾固本。可见急则治其标是因为病情危急，如不急治其标，不但不能治本，甚至危及生命。但治标终属权宜之计，治本才是根本之法。通过这些治标救急的手段，就能为治本创造有利的条件，其目的仍是更好地治本。

3. 缓则治其本

缓则治其本即是一般病情变化比较平稳，或慢性疾病的治疗原则。如阴虚燥咳，则燥咳为标，阴虚为本，在热势不甚，无咯血等危急症状时，当滋阴润燥以止咳，阴虚之本得治，则燥咳之标自除。《内经》云：标本之道。言之虽易，但是在实践中，却不要把它看得简单化。①在治疗上，必须灵活掌握，一般以治本为先，但如标病特别严重时，就必须先治其标，以解危急。明确了标本的意义，在论治时，就不致盲目投药。喻昌说得很好：大凡疾病，都有标本，更有似标的，原来是本；似本的，原来是标；若不明辨阴阳、逆从，指标为本，指本为标，或指似标的为标，指似本的为本，迷乱经常，倒施针药，这都是医生的错误。②要辨明标本，必须要通晓病理机制，灵活掌握运用。所以说，缓则治其本是临床论治上一项极其重要的原则。

4. 标本兼治

标本兼治即是指标本俱急的情况下，必须标本同治，以及标急则治标、本急则治本的原则，如见咳喘、胸满、腰痛、小便不利、一身尽肿等症，其病本为肾虚水泛，病标为风寒束肺，乃标本均急之候，所以就必须用发汗、利小便的治法，表里双解。如标证较急，见恶寒、咳喘、胸满，而二便通利，则应先宣肺散寒以治其标；如只见水肿腰痛、二便不利，无风寒外束而咳嗽较微，则当以补肾通利水道为主，治其本之急。凡疾病标本并重时，及时采用标本兼顾的方法以提高疗效，缩短病程。如《素问·标本病传论》说：“谨察间甚，以意调之，间者并行，甚者独行。”但当本或标任何一方严重时，则可独治其本，或独治其标。因此在临证时，既要掌握其原则性，又要视病情变化，注意到特殊情况下的灵活性。

（三）扶正祛邪治则

正与邪是一个相互对立的概念。正即“正气”，亦称“真气”，是人体生命功能的总称，包括了人体正常的生理功能，以及维持健康、抵御致病因素的侵害和修复机体损伤的能力。邪即“邪气”，也称“病邪”，是各种致病因素的总称。

疾病的发生、发展及变化，主要是取决于正邪双方力量的对比。正胜则邪祛，病向愈；正衰邪进则病加重，预后差。故中医学最为重视正气的作用，强调“正气存内，邪不可干”。重视正气在发病和治疗中的作用，并不轻视邪气在疾病发生、发展中的重要影响。因为在一定条件下，邪气对疾病的发生、发展及预后，也会起到重要的作用。因此《内经》中也特别强调“避其毒气”，“虚邪贼风，避之有时”。基于上述发病机制的认识，形成了治疗疾病的一个基本原则，这就是扶助正气、祛除邪气，以改变正邪双方的力量，使疾病向痊愈的方向转化。

1. 扶正治则

扶助正气的治则，主要用于各种虚证，即“虚则补之”，但虚有气、血、阴、阳之虚，故治有益气、养血、填精、滋阴、温阳之法，皆属于扶正治则的范畴。值得特别强调的是，扶正的具体方法不仅是药物治疗，也还需配合外治等其他措施。因为人体正气的强弱，除先天因素外，还取决于体质因素、精神因素、生活环境及营养、锻炼等情况。体质因素虽然与先天的禀赋有关，但后天的调养、锻炼等情况，也一定程度影响着体质的强弱；至于人体的精神状态，也能够殃及脏腑气血功能的活动，进而影响到人体正气的强弱。因此，在扶助正气服用药物的同时，还需辅以对患者的饮食宜忌、生活起居、体育锻炼等方面的指导。

值得注意的是，扶正法则在单独应用时，只能在单纯正虚而无外邪的情况下运用，且同时还应注意扶正之力不可骤、猛，宜缓缓图功。并且在补药中应加入行气之品，如补中益气汤中的陈皮的应用，可使气“补而不滞”。

2. 祛邪治则

祛除邪气的治则，主要用于各种实证，即所谓“实则泻之”。但实证有停痰、积饮、气滞、血瘀、热结、寒凝等不同，故治有发汗、涌吐、攻下、消导、温饮、理气、活血、散寒、清热、祛湿等法，皆属于祛邪治则的范畴。需要强调的是祛邪治则应在单纯有邪而正不虚的情况下运用。切记要中病即止，所谓“勿使过之，以伤其正”。

3. 扶正祛邪治则

单纯虚证或单纯实证的情况在临床并不多见，而虚实相兼的证候较为常见。在此种情况下，就需扶正与祛邪同时使用，一般称为“攻补兼施”。但虚实相兼的证候又有以虚为主，或以实为主的不同，因而在运用攻补兼施的治法时，要分清虚实的主次，以决定攻、补的主次。一般说来，以正虚较为危重的，应以扶正为主，兼顾祛邪。例如，脾肾阳虚，水湿内停所致的水肿（如慢性肾炎），就要用温补脾肾之阳兼以渗湿利水的治法，常用“真武汤”加减。方中附子温肾助阳；茯苓、白术等健脾利水，加芍药柔肝以增行气利水之功，佐以生姜之温散，既助附子温阳散寒，又合苓、术宣散水湿。反之以邪实为主而正虚不甚的证候，应以祛邪为主，兼顾正虚。例如，由于肝肾阴虚，水不涵木，肝阳上亢而致的眩晕耳鸣、颜面潮红、烦躁易怒等病证，就要采用平肝潜阳、清火息风的治法，一般多用天麻钩藤饮加减治之。方中以天麻、钩藤、生石决明平肝息风；栀子、黄芩清泻肝火；牛膝、益母草活血利水，桑寄生、杜仲滋补肝肾等。从而体现了以祛邪为主，扶正为辅的治则。

在痹病辨治中，仍以“尫痹”为例阐述之。肾虚是尫痹发病的前提，在肾虚的情况下，风寒湿热之邪方能深侵入肾，伤骨、损筋、削肉而形尫，故在辨治尫痹时，“补肾壮骨、养肝荣筋、健脾充肌”是不可少的，这也可以理解为“扶正”之意。邪之深侵入肾，也必须“祛除”之。根据邪的程度、性质及传化，又采用不同的祛邪方法，如临证所见：患者畏寒喜暖，关节冷痛、晨僵困着、屈伸不能、夜间痛甚等说明风寒湿邪中尤以寒湿为著，故应治以补肾温阳、祛寒除湿。此时应“扶正”与“祛邪”并用之。然因邪胜症重应加大“祛邪利节”之力度。又如临证见到患者关节红肿热痛、困重尤著、夜间痛甚、口干口苦、黏腻不爽、五心烦热等，此为湿热内蕴，流注关节、肌肤而致。故祛除湿热之邪，利节活络乃治病之要，而补肾养肝等扶正之品则应少用、慎用为宜。待湿祛、热除、肿消，渐转入扶正为要，祛邪次之。再如患者经治疗后，关节症状明显减轻，偏热及偏寒之象又不显矣，则辨治应以补肾壮骨、养肝荣筋、健脾充肌为主，即“扶正”为要，佐以“祛邪”之治。此时选用续断、杜仲、桑寄生、牛膝、狗脊等平补、协补为宜，补而不过，且多兼祛邪之用。佐以羌活、独活、防风、青风藤、鸡血藤、秦艽等祛邪不忘共奏“扶正祛邪”之用。

在虚实夹杂证中要根据正邪双方各自的危重情况，决定扶正祛邪的孰先孰后：或先扶正后祛邪，或先祛邪后扶正。如正气过于虚弱者，由于不能耐受攻伐，虽兼有邪气，也要先予扶正，待正气有所恢复再祛邪；此时若扶正祛邪兼顾，则正气更伤，邪反难去，即所谓“贼去城空”。反之，若邪气太盛，正虽虚但尚能耐受攻伐，此时若兼顾扶正反会助邪之势，如此则应以祛邪为先，然后扶正。例如：肝硬化腹水（鼓胀）患者，表现为疲乏无力、食欲不振、尿少便秘、脉沉细弱等症状，其属于脾胃虚弱，水湿停滞的虚实夹杂的证候。但因病程较短，正气尚未过度消耗，治疗就要以逐水攻邪为先，使邪祛正安，然后再疏理肝脾，培补正气，以防腹水复作；但若病情迁延日久，腹部胀满膨大，肢冷水肿，倦怠乏力，畏寒喜暖，食少便溏，小便不利，脉细弱无力者，则是脾肾阳虚，正气耗损，正不胜邪之证，治宜先温补脾肾，扶正为先，方如理中汤合济生肾气丸加减，待正有所恢复，再转而祛邪为主。此时的扶正是为攻邪做准备的。

总之，扶正与祛邪治则的应用，应通常达变、灵活掌握，视情况而选择不同的用法，要牢记辨证论治之要“有是证，择是法，用是药”，方能于临证中取效。

（四）脏腑补泻治则

脏腑补泻实为“调理脏腑”。由于人体是有机的整体，脏腑之间在生理上相互联系，在病理上相互影响。一脏有病则易波及他脏；而他脏病变亦会影响原发病的脏腑。临证时可应用脏腑之间的虚实、表里、生克等关系，作为补泻治法的原则，此即“脏腑补泻”治则。

1. 虚则补其母，实则泻其子

这是将脏腑的虚实、生克关系运用于临证的治疗法则。所谓虚则补其母，就是当某脏虚弱时，除了直接用补法对该脏腑实施辨治外，也可间接补益它的母脏。比如患者久咳肺气虚，肺阴亦可不足，并会出现脾胃不振、食少纳呆、便溏泄泻等症状，此时除补益肺气外，尚可遵“虚则补其母”之法，则补其母脏脾（胃），待脾胃健、食欲增，便溏泄自止。此时因肺气得脾胃健运之谷气的滋养，则久咳等症状自会减轻或痊愈。这就是常用的“培土生金”法。

实则泻其子，就是说某脏有病乃因其子脏之实引起的，那么即可泻其子脏来治母脏之病。比如患者肝火偏盛，影响肾脏藏精主封藏之功能，而致遗精梦泄，此时辨治为清其肝热，泻其肝火，使肝热清、肝火平，肾之藏精、封藏功能即可恢复，遗精梦泄等症便可随之而愈了。

2. 壮水制阳，益火消翳

这是从脏腑病机着手的一种重要的辨治原则。壮水制阳适用于肾之真阴不足的证候，以滋补肾之真阴，清其虚火来消除因肾阴不足不能制阳所引起的一系列阳亢之症。如头晕目眩、舌燥喉痛、虚火牙痛等症，可用知柏地黄丸治之。其中六味地黄丸滋肾水以制虚阳；知母、黄柏滋肾阴、清虚热，共达“壮水制阳兼清虚热”之目的。“滋水涵木”以抑肝阳上亢的治法，也是由此衍生的。

益火消翳适用于肾之真阳不足的证候，以峻补肾之真阳来消除因肾阳不足、无力温化所引起的一系列阴凝之症。如腰痛腿软、腰以下不温、少腹拘急、小便频多或小便不利、畏寒水肿等。可用金匮肾气丸治之。本方为六味地黄丸加附子、肉桂而成。其中肉桂（原方为桂枝）、附子可温补肾阳、温养下焦，可治因肾阳不足引起的腰痛、脚弱、腰以下冷感及肾阳虚弱不能化气行水而小便不利水肿等症。本方用六味地黄“三补三泻”以壮水之主，加之附子、肉桂补水中之火，以温肾阳、鼓肾气，以此通过水火并补、阴阳协调、邪祛正复、肾气自健，颇有“导龙归海”之意。本方只用少量温肾药于滋肾药中，取少火生气之义，故仲景先师在《金匮要略》一书中将此方命名为肾气丸，深寓“益火之源以消阴翳”之意。

3. 泻表安里、开里通表和清里润表

这是将脏腑的表里关系运用于临证的一种治则，适用于脏与腑之间表里同病的情况，如肺与大肠互为表里，当阳明实热，大便燥结而致肺气壅阻时，只从肺治很难起效，可采用凉膈散泻表（大肠）而安里（肺），则肠中燥结下，肺气得以肃降，壅阻之症除矣！又如肺气壅阻不宣，致大便燥结者，只从大肠施治，亦难见效，而采用瓜蒌桂枝汤加减，用桂枝汤加炒苏子、杏仁等调和营卫、宣降肺气，再加瓜蒌苦平微寒，清热滋润，以开里（肺）通表（大肠）使肺气壅阻除，肺气宣降复，肠中燥结解矣！再如肺阴虚而生燥，津液被耗，而大便秘结，用清燥救肺汤治之以清里（肺）润表（大肠）。方中桑叶轻宣肺燥，生石膏清肺胃燥热，两药合用而治其致病之源；阿胶、麦冬、胡麻仁润肺增液则治节之权得以复健，大肠“水泛舟停”之状得以润通。《素问·脏气法时论》云：“肺苦气上逆，急食苦以泄之。”故佐杏仁、枇杷叶之苦，以泄降肺气。如此肺气之燥者，得以清润；肺气之膹郁者，得以肃降；肠中“水停泛舟”者，得以“滋水舟行”已！

（五）异法方宜治则

异法方宜治则，指治疗疾病不能固守一法，对不同的个体、时间、地域等情况应采取不同的治疗方法，方为适宜。这种因时、因地、因人制宜的治疗原则，是具体问题具体分析，是治疗的原则性和灵活性相结合，换句话说异法方宜的治则就是因时、因地、因人制宜的“三因制宜”的治则。

1. 因时制宜

这里所说的“时”，主要是指“天时”，也即四时气候的变化因素，如春温、夏热、秋凉、冬寒。四时气候的变化，对人体的生理功能、病理变化均产生一定的影响，根据不同季节的时令特点，以考虑用药的原则，称之为“因时制宜”。如《素问·六元正纪大论》云“用寒远寒，用凉远凉，用温远温，用热远热，食宜同法，有假者反常”意亦如此。所以医者临证辨治疾病时，必须“顺天之时”。如春夏之季，阳气升发，人体腠理疏松发散，气血津液多流向于体表，易于出汗，此时即使感受了风寒之邪引起发病，也不宜用过于辛温发散的治法，以免引起开泄太过，汗出过多而损耗津液，伤及气阴；反之秋冬季节，阴盛阳衰，人体腠理致密，阳气敛藏于内，此时感受风寒之邪后，固然可以应用辛温发汗之法，但若兼有内热之症，却不可过用寒凉之药，以免损伤阳气，然可斟酌应用“辛开苦降”即辛温与苦寒药并用之法；此外，暑多夹湿，秋多兼燥，在治疗时也要审慎考虑。正如《内经》所云：“必先岁气，无伐天和。”即告诫我们，在辨治、择方、选药之时，要考虑到天时气候，不要损害“天和”之气，但若气候与时令相反或太过，如冬季应寒反暖，或寒冷过极；夏季应暖而反凉，甚至“六月飞雪”，或夏季炎热过极等，也可不受此限制。清代著名医家喻昌曾强调说，凡治病不本四时，而逆四时生长收藏之气，会造成不良的后果，这是医生的错误。此即强调治病要注意疾病与四时气候的密切关系。

此外，在一日之中昼夜晨昏的变化，与人体阳气的生、长、收、藏变化也是相互对应的，因此在辨治之时也必须有所斟酌。例如：白昼热盛，可用清热泻火法；午后低热，则用滋阴清热法等。再如，针灸治疗中的“子午流注”的运用，也是根据不同时辰而选用不同经穴的治疗依据。

2. 因地制宜

不同的地域环境，它的气候条件、水土性质、物质产品类别也会不同，而这些因素也会使人的生活习惯、体质特点、生理活动、病理变化发生相应的变化。因而临证辨治疾病时，就必须要关注这些差异，选择相应的治法和药物，此即称为“因地制宜”。《素问•异法方宜论》云：“黄帝问曰：医之治病也，一病而治各不同，皆愈何也？岐伯对曰：地势使然也。……故治所以异，而病皆愈者，得病之情，知治之大体也。”意思是说，同样的病而治法用药不同，是因为地域环境的不同。采用不同（杂合）的治法，都能使疾病痊愈，乃是治法适宜地势的特点和疾病的性质的结果。比如，在我国的东南方，地势较低，沿海傍水而依，气候湿热，人的皮肤腠理松弛，毛窍开多闭少，易于汗出，感受外邪，且以风热居多，辨治常用桑叶、菊花、薄荷、淡豆豉、蔓荆子等轻清之品，以辛凉解表。即使是感受风寒之邪，也很少用麻黄、桂枝等温性较大的药物，而多用荆芥、防风、羌活、紫苏、白芷等温性较小的药物。但在西北高寒之地，人的腠理紧密，闭多开少，感受外邪以风寒为多，故在辨治时多用麻黄、桂枝、藁本、细辛、生姜等辛温解表的药物。再如：东南之地气候炎热，阳气多易疏泄于外，兼之乘凉饮冷，冲凉游泳，寒胜于内，中土之阳易于受损，故临证之时，必应温暖中土，收敛其气；西北高寒之地，阳气多收敛于内，兼以厚衣重被，且饮食多辛辣厚味，故而内热之疾亦多见，故于临证辨治时亦应注意表散外寒，清其内热。《素问•五常政大论》云：“地有高下，气有温凉，高者气寒，下者气热。……西北之气，散而寒之；东南之气，收而温之。所谓同病异治也。”总之，北方人体质多壮实，患病多实证，治法往往以祛邪为主，遣方用药多量大而猛；南方人体质比较瘦弱，非阳气不充，阴津常不足，不耐受攻泻之法，故临证遣方用药时，多量轻力缓。综上所述之治疗法则，仅为一般情况而言，于临证辨治之时定要酌情选方用药，万万不可过于拘泥。

3. 因人制宜

根据患者的性别、年龄、体质等不同特点，来考虑治疗用药的原则，称为“因人制宜”。这就告诉我们在临证辨治疾病时，不应当孤立地来看病证，而是应当看到整个的患者，应当看到人与自然不可分割的关系。

人类既有生理上的共性，而不同的个体，又有其生理上的特性，这种个体生理上的特殊性，就表现为每个人所具有的不同的体质特点。人们的体质差异，很大程度上决定着疾病的发生发展变化、转归和预后，以及对治疗措施的不同反应。如清代徐大椿《医学源流论》说："天下有同此一病，而治此则效，治彼则不效，且不惟无效，而反有大害者，何也？则以病同而人异也。"意思是，同一种病，用同一种治法方药，对此人有效，对他人非但无效，反而有害，原因就是病同而人异。因此，治疗疾病必须考虑到人的体质问题。而体质是受先天禀赋（遗传因素）、年龄、性别、生活条件和情志等多方面影响的，故而"因人制宜"就是要根据以上诸种因素（特别是体质特点），来制定适宜的治疗方法和遣方用药。

例如，就体质而言，有阴阳之别，强弱之分，偏寒偏热之异，即使同一种疾病，可能反应为不同的证候，治法就应不同。如，面白体胖，属于阳虚体质者；形瘦面红，属于阴虚体质者，都因感受寒湿之邪而形成了痹病（关节肿痛）。但阳虚者，寒湿易从阴化寒，表现为关节剧痛，得热痛减，遇寒甚痛，局部皮肤寒凉感等，治疗当用桂枝、干姜、附子、细辛等以温阳散寒，通脉止痛；而阴虚者，则寒湿易从阳化热伤阴，表现为痹证日久，关节疼痛，腰膝酸软，关节屈伸不利，肌肉瘦削等症，治疗当用补血荣养，祛风除湿之法，如独活寄生汤加减。一般说来，阳盛或阴虚之体，当慎用温热之剂；阴盛或阳虚之体，当慎用寒凉之剂；体胖者，多气虚、多痰湿，慎用攻逐之品；体瘦者，多阴虚、多火旺，慎用温补之味。

就年龄而言，小儿生机旺盛，但脏腑娇嫩，气血未充，属稚阴稚阳之体，用药宜轻，疗程宜短，忌投峻剂，尤当慎用补剂；老年人生机减退，气血虚衰，病多虚证或虚中夹实，虚证宜补中稍加流通之品，攻补兼施之剂。金代刘完素《河间六书》提出妇女月经不调的治法说："童幼天癸未行之间，皆属少阴；天癸既行，皆从厥阴论之；天癸已绝，乃属太阴经也。"意即治疗月经病宜分年龄阶段进行，如青春期前重在治肾，育龄期重在治肝（厥阴），更年期（围绝经期）重在治脾。虽非绝对，但有重点可循。

再就性别而言，女性"有余于气，不足于血"，在生理上以血为本，以肝为先天，在病理上多见精血不足，肝气郁结之特点，以及经、带、胎、产、乳等诸方面的疾病。故在治疗上要考虑女性的生理病理特点，制定适宜的治法及遣方用药。

综上所述，因时、因地、因人的“三因制宜”的原则，不能机械地、孤立地看待天时、地域、人体三个因素，而是要整体地看待。要将天、地、人和疾病有机地结合起来，全面考虑，灵活掌握，才能做到立法严谨、选方用药准确，从而提高临床疗效。

（六）逆从治则

“逆从”在医学上含有多方面的意义。如病有逆从，治法也有逆从，名称虽同，其含义则不相同。所谓病证的逆从是指病证的善恶、轻重，预后的凶吉而言。所谓治法的逆从是从正治和反治而言。正治反治在《内经》中也有两种含义：从标本的治疗原则上来谈，如病在本，而求之于本，病在标而求之于标的，这种治法称为从，这是正常治法，故以“正治”为从；如病在本，而求之于标，或病在标而求之于本的，这种反常的变法，称为逆，也就是“反治”的意思。另一种含义则恰恰相反，它是指治法与病的本质和现象的逆从而言，如寒性药治疗热病，热性药治疗寒性病，药与病相逆，称为逆治，所以逆为“正治”；如果以寒治寒、以热治热，药与病相从的为从治，称为“反治”，而治疗上逆治、从治的含义，就是指这个而说的。

1. 正治治则

此是针对证候的本质与现象一致的情况下，所采用的治则。用此类治法所采用的方药是与证候的性质及其外在的症状表现相逆的，所以也称为“逆治”，正如《内经》所云“逆者正治”。疾病的性质，有寒有热，而治疗的目的就是要使寒性病不寒，热性病不热，恢复其正常的生理状态，因此就要运用同疾病性质寒热相逆的药物来进行治疗，以补偏救弊，排除病因。如以寒性药来克制热性病，以热性药来克制寒性病，从而使疾病的寒热恢复正常，又如虚证要用补法，实证要用泻法。《内经》称为“寒者热之”“热者寒之”“虚则补之”“实则泻之”。这种治疗原则是治疗中的一种常法，叫“正治法”。它是根据“微者逆之”的原则而制定的。这种范围很广，在具体运用上也不是单纯的，而是在辨证基础上，拟定出具体的治疗方法。例如寒病用热药，热病用寒药，这是正治法；但寒病有表寒、里寒，热病有表热、里热；表寒宜辛温解表，里寒宜辛热温里，虽然同是用热，但其治法随着病情而异。同一热病，表热宜辛凉解表，里热宜苦寒攻里，治各不同。所以正治法则，仅指治疗原则而言。尚需酌情进一步分析，得出具体的治法。

2. 反治治则

即是在证候与外在现象不一致的情况下，所采用的治法。用反治法治其疾病的本质，不治假象。因为治法同疾病所呈现的假象相从，故亦称为“从治”。反治法主要是针对疾病所反应于外的现象而言，虽然它同正治法相反，且具体措施各有不同，但其调节功能平衡的目的却是一致的，都是针对疾病的本质而施治的治疗大法。反治法是根据“甚者从之”的原则制定的，当人的正常功能受到致病因素的强烈刺激时，往往在病变过程中的严重阶段，会呈现一种复杂的假象证候。这种假象不能反映出疾病的本质，这时就必须采用与假象相从的治法进行施治，这就是所谓“从者反治”。它是在不适于正治法时所采用的一种变法。为了进一步加以说明，现将《内经》中属于反治法的几种法则阐述如下。

(1)热因热用

热因热用就是以热性药物治疗真寒假热病的意思。也就是说，一个患者在临床上已经表现了热证的症状和体征，我们不用与见证表现相反的寒凉药物去对症治疗，反而采用温热的药物去治疗，这种治疗方法，叫作热因热用。我们知道，疾病的表现有真有假，导致人体发生热象的，有因热生热的，有因寒生热的，前者称为真热，本质为热，应以清热为主；后者称为假热，为寒极生热，本质属寒，而热证为其假象，所以就当给予温热的药物，治其本质的真寒，假热的症状也就自然消失了。所以热因热用的反治法，适用于真寒假热的病证，如由于内脏虚寒，阴气太甚，致阳气上浮，而反见面红、目赤等假热症状的戴阳证，用热药治其真寒，这是毫无疑问的，然而对其假热而言，则是以热治热。又如有些慢性虚性疾病，往往表现有面赤、烦渴、手足烦热等现象，从所见证的表象来说，属于热证，但从整个病机上分析，是虚证、寒证已达到极度的情况下，所发生的阴极似阳的假热现象，这时就该用具有温热作用的药物来引火归原，从疾病的本质着手治疗，这种疗法，也就是以热治热的具体运用的例证。

(2)寒因寒用

寒因寒用即以寒治寒法，也就是用寒凉的药物治疗假寒征象的治法。寒病本应治以热药，这就是正治法，然而因热邪内炽所致的“热深厥深”而呈现于外表四肢厥冷的假寒证，则当采用以寒治寒的法则。例如伤寒郁热之邪在里，里热太甚，格阴于外，阳气不得畅达于四肢，而呈厥逆的证候，成为真热假寒证，这时当用白虎汤等的大寒药剂，以清里热，内热一除，寒的假象便可消失了。这就是“以寒治寒”的反治法的例证。

（3）塞因塞用

塞因塞用中前一个“塞”字是指补法、补药；后一个“塞”字则是闭塞不通之意。故“塞因塞用”即以补开塞，也就是用补益药物治疗具有闭塞不通假实征象的方法。此法适用于真虚假实（至虚有盛候）的证候。在此之际，不仅没有采用通利的方法，反而使用了补益的方法治疗。我们知道，病情有虚、有实，若临床上表现为闭塞不通的现象，其病理机制，有的由于热的原因，如胃肠实热的腹胀便秘、膀胱实热的尿闭、瘀血不行的经闭等，都属于实证，应当采用消导、攻下、利尿、通经、行瘀等法对症处理。但在另一方面，也可能由于塞的原因，如脾肾虚寒、中气不足、脾阳不运的腹胀，久病气虚、精血不足、大肠失调的便秘，命门火衰的尿闭证，气虚血枯、冲任亏损而引起经闭等，在治疗上就应采用补脾、固肾、补虚、养血的方法来治疗。这些治疗方法，是从疾病的虚实本质出发，不治其表象的闭塞，这就是所谓塞因塞用的反治法。

（4）通因通用

通因通用即以通治通法，也就是应用通利泻下的药物，治疗诸如腹泻、尿频、月经淋漓日久等假虚征象的方法。它适用于实邪内阻而外现通泻症状的真实假虚（大实有羸状）证。这类疾病，同样有寒热虚实的不同。例如，脾胃虚寒的腹泻，命门火衰的小便频数，脾虚不能统血的血崩，则须采用温补固涩的方法去止泻、止尿、止血，以达到治病的目的，这是针对表象治疗的正治法。但是如果是由于火热内蓄或大寒内凝所引起的宿食积聚，留滞在肠胃之间，因而发生泻利不止；或由于大便干燥，肠中燥矢内聚，水液旁渗所引起的“热结旁流”的下利症；或由于脾胃湿热而引起的小便频数，以及瘀血停积的血崩等，在临证时不仅没有采用固涩的方法，反而使用泻下、利尿、破血行瘀等通利的方法进行辨治。这种治法叫作通因通用的反治法。

此外，值得提出的还有“反佐法”。反佐法有两种：一种为方剂组成中中药的反佐法，如在以热治热的反治法中，在大队的温热药内少佐以苦寒的药物为诱导，如《伤寒论》里的白通加猪胆汁汤，引用猪胆汁，就是这种意义；另一种为汤药服法中的反治法，就是热药冷服，寒药温服，即如李东垣所说的“姜附子寒饮，承气热服”等。因为每当疾病发展到阴阳格拒的严重阶段时，就呈现假象，在治疗时，如果单纯地以热治其真寒，或以寒治其真热，往往会同假象的寒热相对，不能相容，发生药物下咽即吐或服药格拒不入的情况，所以在治疗上就该用反佐法以起诱导作用，来制止疾病对药物发生格拒的反应，这种治法在临证应用时是很常见的。总而言之，反治法也是针对疾病的本质进行治疗的一种治法。在治疗的过程中，开始时药性与病情似乎相同，然而当假象消失，真象毕露时，病情和药性就变为不同了，这时已由反治法转入正治法了。正因如此，在临证识别征象的真假，不为假象所迷惑，是应用反治法的主要关键。

综上所述，正治法和反治法都是根据辨证论治的精神所制定的两种治疗法则，都有它的适用原则。在临床实践中所出现的证候，往往都是寒热错杂，虚实相兼，很少有纯热、纯寒、纯虚、纯实的，而这两大治疗原则的应用标准，又是以证候无假象的出现作为依据的，因此在具体应用时，就当寒热并用，并根据病证的实际情况而增减药味和剂量，这是临证时必须掌握的关键问题。

（七）气反治则

古人在整体观念的基础上，认为是人体的脏腑、经络、气血、内外、左右、上下之间，不但在生理状态上有着密切的相互联系，就是在病理状态上也是这样，所以机体的任何一处发生病变，也就可能影响到其他部位。以标本而言，疾病的原发部位为本，其病理变化所能影响到的部位为标；在临床上一个疾病的病理变化，也往往出现有内在的病理变化，与其他所表现的症状不一致，也就是说出现标本不一致的现象，如本在此而标在彼、本在上而标在下、本在内而标在外、本在左而标在右等，这种病气相反的病变，即所谓“气反”病变。因其在病理变化上具有这一特点，所以在治病上就不是采用一般治法所能治愈，必须采取从疾病相反的部位着手治疗，利用生理功能和病理变化上相互联系的作用，治其本源。《内经》中有“病在上，从下治；病在下，从上治；病在中，从旁治”的治疗原则。这与按疾病所在部位因势利导的方法不同，它也是治疗上的一种变法。

1. 病在上，取之下

病在上部而从下着手治疗，这种治疗方法在临床是经常采用的。例如，头痛有的是由于肝肾阴虚，虚阳上扰，就当用滋阴潜阳，使肾阴充足，虚火自平。这种头痛就不是专从治疗头部所能治愈的。又如肝肾不足，精血不能上荣于目，因而引起的眼目昏花症状，也须从下焦肝肾着手施治。再如龙雷之火随经而上冲咽门所引起的咽喉肿痛闭塞危证，就要温补下元，以导龙入海，引火归原。如上所述，病虽在上而反治其下焦肝、肾，这个道理是可以理解的。

2. 病在下，取之上

与上述相反的是病在下部而反从上部治疗。例如，由于肺气不宣而引起的小便不利，必须开提上焦肺气，小便自通；若单从通利小便治疗，则不能奏效。又如，由于肺热叶焦所引起的两足痿废症，往往从泻上、中二焦肺胃之火，使肺胃之气清肃下降，而利肢节。这都是病在下而取之上的例证。

3. 病在中，旁取之；以左取右，以右取左

这种治法最常应用在针灸疗法上，也是针法的一个基本的治疗原则。因为人身之气血相并，就会造成偏盛偏衰局势，故气并于左，则左盛而右虚，就当从右边部位取穴而诱导之；气并于右，则右盛而左衰，故当取左边穴位以治之。这就是阳病治阴、阴病治阳、左可治右、右可治左的缪刺法。例如，口眼㖞斜和半身不遂的病，往往先针健侧而后针病侧，或单取健侧穴位，比单针病侧效果更速。又如病在中，亦可从四旁取之。如胃脘痛可针足阳明经的梁门、足三里等穴。总之，从气反病变的治疗原则来看，能更为具体地反映出中医学整体观念的特点和治病审因的重要性。

但是，在气反病变的发展过程中，往往也有病之本已见而标病未显，或标病已见而本不显的情况，在这种病理变化还不能看出气反病变的现象时，也可以利用生理功能上的经络气血的相互联系作用，从不病的部位取治疗，以影响已病的部位。这一理论也是针灸疗法中循经取穴的基本理论，在疗效上是很突出的。

（八）同病异治与异病同治治则

“病”与“证”在中医学中被认为是两个不同的概念。“病”是对疾病发生、发展全过程的规律和特点的概括；而“证”则是对疾病现阶段病位、病性的概括。辨证是中医学的基本特点之一，但这并不意味着中医只辨证，不辨病。事实上中医自古以来是主张“辨病与辨证相结合”的。例如“痢疾”“疟疾”“疝气”“尪痹”“肺痿”“肺痈”“中风”等，都是中医的病名，在病的基础上再进行辨证。如“痢疾”是病，其中又有在气分、在血分，属热、属寒的不同的证；又如“尪痹”是病，但其又有肾虚寒盛证、肾虚标热轻证、肾虚标热重证、湿热伤肾证的不同的证候。

“病”和“证”都是以症状为基础的，而同一个疾病，由于机体的反映不同，在某一个阶段就可能出现不尽相同的证候；反之，不同的疾病，在某个阶段也可能表现出基本相同的证候，因此也就有了同病异治和异病同治的治则。

1. 同病异治治则

同病异治系指同一种病出现不同的证时，即选用不同的治法。例如“泄泻”是中医病名，可以有“暴泻”和“久泻”之分，单就暴泻而言（相当于西医的“急性肠炎”）就有“寒湿证”“湿热证”“食滞证”等不同的证候，治法也就不同了。如寒湿证以畏寒发热无汗，大便清稀如水为特点，治法是散寒利湿，可用藿香正气散加减；湿热证以发热口渴，大便溏薄，臭秽不爽，肛门灼热为特点，治宜清热利湿法，可选用葛根芩连汤加减；食滞证以泻下臭秽如败卵，嗳气酸臭，食欲不振等为特点，治宜消食导滞法，方用保和丸加减。再如西医说的“流行性乙型脑炎”（中医多认为属湿温病），若是暑湿侵犯卫分的，以低热、少汗、肢体酸疼困重、头沉、烦渴等症状为特点，治宜祛暑解表法，常用新加香薷饮加减；若是暑热伤津的，则以大热、大渴、大汗等症状为特点，治宜清热生津法，方用白虎汤加减。

形成同病异治的因素约有以下几种：

（1）体质因素

患病之病名虽然相同，但因体质强弱有别，脏腑气血虚实有异，治法亦即不同。比如同是温热之邪侵犯者，若患者素体阴虚，宜以滋阴发汗治之；若患者素体气虚的，要用助阳益气发汗；如若体质不虚的，就可选用辛凉解表法了。

（2）病变部位的不同

同一种疾病，因其病变部位不同，治法亦各异。例如“痰饮”是中医的病名，主要是指体内的水液运化失常，停积于某些部位所形成的疾病。但若水饮停于心下（胃脘部位），突出表现为心下满闷，呕吐清水，肠鸣辘辘，治宜温脾化饮，方宜苓桂术甘汤加减；若水饮停于肠间，突出表现为大便溏泄，心下痞满或肠鸣等，治宜攻逐水饮，方宜己椒苈黄丸加减；若水饮停积下焦的，突出表现为小便不利，小腹胀满，甚至饮水辄呛等，治宜温阳利水，方宜五苓散加减。

(3)标本缓急的不同

如同为腹胀的病，若因水湿聚积的，则水湿为标，法宜先利水祛湿治其标，方宜实脾散加减；若因脾虚所致的，法宜健脾利湿治其本，方宜五味异功散加减。

(4)病程久新的不同

虽同为一病，新病多实，病情多轻；久病多虚，病情多重，故治法宜随之变化。

此外，气候变化、地域的差别等也是形成同病异治的因素。

2. 异病同治治则

异病同治即指疾病的不同病种，在其发展的某一阶段，如果病理相同，表现为相同的证候时，就可以采用相同的治法。例如：胃下垂、慢性腹泻（肠炎）、慢性痢疾、脱肛、子宫脱垂等疾病，究其病因病机都属于中气不足，或气虚下陷的，故治可皆宜补中益气法，方宜补中益气汤加味治之。

从《内经》病机十九条的内容来看，同为火邪致病，其症状表现就有高热抽搐（“诸热瞀瘛”），狂躁不安（“诸躁狂越”），战栗颤抖、牙关紧闭（“诸禁鼓栗如丧神守”），呕吐心悸（“诸逆冲上”），以及脚肿而痛（“诸病胕肿痛酸惊骇”）等不同。而这些病虽有不同，但其病因相同，证候相同，故而都可采用清热降火的相同治法治之。但值得注意的是尽管治法相同，并不等于方药也完全相同。

以上同病异治、异病同治的治疗原则，均是中医辨证论治的具体运用，但应关注其间的关键，在于辨证的准确无误。

第二节 治 法

治法，简言之就是治疗疾病的方法。但它是在辨清证候，审明病因、病机之后，有针对性地采取的治疗方法，正是“法随证立”之意。治法是中医辨证论治理论与经验的总结，是中医独特思维方法与临床经验密切结合的产物，对于临证遣药组方和运用成方都具有重要的意义。治法的内容包括了两个方面：其一是指治疗疾病的手段，如药物、针灸、导引、气功、推拿、外敷、手术、心理等各种治疗疾病的手段。其二是指治疗疾病的具体方法，如汗、吐、下、和、温、清、消、补之“八法”及后世医家在此基础上，结合临证提出的阳病治阴法、阴病治阳法、活血祛瘀法等。早在《内经》中就有许多治法的理论和具体方法的记载，至汉末前贤张仲景在“勤求古训，博采众方”的基础上，创造性地总结出一整套中医辨证论治的体系，不仅在辨证方面有精确的论述，而且在治法的理论和方法方面还进一步予以充实和发展，大大丰富和提高了治法的内容。嗣后，历代医家在临证的实践中又制定了许多新的治法，并从理论上对治法作了进一步的论证和发挥，使中医治法更加丰富多彩，更能适应各种病证的治疗需求。同时，历代医家鉴于治法内容的日益发展，多次做过分类归纳。至今我们依然经常引用的“八法”，就是清代程钟龄根据历代医家对于治法的归类总结而来的，程氏在《医学心悟》中云：“论病之源，以内伤、外感四字括之。论病之情，则以寒、热、虚、实、表、里、阴、阳八字统之。而论治病之方，则又以汗、和、下、消、吐、清、温、补八法尽之。”盖一法之中，八法备焉。八法之中，百法备焉。病变虽多，而法归于一。值得提出的是，八法并不仅是用药的方法，而是广用于针灸、导引、刮痧、拔罐、按摩、推拿等诸种治疗疾病的方法中。

一、汗法

（一）汗法的内涵

汗法是通过开泄腠理、调和营卫以达到发汗祛邪目的的一种治疗方法，也就是通过人体的漐漐汗出，使在肌表的外感六淫之邪随汗而解的一种治法。此法早在《内经》中就有记载，《素问•阴阳应象大论》中云：“其在皮者，汗而发之。”这是汗法的应用原则和立论的依据。但汗法并不是以使人汗出为目的，主要是汗出乃标示着腠理开、营卫和、肺气畅、血脉通，从而能祛邪外出。所以，汗法除了主要治疗外感六淫之邪的表证外，腠理闭塞、营卫不通而寒热无汗，或腠理疏松，虽汗出而寒热不解的病证，皆可用汗法治之。亦即《素问•至真要大论》所云“客者除之”之意。

（二）运用汗法酌施原则

运用汗法的一个总的原则，就是必须在具有表证的情况下，才能使用。如外感风寒初期，或某些水肿、疮疡初期，以及痘疹欲透未透之际，均可应用汗法治之。表证使用汗法，这只是基本原则、一般规律。但于临证辨治时，根据不同的表现，审证求因，施以不同的原则辨治。

1. 辨寒热，酌施“辛温”与“辛凉”以治之

临证所见，若偏于寒盛的证候——恶寒重、发热轻，伴头项强痛、肢体酸痛、重衣厚被等，就用辛温发汗法；若偏于热盛的证候——发热重、恶寒轻、头痛有汗、口渴咽痛等，就用辛凉解表法，这是在发汗法的基础上，进而以寒治热、以热治寒的不同施治原则。

2. 辨正气充否，酌施“正邪兼顾”以治之

汗法的主要作用，是调和营卫，祛除病邪，使之随阳气、汗液排出体外。如果当汗不汗，致腠理闭塞，营卫不通，病邪深入，流传经络，则病势发展，由浅入深，由轻而重。但是阳气和体液都是人体正气的一部分，因此正气不充，体力亏损的人，在使用汗法的同时，一定要正邪兼顾，使之既能祛邪外出，又不更伤正气，这是临证时必须掌握的一个总的原则。例如，阳气虚弱的患者，在发汗的同时，兼要补益阳气，一般采用助阳解表法；体质阴虚的人，在发汗的同时，必须滋补津液，一般采用养阴发汗法。这两种办法，都是防止因汗而致阳益虚阴益竭而产生亡阴亡阳的不良后果，也是在正邪兼顾的原则指导下所制定的治疗方法。

3. 辨病邪性质，酌施不同治法以治之

正确地运用汗法，还要辨别病邪的性质，以利准确施治。如外感寒邪，阳气集于肌表，邪正相争，腠理闭密，则会出现除有一般表证的症状外，以恶寒、无汗出、头痛、身痛、脉浮紧为特点的证候，此称之“风寒表实证”，治宜发汗，当用辛温解表法治之；又如卫外的阳气不足、腠理不密，外感风邪，则会出现头痛发热、汗出恶风、鼻鸣干呕、苔白不渴、脉浮紧或浮弱等证候，此称之“中风表虚证”，治宜解肌发表，调和营卫治之。故于临证时应细加鉴别。

4. 辨病之兼证，施以不同治法

临证辨之病已明确，但尚需认真辨病之兼证，不同兼证予以不同的治法兼顾之。如外感初起，邪恋于表，可用汗法；如兼有气滞症状，就当以理气解表；如夹有水饮，就当以祛邪解表；如风邪夹湿，应该给以微汗解表；如风寒夹燥，又当滋液发汗；如夹热的，宜清凉解表；如夹寒的，宜温经发汗；如伤食的，当以消导发汗等，一定要辨其所兼何证，凭证而立法。此外，还要视病邪之轻重，季节之寒温，分别酌情使用药之轻重、剂之大小等，这些都是根据病变的具体情况，辨证立法，灵活掌握的，如果汗不得法，则易招变。

5. 辨病之传变与误治，应之治法

汗法适用于表证，倘若病邪已经由表传里，说明病势已发展到另一个阶段，便非汗法所宜了。例如里虚里寒的病，津液内亏，汗之则益竭其阴；真阳不足，误汗则阳气愈虚或里寒益甚。气虚的误汗则更伤元气，血虚的误汗则益夺其血。如果是里实之证，应下反汗，则致胃液耗散，里热益炽，津液益伤，大便益燥，甚至神昏谵语。《伤寒论》中说：剧烈吐下之后，以及淋家、疮家、亡血家等，因其阴液素亏，所以都应属于禁汗之列。此外，如寒疾厥逆、瘀血凝积以及风温、湿温、中暑、自汗诸症，皆有寒热，与外感风寒似同实异，按例不当汗而误汗之，都会导致变证百出。所以在应用汗法时，有当汗不汗而误人的；有不当汗而汗而误人的；有当汗不可汗而妄汗之而误人的；有当汗不可汗而又不可以不汗，汗之不得其法而误人的；也有当汗而汗之，但不中病所，用药不当，发汗太过而误人的，这在临证时都应详辨之。

二、吐法

（一）吐法的内涵

吐法即催吐法，是根据"病在上部当用吐法"的原则指导所制定的一种治疗大法。当有形的病邪和有害物质，停留在胸脘上部，郁结闭塞，气机窒阻时，汗之不可，下之不能，就当采用涌吐法，因势利导，使之从口吐出，以达到排除病邪、治愈疾病的目的，正如《素问•阴阳应象大论》云"其高者，因而越之"，这就是吐法的理论依据之一。吐法一般适用于病情严重，必须迅速吐出，或闭结的实证，例如痰涎壅塞，异物阻塞或宿食停滞，或食物中毒等所引起的病变，必须使停聚在上焦咽喉胸膈中的黏痰异物，或停留在胃中的宿食毒物，迅速排除，以缓和病势，由剧转轻。在临证中如风痰郁火、壅塞喉中的缠喉风症，如不急吐之，就会胀闭难忍。又如顽痰停滞胸中的风痰厥证、宿食填积胸膈的胀满疼痛症，以及尚在胃中犹未及肠的食物中毒症等，如果不急于催吐，就会使病情恶化。此外黄疸病的心中懊恼，反复不安，有温温欲吐之势的症状，或口久不瘥而痰多的疟疾病，以及痰迷心窍的癫狂症等，都可随症酌予施用。由于吐法能引邪上越，宣壅塞而导正气，所以在吐出有形实邪的同时，往往汗出，使在肌表的外感病邪随之而解，正如清代程钟龄在《医学心悟》中所说："吐法之中，汗法在焉。"但此吐法中的"汗法"与八法之一的"汗法"貌似而实异也。

（二）运用吐法，中病即止

因为吐法是个应急的方法，最易升气、耗气且含有发散的作用。故于临证时，应中病即止为上。

1. 辨其病之轻重，轻者弱者采用“探吐法”

吐法并不仅局限于使用催吐药物，如瓜蒂、皂矾之类，若病情较轻，素体较虚弱之人，也可使用二陈汤或补中益气汤，服后用手指或用鹅羽探吐的，此法又称之为探吐法。

2. 辨体之虚弱，忌妄用吐法

吐法用之得当，奏效甚速；用之不当，最易损伤人体元气，戕贼胃阴。因此凡是身体虚弱或慢性疾病的患者，都不宜施用吐法。此外，脉息微弱的，动气上冲的，四肢厥冷，冷汗自出的；气虚短气或喘息患者，失血患者，以及妇女妊娠或新产等，都属于禁吐之列。

三、下法

（一）下法的内涵

下法，就是攻下法，是通过荡涤肠胃的宿食、燥屎、冷积、瘀血、结痰、停水等，使其从下窍而出，以祛邪除病的一种治疗方法。《素问·阴阳应象大论》云“其下者，引而竭之”“中满者，泻之于内”，就是下法的理论依据之一。所以举凡邪在肠胃、热邪搏结肠间、燥屎闭结，以及水结、蓄血、痰滞内停等积滞的证候，都要采用下法，以攻逐病邪，使之从下而解，起着推陈致新、疏通脏腑经络气血的作用。这个治疗大法，也就是根据“病邪留于体内的，则逐而除之”的原则指导而制定的。由此可知，下法应用范围为里实证。

（二）运用下法，更须辨施原则

下法仅仅是总的名称，因为里证又分寒与热、急与缓、所停滞物质不同等，因此医者于临证之际，定要根据辨证所得，酌情用之。

1. 辨证之寒热，分而治之

因为里证有寒、有热，因此下法就有寒下和温下两大类的区分。所谓“寒下法”即是用苦寒泻下药来治里热实证的治法。因为热邪内聚，最易损伤津液，导致积滞而呈现痞满、燥实等症，或因热结旁流，或肠垢结滞的下利症，都是热邪所致，所以在临证时使用苦寒药泻下的机会也较多。温下是用温性的泻下药物以治疗寒结的方法。由于寒痰结滞，郁于中脘，或过食生冷，脾胃寒积，以及寒实结胸、老人虚冷便秘等症，则用温药通下。

2. 辨证肠内积滞之轻重缓急及病者体质虚弱不同，酌情治之

由于病邪的轻重缓急和患者体质的强弱不同，故在上述寒性、热性不同的两类中又有峻下、缓下之分。所谓峻下法，就是采用猛烈性的泻下药。因为其性猛烈，故在临床上必须审其确为大实大满而有有形积滞和急迫的实证，体力尚能胜任时，方可使用。所谓缓下法，就是不用猛烈的泻下药物，而用油润的药物，促使大便自然下达。如因肠中燥实而热不著，肠中水液不足所引起的大便秘结，或因病后，或因年老体衰，以及妇人产后，肠胃津液不足的便秘症，因其虚而不任攻下，就须采用润肠通便的润下法，如蜜煎导法或猪胆汁灌肠法等，以达到通利大便排除病邪，治愈疾病的目的，这些都属于缓下法的范畴。

3. 辨证水、血、痰等其他积滞，更应据证特点，立法异宜治之

下法不仅用于攻逐胃肠积滞，攻逐其他不同物质停滞的，也称下法，但其立法、制方则异也。例如：水结症的腹水肿胀、短气腹满、脉实有力的证候，非利小便所能获效，就必须采用攻水法，使大量水分从大便驱出；由于瘀血内蓄的蓄血证，就要采用逐瘀法；由于痰热胶结，蒙蔽心窍的狂妄症，就要采用泻痰法；由于虫积的腹痛阵发，偏食异嗜，就须采用驱虫攻积的方法，这些都是在下法的原则指导下所制定的诸种不同的攻下法。

4. 运用下法，必当辨清“急下”“当下”“缓下”

下法是一种攻伐邪气之大法，所以用之得当，则有斩关夺隘之效；用之不当，则有引狼入室之弊，会使病变变得莫测矣。所以在临证运用下法时，首先必须辨清“急下症”“缓下症”，这是临证时关键问题之一。例如：高热、舌干蜷缩、神昏谵语、胸腹满痛拒按等证候，当急下存阴，使热邪迅速从下而解，津液不致为里热燔灼或阴竭坏症。在当下症中所呈现的高热烦躁，腹痛下利或食滞停留等，如果当下不下，姑息养病，势必燥结伤津耗液，酿成危候。若是缓下症，如在时症或杂症上遇有秘结症状，可下而不必要以下法为主治的，这时就不能亟用峻下法，以免挫伤肠胃，促使病情恶化。所以在使用下法时，有当下不下，不当下而误下，有当下不可下而妄下，有当下不可下而又不可以不下，下之不得其法而误人非浅矣！

5. 运用下法，定要把握时机酌情治之

下法是治疗大法，一定要使用得当，但更重要的是要掌握使用的时机，方可喜收显效。如：下之过早，可导致表邪乘虚内陷；下之太迟，则易酿成亡阴；不可下而妄下，则徒伤脾胃之气。所以《伤寒论》中对于下法就有表证未解，里证未实不能下；邪在表，邪在上焦的不应下；邪热虽已入里，而无燥实腑证出现的不可下等法则。其主要精神也是视病邪所在，因势利导，同时注重攻邪，勿伤正气，以保全津液为主。因为过下、妄下，最易耗伤津液，所以在临证时，凡是高年体衰、阴虚、妇人新产、妊娠以及月经期中，虽有可下之症，均不宜使用峻下、急下等法。如此也体现了“邪正兼顾”治法之意。

四、和法

（一）和法的内涵

和法即是“和解”的意思，是通过和解或调和的作用，以祛除病邪为目的的一种治法。它不同于汗、吐、下三法的专事攻邪，又不同于补法的专事扶正。《伤寒明理论》说：“伤寒邪气在表者，必渍形以为汗；邪气在里者，必荡涤以为利。其于不内不外，半表半里，既非发汗之所宜，又非吐下之所对，是当和解则可以矣。”所以和解是专治病邪在半表半里的一种方法。当外感病邪由表传里尚未及里，邪正相争在半表半里、不上不下之间，这时病邪势欲传里，而因正气之抗，邪势欲外出，故邪正外并于表，在半表不解则为寒；内并于里，在半里不和则作热；邪正相搏互拒，或表或里，进退无常，故发生寒热交作、阴阳相移的不调和现象。这时的病邪不在表又不在里，故既不可发汗又不宜吐下，唯有用和解一法，兼顾各方面，解风寒、润里热、和里气以祛邪，通营卫以解表，调和寒热，宣通上下，帮助正气，祛除病邪，以达到治病目的。《内经》曾说，拘急的病，要使之缓和；逸缓不运的病，要使之健行。这就是和法的立法之旨。

（二）运用和法必须辨清证候方可施治

在临证时，凡是属于协调阴阳偏盛，而不属于汗、吐、下、温、清、消、补等法范围以内的，都可使用和法。

1. 运用和法，须辨清伤寒证之少阳证候，方可酌情治之

在外感病邪由表传里的过程中，正邪交争于半表半里之间，出现了伤寒证之少阳证之症状，如寒热往来、胸胁苦满、口苦、咽干、目眩等，这时邪在少阳，汗、吐、下法均不宜施用，如果妄加施用，不仅无益，且会使病势恶

化，唯有使用和法，以和解表里，调和阴阳寒热，如小柴胡汤就是它的主要代表方剂。

2. 运用和法须辨清外邪向内传变之特点，方可酌情施治

外邪未解，或因误下，或疾病机转的自然趋势，向内传变，邪正相搏，结聚于心胸之处，致上下升降阻隔而成上热下寒的心下痞满、呕吐、肠鸣等症状，为邪干胃气，这时就当采用和法，以宣通上下，调和寒热，泻胸中之热，温下焦之寒，使痞去而上下变通，如半夏泻心汤就是和胃法的代表方剂。

3. 运用和法，须辨清肝脾不和、阴阳失调之证候，方可酌情辨证论治妇科之疾

妇人肝郁不舒，气血郁结所引起的月经不调、寒热往来等症，治以和肝法，采用逍遥散一类的方剂，以疏肝解郁，调和阴阳。若由于木土不和，肝气横逆乘土的腹痛、泄泻等症，治从抑肝补脾，两和肝脾之气。这些都是引申了和解法，从而广泛地应用在其他的具体治则中。

4. 运用和法，要把握适度，方获佳效

于临证时，不当用和法而用和法的，不但不能治好病，反会促使病情发展。因为和法的使用，有它的适用病情，不等于一切病情都可以使用和法。在临证之时，往往有当和而不和，不当和而和以误人的。所以辨证立法与熟悉和法的范围，尤为重要。例如病邪在表，未入少阳，当汗不汗时，如用和法，就会导邪传里，引贼入室。倘若病邪已经入里，发生壮热燥渴等里热症状，应清应下；若用和法，病非但不解，反会引起里热更炽，甚至酿成坏病。这是犯了不当和而和，因而误人的错误。

5. 运用和法，要仔细辨证，严加辨清不适用及禁忌之证，不可妄施之

我们说和法多用于阴阳不调、寒热往来的证候。若由于内伤劳倦、气虚血虚，或内伤饮食、积滞停聚，或痈疽初起、瘀血凝滞等症，也有寒热往来的现象，则均非和法的适应范围。所以辨证求因、立法制方是论治的基本原则。即同一和法，因其病情寒热、虚实的偏表偏里和偏盛不同，病邪的兼杂不同，立法用药亦异。所以在使用上有清而和的，有温而和的，有消而和的，有补而和的，有燥而和的，有润而和的，有散而和的，有攻而和的等。方法虽然不同，其意义则是一致的。这就要在具体运用时，格外小心，加以注意方宜。

五、温法

（一）温法的内涵

温法是根据“寒者热之”的法则而立法的。就是通过温中、祛寒、回阳、通络等作用，使寒邪祛、阳气复、经络通、血脉和，适用于脏腑经络因寒邪为病的一种治法。正如清代程钟龄在《医学心悟》中说“温者，温其中也。脏受寒侵，必用温剂（法）”。《素问•至真要大论》说“寒者热之”“治寒以热”，就是温法的理论依据之一。当患者出现了沉寒痼冷或阳虚以及阳气将亡的证候，就要使用温热药以消除阴寒、补益阳气，从而达到阴平阳秘治愈疾病的目的。

（二）运用温法，详辨证性，究其病因病机，施治方宜

1. 运用温法，辨清急、慢证候，分而治之

尽管寒性证候表现复杂，但首先要分清急症救逆和慢性强壮两种病情，因而给予回阳救逆和温中祛寒两大类的不同治法。例如，素体阳虚之人，加之外寒侵袭，或因误治，损伤阳气，出现了一派阴寒症状，如恶寒、蜷卧、呕吐、下利、冷汗自出、手足厥冷，或腹中急痛，脉微细欲绝或厥逆无脉等，这是邪入三阴、正气虚弱、阳气将亡的危候，这时急需以温热药如四逆汤类，大温大热，以消除阴寒、恢复阳气，这即是所谓“回阳救逆”法，以挽危为安。此类药物纯用辛热之剂，具有急救的性质，故而在临证时不宜久施、久服，多适用于心阳衰弱证候；若为脏腑功能衰退，阳气不足而生阴寒的慢性疾患，多用温阳强壮之法，宜补益阳气，祛散风寒。如脾胃阳虚所引起的消化功能减退、气力怠倦、纳谷欠馨、饮食不化、脘痞腹胀、吞酸呕吐、大便不实等，多治以温补脾阳，补火生土，如四神丸之类方剂。此即“温中祛寒”的意义，其目的是壮养阳气为主。一般来说，温壮药多与补剂同用，或久服长服，疗效方佳，这是和回阳救急法用药不同之处。

2. 运用温法，必须辨清“真寒假热”“内寒外热”，避免误施误治

临证时可见到阳虚虚劳、阳浮于外，故表现为不现寒证，反呈热象，这时若误认为阴虚阳亢，治之以苦寒之品，非但热不能除，反而使热益炽，此时应予以补其阳气，虽不清其热而热自除，这就是所谓“甘温除大热”的治法，亦即《内经》所云“劳者温之”的治疗原则；另外由于真阳不足，而反映出一系列阴寒的症状，此为内寒、脏寒，而非真正感受寒邪为病，若此时治

以辛热、发散的药物，非但不能医治内寒、脏寒，反而徒增阴寒之象，此时当以温补肾阳，益火之源，以消阴翳。不难看出，此为“通权达变”的治法，亦属温法中的治疗法则。

3. 运用温法，尚须辨清“真热假寒”的热深厥深证，方可施治得当

温法既然是对寒证而立的治疗法则，那么对于实热之证，绝对不能用之，于临证之时尤须辨别真热假寒的热深厥深之证，以免误投药物。如阴虚火旺的人，津液本亏，就不能损以阳热之剂，以免更伤其阴，而致益虚其虚；即使法应当温，亦不可太过，病退则止。所以说当温而温之，若不量其人，不量其证，也会因此误人。此亦强调说明使用温法要得当“合体”。

六、清法

（一）清法的内涵

清法和温法相对，就是通过清热泻火，以清除火热之邪，适用于里热证的一种治法。《素问·至真要大论》云“热者寒之”“温者清之”“治热以寒”，就是清法的理论依据之一。当病邪化热，燔灼阴液时，用寒凉性质的药物来清除发热因素，起到清热保津、除烦解渴，从而达到退热的目的。所以一切热性病，都可用清法来治疗。但是，热病的病情极为复杂，临证时使用清法，必须要根据热邪所在部位和热病的病势发展所表现的不同阶段的情况，分别施以不同的清法，如辛凉透热法、甘寒生津法、苦寒泻火法、咸寒清热凉血法等，在用药立法上，皆应精细地加以鉴别。

（二）运用清法，定要辨清热邪部位、热证虚实，方可施治，且要中病即止

1. 运用清法，要辨清热邪由表及里的传入过程，分清卫、气、营、血四个阶段

外感热淫之邪，在一定的条件下都有化热、化火的可能。外邪在表居于卫分时，即为表证，虽邪已温化，尚未化火，治宜清凉（辛凉）解表法，祛邪由汗而解，故非清法范围。但当表邪全解，化热入里，里热炽盛时，使用清法最为适宜。如热邪由卫分入里，在未入营分、血分阶段之前，入于气分之时，就是外感病不愈，热象有继续发展之势，由发热恶寒的表证，进一步发展为不恶寒。但在出现了恶热、口渴、舌干苔黄、脉象洪大等热灼津液的征象时，治宜辛凉泄热、甘寒生津，以清其气分之热，如白虎汤就是其代表方剂。如果内有浊邪实火、火热蕴结、舌苔黄厚等表现，则应并用苦寒泻火

法，如黄连解毒汤之类，以清热降浊治之。若气分热邪不解，传入营分，为热邪进一步入里，里热益炽、津液更伤之阶段，并见脉数、舌绛等征象，治宜透营清热法，如清营汤之类的方剂，甘寒苦寒并用施治。待热入血分，津液大耗，舌质深绛，证见谵语、烦躁、吐血、衄血、斑疹、发狂等，这时津液耗损严重，治宜咸寒凉血清热，如用犀角地黄汤类的方剂治之。但对于苦寒易于化燥之品，则应慎用。倘若热极生风，证见神昏、手足抽搐等症状，又当配合平肝镇痉、安神开窍之法，以清热镇惊治之。这只是临证使用清法的一般概念而已。

然在热病发生、发展的过程中，往往由于津液伤耗过甚，而出现口干、舌燥、烦躁不安等症状，这是因为火邪灼阴，水不制火，当以"泻南补北"之法，一方面泻火，一方面大补津液，兼而治之，以保全津液。综上所述，可见清法于临证应用颇广，然在运用时，一定要认真辨证，恰当把握时机，才可不误治、不误人。

2. 运用清法要注意辨别热证的虚实，分而治之，方获良效

热证运用清法，是指实热而言，所以临证之时，详辨热证的虚实，是颇为重要的。比如由于七情郁结，火从内发，或劳倦内伤、阴虚痨瘵等的阴虚阳亢、水不制火的虚火内燔证候，其所反映于体表的热象，并非热邪所致，则不能用清热泻火法，宜用养阴退热法，即所谓"诸寒之而热者取之阴"的通权达变的反治法，以育阴潜阳。另外，还有用热药来退热的，如用引火归原法治疗命门火衰、浮阳上泛的龙火上燔的症状。这虽然都是清热作用，但与清法的意义完全不同。此即为"实火宜清、宜泻，虚火宜补、宜温"的治疗原则。虚实之热不同，治亦异也。此外，如发汗也能退热，这是指表证发热而言；攻下也能退热，这是指腑热内结而言，均不能属于清法的范围。因此，所谓的清法即指既非表热，又无燥结，而是里热独炽、燔灼津液时所采取的以寒治热的正治法则。正因如此，六淫尚未化热之际的表证发热，因其阳气怫郁在表，只宜辛凉解表，不宜采用纯清法，否则更伤阳气，导邪内陷，病变莫测。若热邪搏结，有形物质结滞的腑实证，应下不下，误用清法，不但不能把病治好，却是姑息养病，更伤津液。因此在这种情况下，不宜使用清法，由此不难看出，临证辨清热证之虚实是很重要的。

3. 运用清法要把握分寸，中病即止

由于清法旨在抑制阳的偏盛，而调节阴阳的平衡，故清能除热，但另一方面，清之过亦能损耗阳气，因此，运用清法应用之得当，且亦不宜久用，中病即止。如素体脾胃阳虚、脏腑功能衰弱的患者，虽有热证，宜应慎用；又如素体阳虚之人，平素劳力辛苦，有中气大虚的发热倦怠、心烦、溺赤等表现，或痨瘵的人日晡潮热，以及妇人产后的血虚发热烦躁等，多属虚火，当以滋阴补血、清除虚热，均不宜使用清法。

七、补法

（一）补法的内涵

补法是滋养、补益人体气血阴阳，适用于某一脏腑或几个脏腑，或气、血、阴、阳之一，或全部虚弱的一种治疗方法。《素问•阴阳应象大论》云“形不足者，温之以气，精不足者，补之以味”，即意味着凡是功能减退的疾病，就要给予强壮的药；营养不良的疾病，就要给予营养的药；亦如《素问•三部九候论》云“虚则补之”，《素问•至真要大论》云“损者温之”，都是指此而言，是针对虚损疾病的一种主要治法。归纳此法在临证中的应用，不外两种情况：一是由于人体正气虚弱、生理调节功能不足，不能清除余邪，故用补法以补益正气，使生理功能转弱为强，起到祛除病邪的作用，这就是补正即所以祛邪的道理。因此，它对于慢性疾患，含有根本治疗的意义。二是补虚扶弱，凡一切阴阳气血或某一脏腑物质或功能虚损时，用补益法以调和其阴阳的偏颇，或对大病初愈，正气未复的患者，给以补养强壮，这就是《素问•阴阳应象大论》中“因其衰而彰之”的治疗法则。

（二）运用补法要辨清气、血、阴、阳之虚的特点及程度等，抓住时机进补为宜

1. 运用补法要抓住进补时机

虚证当补，实证当泻，这是论治的总的法则。虚为损之渐，损为虚之积，初时不觉，积久则病成。如果阳虚不补，势必阳气日消；阴虚不补，势必阴血日耗，甚至损伤营卫精气，而成虚损之重证，故当补不补，贻害无穷。临证可知，虚损的范围是泛的，有阳不足的，有阴不足的，有气不足的，有血不足的，有五脏六腑的气血阴阳不足的等，在临证时可看到各有各自的特征表现，因此补法在论治上，就要针对某一方面的虚损，制定不同的补益法则，如补气、补血、补阴、补阳，抓住时机，进补为宜。

2. 运用补法，要辨清气虚、血虚，及时予以补气、补血治之

人体的五脏六腑之气，为肺所主，而来自中焦脾胃水谷的精气，由上焦开发，输布全身，所以气虚多责之于肺、脾二经虚损。如气机不利或脾胃消化吸收功能障碍，就会出现少气乏力的气虚或宗气不足的证候，如因为饮食劳倦，内伤元气，致使中焦阳气下陷，虚热内生，往往会出现倦怠乏力、食不知味、懒言怕动、动则气促、言语低微、虚汗自汗、脉大而虚或细而软等证候，或出现脱肛、疝气、妇人阴挺等证候，这些证候皆因气虚所致，治宜补气法，如人参、黄芪等甘温之药，以益气升阳。此即《素问•至真要大论》中“劳者温之”及《素问•阴阳应象大论》中“气虚宜掣引之”提出的治疗原则。

血为心所主，归肝所藏，而化生中焦脾胃，为脾所统，故血虚之证，多为心、肝、脾三经虚损所致。血液妄行的大失血证，或因慢性疾患，缠绵日久，损耗阴血的血液亏损证，多见面色萎黄、爪甲苍白、头眩、耳鸣、嘈杂、心悸。又如妇人月经不调甚则闭止，脉搏细数或细涩等，都应治以补血法，以补益心、肝、脾三经。但血为阴、气为阳，阴阳相互为用，故补气法与补血法常多互用，血虚的不免气虚，故补血必兼补气。如党参、黄芪本为补气药，但在补血剂中常不可缺。如大失血证，往往采用独参汤即收宏效。此即李东垣《脾胃论》中所述“阳生则阴张。血虚以人参补之，阳旺则能生阴血”的道理，因而在临证施治时，有“血脱则益气”之说。这些原则在临床上都起着指导作用。

3. 运用补法要辨清阴虚、阳虚的临证特点及虚损程度，及时予以施治，可获佳效

补阴法是针对阴虚而立法的。人体一切体液，泛称为阴，故补血法属于补阴法的范畴。补阴法的含义要比补血法更为广泛，补血法仅对机体阴血亏虚而言。如因七情郁结或房室所伤，导致肾精亏虚，真阴日竭，水不制火，造成阴虚阳亢之势。可见到身体羸瘦、形容憔悴、口干咽燥、头晕眼花、怔忡失眠、五心烦热、舌红少苔、脉搏细数等一派虚性亢奋症状，甚至会出现骨蒸潮热、遗精盗汗、呛咳咯血、形销骨立等阴虚火旺的严重证候。这时就当予以补阴法，大补肾阴，以滋水降火。值得提出的是肝阴虚损以及脾阴不足等，虽然同时补阴，但用药上是有区别的。

补阳法，主要是针对脾阳不足和肾阳衰损而立法，它与回阳救逆法之心阳衰弱有所不同。脾阳虚弱则消化不良，下利溏泄，当用平温以健脾补阳。若因肾阳虚损，命门火衰，身半以下常有冷感，腰酸足软，小腹拘急，脐下不仁，大便溏泄，小便频数而短少，或阳痿早泄、气虚作喘等，则当补益肾阳。但是补阳之法，历代医家见解不同，如李东垣等主张补脾重在补肾，认为脾胃功能旺盛，营卫亦旺，则能滋养骨骸，补益精血。《鸡峰普济方》所言："补肾不如补脾，脾胃既旺，则能饮食；饮食既进，能旺营卫；营卫既旺，滋养骨骸，保益精血。"即是此意，又《灵枢·邪气脏腑病形》中云"阴阳形气俱不足，勿取以针而调以甘药"亦为此意。而张景岳等又主张补脾不若补肾，认为肾气一旺，真火上温，则脾土温和，中焦自治。正如《济生方》所云："余谓补脾不若补肾，肾气若壮，丹田火经上蒸脾土，脾土温和，中焦自治，膈开能食矣。"即为此意。吾之所悟，在临证之时，仍以辨证为准，凡脾弱而肾不虚的，则宜补脾；肾虚而脾不虚的，则宜补肾；如果脾肾两虚的，则宜并补之。正如《医学心悟》所言"须知脾弱而肾不虚者，则补脾为亟；肾弱而脾不虚者，则补肾为先；若脾肾两虚，则两补之"是也。

在补阴补阳的法则应用时，特别要关注的是：阴虚的人，不等于阳不虚；阳虚的人，往往伴有阴虚，两虚常常并存，不过又是各有偏重而已。所以补阳方中，要用补阴之品；补阴方中必用补阳之药，这也是阴阳互根的道理。

4. 运用补法，要辨五脏虚损的特点及程度，进而及时酌情施治

除上述补气、补血、补阴、补阳法则外，还须辨别五脏虚损的特征及虚损的程度，而及时酌情进行补益。在补益五脏的治法中，尚有正补法及补母生子法之不同。如肺虚补肺、心虚补心、脾虚补脾、肝虚补肝、肾虚补肾，这是正补法，若肺虚补脾（培土生金）、脾虚补命门真火（补火生土）等，皆可理解为"补母生子法"。这些都是临床运用补法时的具体法则，虽然在立法处方上，没有离开补气血、补阴阳的范围，但用药上却是有所区别的。

5. 运用补法，要辨清药物性质、病情缓急程度等，分而治之，方收功效

在运用补法时，还有根据药物性质分类的，如温补法，多用于阳虚证；平补法多用于一般虚证。又有根据病情的缓急程度，分别采用峻补和缓补的办法。如气血暴脱、病势垂危的，宜用峻补法；如对于邪气方尽、正气未复的，宜用药性和平的药物，长期服用以取效，这就是缓补法。至于一般慢性疾患，在长期服用缓补药时，必须根据实际的情况，于补益药中酌加和胃、健脾、理气、活血或化瘀的药物，寓有补中带调、带泻、带通之意。此即据“补正勿忘祛邪、填补必先理气”的理论而制方的。而运用补法，仅专事大量滋补之药，是不成的。

总之，运用补法必须顾及脾、肾两脏。因脾胃为后天之本，是营卫气血生化之源，如化源败坏，任何补剂都难奏效；肾为先天之本，为真阴、真阳化生之源。如真气衰竭，则五脏失去温养，虽补无益。然而补法也要运用得当，不当补而妄补，即是以误人。比如：实证不应补，邪实不能补；即使体虚，而客邪初侵，病势方张，若用补法，则“闭门留寇”。遇有“大实有羸状”的假虚证候，误补就会致“虚虚实实”之错，所以临证时，必须详加分辨。辨证正确，方可立法、组方、择药无误，继而取得疗效。

八、消法

（一）消法的内涵

消法是具有消散和消导的意义，亦即通过消食导滞和消坚散结作用，使气、血、痰、食、水、虫等积聚而成的有形之结渐消缓散的一种治法。它是根据《素问·至真要大论》“坚者削之……结者散之”的原则而制定的这种治疗的方法。人体的生理功能正常，其脏腑、经络、肌肉之间，气血流通，毫无积滞。如果由于起居无常、饮食不节、六淫外邪、七情内动，或饮食停滞，病邪久留，日久则积聚壅滞不通，这时就当采用消法，促其消散，使营、卫、气、血流行通畅，归于正常。如果不及时消散，迁延时久，则积气盘踞，日益坚牢，则治之难矣！故凡是由于气、血、痰、湿、食物积滞，所形成的积聚，如瘿瘤、痞块等顽固性疾患，或脾胃虚弱，运化失司，食湿停积，久则湿热壅滞的一类病证，都可用消法以消散或消导之，从而达到消坚磨积的目的。一般来说，消散近于和法，但又与和法不同，虽同有调和人体的气血营卫的作用，但消法具有克伐的性质。消导又近于下法，然又与下法的攻逐燥矢、瘀血、痰饮等严重急迫的有形实邪不同，它是对于一般慢性的积聚胀满，非猛攻急下所宜的病证，给以渐消缓散的药物，以图缓解之治法。不难看出，消法的运用，不宜于急症，它是在调整生理功能的基础上，起着祛邪磨积的一种治疗方法。消散和消导，在临证辨治时，各有其适应的病证。比如：结核、痞块、癥瘕、积聚、气结、血瘀等，就当用软坚散结的消散法以克伐之；但若有食积、痰饮、水湿等疾病，就要运用消痰化饮、消痰化滞的消导法以运化之。

(二)运用消法,定要辨明患者体质虚实、病邪性质、病所、病邪深浅等酌情施治

1. 运用消法,要辨清患者的体质虚实,方予施治

消法具有克伐的性质,是属于攻病方法之一,而攻病的方药,皆能损耗气血,所以不可过度使用。对于体质极虚的人,在使用消法时,则需慎用或酌情使用消补兼施的方法。当然,消法也有禁忌,若不当消而消,亦误人矣!如气虚中满的鼓胀证,腹皮膨急而中空无物,它与实证、蛊证不同,不应消导。又如脾虚不能制水的水肿证,由于土衰,法应补土;真阳亏虚,火衰不能生土的,法应温阳。此外,脾虚食不消化的,肺气虚宣降失司,通调失职,水湿聚而生痰,肾虚水泛而为痰,血枯而经水断绝的病证,都是因虚而致,均非消法所宜;妄用之,则更伤气血。故消法的具体运用,贵在辨证,若妄行克削,致病未消而元气克损,贻害不浅,这就是所谓当消而消之,不当其法,自当误人矣!

2. 运用消法,要辨明疾病的证候,辨明病所、病性,然后依法消之

因为积聚在皮毛、肌肉、筋骨各有浅深,病邪亦各异。如生于五脏,推之不移的为积;生于六腑,推之能移的为聚;忽聚忽散的为气结;痛有定处的为血结;食则痛、嗳腐吞酸的为食积;腹块按之而实的为痰;先足肿后及腹的为水;先腹满后及四肢的为胀;痛引两胁,咳而吐涎的为停饮;咳而胸痛,吐脓腥臭的为肺痈;呕而吐脓的为胃痈;当脐而痛,小便如淋,转侧作水声的为脓痈;憎寒壮热,饮食如常,身痛偏着一处的为外科肿痈;嗜食甘甜或异物,饥时则痛,唇上下有白斑点的为虫积等,均需要辨清;在使用消法时,立法用药各不相同。例如七情郁结、气聚不散的病,症见胸闷嗳气、痞满不舒,当用行气破气法;由于水气积聚、肢肿腹满、小便不利的水肿病,当用消水化肿法;由于虫积食滞、腹痛腹胀的,当用消食驱虫法。至于外科痈肿,如已成脓的,无论阴证、阳证,都宜消散,用破血消瘀法。如此审因辨证、立法用药,方可诛伐无过矣!

3. 运用消法要注意病邪的深浅,分而施治

运用消法定要关注病邪的深浅,以便制定初、中、末三期的治法,如邪气初客,积聚尚未坚实,可以重用消法,然后调和气血。如果积聚日久,气郁渐深,不能迅速消去,则用折中的方法。若邪气久客,正气极亏,又须以补泻迭相为用,即今天补,明天消,后天又补,互相调换,俟其积聚渐消,然

后专用补剂，补其气、调其血、疏通经脉，则积聚自消。

综上所述，是论治上的八个基本治法及其单独使用时的一般情况。然疾病是复杂多变的，不能仅用一法来解决复杂的病变。所以八法的配合使用，又是论治上不可缺少的一个重要环节。例如汗法、下法，按一般的治疗原则来说，在既有表证又有里证的情况下，是先表后里，表未解是不可攻里的；但当内外壅实，表里俱急时，就不能拘泥于常规，必须采用汗、下并用的表里双解法。又如温法、清法，本来是两种对立相反的治法，但是由于人体阴阳、虚实的变化，产生了上热下寒或上寒下热的寒热错杂的证候时，就要采用温清并用法。再如，攻法和补法，也是相对的，但是当邪气实而正气极虚时，若攻邪则势必更伤元气，有造成虚脱危险；补正则易助其邪，致邪气更加固结；这时若先攻后补或先补后攻，皆非所宜，就当采用攻补兼施或消补并用的方法。所以八法的配合运用，要在辨证的基础上，根据病情的变化，灵活掌握。由此不难悟出：八法在临证运用时，是不能绝对地分开的。

第二部分

治法心得十讲

第一讲 调和营卫法

调和营卫法是调整营卫失和并解除风邪的治法。绝不可片面地理解为仅局限于太阳中风证，于临证所见许多外感内伤及皮肤疾患，甚至一些疑难杂症，在其发展演变的某一阶段（尤其是初级阶段），都有可能出现营卫不和的病机，都可以采用调和营卫法进行治疗。医圣张仲景就擅用调和营卫法治疗内科杂病，其立法和方药对今天的临床仍有很大指导意义。

第一节 何谓“营”“卫”

营卫的理论是中医基础理论的重要内容。

一、卫

即指卫气而言。《素问·痹论》曰：“卫者，水谷之悍气也。”悍气又谓浮盛之气，其性雄厚，故慓疾滑利，不能入于脉中。卫气属于阳气的一种，其化生于水谷，来源于脾胃，出于上焦，只能循宗气而行于脉外，运行于皮肤、分肉、四末，护卫肌表，抗御外邪，滋养腠理，开合汗孔等功能。正如《灵枢·本脏》云：“卫气者，所以温分肉，充皮肤，肥腠理，司开阖者也……卫气和则分肉解利，皮肤调柔，腠理致密矣。”总之，卫气卫外而属阳，其主要生理功能：①护卫体表，防御外邪；②熏肤充身，温养皮毛；③控制腠理开合，主司汗液排泄；④为御邪入侵和祛邪外出之重要屏障与通路。卫气的生理特点及功能决定了卫气宜“固”、宜“温”。

二、营

营指营气而言。《素问·痹论》云：“营者，水谷之精气也，和调于五脏，洒陈于六腑，乃能入于脉也，故循脉上下，贯五脏络六腑也。”《灵枢·邪客》

云："营气者，泌其津液，注之于脉，化以为血，以荣四末，内注五脏六腑。"《灵枢·营气》亦云："精专者，行于经隧，常营无已，终而复始。"精气者泛指构成和维持生命的精华物质及其功能，故营气实乃运行于脉中的精气之柔和部分，生于水谷，源于中州脾胃，出于中焦，有化生血液、营养周身的作用，故常营血并称。营气精微在里，主荣养内脏、筋脉肌骨等，故有"和调五脏，洒陈于六腑"之功能。

第二节　营卫关系之内涵

营卫乃营气和卫气的合称。两气同出一源，皆水谷精气所化生。《灵枢·营卫生会》云："营卫者，精气也。"营行脉中，具有营养周身的作用；卫行脉外，具有捍卫躯体的功能。《灵枢·营卫生会》又云："营卫之行，不失其常，故昼精而夜瞑。"

一、从营卫的生成及循行，看营卫的关系的内涵

"营卫"之名首见于《灵枢》，而在《素问》云"荣卫"，查其所述，当为同义，但明清之前医家多用"荣卫"，如《伤寒论》《诸病源候论》《备急千金要方》《外台秘要》等，明清以后医家多用"营卫"，至现代则较少人用"荣卫"，而多用"营卫"称之。《灵枢·营卫生会》云："人受气于谷，谷入于胃，以传与肺，五脏六腑，皆以受气，其清者为营，浊者为卫。营在脉中，卫在脉外，营周不休，五十而复大会。阴阳相贯，如环无端。"由此不难看出，无论是营气还是卫气，皆由脾胃消化吸收而成的水谷精气与自然界吸入的清气相结合而成，通过心肺的作用而化为营气和卫气。正如《灵枢·五味》云："谷始入于胃，其精微者，先出于胃之两焦，以溉五脏，别出两行营卫之道。"其中"精专"部分为营气，通过肺的主气和肺朝百脉作用注入血脉，依附于血，循于全身；"剽悍"部分为卫气，通过心的温化和肺的宣发，分布于血脉之外，与营气相随而行，周流周身。两者的密切关系，正如《素问·热论》所云"营卫不行，五脏不通"矣！

值得关注的是：无论营气还是卫气都是无形的，无形之气的运行必然依附于有形的物质。正如《研经言·原营卫》所言："荣行脉中，附丽于血，卫行脉外，附丽于津。"营行于脉内，随血循于全身，贯穿于脏腑；卫行于脉

外，随津液敷布于全身皮肤、分肉、四肢、胸腹。营卫之气均以血脉为中心，相随而行，彼此之间存在着依附、制约、促进的关系，周流全身，维系人体的生命活动。《类经·经络类》所言："卫主气而在外，然亦何尝无血，荣主血而在内，然亦何尝无气，故荣中未必无卫，卫中未必无荣，但行于内者称之为荣，行于外者称之为卫，此人身阴阳之道，分之则二，合之则一而已。"此"一语见的"，明示了营卫之密切的关系。

二、从营卫与脏腑的关系，看营卫关系的内涵

1. 中焦脾胃

无论是营卫的生成还是循行分布都涉及全身脏腑的功能。在营卫的生成中，最为直接和密切的首当其冲是中焦脾胃，脾与胃在消化食物、吸收、输布津液方面各有所主，消化水谷是胃的功能，而水谷精微的吸收、输布，却有赖于脾。而脾和胃又是相互合作，互相影响着。脾胃相互合作，才能完成运化水谷精微的整个过程，才为营卫的生成奠定很好的物质基础。

2. 上焦心肺

脾胃是营卫生成的源泉，而心肺则是化生营卫，调节营卫分布、循行的关键。心主血脉，血有荣养的作用，脉为血行的隧道，心与血脉是密切连属的，在推动血液的循环运行方面，心与脉则是相互合作的。而营气行于脉中，依血同行，其运行的主导作用是心，是心阳的温煦、心气的推动，方能使营血运行周身，起到荣养全身的作用。《素问·五脏生成》说"诸血者，皆属于心"，就说明了这个道理。肺主气，就是人身之气为肺所主。体外自然之气，由肺吸入，体内水谷精微之气，经脾脉转输上注于肺。两者相合，积于胸中气海，便称为宗气。宗气出喉咙以行呼吸，贯心脉以布散全身。因此肺主气的内涵不仅指肺主呼吸之气的作用，而是说人体上下表里之气，均为肺所主。此气亦包括了生于脾胃运化之水谷，其性剽疾行于脉外，依营血之脉道而行的卫气。正如《素问·五脏生成》说"诸气者，皆属于肺"，由此不难看出上焦心肺乃营血化生、分布调节、循行不息的动力。

3. 下焦肝肾

肝肾同居下焦。肝主疏泄，主藏血。疏泄乃开发透泄之意。肝气有升发透泄作用，能舒畅全身气机，避免了气郁、气结、气滞、气行不畅，血行涩难等；能宣畅脏腑气机，如肺气的宣发与肃降，心气的温煦，人体生命之根

肾气的温煦与封藏；水谷精微化生之源脾胃气机的升降、生化之源泉等。另肝藏血与心主血脉的内涵是不同的。肝藏血是指贮藏与调节全身的血液，而心主血脉是指主宰血液（营血）运行的动力。血液在脉内的流通量是随着人体的活动情况（包括四时昼夜阴阳之气的影响）而有所增减的。活动剧烈时，全身各部分的血量就要增加；休息和睡眠时，由于全身各部分的运动减弱，则所需的血量亦当相应减少，而大量的血液也就归藏于肝。所以《素问•五脏生成》说："故人卧血归于肝。"肾气藏精，命门附于肾，亦为人身中一个重要脏器，内系命门之火，肾与命门，肾精与命门之火即肾之真阴、真阳寓于其中。命门之气与肾相通，所以命门通过肾对藏精、生殖、生长、发育等功能起着重要作用，所以肾又称之为"五脏六腑之本，十二经脉之根"。故营卫遍布于全身各脏腑组织器官，发挥物质上的营养作用和功能上的推动调节作用，与肾中所蕴之肾阴、肾阳的物质基础与运行动力的作用是密不可分的。

总之，营卫的新陈代谢功能发挥，必须依赖于各脏腑的协调作用，才能实现，无论是肺的宣畅布散、心的温运推动、脾（胃）的生化升降、肝的疏泄调畅、肾的温煦封藏，都是缺一不可的。

三、从营卫的功能看营卫关系的内涵

无论是营还是卫，都是属于气的范畴，是人体一身之气的重要组成部分，它必然也具备了气的特质与功能。"气"其实为无形而运动着的极细微物质，既有物质的概念又有功能的含义。人的形体是以气为物质基础而生成，人体的各项生命活动又有依赖于气的功能发挥而实现，其中营卫之气起着非常重要的作用。根据营卫的性状、功能、分布等以"阴阳"划分之，通常将营归属于阴，称之为"营阴"；将卫归属于阳，称之为"卫阳"，但应注意的是阴阳的划分是相对的而非绝对不变的。

1. 营的功能

营气与血共行于脉中，具有营养的作用，故又有"营运行于脉中的精气"之称。如《中医藏象学》认为"营气，又名荣气……营气可化生血液……故常营血并称"。实则"荣气"与"营气"两者又有所不同。"荣气"是指营气中可以转化血液，并具有较强的滋养作用的部分，其所侧重的是物质的概念，乃阴中之阴；而营气则是以营运为主，指具有推动、化生作用的部分，侧重于功能的概念，乃阴中之阳。荣气作为“阴中之阴”，其滋养的作用主要是为“阴中之阳”的部分，即为营气提供物质基础，使之能正常地发挥营运、气化等作用。而阴中之阳的营气通过气化作用使荣气化生为血液，发挥滋养的作用。营与血常并称“营血”，但实际上两者还是有不同之处。“营”为无形之气的一种，更多地侧重于功能；而血则为有形的物质。营气本身的功能主要体现在：一则与卫气相合，调节津液的分布，并通过其气化作用，将灌注于血脉之内的津液化生为血，所谓“营气蒸津液化血”。正如《灵枢•邪客》：“营气者，泌其津液，注之于脉，化以为血。”二则是通过其营运作用，能推动血液在血脉内流动，环周全身，从而发挥对人体的营养滋润作用。

2. 卫的功能

卫与营是相对而言，卫气属阳，称之为卫阳；营气属阴，称之为营阴；卫的分布、循行及功能来源等又与津液有着密切的关系。

津液是人身体液的重要组成部分之一，它是饮食精微通过胃、脾、肺、三焦等脏腑的作用而化生的营养物质。在脉内的为组成血液的成分；在脉外的遍布于组织间隙之中。津与液虽然常并称，但质地清稀、流动性大，布散于肌肉、皮肤、孔窍、渗注于血脉，具有滋润作用的称为“津”；而质地稠厚，流动性小，灌注于脏腑关节、脑、髓等具有濡养功能的称为“液”。正如《灵枢•决气》所云：“腠理发泄，汗出溱溱，是谓津。……谷入气满，淖泽注于骨，骨属屈伸，泄泽补益脑髓，皮肤润泽，是谓液。”津液的这种分布、功能发挥，是通过卫气的作用和调节而实现的。卫气的作用首先是体现在通过温化而调节津液的分布，通过推动和固护调节津液的代谢；再则卫气依附于津液而循行全身，既发挥其“温分肉、司开阖”的阳中之阳功能，又发挥其“充皮肤、肥腠理”的阳中之阴的功能。故卫气的功能可以归纳为：

①温煦功能：既能温养机体而保持一定的体温，又能温化津液的化生；②推动作用：推动津液的流动，通过津液发挥营养肌肉、腠理，充实润泽皮肤的作用；③固护作用：既能保护肌表、防御外邪、预防疾病，又能固摄血液、津液在体内正常流动而不外溢；④调节开合：通过温化作用而调节津液渗注于血脉之中，又能调节汗孔的开合，而保证汗液的生成与排泄。

综上所述，营与卫两者关系颇为密切。两者均是由饮食物中的水谷精气与自然界吸入的清气经脾胃心肺的化合作用而产生的两种不同性状的以血脉为中心循环运行全身的气。然而营在脉中附着于血，能将血脉内的津液化生为血，推动血液流动，而发挥滋养作用；卫在脉外，附着于津液，能温化津液，温养机体，推动和固摄津液流动，润泽皮肤，固护肌表，调节开合。营卫二气存在着互根互用的关系，彼此依存、促进、制约，密不可分，共同调节和维持人体的生命活动。正如张景岳所说："卫主气而在外，然亦何尝无血，荣主血而在内，然亦何尝无气，故荣中未必无卫，卫中未必无荣，但行于内者称之为荣，行于外者称之为卫，此人身阴阳之道，分之则二，合之则一而已。"营卫具有彼此协调、依存、制约的关系，发挥各自的功能，才能维持人体的生命活动。营卫的关系保持正常，则被称为"营卫调和"。

第三节　何谓调和营卫法

调和营卫法即调整营卫不和所产生的诸种证候的治疗方法，需深入了解"调和营卫法"的内涵，这就需要我们先要了解"营卫不和"的渊源及其表现，调和营卫的"旗舰方"及"桂枝汤类方"，调和营卫法的具体方法等。

一、营卫不和的渊源

《伤寒论》首见营（荣）卫不和之说，《伤寒论·辨太阳病脉证并治》中云："病常自汗出者，此为荣气和，荣气和者，外不谐，以卫气不共荣气谐和故尔。以荣行脉中，卫行脉外，复发其汗，荣卫和则愈，宜桂枝汤。"明确提出荣卫不和的症状，且文中多处提及"荣卫俱微""荣卫俱病""荣卫不通"，"荣卫不能相将""和其荣卫"等语。

由于上述语句均出自太阳病篇或与太阳病相关语句，故历代医家在注解《伤寒论》时，对其营卫不和这一病理概念有不同的认识。一是以成无己《注解伤寒论》为代表，用营卫不和概念全面解释太阳中风伤寒证候的形成。二是以日本山田正珍《伤寒论集成》为代表，认为论中凡言营卫诸条，皆非仲景辞，乃叔和之言，主张删去。三是以柯琴《伤寒来苏集》为代表，既不责备王叔和杜撰，也不全部接受成氏的观点，只承认营卫不和是太阳中风的桂枝汤证之病机，而没有用这一概念来解释整个太阳表证。李克绍先生《伤寒解惑论》中给太阳病下的定义说"太阳既然主肤表而统荣卫，所以外邪中于肤表之后所引起的荣和卫的病理反应就叫作太阳病"。换句话说，太阳病就是营卫不和所致，鲜明地提出了太阳病的基本病机。

而更多的医家注意到除了太阳病，其他如妇科、儿科及杂病也常出现汗多、自汗等症状，认为其也是营卫不和引起，并主张以调和营卫治之。如《诸病源候论·痞噎病诸候》中云："夫八痞者，荣卫不和，阴阳隔绝，而风邪外入，与卫气相搏，血气壅塞不通，而成痞也。"《备急千金要方·妇人方下》云："（大五石泽兰丸）治妇人风虚寒中，腹内雷鸣，缓急风头痛寒热，月经不调，绕脐恻恻痛，或心腹痞坚，逆害饮食，手足常冷，多梦纷纭，身体痹痛，荣卫不和，虚弱不能动摇，及产后虚损，并宜服方。"《幼幼集成·新立误搐类搐非搐分门别证》云："太阳病发热汗出，不恶寒者，名曰柔痉。其证初起，发热自汗，口中气热，呵欠顿闷，手足动摇，甚则反张，由风邪伤卫，荣卫不和。小儿体弱者，最多此证，亦因腠理不密，自汗无时，所以风邪易入。"《外台秘要·病后不得眠方二首》云："病源大病之后。腑脏尚虚。荣卫未和。故生冷热。阴气虚。卫气独行于阳。不入于阴。"《寿世保元·虚劳》云："一论妇人血虚劳倦，五心烦热，肢体疼痛，头目昏沉，心忪烦躁，口燥咽干，发热盗汗减食嗜卧，及血热相搏，月水不调，脐腹胀痛，寒热如疟。又治室女血弱阴虚，荣卫不和，痰涎潮热，肢体羸瘦，以致骨蒸劳热。"《临证指南医案·吐血》云："张（氏）失血，口碎舌泡，乃情怀郁勃内因，营卫不和，寒热再炽，病郁延久为劳，所喜经水尚至，议手厥阴血分主治。"诸书中均多种疾病多处提及营卫不和。

及至近现代医家在各科疾病都有论述营卫不和为其病因病机，如《临证实验录》就曾在发热、咳嗽、自汗、泄泻、痢疾、慢性肾炎、心悸、麻木、崩漏、带下、腰背痛、腿痛、足跟痛等多种疾病中论及营卫不和。

二、营卫不和的表现

外邪入侵时，卫气强正邪相争则发热，卫气弱不能与外邪相争则无热，而卫弱不能固表则自汗出；营气和则阴血内敛而无汗，营气弱则阴液不能内守则易汗出，营卫不相谐和则多畏寒。故畏寒、汗出、自汗为营卫不和的常见表现。纵观历代医家对仲景《伤寒论》所述营卫不和之分类，卫强营弱与营卫俱弱两种为大家所公认名称，别的类别则名称不能统一。余个人偏向于卫强营弱、卫弱营和、卫强营郁和营卫俱弱四种。参考前人之言自理解如下：

1. 卫强营弱

卫强营弱是太阳中风证的发病机理，主要表现为头痛、发热、汗出、恶风、脉浮缓等一系列症状。在《伤寒论·辨太阳病脉证并治》“太阳之为病，脉浮，头项强痛而恶寒”“太阳病，发热，汗出，恶风，脉缓者，名为中风”“太阳病，头痛发热，汗出恶风者，桂枝汤主之”“太阳中风，阳浮而阴弱，阳浮者，热自发，阴弱者，汗自出，啬啬恶寒，淅淅恶风，翕翕发热，鼻鸣干呕者，桂枝汤主之”和《伤寒论·辨太阳病脉证并治》“太阳病，发热汗出者，此为荣弱卫强，故使汗出，欲救邪风者，宜桂枝汤”中均有明确叙述。此种营卫不和的形成，一方面与外邪侵犯营卫有关，另一方面因本身营气有不足，而卫气不亏，故能奋起抗邪，是为卫强营弱。因卫气被外邪所遏，不能温煦体表，而出现恶风寒；卫气与外邪抗争，亢盛于体表而发热。至于汗出，与内外因均有关，卫阳虽被风邪所遏，因风性开泄，故腠理闭塞较轻，营阴受邪所扰，更显内弱而失于守藏，即外闭不紧，内守不牢，故表证见汗出。但此种汗出是不畅的，不能起到病随汗解的作用，因此仍需解表，选用桂枝汤意在调和正气，使卫阳得以宣通而有利散邪，营阴得以内守且资汗源，如此营卫调和，诸症可愈。

2. 卫弱营和

卫弱营和主要表现为自汗，《伤寒论·辨太阳病脉证并治》云：“病常自汗出者，此为荣气和，荣气和者，外不谐，以卫气不共荣气谐和故尔。以荣行脉中，卫行脉外，复发其汗，荣卫和则愈，宜桂枝汤。”又云：“病人脏无他病，时发热，自汗出，而不愈者，此卫气不和也，先其时发汗则愈，宜桂枝汤。”此两条属营气和而卫气不和之营卫不和，即卫气不共营气谐和。

《伤寒论类方·桂枝汤类一》有云：“荣气和者，言荣气不病，非调和之和。”此种营卫不和的主要表现是经常自汗出。其病理关键是卫阳不固，外不能固护于表，内不能和谐于阴，治当扶卫益营，调和营卫，用桂枝汤。方中桂枝、甘草辛甘化阳，以通阳固卫，芍药、甘草酸甘敛阴益营。营卫和调则自汗止，卫气振则邪气退。

这里需要指出的是：此两条里皆曰“宜桂枝汤”，属桂枝汤证之列，但却不是太阳中风证，乃是桂枝汤的灵活运用。熊曼琪等在《临证实用伤寒学》中说：“太阳中风证与‘病常自汗出’‘时发热，自汗出’皆有汗自出一症，但太阳中风证之汗出为风寒侵袭，卫气受伤，营阴失守所致。其汗出与发热恶风寒、头痛、脉浮缓俱见，故为外感营卫不和；‘常自汗出’与‘时发热，自汗出’证之汗出系卫气素虚，营阴失守所致。因无风寒外袭，故不伴有风寒表证，则为杂病营卫不和，临证鉴别不难。”

3. 卫强营郁

卫强营郁主要表现为恶寒、头痛、身痛、骨节痛无汗出，《伤寒论•辨太阳病脉证并治》云：“太阳病，头痛，发热，身疼，腰痛，骨节疼痛，恶风，无汗而喘者，麻黄汤主之。”此条乃风寒之邪，尤其是寒邪较重，侵犯人体肌表营卫之后，导致卫阳遏郁，腠理闭塞。此时人体卫气不亏，能奋起抗争，故称卫强；营气本无病，但受寒而凝滞，故称营郁。

由于风寒之邪外束肌表，太阳经脉运行受阻，故头痛。卫阳被遏，正邪交争，故恶风，发热。复因卫阳不得伸展，营阴郁滞不利，故身疼腰痛，骨节疼痛。营阴郁滞，腠理闭塞，故无汗。肺合皮毛腠理，致肺气不宣而喘。此种营卫不和主要由外邪所致，故治疗当大力辛温发汗解表，方用麻黄汤。方中麻黄开腠发汗，解表散寒，宣肺平喘；桂枝与甘草相配，辛甘发散，宣通阳气，助麻黄发汗；杏仁降肺气，止咳平喘，助麻黄以增平喘之功。

又如大青龙汤证“太阳中风，脉浮紧，发热恶寒，身疼痛，不汗出而烦躁者，大青龙汤主之”，其发病机理虽为风寒表实，内兼郁热，但仍可归于卫强营郁，其郁热乃外寒郁遏，阳气不得宣通，郁而化热所致，治乃以祛除外邪为主，兼清内热为辅。

故此种营卫不和多无汗出或自汗，但有恶寒、头痛、身痛、骨节痛等营郁之表现。

4. 营卫俱弱

营卫俱弱可有恶寒，寒栗、身痹、咳逆、唾腥、吐涎沫、不能消谷引食、遗溲等症。《伤寒论•平脉法》云：“寸口脉微而涩，微者卫气不行，涩者荣气不逮，荣卫不能相将，三焦无所仰，身体痹不仁，荣气不足，则烦疼口难言。卫气虚者，则恶寒数欠。三焦不归其部。上焦不归者，噫而酢吞；中焦不归者，不能消谷引食；下焦不归者，则遗溲。”又云：“寸口脉微而涩，微者卫气衰，涩者荣气不足。卫气衰，面色黄；荣气不足，面色青。荣为根，卫为叶。荣卫俱微，则根叶枯槁而寒栗、咳逆、唾腥、吐涎沫也。”以及：“趺阳脉浮而芤，浮者卫气虚，芤者荣气伤，其身体瘦，肌肉甲错。浮芤相搏，宗气微衰，四属断绝。”卫气虚衰不能温煦体表则恶寒、寒栗咳逆，营阴亏虚不能荣养筋肉则身痹不仁，损及脾胃则不能消谷引食，损及肾阳，肾气不固则唾腥吐涎沫、遗溲等。

《伤寒论•辨太阳病脉证并治》云："太阳病，外证未解，脉浮弱者，当以汗解，宜桂枝汤。"张志聪在《伤寒论集注•辨太阳病脉证篇第一》中进一步解释："浮为气虚，弱为血弱。脉浮弱者，充肤热肉之血气两虚，宜桂枝汤以助肌腠之血气而为汗。"本条所言乃体质素亏，正气受损，致卫气营气俱不足而成营卫不和。其脉多见浮弱或浮虚，治疗虽应发汗解表，但营卫俱弱，不宜峻汗，宜用桂枝汤扶卫益营，解肌祛风，使营卫气血得以调和充实，外邪得解。

针对"营"与"卫"二气在生理上依存、协调、制约，在病理上相兼为患的发病特点，治疗营卫不和证时，应在区分营卫受病谁主谁次的前提下，注意双方兼顾。即固卫必兼养营，养营必先固卫。这种营卫并调而使卫固营充，最终达到营卫和谐的治疗方法，就是"调和营卫法"。

三、调和营卫的"旗舰方"桂枝汤

《伤寒论》一向被中医界誉为方书之祖，而桂枝汤又是出自张仲景《伤寒论•辨太阳病脉证并治》的第一首方，正如前贤柯琴所云："此（桂枝汤）为仲景群方之魁，乃滋阴和阳、解肌发汗、调和营卫之第一方也。"故可以说桂枝汤是中医在理、法、方、药辨证论治理论体系指导下应用的第一方，方中桂枝为君药、芍药为臣药，两者构成本方之灵魂。桂枝辛甘而温，气味均属阳，为纯阳之品，甘温能助阳化气而益血，辛主升发主散，能发汗解肌以祛卫分之邪；白芍酸苦而寒，气味皆属阴，为纯阴之药，酸能敛阴和营，主内主静主收。桂枝为典型阳药，白芍为典型阴药，两者相须为用，外散内收，刚柔相济，相得益彰。正如清代名医吴谦所言"桂枝君芍药，是于发汗中寓敛汗之旨；芍药臣桂枝，是于和营中有调卫之功"。另外，生姜佐桂枝辛温发散、除风祛寒以解肌；大枣佐芍药甘平培土、滋补阴津以养营。姜枣合用振奋中州生发之气，鼓化源、充营卫、助气血而和阴阳。炙甘草为使，性味甘平，兴中土而调阴阳，配桂、姜辛甘合化为阳以助卫气，配芍药酸甘化阴以滋营阴，诸药相合，共奏调和营卫、解肌之功效。故《医宗金鉴•删补名医方论》中"桂芍之相须，姜枣之相得，借甘草之调和，阳表，阴里，气卫血营，并行而不悖，是刚柔相济以为和也"所言极是也。

桂枝汤虽为解肌发表之剂，但前辈王子接等说它是"和剂"也不无道理。因为桂枝汤能调和营卫，不但能解表，同时也能和里，与麻黄汤专于发表及三承气之专于泻里者不同也。在《伤寒论》中用桂枝汤解表的条文有21条，细读之，便可省悟到仲景用桂枝汤解表时，在服药方法上有其特殊的要求，一是“服已须臾，啜热稀粥一升余，以助药力”；二是“温覆令一时许”，如此欲达“遍身漐漐，微似有汗”之目的。而之所以有这种特殊要求是因为桂枝汤原本不是发汗剂，而是解肌剂，解肌与发汗是不同的。发汗是通过药力的外向、开散、透达、泄越发散之功，使皮毛、腠理、魄门得以开泄，外邪随汗出而解，如麻黄汤；解肌是通过药力使在表的营卫得以调和，肌腠得以疏解，使在肌表之邪随汗出而去。解肌与发汗乃同中有异，不解此理，便难以正确地使用桂枝汤。医圣仲景尤恐后学不解其意，误将麻黄汤之发汗与桂枝杨之解肌混为一谈。特于《伤寒论》中重申“桂枝本为解肌……常须识此，勿令误也”。句中的“本为解肌”四字，恰为仲景先师之忠告，也就是说，解肌之剂的桂枝汤若用于解表，就必然要借谷气以“助药力”，同时温覆，方可使汗出病愈。桂枝汤解肌就是其能调和营卫之功能的一种体现，但桂枝汤调和营卫之功不仅仅表现为解肌以治太阳中风证的营弱卫强，而是凡在表之营卫不和证，皆可以桂枝汤治之，如《伤寒论》第53、54条之自汗出证，皆非太阳中风之外感，乃为杂病所致在表的营卫不和自汗证，没有外邪，纯属营卫之间的不和谐或卫气自身不和所治，投以桂枝汤，旨在调其营卫，营卫和则愈。另外，营卫不和不仅仅表现为自汗出，还可由于营卫之行涩而致肌肤麻木、疼痛、身痒等证。只有深悟明了桂枝汤具有调和营卫之功能，方大有益于临床实践。

对于桂枝汤中的君药桂枝、臣药芍药以及两药的巧妙相伍，历代医家在仲景先师的明示启发下，深思熟虑运用于临床、体会颇多。首先阐述了君药桂枝：桂枝具有调和营卫的作用，早在元代王好古（《本草纲目·桂》条）就曾指出：“汗多用桂枝者，以之调和营卫，则邪从汗出而汗自止，非桂枝能闭汗孔也。”明代赵以德（《古今名医方论》）分析黄芪芍药桂枝苦酒汤的方义时也曾说：“桂枝理血，入营散寒，通顺血脉，解肌肉，用之调营以和卫。”在论述白虎加桂枝汤中也说：“加桂疗骨节痹痛，通血脉，散疟邪，和阴阳以取汗也。”特别是在解释苓桂术甘汤的方义时，明确提出“桂枝通阳气，和营卫，开经络”。明代李中梓在《重订本草徵要》亦云：“（桂枝）助阳散寒，温经通脉，达营卫，和表里。”清代论桂枝调和营卫之医家尤多，如喻昌（《古今名医方论》)在论述炙甘草汤时，曰“桂枝能通营卫，致津液，营卫通，津液至，则肺气转输”。柯琴(《古今名医方论》)在论参胡三白汤中亦云:“若营卫不和，则去柴胡，用桂枝。”汪昂在《本草备要》中明确指出桂枝“调和营卫，使邪从汗出”。吴仪洛在《本草从新》中再次提出与《本草备要》相同的论点。黄宫绣在《本草求真》中又称“用桂枝以调其营，营调和卫气自和”。周岩在《本草思辨录》中云:“桂枝辛而不苦，且与甘埒……故只能于营卫之间，调和其气血，俾风寒之邪无所容而自解。”他在麻黄条下又云:“麻黄泄营卫之邪，桂枝调营卫之气。”徐大椿在《药性切用》中则称:“桂枝调和营卫，解散风寒。”清末民初医家张锡纯在《医学衷中参西录•桂枝解》中称“桂枝非发汗之品，亦非止汗之品，其宣通表散之力，旋转于表里之间，能和营卫，暖肌肉，活血脉”。近现代医家施今墨在《施今墨对药临床经验集》中论麻黄、桂枝时，亦称:“桂枝味辛甘，性温……它既能解肌发表，调和营卫，温阳化气，利水消肿。”综上所述，桂枝具有调和营卫之功，已得到历代医家的认可与赞同，并又分别阐述了各自的心得体会。再从其药性分析，桂枝乃辛甘性温之品，既入气分(卫分)，又入血分(营分)，辛能发散，甘能调和，温能祛寒，既可发散风寒，又能温里祛寒，既可调和营卫，又能调和阴阳。再者，阐述了臣药白芍及桂枝和白芍相伍之妙，彰显了桂枝汤方之“魂”。白芍酸苦性寒，有养血敛阴、柔肝止痛，平抑肝阳之效，历代医家很少单独提及芍药(白芍)有调和营卫之效，但多诉其有养阴益营之效，如成无己(《本草纲目》)云:“芍药之酸，敛津液而益营血，收阴气而泄邪热。”常将其与桂枝相须为用以增调和营卫之效。如吴谦《医宗金鉴•订正伤寒论注》中云“桂枝辛温，辛能发散，温通卫阳，芍药酸寒，酸能收敛，寒走阴营，桂枝君芍药是于发汗中寓敛汗之旨，芍药臣桂枝是于和营中有调卫之功”。王邈达《汉方简义》中解释桂枝汤方义时云:“桂枝之辛温，疏卫而通阳，芍药之酸寒，和营而破阴，因桂为血分阳药主走表，芍为血分阴药主走里。”周扬俊(《医方集解》)在解释桂枝汤方义时提出:“(桂枝汤)以桂枝和营散邪，以芍药护营固里。”许宏在《金镜内台方义》论桂枝汤时云:“芍药味酸性寒，能行荣气，退热，理身痛。”段富津等《金匮要略方义》中云:“(桂枝汤)方中以辛甘温之桂枝为君药解肌发汗，兼可调和营卫，以酸寒等量白芍为臣敛阴和营，并能养血益阴，两者相伍，一散一收，散者祛卫分之邪，收者敛营分之阴，发汗之中寓敛汗之旨，疏卫之中有和营之功，且可汗不伤阴血，敛不留邪气。”

张秉成《成方便读》中桂枝汤方义解释云:“故此方(桂枝汤)以桂枝入营散寒……白芍护阴而敛营。”焦树德《用药心得十讲·桂枝》中云:“(桂枝)配合芍药治疗有汗的风寒感冒,有调和营卫,解肌止汗的作用。”苏庆英《中医临床常用对药配伍》中云:“桂枝辛温,能助心阳,通经络,解肌以去在表的风邪,芍药苦酸微寒,养阴和里,能固护在里的营阴,桂枝为阳药,芍药为阴药,其意在于一散一收,阴阳相配,刚柔相济以达调和营卫,养阴止汗的目的。”因此历代医家调和营卫方中多用芍药与桂枝,有一散一收、阴阳相和、调和营卫之效。

桂枝汤乃治太阳中风表虚证之主方,而又不仅于此,内伤杂病的发热及自汗出、气上冲、妊娠恶阻、产后中风等证,均可治之。又经后世变通,凡内伤杂病及妇、儿、皮肤科等,乃至养生防病,无不用之效验,真正为群方之魁。中医治病贵在辨证论治,强调因人、因地、因时而异的个性化治疗,是以一剂桂枝汤竟能“通治百病”,关键在于调和营卫。

四、桂枝汤类方“调和营卫”举隅

桂枝汤类方计有桂枝芍药组成的方剂 11 首、桂枝甘草组成的方剂 11 首、附入芍药甘草汤组成的方剂 2 首,共 24 首。今只举桂枝汤类方中保留了旗舰方桂枝汤中桂枝、芍药君臣两药,继以“调和营卫”扶正祛邪的“桂枝加附子汤”“桂枝加厚朴杏子汤”“桂枝加葛根汤”三方为例说明之。

1. 桂枝加附子汤

本方的药物组成是由桂枝汤加附子而成。前贤张璐云:“用桂枝汤者,和在表之营卫,加附子者,壮在表之元阳,本非阳虚。故不用四逆。”徐大椿云“桂枝同附子服,则能止汗回阳”,《叶氏录验方》命名本方为救汗汤,主治阳虚自汗。本方适应的证候为头痛、微发热、汗出不止、恶寒殊甚、指尖冷、四肢拘挛疼痛、小便难、脉浮而虚者。本方是为桂枝汤证兼见阳虚者设。此时患者在恶寒、汗漏不止的同时,仍然出现头痛发热、脉浮之表证,故为阳虚之象,非亡阳之状,此时患者抗力尚未消失,还有逐邪外解的趋势,治之则当因其势而利导之。当用桂枝汤调和营卫以解表,加附子以温经扶阳。尽管患者已有四肢拘急等伤津症状,但尚未达到气竭血亡阶段,所以只用了附子未用人参,取其“阴生于阳,阳回则津液自复”之意。虽于本方中不用人参,但因方中用了“补少气少津液”(《神农本草经》)的大枣;“收阴气”

（张元素）的芍药及“养阴血”（李东垣）的甘草，再协以主“寒湿踒躄，拘挛膝痛，不能行步”（《神农本草经》）的附子，这样对于“小便难，四肢微急，难以屈伸”的症状，自然不难加以解除了。

2. 桂枝加厚朴杏子汤

本方的药物组成就是由桂枝汤加厚朴、杏仁而成。医家成无己云：“下后大喘，则为里气大虚，邪气传里，正气将脱也。下后微喘，则为里气上逆，邪不能传里，犹在表也，与桂枝汤以解外，加厚朴、杏仁以降逆气。”本方所适应的证候为时而汗出恶风，时而无汗形寒，头痛发热，咳嗽气喘，痰多而稀，舌苔白滑或厚腻，脉浮滑者。本方用桂枝汤调和营卫，解除表证，加厚朴一药，《神农本草经》说它主“气血痹”，《名医别录》说它“消痰下气”，王好古说它“主肺气胀满”，可见厚朴除有祛除痰涎的作用外，还能疏利气之壅滞。加杏仁一药，《神农本草经》说它“主咳逆上气”，张元素说它“利胸膈气逆”，可见杏仁有定喘镇咳的作用。桂枝汤加厚朴、杏仁两味即为营卫不和痰多而喘嗽者而设。值得关注的是厚朴一药，苦温燥湿平喘，只宜用于湿痰而不宜用于热痰。

3. 桂枝加葛根汤

本方就是由桂枝汤加葛根而成。前贤周扬俊曾云：“汗出恶风，颈项强，全是桂枝证也，所兼阳明者，不过几几一证耳，乃加阳明经药而专注葛根，反减去厚朴分量，不可不知也。”本方所适应的证候：①桂枝汤证兼见项背强者；②麻疹初期，疹初见未齐，见桂枝汤证者；③痢疾初期或胃肠病兼见桂枝汤证者。三种证候均有桂枝汤证，故皆不可少桂枝、芍药等调和营卫，但因项背强几几更为突出，故重用葛根而减少桂枝、芍药的剂量。仲景在治项背强时，都要用到葛根，殆从葛根为治项背强的专药。《神农本草经》说葛根主“消渴、身大热。呕吐诸痹，起阴气，解诸毒”，《名医别录》说它“解肌发表出汗，开腠理”。可见葛根有解表、解热、解诸毒诸作用。仲景用从治项背强，后世用以透疹、解热，其道理即在此。

五、如何调和营卫

人体之营卫之域乃邪之出入之路，为人体之“藩篱”。只有营卫调和，方可抵御外侵之邪的入侵及深入；亦可促使邪之排除，体之康健，故而祛邪、扶正兼之。如何调和营卫？

1. 桂芍相得，调和营卫

桂枝与白芍是桂枝汤的君药与臣药，换言之，桂枝与白芍是桂枝汤组方之精髓、灵魂。桂芍相得其义有二：一则桂枝辛温，辛能发散、温通卫阳；白芍酸寒，酸能收敛，寒能清热和营，两者相伍，于发汗中寓敛汗之功，于和营中有调卫之能。二则桂枝乃血分阳药主走表，白芍乃血分阴药而走里，桂枝辛温通阳而活血，白芍苦泄，调营而通络。两药相配能通肌表、活血脉、调脏腑，如此一散一收、一走一守、一温一通、调和营卫，相得益彰，故我于临证风湿病时无论是寒性证候还是热性证候于方中伍用桂芍者颇为多见。

2. 顾护脾胃，调和营卫

脾胃位居中焦，乃气血生化之大源，同时又是斡旋气机之中枢，而营卫皆生于脾胃运化之水谷。营卫失调时，无论是卫弱、营虚，或营卫俱损欲调之、助之、补之、和之，都须旺其化源，以求其本。营卫与气血同源而异流，四者在生理上关系密切，在病理上营卫与气血亦相互影响。阴阳气血失调于内，可致营卫不和于外，亦即营卫本于气血明阳而运行于外之意；反之在表的营卫失和，久必殃及在里的气血阴阳。因此，调和阴阳、斡旋中焦、健运中土、顾护脾胃，就是从根源上来调和营卫。

另外，风湿病中如尪痹（类风湿关节炎）、大偻（强直性脊柱炎）等均为痼疾、顽病，病情迁延，缠绵难愈，久必损及中央土，而其用药，攻邪者或多燥热，或多寒凉；扶正者或多滋腻，或多温热，久必伤及中央土。

所以顾护脾胃实不可缺，只有调养脾胃、健运中州，化源充足、营充卫固、各司其职，阴阳调和而邪不得犯，病无由生，方能邪祛身健。故于风湿病临证用药时，我常于方中酌加砂仁、陈皮、茯苓、薏苡仁、莲子肉、白术、千年健等品。

3. 温阳补肾，调和营卫

营卫化生其源在脾胃，其根在于肾，脾胃为后天之本，主中焦，肾乃先天之本，主下焦。肾既藏先后天之精，又蕴命门之火。精与血同源，营与血同生，故精盈、血满、营方充。命门之火，简称命火，亦即肾阳，是生命本元之火、气化之根，能温养五脏六腑，脏腑得命火的温养才能发挥正常的功能，尤其是脾胃，需有命门火的温煦，才能发挥正常的运化功能。故命火旺、气机畅、卫方固，因而又有“卫出于下焦”及“肾为卫之本”之说，而温阳补肾、充畅气机，更是从根本上来调和营卫。诸如尪痹、大偻等风湿病，其发病之关键是肾虚为先，只有在肾虚、营卫不和、卫气不固的前提下，风寒湿邪方可采虚深侵入肾而致骨伤、筋损、肉削，发为骨骼受损而变形的风湿痹证，正如焦树德教授所言“骨不变损、不变形者，不可称之尪痹”。同样我们认为“骨不受损、脊不变形者，亦不可称之为大偻”。所以温阳补肾必不可缺，只有肾阳得温、肾精得蕴、脏腑得充、气机得畅、脾胃得健、营卫得和，方可痹去身安。我常将仙灵脾、狗脊、续断、桑寄生、杜仲及脾胃双蕴之砂仁、建莲肉等，用于风湿病的辨证用药中。

4. 燮理阴阳，调和营卫

在治疗风湿病中运用调和营卫之法时，一定要注意“顺其营卫之性，擅于阴阳并调”为宜，卫属阳，营属阴。“阴者，藏精而起亟也；阳者，卫外而为固也”。据其阴阳属性，卫气宜温宜固，营气宜养宜敛。营行脉中，卫行脉外，阴阳相随互根互用，今营卫失和，非单纯助卫或和营所能奏效，须营卫兼顾、阴阳并调，方能使其协调统一、营卫得和。如风湿病的初始或复发之时多有汗出、伴或不伴发热恶风恶寒等，此为营卫不和之表现，其因正如《景岳全书·汗证》中所云“汗发于阴而出于阳，此其根本则由阴中之营气，而其启闭则由阳中之卫气”。今营卫失和，汗出异常，则应阴阳并调，使营卫二气复合感应、互根互用、阴阳和合则汗出有常，病证可愈。在临证时我常用阴阳并调之对药于方中，如续断与桑寄生、桂枝与芍药、附子与地黄、鹿角胶与阿胶、狗脊与知母等。

5. 知常达变，调和营卫

知者知晓；常者普通，经常即不变也；达者通达，懂得透彻；变者变化、改变。也就是说，我们要知晓营卫失和、调和营卫之“常理”。师其法，不泥其方，通达透彻理解其“变化”。营卫不和，意在卫失卫外御邪之功，营失固守濡润之能，致使表里、气血、阴阳失于和合，调和营卫旨在燮理调和表里、气血、阴阳、荣卫之失和状态。仲景立群方之魁为滋阴和阳、调和营卫、解肌发汗之桂枝汤。本方之灵魂在于桂枝与芍药的巧妙有机的配合，以达调和营卫之重要作用。我在临证中常将麻黄与熟地黄同用，麻黄味辛微苦而性温，主入膀胱经，斡旋足少阴肾与足太阳膀胱经。熟地黄味甘厚而性微温，主入肝肾经，温补营血而滋养肾肝。两者相配用则即可避麻黄温燥之弊，又可解熟地黄滋腻碍脾之忧。两者相伍，强营气而实卫气，内固营血、外散淫邪，专治营血内亏、卫失温养、寒邪凝滞、营卫失和之证。又如，亦常将黄芪与桑椹同用，黄芪味甘性温，主入脾肺经，能温养脾胃，补气升阳、固表止汗等。桑椹味甘性寒主入肝肾经，能滋阴补血、清热，与黄芪相伍能除黄芪性温、补气有余、易生热助火之虑，两者一寒一热，相互为用；黄芪实卫气，桑椹养营血，用于营卫俱虚而失和之证为宜。综上之变，举不胜举，谨遵“知常达变”之内涵，则调和营卫便可游刃有余。

第四节　调和营卫法在临床中的运用

调和营卫法的应用绝不仅限于太阳中风证，据临床所见，许多外感、内伤及皮肤疾患，甚至一些疑难杂症，在其发展演变的某一阶段（尤其是初始阶段），都可能出现营卫失和的病机，从而就都可采用调和营卫法进行治疗，运用得法，常可应手而效。调和营卫法在治疗内科疾病广为应用。

一、调和营卫法治“心病”

《难经·十四难》载“损其心者，调其营卫”，是指心脉受阻时可通过调理营卫的方法进行治疗。从生理角度来看，心主血脉，而营卫又养心。具体地说营卫与血液皆化生于水谷，营气充足则血液化生有源，正如《灵枢·邪客》云：“营气者，泌其津液，注之于脉，化以为血。”故营与血密不可分，合称“营血”，若营不足，则血亦亏。气血与营卫是“定位之体”和“流行之用”的关系。正如《医宗金鉴》所云：“营即血中之精粹者也，卫即气中慓悍者也，以其定位之体而言则曰气血，以其流行之用而言则曰营卫。”故“心主血”即“心主营也”。而“心主脉”是指心气推动和调控心脏的搏动及脉管的舒缩，使脉道通利，血脉通畅。《灵枢·决气》曰：“何谓脉？岐伯曰：壅遏营气，令无所避，是谓脉。”《素问·六节脏象论》曰：“心者……其充在血脉。”心主血脉当以血脉的结构和功能正常为基础，卫行脉外以固护，营行脉中以充养，营卫和调是维持血脉功能的重要条件。营卫通过血、脉与心密切关联。营血在脉中正常运行，一赖心气的鼓动，二赖卫气悍疾滑利而善行之性的带动。心之气血阴阳平衡，营卫运行才不失其常。所以《难经集注》云：“心者，营卫之本。”而“营卫养心”是指营能生血，血能养神；卫能温煦，外御六邪，内注心阳，故营卫调和有助于心主血脉和藏神。营卫养心的必要条件是营卫重和而贵行。和即“阴阳调和”，营卫同属气，以此为言，两者皆属于阳，而阳中又可分为阴阳。营气精专行于脉中而濡养脏腑，主内主静属阴，又称“营阴”；卫气慓悍行于脉外而固外充肤，主外主动属阳，又称“卫阳”。营阴卫阳，各行其道而发挥其功能，却又相互依存互根互用。营卫阴阳平衡协调故能养心。从病理的角度看，若营卫不足，或失其阴阳调和，或失于通行，导致心失濡养；心主血脉和藏神之功受到影响而导致各种心系病证的产生。常见证举隅如下：

1. 汗证

汗的机理始见于《素问•阴阳别论》曰：“阳加于阴谓之汗。”至清代叶天士《临证指南医案•汗》的论述更为详尽：“阳加于阴谓之汗，由是推之，是阳热加于阴，津散于外而为汗也。”认为汗是阳气蒸化津液，发泄于腠理而形成，强调的是阴阳的相互作用，如此阴阳失衡，营卫不和，腠理疏泄，则可引起汗液外泄，出现临床各种汗证。其中尤以自汗、盗汗多见。若卫气亏损，腠理不固，津液外泄，为表虚自汗。正如《伤寒论》所云：“病常自汗出者，此为荣气和，荣气和者，外不谐，以卫气不共荣气谐和故尔。”若营阴亏虚，阴不敛阳，迫津外出，则为阴虚盗汗。亦如《伤寒论》所云：“太阳病，发热汗出者，此为营弱卫强。”值得关注的是阳虚多自汗，阴虚多盗汗，此为常理，然阳虚盗汗者亦有之，正如《景岳全书》云：“自汗盗汗，亦各有阴阳之证，不得谓自汗必属阳虚，盗汗必属阴虚也……盗汗亦多见阳虚也。”当前世人生活习惯多违背常规：作息无常、过食生冷、过度使用“空调”、滥用“药物”、妄求“补益”、生活及工作压力过大等均可导致过度耗伤阳气，致使阳虚卫阳不固，腠理疏松，入睡则阳入于阴，表阳虚而不守营阴，营卫失和汗出。另长期汗出，可使阳气随汗外越不能固守，而致阳虚更甚，进而又加重汗出，因而形成恶性循环。仲景先师启迪我们：汗之根由于营气，汗之启闭由于卫气。正如《景岳全书》所说：“汗多终是营卫不和所致。”故临证治疗汗证之时，当以“调和营卫”为总的治疗原则。

2. 不寐证

不寐，《内经》称为“不得卧”“目不瞑”，即现代医学所指的“失眠”，即以阳不入阴所引起的经常不易入寐为特征的病证。正常的睡眠依赖于人体的“阴平阳秘”，脏腑调和，气血充足，心神安静，心血得静，卫阳能入于阴。如《灵枢•邪客》“（卫气）昼行于阳，夜行于阴”，卫气有规律地行阳入阴，是人昼寤夜寐的基础。另《灵枢·营卫生会》指出“壮者之气血盛，其肌肉滑，气道通，营卫之行不失其常，故昼精而夜暝”。而到老年时期，气血衰少，肌肉失养、脉管枯涩、营卫不循常道，致“营气衰少而卫气内伐”，这种营卫失常是老年人“昼不精、夜不暝”的病理基础。而老年人患心病者居多，多存在不寐(睡眠障碍)，与其气血亏虚、营卫不和甚为相关。由于营卫二气相互协调，各司其职，昼夜循行，人体因而出现寤寐不同的周期性变化。若诸因引起了营卫循行节律紊乱，卫气奋而抗邪于外，不能入于阴分，则形成了卫气浮盛于体表，脏腑之精气虚于内，神气不得内守，因而不得寐。元代著名医家程杏轩《医述·杂证汇参》曰“不寐一证，责在营卫之偏胜，阴阳之离合”，指出了不寐关键在于调和营卫，使卫阳能入于阴。而《灵枢·邪客》则对不寐证又提出了总的治则：“补其不足，泻其有余，调其虚实，以通其道，而去其邪。”遵此法则，医圣张仲景立炙甘草汤之法，以辛甘化阳，甘润化阴，补气益血。总之，营卫协调，气血充和是人正常作息的关键。《灵枢·口问》曰“卫气昼日行于阳，夜半则行于阴，阴者主夜，夜者卧”，指出卫气昼行于阳，夜行于阴是人体寤、寐的基础。为此辨治不寐证患者，当“调其营卫”，振奋阳气，做到夜“无扰筋骨，无见雾露”，使卫气的出阳入阴形成良好的昼夜循行规律，从而使“昼精而夜暝”。

3. 胸痹

营卫的通行是养心的必要条件，若阳气虚弱则腠理空虚，不能固外，致寒邪内侵，痹遏胸阳，从而出现胸痹心痛，症见卒然心痛、冷汗淋漓、感凉易发，背部常感淅淅恶寒，或有手足不温，伴形寒肢冷，短气心悸，或兼见脘腹冷痛、大便稀溏、小便清长，舌淡苔白，脉沉迟；若营气不足，则血亦亏，营血亏虚则脉络失于充盈，血行涩滞，心失荣养，临证常见胸部隐隐作痛，心悸怔忡，胸闷气短，头晕目眩，失眠多梦，唇甲色淡，舌淡红或淡黯，脉细弱涩或结代。《伤寒论》中记载：“伤寒脉结代，心动悸，炙甘草汤主之。”方中炙甘草、桂枝、生姜、大枣均为调和营卫之品，具有振奋阳气、温通血脉、调畅营卫的作用。尤怡《金匮要略心典》中引徐彬氏之说：“桂枝汤，外证得之为解肌和营卫，内证得之，为化气和阴阳。”桂枝汤确系发中有补、散中有收、邪正兼顾、阴阳并调，故既能解表又能和里，因其具有调和营卫、气血阴阳的作用，故柯琴赞桂枝汤：“此为仲景群方之魁，乃滋阴和阳，调和营卫，解肌发表之总方也。”《伤寒附翼》中称此汤为“补心之竣剂”，本方以桂枝为君，独任甘草为佐，以补心之阳，则汗出多者不至于亡阳矣。从营卫失和的角度论治胸痹，经临床实践证明确实行之有效。重在“补心阳，滋心阴”，确为辨证论治心病中用调和营卫法时不可忽略的治法。

二、调和营卫法治“脾胃病”

伤寒论中关于桂枝汤原文共19条，类方达22首，居《伤寒论》113方之首。桂枝汤是和营卫之首方，它不仅治太阳中风表虚证，而且对中焦脾胃之疾也有很好的治疗效果。

1. 从桂枝汤的适应证候探究调和营卫法治“脾胃病”

桂枝汤虽为“中风表虚证”的主方，但其所主之适应证绝非仅限于此，适应证之首者：凡是外感疾病头痛，发热，鼻流清涕，干呕，汗出恶风，口中和，不烦不渴，舌苔薄白，脉浮缓者之太阳表虚证，或是项背生疮疡亦见上述症状者均可用之。此类证候中“干呕”之证名出于《金匮要略·呕吐哕下利病脉证治》，指呕而有声无物吐出者。《诸病源候论·呕哕病诸候》云：“干呕者，胃气逆故也但呕而欲吐，吐而无所出。”故此证用桂枝汤调和营卫，并将邪扰入胃，胃失和降之职而上逆为干呕之胃疾一并治之。适应证之次者：患者自觉有时形寒，有时烘热，但体温并不高，倦怠乏力，食思不振，兼有干呕，或有腹痛，脉缓时弦，此非外感病；寒热时作，说明营卫不和，桂枝汤可主之。因有食思不振、倦怠乏力、干呕、腹痛等均为风、湿、寒之邪扰及中央土，中州脾胃健运失司，和降失职而致。仲景及历代医家用桂枝汤治之，营卫调，中州健，脾胃和，诸症除，效颇显。从中足可见桂枝汤调营卫、健脾胃之功用。

2. 从桂枝汤的组成探究调和营卫法治脾胃病

桂枝汤是由桂枝、赤芍、生姜、大枣、炙甘草组成。桂枝能“温筋通脉”（《名医别录》），“解表发汗”（张元素），是解表药。芍药能“固腠理，和血脉，收阴气”（张元素），“缓中”（《名医别录》），“止痛”（《神农本草经》），是和里药。这两味药的功能虽然不一样，可是在配合使用时，反可利用它们的一开一合，而使表邪得解，里气以和。此外，生姜协桂枝以解表开胃，大枣协芍、草以安中缓急。姜、枣在本方中虽然是佐使药，但对桂枝和芍药两药分别起了相当大的协同作用。至于甘草一味，《名医别录》说它能“通经脉，利血气”，可见它能协助桂枝以和畅血行，有利于冲逆、动悸和疼痛的解除；李东垣说它能“缓正气、养阴血”，可见它能帮助芍药以除血痹，而达到缓急、舒挛、止痛的目的。所以说调和营卫的代表方桂枝汤虽为解表剂，但前贤王子接等却称其为“和剂”，意即因桂枝汤能调和营卫，不但能解表，同时也能和里，与麻黄汤专于发表及三承气专于泻里者不同。正因其具有解表和里的作用，所以对于邪侵脾胃，营卫不和所造成脾胃之疾确有治疗效果。桂枝汤调和营卫是通过调补中焦实现的，故有补益脾胃之效。中焦虚弱，后天不足，脾胃运化无力，气血生化乏源，可见胃脘胀满、胃脘痛等中焦病证，投以桂枝汤治之。桂、芍、姜、枣、甘草诸药相伍，外调营卫，内和脾胃，从而使脾胃健、营卫和，则脾胃之疾则除。若再结合桂枝汤类方而辨治则疗效更佳。

3. 从桂枝汤的调剂用法探究调和营卫法治脾胃病

关于桂枝汤的调剂用法，《伤寒论》中有较详尽的记载：“以水七升，微火煮取三升，去滓，适寒温，服一升。服已须臾，啜热稀粥一升余，以助药力。温覆令一时许，遍身漐漐微似有汗者益佳，不可令如水流漓，病必不除。若一服汗出病差，停后服，不必尽剂。……禁生冷、黏滑、肉面、五辛、酒酪、臭恶等物。”此段记载，其精义一：在服药后须臾啜稀粥以助药力，使谷气内充，不但易为酿汗，更使已入之邪不能少留，将来之邪不得复入也。更因粥入于胃，养胃而和中，温胃而缓急止痛，如此脾胃之疾亦必除矣。其精义二：在于“禁生冷、黏滑、肉面、五辛、酒酪、臭恶等物”。此类食物入胃，皆易更伤脾胃而产生或加重脾湿健运、胃失和降，从而产生诸种脾胃病证或使其加重，如此牢记之，禁食之，则可利于脾胃病治疗，彰显调和营卫法治脾胃之疾的疗效。

三、调和营卫法治“情志类疾病”

情志类疾病包括范围较广，表现在情绪方面的，如郁闷不畅、寡欢少言、多愁善感、心烦意乱、妄自欣赏等，若病程日久，气滞血瘀、湿聚生痰、痰瘀互结，又可导致或加重器质性病变，如高血压病、心律失常、冠心病、乳腺增生、月经失调及不孕症等。给人们造成严重的精神压力和经济负担，随着当前工作、生活节奏加快，其发病率也是逐年提高。“营卫相关理论”在情志类疾病的致病因素方面确实起着重要的作用。《内经》主张：人之形体由五脏及卫、气、营、血等生命物质构成，并由此而进一步形成和促进了五志等精神活动。

1.“营卫不和”导致或加重“情志类疾病”

《素问·举痛论》曰“怒则气逆，甚则呕血及飧泄，故气上矣。喜则气和志达，营卫通利，故气缓矣。悲则心系急，肺布叶举，而上焦不通，营卫不散，热气在中，故气消矣……惊则心无所倚，神无所归，虑无所定，故气乱矣……思则心有所存，神有所归，正气留而不行，故气结矣”。①怒伤肝：大怒则肝木伐脾，胆木刑胃，脾胃受损则水谷精微无以化，营卫之气无以生。《灵枢·本神》曰“脾藏营，营舍意，脾气虚则四肢不用”，又曰“心之所忆谓之意”，心理忆念未定者称之为“意”，若脾受邪，营卫生化不足，则“意”受损，故患者可意识活动力减退，而产生或促进“情志类疾病”。②过喜伤心：《素问·举痛论》曰“喜则气和志达，营卫通利，故气缓矣”。而《内经知要·病能》曰：“和达通利，若不为病矣。不知大喜则气散而不收，缓慢不能摄持。”故《灵枢·本神》曰：“喜乐者，神惮散而不藏是也。”可见正常的“喜”可令人身心舒畅，而过喜可令心气涣散，心无所藏。《灵枢·本神》曰：“心藏脉，脉舍神，心气虚则悲。”不难看出此时患者可出现悲伤不能自持的“情志类疾病”的症状。③思伤脾：出自《素问·阴阳应象大论》，思乃七情之一，思乃“思虑”之意。《灵枢·本神》曰：“心有所忆谓之意；意之所存谓之志；因志而存变谓之思；因思而远慕谓之虑。”思虑过度可致气机郁结，甚而伤及脾的运化功能，化生营卫受损，殃及正常的营卫功能，致使营卫不和矣。《素问·举痛论》：“思则气结……思则心有所存，神有所归，正气留而不行，故气结矣。”气结系脾气郁结。脾主运化，忧思过度则脾气不行，运化失常，出现胸脘痞满，食欲不振，大便溏泄等症状。④悲伤肺：悲亦七情之一，系容易悲哀或无故悲伤的简称，又称善悲、喜悲。《素问·宣明五气》“（精气）并于肺则悲”。肺主气，心行血，血液流畅需要依赖于气的推进。肺朝百脉，周身血脉要经过百脉而集会于肺，在肺主气的作用下，输布于周身；肺主治节，肺可助心行血，其宣发肃降之功能亦可助机体调节水液代谢。《素问·举痛论》曰“悲则气消……悲则心系急，肺布叶举，而上焦不通，营卫不散，热气在中，故气消矣”。气消，则指肺气消耗。悲则气消系指肺主气，若悲伤过度，使肺气运行不畅，营卫运行亦不流畅，久而气郁化热，热蒸则肺气消耗矣。⑤恐伤肾：恐亦为七情之一，因恐惧过度引致脏气的病变。《灵枢·口问》云：“大惊卒恐则血气分离，阴阳破散，经络厥绝，脉道不通。”《素问·阴阳应象大论》：“恐伤肾。”即大惊卒恐，则精神内损，肾气受伤，气陷于下。

肾主藏精，肾气损则精气伤，可致惶恐不安，骨瘦痿弱，滑精或小便失禁等。《灵枢·本神》曰："恐惧而不解则伤精，精伤则骨酸痿厥，精时自下。"另《素问·举痛论》云："恐则气下，……恐则精却，却则上焦闭，闭则气还，还则下焦胀，故气下行矣。"气下者乃正气下陷。肾藏精，司二便，恐惧过度，则伤肾气，出现焦虑不安、二便失禁、遗精滑泄等正气下陷的病证，出现不可控的惊恐。又肾主骨生髓通于脑，脑为神明之府，肾虚则神明失养，故患者可出现意志不坚定、记忆力减退、注意力不集中、反应迟缓等。总之，怒、喜、思、悲、恐等过之均可伤及相应之脏，脏腑功能受损，营卫气血的化生运行均受累，如此人身脏腑不能得到濡养，更易产生或加重"情志类疾病"。

2. 调和营卫法辨治"情志类疾病"探微举隅

举隅一：桂枝汤

桂枝汤是仲景调和营卫的"旗舰方"，是由桂枝、芍药、生姜、大枣、甘草组成，其中君药乃桂枝。《黄元御医学全书》曰："桂枝、味甘辛、气香、性温。入足厥阴肝经、足太阳膀胱经。入肝家而行血分，走经络而达营郁，善解风邪，最调木气，升清阳脱陷，降浊阴冲逆，舒筋脉之急挛，利关节之壅阻，入肝胆而散遏抑，极止痛楚，通经络而开痹涩，甚去湿寒，能止奔豚，更安惊悸。"《伤寒论》中桂枝具有疏通经络、缓急止痛、通阳化气、温通心阳，平冲降逆、和里缓急，畅达三焦、调和营卫的作用，故桂枝汤调和营卫的重心在桂枝，可见桂枝汤既可发汗解表，又可调和营卫。佐以热粥以充谷，化生营卫，以助发汗；又于一天中自然界阳气最旺的巳至未时服用，以助桂枝汤祛邪达表，可奏事半功倍之效，方中法度严谨，叹为观止，桂枝汤不愧为群方之冠。

举隅二：小建中汤

《伤寒论》第100条指出："伤寒，阳脉涩，阴脉弦，法当腹中急痛，先与小建中汤，不差者，小柴胡汤主之。"其中"阳脉涩"提示气血不足，由脾虚所致；"阴脉弦"，即沉取脉弦，提示少阳气郁由少阳木郁所致；木滞脾虚，肝木克土，营生被劫，气血虚弱，经筋失濡，腹中急痛。治宜"虚人伤寒建其中"，故与小建中汤治之。而小建中汤的药味同桂枝汤，仅于桂枝汤基础上倍芍药加饴糖而构成，故有温中补虚、和里缓急、调和营卫之功。《伤寒论》第102条云："伤寒二、三日，心中悸而烦者，小建中汤主之。"羸弱之人外感后，抗邪无力更伤里气，心失所养则心悸、烦闷，治以小建中汤温中补虚、充养营卫、调补气血。小建中汤主治之“心悸”，是虚羸之人外感所致心失所养而作，与小柴胡汤主治之“心悸”，因少阳三焦水道不利，易生痰生水，水饮凌心而成者，虽皆为“心悸”但病因病机却不同，故临证时需详辨之、方与治之，则可效若桴鼓。

举隅三：茯苓桂枝白术甘草汤

《伤寒论》第67条云：“伤寒若吐，若下后，心下逆满，气上冲胸，起则头眩，脉沉紧，发汗则动经，身为振振摇者，茯苓桂枝白术甘草汤主之。”对于本方的组成和功用，前贤成无己曾云：“阳不足者，补之以甘，茯苓、白术生津液而益阳气；里气逆者，散之以辛，桂枝甘草行阳散气。”太阳伤寒本应发汗，误用吐下法后出现变证，吐下伤肠胃，水邪犯胃则“心下逆满”“胃部胀满”；“气上冲胸”为水邪上逆致胸中气机失畅，出现胸闷、心悸；“起则头眩”为水邪上冒清阳所致；此时，脾胃受损，人体津液代谢失调，营卫失和，三焦失畅，体液有向上的趋势，治以桂枝甘草汤温通心阳、平冲降逆、畅达三焦，配以茯苓、白术健脾燥湿。临证可治疗“奔豚”这种气上冲胸为主症的情志类疾病，此种治法在桂枝汤类方如桂枝加桂汤、桂枝甘草汤、茯苓桂枝甘草大枣汤等方药中，亦蕴含此意。

总之，“营卫”与人体的情志关系密切。情志异常可致人体营卫失调，伴发精神类症状。桂枝汤及其类方具有“调和营卫”的功效，临床可应用于与营卫失调有关的情志类疾病。故无论是情绪“高亢”，还是情绪“低迷”，都可以用仲景先师的“调和营卫法”来治疗，仲景以桂枝汤一方来代表“调和营卫法”，并为全书总纲，实为仲景学术精华所在。

第五节 辨治风湿病运用调和营卫法的体会

在《伤寒论》一书中，仲景先师论及的治痹的理、法、方、药，充分体现了他对“调和营卫法”的高度重视，同时也体现了他使得《内经》论述的营卫失调是痹病形成的内在因素之理论得以临证实践与发展，充分地说明了仲景前贤主张“调和营卫法”是治痹的重要方法之一。

一、“营卫不和”是痹病产生的基础

《黄帝内经》论述了痹病的发病与营卫失调有十分密切的关系，《素

问·痹论》曰："逆其气则病，从其气则愈，不与风寒湿气合，故不为痹。"就是指营卫失调是痹病发病的内在因素之一，营卫调和，则卫外御邪能力强；营卫失调，则防御功能减退，诸邪杂合易导致脏腑经络痹阻不通，出现各种临床症状。《内经》对这一理论的认识没有涉及方药的临床运用，仲景先师延伸了《内经》调和营卫治疗痹病的内涵，在《伤寒论》中论述治痹的理、法、方、药，从多角度体现了"调和营卫"的思想。《素问·痹论》原文将痹病的发病原因概括为"风寒湿三气合而为痹"，在强调风寒湿邪气致痹的同时，又论述了营卫失调与痹病的发生有着密切的联系，《内经》论述营卫与痹病的关系便集中在该篇。文曰："营者，水谷之精气也，和调于五脏，洒陈于六腑，乃能入于脉也，故循脉上下，贯五脏络六腑也。卫者，水谷之悍气也，其气慓疾滑利，不能入于脉也，故循皮肤之中，分肉之间，熏于肓膜，散于胸腹，逆其气则病，从其气则愈，不与风寒湿气合，故不为痹。"又曰"病久入深，营卫之行涩"则会出现麻木不仁的表现。营与卫同源于水谷，营卫运行"阴阳相随""相协为用"。营卫生成充足才能保证气血的充盛，而为营卫运行奠定基础；营卫周行和出入的正常促进五脏六腑，形体官窍的正常生理状态。营卫调和，则卫外御邪能力强；营卫失调，则防御功能减退。《类证治裁·痹症》云："诸痹，良由营卫先虚，腠理不密，风寒湿乘虚内袭，正气为邪气所阻，不能宣行，因而留滞，气血凝滞，久而成痹。"姚止庵也注解为："风寒湿之为痹也，皆因卫虚，不能捍之于外，以致内入，初非与风寒湿相合而然，是故痹止于荣而不及卫也。"营卫失调表现在两个方面，一为营卫的生成不足；二为营卫的运行不利；两者相互因果，互相影响。因此可见，营卫失调是痹病发生的基础。调和营卫法则是辨治痹病的重要治疗法则。

二、调和营卫法辨治痹病

调和营卫法辨治痹病是古代医家及现代医家均经常运用并关注的。

1. 古代医家运用调和营卫法辨治痹病举隅

既然营卫不和是痹病发病的重要因素之一，那么，治疗痹病便不可一味地祛风散寒燥湿，否则营卫气血耗损，无异于贼去室空，于病无益，故调和营卫是辨治痹病必择之法。《素问·痹论》"营卫之气，亦令人痹"，《素问·调经论》"病在气，调之卫"等，启迪并指导后世医家用调和营卫之大法辨治痹病。

（1）东汉张仲景

张仲景先师撰写《伤寒杂病论》，是一部论述伤寒和杂病的专著，被后世医家整理为《伤寒论》和《金匮要略方论》（《金匮要略》）两部。他在阴阳营卫不通而致痹的基础上，治疗痹病重视“宣痹通络”。或祛风寒湿邪以恢复营卫正常的运行；或益气养血以补益营卫之虚；或调营卫之偏以和营卫之用，总是着眼于使营卫“不与风寒湿气合”而愈痹痛之疾。如《金匮·血痹虚劳病脉证并治》用黄芪桂枝五物汤治血痹外症身体不仁，如风痹状。黄芪桂枝五物汤系由桂枝汤去甘草重用黄芪而成，其中黄芪通阳气，活血脉，治麻木不仁；桂枝温阳通卫，芍药行血和营；姜枣协桂芍调和营卫，因血痹之部分在表，故倍用生姜的宣气走表，使气行、血不滞而痹自除矣！

（2）元代朱丹溪

元代著名医家朱丹溪在论治痛风时其专著《格致余论·痛风论》中，主张“以辛热之剂，流散寒湿，开发腠理”，如此可获血得行、气血和、痹自除之佳效。此书中辨治东阳傅文两腿痛案时云“此兼虚证，当补血温血，病当自安”。治以四物汤加桃仁、陈皮、牛膝、生甘草、生姜诸药而安。又辨治朱宅阃内痛风之证，认为“此挟痰与气，当和血，疏气导痰，病自安”，“以潜行散入生甘草、牛膝、炒枳壳、通草、陈皮、桃仁、姜汁，煎服半年而安”。丹溪所言气血，即营血卫气。气血不足者，必然营卫之气虚弱，卫外不固，抗病能力低下，邪易入侵，致痹生也！

（3）明代李中梓

明末医家。他对《内经》《伤寒论》等古医籍，以及宋元名家之说研读较深，他的撰述较多，行于世的有《内经知要》《士才三书》《医宗必读》等。由于他主张采用各家之长，立论审慎而平正，常能由博返约，提要钩元，故流传很广。他主张“营卫失调，气血不足是痹病发生的内因”，这一认识，对医家临证辨治痹病有着重要的启发。后世医家总结的养血散风法、益气活血诸法均是在此启发下发展而来的，尤其是他又在其著作《医宗必读·痹》中提出“治风先治血，血行风自灭”的见解，主张在祛风散寒的基础上，加入活血化瘀或搜剔通络之品，以行血气，颇具影响。

（4）清代喻昌

清初著名的医家，学术上特别推崇《伤寒论》，在方有执《伤寒论条辨》的基础上，对伤寒论条文进一步分类归纳。强调“治病必先识病，识病然后议药”、辨证论治思想，以及书写病案的重要性等。喻昌在《医门法律》中云：“凡治痹症，不明其理，以风门诸通套药施之者，医之罪也。痹症非不有风，然风入在阴分，与寒湿互结，扰乱其血脉，致身中之阳，不通于阴，故致痹也。古方多有用麻黄、白芷者，以麻黄能通阳气，白芷能行营卫，然已入在四物、四君等药之内，非专发表明矣。”他在千金三黄汤条下按语说：“此方治风入荣卫肢节之间，扰乱既久，证显烦热恶寒不食，邪盛正虚可知。其用麻黄为君者，以麻黄能通阳气而开痹也，故痹非得汗不开。”在病因病机方面，喻昌综合痹病风寒湿之邪各异，及病者禀赋、部位不同的特点，详细地观察痹病局部与整体的关系，病邪与证候变化的关系，对痹病的病因病机有了更深入的认识。认为一方面阳气虚损，卫表不固，外邪入侵，易患诸痹；另一方面气血不足，营卫失和，风寒湿之邪则乘虚而入，留滞体内，亦可导致痹病形成。在治法方药择选时，本着“治病求本，审机定治”是喻昌辨治痹病的特点，他重视“气血”，提倡治痹以“扶正固本”为主，推崇“治病以开道阳气，补养阴血为贵”的治疗大法。

（5）清代叶天士

清代著名医家叶天士提倡卫气营血辨证纲领，对温热证的传染途径、致病部位，以及辨证论治等方面，均有独到论述，为温病学奠基人之一。其于医理，主张张仲景能师古而不泥古，亦能采纳民间单方验方。其于温病，以仲景学说为体，以刘完素之论为用；杂证则取材孙思邈、李东垣、朱丹溪、张景岳、喻昌诸家，并有所发挥。有“温病学家”之誉。他认为气血营卫内虚是致病的内在条件，辨治痹病特别重视“调和营卫”。他尤其善于从中焦阳明着手，用辛甘化风法，以宣阳通络，在《临证指南医案》中就多处阐述此法，又云：“卫阳单薄，三气易袭，先用阳明流畅气血方。”又云：“通阳宣行以通脉络，坐气周流，亦却病之义也。”还云：“风湿肿痹，举世皆以客邪宜散，愈治愈剧，不明先因劳倦内伤也，盖邪之所凑，其气必虚。参、术益气，佐以风药，气壮托出其邪，痛斯止矣。”另外在《叶氏医案存真》中保留的论述更为详尽：“阳明者，五脏六腑之海，主束骨而利机关，阳明不治则气血不荣。十二经络无所禀受而不用矣，卫中空虚，营行不利，相搏而痛，有由然也。法当大补阳明气血，不与风寒湿所致成痹者同治。”于临证辨治痹病时，他多用玉屏风散合桂枝汤加当归为主，酌加祛风、散寒、利湿之品，颇符合“益气血，调营卫，蠲痹邪”之意。

2. 现代医家运用调和营卫法，辨治痹病举隅

纵观现今在痹病的辨治上，一般主张发作期以祛邪为主，缓解期则以调营卫、养气血、补肝肾为主，即在祛风、逐寒、化湿的同时，加入活血、通络、祛瘀之品。现代著名的医学名家，如焦树德、路志正、周仲英等在辨治痹病及顽疾时，均不忘“调和营卫法”。

（1）焦树德

焦树德老师创议了“尪痹”病名，详释了“尪痹”的病因病机，提出“尪痹”的证候分类及辨治特点和拟定了处方用药。纵观处方用药之内涵，诸方皆深蕴《金匮要略》之桂枝芍药知母汤之意，桂枝芍药知母汤主治因风湿而致“诸肢节疼痛，身体魁羸，脚肿如脱……”等以疼痛遍历关节或屈伸不利为主要症状的病证，本方由桂枝、芍药、甘草、麻黄、生姜、白术、知母、防风、附子组成，其中麻黄、桂枝祛风除湿，芍药、甘草、知母和阴，白术、附子逐湿止痛，生姜伍入桂枝、芍药、甘草中更能调和营卫，且有降逆止呕之效。共奏通阳行痹，祛风逐湿，和营止痛之功。清代徐忠可曾言：“桂枝行阳，母芍养阴，方名独掣三味者从此证？阴阳俱痹也。”又言：“欲制其寒，则上之郁热已甚，欲治其热，则下之肝肾已痹，故桂芍知附寒热辛苦，并而各当也。”故不难看出焦老辨治尪痹诸方中均在桂枝芍药知母汤之基础上加减之意在于：一则重桂芍相得调和营卫，使营卫调和，邪祛痹通；二则治未病，预防为先，治寒证不忘从化为热之嫌；三则本着“有是证用是药”的原则，根据尪痹不同的证候表现酌情加减不同的药物。

（2）路志正

路志正老师认为：卫郁营闭证是痹病发生的重要原因。云：治疗当以调和营卫、解肌通络、祛邪止痛为主。基础方可选用麻黄汤、桂枝汤化裁。药中用桂枝、芍药、生姜、大枣、麻黄等。用药根据所主外邪各有侧重：关节痛甚遇冷加重的痛痹，偏用麻黄、桂枝、附子等辛热温通之物；关节重着肿胀之着痹，可加白术、苍术，取麻黄加术汤祛湿之意；关节痛处不定，肌肉麻木酸楚之行痹则加用辛润之防风祛邪外出。又云：风湿病早期必有营卫耗伤，营卫亏虚不能营养肌表，无力抵御外邪，治疗时需注意营卫盛衰。路老师一贯主张“脾胃一调，则周身气机皆调；脾胃一健，则五脏六腑俱健”。晚生认真悟之：脾胃健运则气血旺盛、营卫充盈、调和畅运、卫外御敌、祛邪力专矣！

(3)周仲瑛

周仲瑛老师认为营卫不和是产后风湿(产后痹)发病的关键。营卫乃人身之藩篱，是人体抵御外邪的重要基础。营卫调和，循行有度，则气血充盈，腠理致密，卫外御邪之力强；营卫不和，则腠理疏松，表卫不固，风寒湿邪乘袭肌表，闭阻经脉，气血凝滞，再值产后气血亏虚，必又影响营卫，必发为产后风湿(产后痹)。正如《素问·痹论》云“病久入深，营卫之行涩”矣！周老师主张产后风湿(产后痹)之辨治当以调和营卫、补益气血为主；祛风除湿，散瘀通络为辅；意在使营卫气血得以调和充盈，则外邪自散。周老师临证多用黄芪桂枝五物汤加减治之，并以桂枝、赤芍为君药，方中桂枝喜好炙用，因炙者较生者温补之力更强，又有甘缓止痛之功，更适合气血亏虚之产妇。黄芪喜生用，取其益气走表祛湿之功，若见形寒肢冷者，常以生、炙黄芪各半配伍使用。晚辈悟之省之：治产后风湿(产后痹)既不可只顾祛邪，以免更伤气血，又不可妄投大剂温补之品。当补中有泄，补而不滞，方能气血足，营卫和，邪自去，身自安矣！

三、何为中医“风湿病”

风湿(rheuma)一词源于公元前4世纪，而中医学则早在公元前5世纪《黄帝内经》中即有风寒湿三气杂至合而为痹的论述。我们的理解就是人体营卫失调，感受风寒湿热之邪，合而为病或日久正虚，内生痰浊、瘀血、毒热，正邪相搏，使经络、肌肤、血脉、筋骨，甚至脏腑的气血痹阻，失于濡养，而出现的以肢体关节、肌肉疼痛、肿胀，酸楚，麻木，重着，变形，僵直及活动受限等症状为特征，甚至累及脏腑的一类疾病的总称。随着医学科学的发展而发展，不断得到完善。

四、“中医风湿病”病名由来

关于中医“风湿病”的名称，自古有之。其游义有二：一是指病因；二是作为疾病的名称。《黄帝内经》中除痹论篇外，以“风湿”单独出现的有17处；张仲景《伤寒论》一书更有特点，其398条中均未言“痹”，而论及“风湿”者多处。《金匮要略》更是极为明确地首先提出以“风湿”作为病名。如“病人一身尽痛，发热日晡所剧者，名风湿”，“风湿，脉浮身重，汗出恶风者，防己黄芪汤主之”。至清代喻昌《医门法律》则更以“风湿”作为专论，详尽论述风湿为患引起肌肉、关节病证的机理及处方，可谓独具匠心。由此可见，“风湿”一名已有两千多年的历史，然因没有深入研究等原因未能沿用之。中医风湿病作为一个病类的命名，也经历了一个不断发展，不断深化，命名更趋科学、合理，切合临床实用的历史过程，先后存在“痹”“痹证”“痹病”“风湿病”等病名。“痹”的含义较为丰富，在不同的语句中，含义不尽相同，即可以表示命名、症状，也可以表示病机。《说文解字》云：“痹，湿病也。”广义的“痹”，泛指机体为邪闭阻，而致气血运行不利，或脏腑气机不畅所引起的病证，而狭义的“痹”就指“痹证”或“痹病”。两者主要是以《素问•痹论》中的论述精神为主线，派生出各种“痹”的名称，但立意的主旨大都围绕着“痹者，闭也”，“风寒湿三气杂至，合而为痹也”。随着人们对中医痹证认识的逐渐深入，经过全国矢志研究痹病（证）的中医、中西医结合专家反复论证，一致认为“风湿病”的名称更有利于中医学术的发展，有利于中、西医学术交流，有利于临床研究，有利于中医学知识的普及推广。

五、运用调和营卫法之旗舰方“桂枝汤”辨治风湿病体会

中医之风湿病又称痹证、痹病，在其辨证论治的过程中常常运用“调和营卫”之法。我认为究其源由有四：其一，痹即闭阻不通之意，本病的发病乃因体虚、阳气不足、腠理空疏、卫阳不固、风寒湿热等诸邪乘虚侵袭、流走脉络，遂致气血运行不畅而成。正如《灵枢•本脏》云：“卫气者，所以温分肉，充皮肤，肥腠理，司开阖者也……”肌表乃人身之藩篱，外感六淫之邪伤人，一般多是由表而入，先伤卫后累营，致营卫不和再继深侵。祛邪之法又有从表解、从里祛、从中和等不同，邪由表除，必殃卫损营，而生营卫不和之嫌。其二，营卫不和常见症状为发热或不发热而汗出，或恶风畏寒、喜覆衣被等，皆因卫阳护外有碍，营阴内守有障之故。在风湿病中，无论是邪之初侵，还是邪之久稽均屡见之，尤其在现代医学所指风湿性疾病之活动期，亦颇多见。其三，营卫不和实乃气血不和、阴阳不和，而中央脾土为气血化生之源，阴阳滋生之基，故调和营卫旨在“培源制流”。其四，仲景遗训，发人深思，调和营卫之“旗舰方”虽为“桂枝汤”，然桂枝汤法绝非仅为太阳表虚证及其兼证或变证的主方，而在杂病中亦可加减化裁用之。综上不难看出，在风湿病发病及辨治过程中，无论邪入还是邪出均可经卫累营，而见营卫不和表现，所以调和营卫是风湿病中颇为常用的治疗法则。调和营卫之

法乃仲景先师之创，现仍广泛用于风湿病的临床辨证论治之中。我认为调和营卫之法内涵颇深。首方桂枝汤之组方绝妙无比，我们必须深悟其理，知常达变，随证化裁，拓其应用，方能收到得心应手之效。

六、运用调和营卫法之桂枝汤类方辨治风湿病体会举隅

1. 桂枝加桂汤

桂枝加桂汤即桂枝汤加重桂枝用量而成，治疗诸种风湿性疾病中如兼见汗出恶风、畏寒喜暖、关节冷痛、四末不温等症状时，如硬皮病、雷诺综合征、类风湿关节炎或合并周围神经病变，甚至冻疮等均可用本方加减用之。单用本方治疗风湿病则势单力薄，故可以本方寓于治风湿病药方中合用；还以本方为基础加味，若伴有气滞血瘀者，可加黄芪、当归、川芎、桃仁、红花等以益气养血，活血通络；若畏寒喜暖、四末不温，甚则四末厥冷、里寒盛者，可加制附片、肉桂、干姜等；若恶风寒，喜覆衣被者，加麻黄、羌活、防风等加强温散表寒之力。若四末不温，麻木不仁者，加炙山甲（现为国家为一级保护野生动物，2020年《中国药典》未收载，临床应选用替代品，下同）、防风、羌活、薏苡仁等以除湿通络；若关节冷痛夜间痛甚，加海风藤、鸡血藤、鹿衔草、伸筋草等以祛寒利节；若腰膝酸软，神疲倦怠等肝肾不足者，加用续断、杜仲、桑寄生、牛膝等以补益脾肾、扶正祛邪；若脾胃气滞，升降失司，加木香、炒枳实、枳壳等燮理气机使脾气得升，胃气得降；若少腹胀坠不舒甚则疼痛者，加乌药、小茴香以加强调气消胀。

2. 桂枝加葛根汤

本方是桂枝汤减少桂枝、芍药的剂量再加葛根一味所组成。本方适应证候：①桂枝汤证兼见项背强者；②麻疹初期，疹初见未齐，见桂枝汤证者；③痢疾初期，或胃肠病兼见桂枝汤证者。仲景先师治项背强都要用到葛根，殆以葛根为治项背强的专药。《神农本草经》说葛根主“消渴，身大热，呕吐诸痹，起阴气，解诸毒”，《名医别录》说它“解肌发表出汗，开腠理”。可见葛根具有解表、解热、解毒诸作用。仲景用以治项背强，后世用以透疹、解热，其道理即在此。在诸种风湿病中，凡见到营卫不和兼项背僵硬，屈伸不利，疼痛不舒症状时均可采用本方加味治之。本方可单用或加入祛风湿之药物中合用。若风湿证属寒性，项背强急重者，可酌加伸筋草（苦辛平）、木瓜（酸温），并加重羌活、鹿角、狗脊用量等以加强祛风除湿、舒筋活络，兼有

湿祛胃和之效；若风湿证属热性，而见项背强几几者，可酌加伸筋草、络石藤、桑枝等，以舒筋活络、祛风除湿、清热利节；若证见脊背颈项僵直，坚硬甚如石者，可酌加生薏苡仁、威灵仙、老鹳草、白僵蚕等，祛湿除僵，舒筋利节，尤其在脊柱关节炎、强直性脊柱炎等疾病中常常用及此方加减。

3. 桂枝加厚朴杏子汤

本方是桂枝汤加厚朴、杏仁两味所组成，其适应证候多表现为时而汗出恶风，时而无汗形寒，咳嗽气喘，痰多而稀，亦可伴见发热、头痛等；舌苔白滑或厚腻，脉浮滑者。厚朴一药，《神农本草经》说它主“气血痹”，《名医别录》说它“消痰下气”。王好古说它“主肺气胀满”。可见厚朴除有祛除痰涎作用外，还能疏利气壅。杏仁一药，《神农本草经》说它主“咳逆上气”，张元素说它“利胸膈气逆”，可见杏仁有定喘镇咳作用。桂枝汤中加上此两味，是为痰多而喘嗽者设。而位于世界卫生组织（WHO）归纳为风湿病十大类之首的结缔组织病（connective tissue diseases，CTDs）是一组自身免疫性疾病，包括了类风湿关节炎、系统性红斑狼疮、干燥综合征、系统性硬化症、肌炎 / 皮肌炎等。此类风湿病主要病变位于周身的结缔组织，全身脏器均可累及。肺为结缔组织病常见的受累器官，其主要改变为间质性肺病。表现为恶风寒、汗出、咳、痰、喘、胸闷、气短等症状，治之常以桂枝加厚朴杏子汤加减。本方意在用桂枝汤以解外，加厚朴、杏仁以降逆气。若胸闷、气短者，可加苏梗行气宽中，加杏仁苦泄降气、止咳定喘；若咳喘痰多可加炒苏子下气消痰、止咳平喘；加炒莱菔子降气祛痰，行滞消食；若痰多色白，胸膈胀满者，加二陈汤（半夏、橘红、茯苓、甘草）燥湿化痰、理气和中；若咳喘痰盛、面色青白、口唇紫深、脘痛纳呆者，加丹参饮（丹参、檀香、砂仁）以调气化瘀、和胃止痛。当然同时并见或兼见之风湿痹病，亦莫忘治之。

4. 桂枝加附子汤

本方是桂枝汤加附子组成。其适应证候多表现为头痛，微发汗，汗出不止，恶寒殊甚，指尖冷，四肢拘挛疼痛，小便难，脉浮而虚者。方中桂枝汤调和营卫，加附子温经扶阳，是为桂枝汤证兼见阳虚者而设。前贤张璐云：“用桂枝汤者，和在表之营卫，加附子者，壮在表之元阳，本非阳虚（至极），故不用四逆。”周扬俊亦云：“仲景何遽用附子？观本文云，遂漏不止，知其漏正未有止期也。人身津液有几，堪漏而无已耶？故以附子入桂枝汤中，即为固表回阳上剂。”《叶氏录验方》称桂枝加附子汤为救汗汤。本方的特点在于症状虽有恶寒、汗漏不止，同时仍有头痛、发热、脉浮等表证，说明仅为阳虚而已，并非亡阳。患者抗邪外出之力尚存，故医者因其势而利导之，用桂枝以解表，加附子以扶阳，以解“汗出不止，恶寒殊甚、指尖冷”之急。另适应证中“四肢拘挛疼痛”等乃津伤之状，仲景于此用附子未用人参，取“阴生于阳，阳回则津液自复”之意。又本方虽未用人参，但却用了“补少气少津液”(《神农本草经》)的大枣，“收阴气”(张元素)的芍药及“养阴血”(李东垣)的甘草；再协以主“寒湿踒躄，拘挛膝痛，不能行步”(《神农本草经》)的附子，如此“小便难，四肢微急，难以屈伸”的诸症，便可解除矣！风湿痹病患者常因久服过服发汗之品，如非甾体消炎药、激素、辛热发散之中药等；或因温复过当、发汗过当，或因营卫不和，毛孔开合失司而伤其津液，损其阳气，故于临证辨治风湿痹病兼见桂枝汤证又阳虚之时，均可在扶正祛邪、通络利节的基础上加入桂枝加附子汤用之，以使过汗止，津伤复，营卫和，益于风湿痹病之缓除矣！

5. 当归四逆汤

当归四逆汤是由桂枝汤去生姜倍大枣加当归、细辛、通草组成。桂枝、细辛散表里之寒邪，温通血脉；当归、芍药养血和营；甘草、大枣温养脾气；通草入经通脉，共奏温经散寒、养血通脉之功。金代医家成无己云：“手足厥寒者，阳气外虚，不温四末，脉细欲绝者，阴血内弱，脉行不利，与此汤复阳生阴。”清代医家尤怡云：“手足厥寒，脉微欲绝者，阳之虚也，宜四逆辈。脉细欲绝者，血虚不能温于四末，并不能荣于脉中也。夫脉为血之府，而阳为阴之先。故欲续其脉，必益其血，欲益其血，必温其经。方用当归芍药之润以滋之，甘草、大枣之甘以养之；桂枝、细辛之辛以行之，而尤借通草之入经通脉以续其绝而止其厥。”值得注意的是以“四逆”命名者，有四逆散、四逆汤、当归四逆汤等，虽名为“四逆”，而主治用药各不相同。清代医家周扬俊曾云：“四逆汤全从回阳起见，四逆散全从和解表里起见，当归四逆全从养血通脉起见。”于临证辨治风湿性疾病而并见手足厥寒，脉细欲绝者可用之，尤其是常并见雷诺氏现象的风湿病，如系统性红斑狼疮、硬皮病、结节性多动脉炎、皮肌炎、混合性结缔组织病等。若本证有久寒，肢端发凉冰冷，呈苍白或淡红色，血虚寒凝较重者，可酌加吴茱萸、生姜以温中散寒，通络止痛；若本证兼见面色㿠白，畏寒喜暖、小便清利、口不渴等阳虚寒凝证时，可合用阳和汤(熟地黄、白芥子、鹿角胶、肉桂、姜炭、麻黄、生甘草)加减用之，以温补和阳、散寒通滞；若兼见手足指趾苍白发冷、发绀，伴麻木、刺痛感，得温较减之，气虚血瘀之征象可合用黄芪桂枝五物汤（黄芪、芍药、桂枝、生姜、大枣）加减用之，以增益气温阳，活血通络之功。

6. 桂枝甘草龙骨牡蛎汤

桂枝甘草龙骨牡蛎汤是由桂枝、甘草、龙骨、牡蛎组成。亦为桂枝汤去芍药、生姜、大枣，加龙骨、牡蛎组成。适应证候为：或因误用温灸，或因发汗过多，或因受到惊恐致冲气上逆，心腹动悸，烦躁不眠，怵惕不宁，脉浮多汗者，又因精神上受到刺激，见心动过速者，用本方亦见效。方中桂枝《名医别录》云“温筋通脉”，《汤液本草》云“太阳病发热汗出者，此为营弱卫强，阴虚阳必凑之，故皆用桂枝发其汗，此乃调其营气则卫气自和，风邪无所容，遂自汗而解，非桂枝能开腠理发出其汗也。汗多用桂枝者，以之调和营卫，则邪从汗出，而汗自止，非桂枝能闭汗孔也”。此即告知我们有汗无汗均可用桂枝。主因其“调和营卫”之功能矣！至于甘草一药，《名医别录》说它能“通经脉，利血气”，可见甘草能协助桂枝以和畅血行，有利于冲逆、动悸和疼痛的解除。金代医家李东垣说甘草能“缓正气，养阴血”。故桂枝与甘草同用，能通血脉、平冲逆、制悸动、缓急迫、和营卫矣！龙骨，甘、涩、平，有平肝潜阳、镇惊固涩之能。《名医别录》云：“养精神、安魂魄、安五脏。”《药性本草》云：“镇心，安魂魄。”而牡蛎咸平微寒，有潜阳固涩、软坚散结之功。《神农本草经》说它“主惊恚怒气，除拘缓”。《海药本草》说它“补肾安神，去烦热”。两者同用，能除烦躁，镇惊悸，对阳浮多汗、卧起不安者有疗效。总之，本方是镇惊剂，适用于烦躁惊狂而无大热症象者。清代医家舒驰远主张，更加生地黄以养其阴。然更应辨“有无阴虚”，若有阴虚加之方宜。医家陈蔚曾论此方“故取龙牡水族之物，抑亢阳以下交于阴，取桂枝辛温之品，启阴气以上交于阳，最妙在甘草之多，资助中焦，使上下阴阳之气，交通于中土，而烦躁自平也”。总之，本方运用要点在于用之辨治心阳虚而烦躁不眠，或见心悸、汗出等症。在很多风湿性疾病中，如类风湿关节炎、系统性红斑狼疮、皮肌炎 / 肌炎、硬皮病等，因病情需要，常应用肾上腺皮质激素，尤其在大剂量或长期应用时，会出现不良反应，其中精神症状更应引起关注和重视，常表现为欣快感、激动、不安、汗出、谵妄、定向障碍，也可表现为抑制。精神症状尤易发生于患慢性消耗性疾病的人及以往有过精神不正常者。在用量达每日泼尼松 40mg 或更多，用药数日至 2 周即可出现。其临床表现确与桂枝甘草龙骨牡蛎汤证相似，所以在临证辨证之时，我常于治风湿痹病的方药中加入本方，而使服用激素量大及长期者产生的不良反应减轻，以达“血脉通、烦躁除、惊悸减、营卫和、汗出缓”之效。

7. 芍药甘草汤

芍药甘草汤是由等量白芍和甘草组成，其适应证候为腹痛及腿脚疼痛，但腹挛痛不拒按者及腿脚挛痛不红肿者，用白芍、炙甘草；腹痛时疼痛拒按者及腿脚胀痛而红肿者用赤芍、生甘草。《传信适用方》云：“中岳汤（即本方）治湿气腿脚赤肿疼痛及胸胁痞满，气不升降，遍身疼痛，并治脚气。”《朱氏集验方》云：“去杖汤（即本方）治脚弱无力，行步艰难。”《神农本草经》说芍药“除血痹，破坚积”，《名医别录》说它“散恶血，逐贼血”，又说甘草“通经脉，利血气”。所谓“血痹”，殆有局部血行障碍的意思。正因局部血运有了障碍，就可能导致某一部分的瘀血和另一部分的贫血，瘀血部分会出现实压痛，贫血部分则会发生虚性的挛痛。芍药既能“通利血脉”就一定能够消除局部的血行障碍。局部的血行障碍得到消除后，不但瘀血部分的压痛可以得到解除，贫血部分的挛痛也可以得到缓解了。不过芍药一味的作用是比较缓和的，临证辨治时可能配伍其他中药联合应用。芍药甘草汤中芍药之酸与甘草之甘，酸甘合化为阴，可奏养血和营、缓急止痛之功。当代名医刘渡舟曾说：“芍药酸苦，和血养筋；甘草和营缓急。二药合用酸甘化阴，使阴液得复，筋脉得养，则脚挛急自伸。”清代名家柯琴云：“以芍药之酸收，协甘草之平降，位同力均，则直走阴分，故脚挛可愈。”又云：“盖脾主四肢，胃主津液，阳盛阴虚，脾不能为胃行津液以灌四旁，故足挛急。用甘草以生阳明之津，芍药以和太阴之液，其脚即伸。此亦用阴和阳之法也。”芍药甘草汤即桂枝汤去桂枝、生姜、大枣而成，本方虽貌似药少力单，但在治疗诸种风湿病中，凡是出现肢体关节挛痛、屈伸不能者皆可用之。无论是偏热性证候或偏寒性的证候均可伍入治疗风湿病的药物中应用。如若肢体关节挛痛而不红肿且畏寒者，可用白芍、炙甘草加羌活、独活、防风、伸筋草、鸡血藤、海风藤、松节、桂枝、制附片等。如若肢体关节挛痛、肿胀、红热者，可用赤芍、生甘草加羌活、独活、防风、忍冬藤、秦艽、青风藤、络石藤、豨莶草、桑枝、猪苓等。若肿胀明显者，可加入茯苓、泽兰、泽泻、益母草、片姜黄、炒枳壳、炒白芥子、苍术、白术等。若汗出乏力著者可加入黄芪、白术、防风、桂枝、生姜、大枣、百合及祛风、除湿、散寒、抗风湿药物，并加大芍药的用量。

8. 芍药甘草附子汤

芍药甘草附子汤系由芍药甘草汤加附子组成，具有扶阳益阴、阴阳双调之功用，主治多汗、反恶寒、四肢挛急、脉沉细或微细之证。本方以芍药之酸苦而滋营阴，以附子辛热扶阳实卫。芍药补未亏之阴，附子固已虚之阳。配以甘草甘温和中缓急，使一阴一阳和谐，一营一卫调和，则病愈也。另附子除能鼓舞心阳，促进血行外，殆亦具有止痛作用。不过止痛尚需用较大的剂量。医家柯琴云："脚挛急，与芍药甘草汤，本治阴虚，此阴阳俱虚，故加附子，皆仲景治里不治表之义。"清代医家周扬俊云："汗多为阳虚，而阴则素弱，补阴当用芍药，回阳当用附子，势不得不芍、附兼资。"清代名家陈修园云："方中芍药、甘草苦甘以补阴，附子、甘草辛甘以补阳。附子性猛，得甘草而缓；芍药性寒，得附子而和……此阴阳双补之良方。"医家陈元犀亦云："芍药多，附子少，皆调剂之妙，此阴阳双补之良方也。"本方应用的要点在于阳虚身疼而汗出恶寒者。故于临证辨治时除可参考芍药甘草汤之加减以外，若恶寒重时可酌加附子的用量；若汗出多时可合用玉屏风散。

总之，调和营卫法之桂枝汤类方在辨治风湿病中是颇为常用的。辨证准确，择方恰当，加减适度，均可收到很好的疗效。

第二讲　和　法

第一节　和法的定义与内涵

“和”的含义在《辞源》中注释为“和，顺也、谐也、平也、不刚不柔也”。含有和解、调和、协和之义。中医学，自古以来都认为“人与天地相参”。宇宙是大天地，人是小天地，人与宇宙一样，也存在着符合阴阳五行运行变化规律的、自发自主的合和调控机制，人体功能“和”则健康，“不和”则病，如清代著名医家张志聪说：“阴阳和合，交相生化，是为平人。”“和法”为调和之法，亦称“和解法”，正如张景岳所谓“和方之制，和其不和者也”，其作用不同于汗、吐、下法的专事攻邪，而是通过和解、调和，使表里寒热虚实的复杂证候，脏腑气血阴阳的偏盛、偏衰，归于平复，从而达到祛除病邪、恢复健康的目的。清代名医程钟龄说：“伤寒在表者可汗，在里者可下，其在半表半里者，唯有和之一法焉，仲景用小柴胡汤加减是已。”这是指“和解”而言。医家戴北山说“寒热并用谓之和，补泻合剂谓之和，表里双解谓之和，平其亢厉谓之和”，这是指“调和”而言。此外，在《伤寒论》中对某些经过汗、吐、下后，或吐泻之后而余邪未解的病证，不用发汗、泻下峻剂，但用药以缓和病势、清除余邪，亦和为和。和法在临床上应用非常广泛，可根据病邪性质和病位，以及气血、脏腑功能失调的不同情况，而采用不同的和解方法。当代名医蒲辅周说：“和解之法，具有缓和疏解之意。使表里寒热虚实的复杂证候，脏腑阴阳气血的偏盛偏衰，归于平复。寒热并用，补泻合剂，表里双解，苦辛分消，调和气血，皆谓和解。”后世医家因对“和法”的不同认识，形成了广义和狭义的认识，广义认识在于调和之意，即以祛除寒热、调其偏盛、扶其不足，达到祛邪愈病目的。故广义之和法是指治疗法则，即包括治则与治法，而狭义认识则单为病在少阳而设。

第二节 古代医家、医著对“和法”的认识

“和”思想作为中国古代哲学史一以贯之的主题，“和法”是古代哲学“和”思想在中医学中的具体体现。

一、《内经》对和法的认识

《内经》中没有关于“和法”的专篇论述，但在162篇原文中，著有“和”字内容就多达57篇，其中涉及“和”内涵的篇章则更为广泛。认为治病以求和为最高法度，在《素问•生气通天论》提出了“因而和之，是谓圣度”。和的意义主要体现在两个方面：一是和调、和谐，指机体气血阴阳脏腑经络的功能平衡协调。如《灵枢•本脏》所云“血和”“志意和”“卫气和”“寒温和”等，用来说明人体正常的生理状态，五脏功能正常则是“肺和……心和……肝和……脾和……肾和”，正常脉象是“谷气来也徐而和”，由此可见“和”反映出生命活动的最佳状态。二是协调、自和，是指使人体阴阳表里、气血营卫、脏腑经络功能趋于平衡的调和之法。《素问•宝命全形论》载：“人生有形，不离阴阳。”《内经》认为疾病发生的根本原因在于“阴阳失调”，而此处的阴阳失调可见于《素问•阴阳应象大论》：“阴胜则阳病，阳胜则阴病。阳胜则热，阴胜则寒。”也可见于《素问•调经论》“阳虚则外寒，阴虚则内热，阳盛则外热，阴盛则内寒”的论述。如果阴阳失调发展至极严重程度，而导致双方不能维系而决裂分离，则会发生“阴阳离决，精气乃绝”之危重症候，因而提出“谨察阴阳所在而调之，以平为期”的治疗法则。“平”就是要使机体恢复正常调和状态，因此《内经》所阐释之“和法”，包括调和阴阳，调和脏腑、经脉、气血、营卫、津液、情志、饮食等具体的“和法”。由此看来，从广义方面理解《内经》的“和法”更为确切。《内经》的“和法”，有以下特点。

1. 自和

《内经》之“和法”其典型的特点是“自和”。自和是指机体的阴阳双方有自动维持和自动发挥其协调平衡状态的能力和趋势，在机体的自和能力不及，无法使“不和”恢复为“和”的状态时，需要外在施以药物、针灸等方法，促进帮助其自和功能的发挥。无论是“自和”还是“助其和”都旨在促使机体恢复平衡的健康状态，《内经》十分重视正气“自和”的机制，在辨治用

药方面，强调“惟顺而已”(《灵枢·师传》)，以其所利而行，调其气，使其平。人体如果正气存内，自身的自和机制发生作用，就能够使气机恢复协调。

(1)“自和”实现的途径

“阴平阳秘”的核心在于强调“和”是人体本能的内在要求和趋向，是“自生自化”的自然法则，而“自和”则是人体生命活动中固有的、内在的、本质的特性。“自和”实现的途径首先是“阴阳自和”。阴阳之所以能“自和”，根源在于阴阳之间互根又互制的密切关系。《中医大辞典》解释阴阳自和为:“人体正气的自发调节机能，不假药物而恢复健康，是阴阳趋向平衡的现象。”由于阴阳的对应和互根是其本性使然，其互动和合的过程亦是自发而就，这就是阴阳的自我调节能力。《素问·生气通天论》指出“生之本，本于阴阳”，说明生命体活动本源于阴阳的矛盾运动。阴阳双方共生于一个统一体内，有对立，就有制约；有制约，阴阳的功能属性才能控制在“适度”的状态。“自和”实现的途径次之是“五行自和”。中医运用五行生克制化规律，来解释五脏在生理上既相互资生，又相互制约，从而使五脏系统处在一种平衡协调的状态，这是以五行理论来理解和阐释人体自和的内容和作用。五行和合的动力来自五行之间的生与克的相互作用。正常的生化相制，变化不已，则显现于外，没有过与不及的偏倾现象，从而实现了“五行自和”。

(2)“自和”在《内经》中的表现

《内经》中的“自和”主要体现在疾病的不治自已，及治疗疾病时，重在促进机体的自和，顺应机体正气抵御外邪的趋势，加以辅助，以使疾病向愈。《内经》中虽没有提到“自和”，但“自已”却见于多处，而自已的结果正是由于自和这一调节过程才得以实现。疾病之发生，虽然临床表现多种多样，但其本质则可归结为机体“自和”过程的能力和水平下降，药物或其他方法治疗疾病，实质就是要调动和发挥机体的自和潜能，所以《内经》中治疗疾病时，非常重视机体的“自和”能力，强调要顺应机体“自和”的规律，即顺应正气抗邪的趋势，因势祛邪，采取或吐，或下，或汗等诸法，使正气“自和”。如《素问·阴阳应象大论》云:“其高者，因而越之；其下者，引而竭之；中满者，泻之于内。”在诊治方面，也以顺调正气为主，“以所利而行之，调其气使其平也”(《素问·至真要大论》)。正如《灵枢·师传》强调“惟顺而已”。当正气不足时，也要顺应其“虚”的病机，遣方用药以顾护正气为先，

“无使过之，伤其正也”，“无伐天和”（《素问·五常政大论》）。因势利导，加以调养，促进阴阳自和的能力，达到机体“阴平阳秘”的状态。

（3）张仲景《伤寒论》对阴阳“自和”的认识

“阴阳自和”的思想是中医基础理论的重要内容，内涵深远，源远流长。自从仲景先师在《伤寒论》中明确地将“阴阳自和”作为论治原则用于指导临床实践，后学者，思之、探之、悟之、学之、用之，继承发扬者颇众。“阴阳自和”的思想基于中国古代关于“和”的理论，《周易》提出“阴阳交而生物”，强调了“阴阳和”的普遍意义；《内经》有“凡阴阳之要，阳密乃固，两者不和，若春无秋，若冬无夏。因而和之，是谓圣度”等条文，认为“和”是自然而然的趋势和状态，而“阴阳自和”是《伤寒论》的基本论治原则，探索可参考的文献，最早论及“阴阳自和”的是仲景先师的《伤寒论》，相关经文共 2 条。第 1 条是：“凡病若发汗、若吐、若下、若亡血、亡津液，阴阳自和者，必自愈。”第 2 条是：“问曰：病有不战、不汗出而解者何也？答曰：其脉自微，此以曾发汗，若吐、若下、若亡血，以内无津液，此阴阳自和，必自愈，故不战不汗出而解也。”这主要是指治当汗、吐、下而用之有过，损伤津血，但功能未衰，则阴阳会自和，疾病当可自愈矣。中医的治疗一般并不是直接对病因产生特异性的治疗作用，而是作为干预、调节疾病的发生、发展过程，综合正气和邪气各自的强弱、所处的部位、发展的趋势，然后制定相应措施，借助“阴阳自和”的趋势，而达到病愈之目的。在《伤寒论》这部医作中，“阴阳自和”的思想贯穿始终。

（4）后世医家对“阴阳自和”的理解和运用

对“阴阳自和”的认识有所展开和深化突出者，应为清代初期医家柯琴。他可能是历史上从“阴阳自和”角度讨论治疗和向愈最多的医家。他所著的《伤寒来苏集》中多处可见“阴阳自和故愈”“阴阳自和而愈”“阴阳自和则愈”“阴阳自和而自愈”“阴阳自和而病自愈”等字句。在《伤寒来苏集·伤寒论著·五苓散证》中他曾写道：“其人亡血亡津液，阴阳安能自和？欲其阴阳自和，必先调其阴阳之所自，阴自亡血，阳自亡津，益血生津，阴阳自和矣。要知不益津液，小便必不得利，不益血生津，阴阳必不自和。”由此不难看出柯琴创立了“调阴阳自和”的治法。而且他还强调“凡看仲景书，当于无方处索方，不治处求治，才知仲景无死方，仲景无死法”。后世的医家还认为“阴阳自和”的思想，不但强调机体自身的自愈，还重视天人相应。认为人体本身的阴阳和自然界的阴阳息息相关。而自然界阴阳涨落的因素不能为外力所改变，只可因势利导，因此要更好地调养机体，激发和促进其“阴阳自和”的能力，从而使机体恢复阴阳自和、阴平阳秘的状态。

“阴阳自和”的概念，是中国哲学的一个重要概念。“阴阳自和”思想的核心不在“和”而在“自”。“以和为贵”是中国哲学的一个基本观点，讲求阴阳之间的和合，协和是阴阳学说的一个重要思想。“阴阳自和”核心之所以在“自”，其理由有三：一则“自和”是阴阳的本性，“和”是阴阳的先天根基，自然本性，是自身内在的规定性，完全无须任何外力来支配；二则阴阳之间的交互作用是实现“自和”的内在机制。阴和阳之间在性质上是相反的，但在功能上是相成的，两者之间存在着互根、互生、互化、互用等相互作用，使阴阳在变化过程中自然而然地“和”起来，“和”是“阴阳运化之所为”；三则“阴阳自和”是普遍的、客观的自然规律，万事万物都遵循它；“阴阳自和”又是一种客观规律，它不以人的意志为转移，人可顺而驭之，不可逆而更之；人们认识了它，它在起作用，不认识它，它也在起作用；人们可法其自然，就其“自和”之势而推之、用之。

2. 调和

（1）调和阴阳

阴阳的盛衰偏失是阴阳失和的主要因素。《素问·生气通天论》说：“凡阴阳之要，阳密乃固。两者不和，若春无秋，若冬无夏，因而和之，是谓圣度。”由此可见这里的“不和”是病理，“和之”则是治法。疾病发生、发展的根本原因是阴阳失调，即阴阳平衡遭到破坏。阴阳的偏盛偏衰代替了正常的阴阳消长。尽管临床表现多种多样，但治疗根本应把握阴阳变化为辨证施治的总纲，同时抓住疾病相关部位的失调作为主要环节，治疗上损其有余，即对于阴或阳偏盛有余的病证，实则泻之；补其不足，对阴或阳偏衰的一方采用虚则补之的方法，达到补虚泻实，治疗疾病的目的。故《素问·至真要大论》曰：“谨察阴阳所在而调之，以平为期，正者正治，反者反治。”旨在通过治疗的调和作用恢复“阴平阳秘”的平衡、协调状态。阴阳从外延层面来讲，其相对于气血、营卫、情志等概念范畴要宽泛，其无所定指又无所不指，既可以运用其描述宏观的人体状态，又可以使用其论述局部的阴阳变化，基于这种特性“和阴阳之法”在其《内经》中应用范围也较广泛。

（2）调和脏腑

脏腑之和即脏腑之间关系的谐和，主要表现在三个方面，一是五脏之间以五行理论为依据的生克制化关系，二是五脏与六腑之间以五行理论为依据的生克制化关系，三是六腑之间在消化水谷过程中的协调配合关系。“和脏与腑之法”主要依据脏腑表里相合理论体系（脏腑之间生理上相互为用，病理上亦相互影响），治疗中分别运用脏病治腑、腑病治脏、脏腑同治等不同治则治法。五脏六腑各自有各自独特的功能特性，又有其共性，在《素问·五脏别论》将其总的归纳为：“所谓五脏者，藏精气而不泻也，故满而不能实；六腑者，传化物而不藏，故实而不能满也。”如果五脏六腑发生病变，这些脏腑的功能特性就会发生异常，因此，《内经》提出调和脏腑首先要顺应协调脏腑的生理特性。

例如脾胃同居中焦，脾主运化，胃主受纳；脾主升，胃主降。脾气升则水谷之精微得以输布，胃气降，则水谷及其糟粕得以下行，脾胃和则运化受纳功能协调，津液燥湿相济，气机升降有度。如果脾胃功能失和，升降失司，则可产生“清气在下，则生飧泄；浊气在上，则生䐜胀”的病证，也可以导致“脾不能为胃行其津液”，而表现出“脾病而四肢不用”的病变。因此《素问·痿论》提出“治痿者独取阳明”的治则，也是以此理论为依据而制定的，因此临床上对于四肢枯萎，不能随意运动的痿证，采用调和脾胃、固护后天的方药，并配以针刺，以阳明经的穴位为主进行治疗，会取得良好的疗效。

《内经》以五脏配五行，有一定的相生相克规律，脏腑调和，则疾病不生，乘侮失常而疾病丛生。《素问·五运行大论》曰：“气有余，则制己所胜而侮所不胜；其不及，则己所胜侮而乘之，己所胜轻而侮之。”因此，五脏之间的相互调和与平衡是保障机体正常运行的重要部分。

（3）调和营卫

营卫之和即营卫运行的协和关系，导致营卫失和的因素主要有两个方面，一是经络阻滞营卫不畅而失和；二是化源不足营卫气虚而失和。前者多由外邪侵袭扰乱营卫运行所致，后者多为年老体弱生化匮乏所引起。《内经》认为，营卫都是以水谷精气为其生成的主要来源，营行脉中，卫行脉外，营主阴而内守，卫主阳而外卫，两者运行必须相合协调，才能维持正常的腠理开合，正常的体温，正常的睡眠和清醒状态及正常的防御外邪的能力。如果营卫不和，腠理疏松，防御功能减退，“肉不坚，腠理疏，则善病风”，就可出现恶寒、发热、多汗的症状；如果遭受风寒湿邪的侵袭，导致脉络闭阻，荣卫失和，就会形成痹病。故《素问·痹论》得出“逆其气则病”，“不与风寒湿气合，故不为痹”之论点，说明营卫失和、邪侵入内是痹病发生的重要因素之一。

（4）调和气血

气血之和即气血的多少适中，功能的相互为用，运行的协和关系，气血的虚实盛衰是导致气血失和的首要因素。“和气血之法”就是调整气血之间失和的方法。气血是脏腑、经络等器官进行生理活动的物质基础，它通过经脉沟通灌注全身内外，从而使脏腑阴阳趋于协调平衡，而达到正气存内，邪不可干的良好状态，气为血帅，为阳；血为气母，为阴，两者相合，疾病不生，如果气血不和影响到气血的互生互用关系，就可以产生各种气血失调、阴阳逆乱的病理变化，导致“血气不和，百病乃变化而生”的病变，是由于病邪或并于气，或在于血，又或气血皆并，而形成气血偏盛偏衰，或气滞血瘀、逆乱不和的病理状态。治疗此类病证，皆以调气和血为主要法则，《素问•至真要大论》所谓“疏其血气，令其条达，而致和平”，使之达到气能生血、行血、摄血，同时血能濡养的和谐状态。

（5）调和情志

情志之和即情志的和畅、平和。情志是人体对于外界客观事物和刺激作出的反应，在正常情况下对人体是无害的。当强烈或者持久的精神刺激作用于人体，超出其承受调节范围则可导致情志失常变生疾病，继而伤及五脏。

《内经》有云“人有五脏化五气，以生喜怒悲忧恐”，说明情志与脏腑的关系密切相关。五脏精气的化生和储藏功能正常，五志活动正常，而正常的情志活动，又能调和脏腑气血，两者相互影响。患者的五志活动、情绪状态及主观能动性（即“神”），在治疗疾病的效果上发挥着重要的作用。如《素问•汤液醪醴论》“病为本，工为标”，《灵枢•本神》“凡刺之法，先必本于神”，及《素问•五脏别论》中“病不许治者，病必不治，治之无功矣”的论断，可见“调神”即情志治疗在临床治疗中的重要地位。情志调和，则身体平和，如《素问•举痛论》所云“喜则气和志达，营卫通利”，如果情志不和，如情志太过或不及，均易导致“怒则气上，喜则气缓，悲则气消，恐则气下，惊则气乱，思则气结”等脏腑气机失和的病理状态。临床上可导致多种病证的发生。《内经》根据情志与五脏的配属关系及调整人体气机活动的规律，提倡情志相胜疗法，即“怒伤肝，悲胜怒”“喜伤心，恐胜喜”“思伤脾，怒胜思”“忧伤肺，喜胜忧”“恐伤肾，思胜恐”（《素问•阴阳应象大论》）。这一治疗方法灵活地运用了以偏纠偏的原理，采用以情胜情的方法，使偏颇的情志趋于调和而达到治愈疾病的效果。此外，《内经》还介绍了许多劝说开导、暗示、顺情调整等多种调和情志的方法，如“语言开导式心理治疗”，其主要包括四个方面，一是“告之以其败”，二是“语之以其善”，三是“导之以其所便”，四是“开之以其所苦”，总之用交谈、心理疏导等方法对患者进行心理治疗。说明在日常治疗中，须重视调和情志的治疗作用。

（6）调和津液

津乃人身体液之一，来源于饮食，随三焦之气出于肌肤腠理之间，以温养肌肉，充润皮肤。液亦为水谷化生，并由三焦布散，流行于关节、脑髓等处，以润滑关节、补益脑髓、灌濡目耳口鼻。两者之区别在于主表里之不同：津主表，故能温润肌肤；液主里，故能利关节、濡空窍、补脑髓。津液的生成、输布和排泄是一个复杂的生理过程，涉及多个脏腑功能，尤以肺、脾、肾三脏起主要调节作用，《素问•经脉别论》云“饮入于胃，游溢精气，上输于脾，脾气散精，上归于肺，通调水道，下输膀胱，水精四布，五经并行。合于四时五脏阴阳，揆度以为常也”是对津液运行的总结。在生理情况下，津液有滋润和濡养的功能，津液调和，输布渗灌全身，就可维持和调节脏腑经脉中水液的动态平衡。如果在病因作用下，津液环境被破坏，就可以致使脏腑功能失调，产生各种病证，如“下焦溢为水，膀胱不利为癃，不约为遗溺”（《素问•宣明五气》）等水液代谢障碍的疾病。治疗津液失和、输布排泄紊乱之病证，多用调和津液、疏通水道之法。以“平治于权衡”为主导，用“去菀陈莝”“开鬼门，洁净府”等法则，治疗以逐水利水，配以五脏（尤以肺、脾、肾三脏）调节，使其最终获得“精自生，形自盛，骨肉相保，血气乃平”的疗效。由此可见，在疾病的发生、发展过程中，认为时刻保持津液平衡协调十分重要。

（7）调和饮食

由饮食而形成疾病的主要原因有二：一则饮食不节，大饥大饱，或饮食过寒过热；二则饮食有所偏嗜，如过食酸、苦、甘、辛、咸等五味。①关于大饥大饱或饮食过寒过热方面，《灵枢•五味》云：“故谷不入半日则气衰，一日则气少矣。”饥而不食，则精气乏竭，则病易生矣；若饮食过饱，增加了肠胃的负担，就会引起胸脘堵闷不畅，腹胀而痛，大便异常等，正如《素问•痹论》云“饮食自倍，肠胃乃伤”。若多食肥甘厚味，令人内热中生，甚至引起痈疽疮毒，故《素问•生气通天论》云“膏梁之变，足生大丁”。饮食入胃，其气由经脉上肺，所以饮食过寒过热皆不宜。正如《灵枢•邪气脏腑病形》云“形寒寒饮则伤肺”，又《灵枢·师传》云“食热者，热无灼灼，寒无沧沧”，其意亦然。②饮食有所偏嗜，《素问·五脏生成》早已明示“是故多食咸，则脉凝泣（涩）而变色；多食苦，则皮槁而毛拔；多食辛，则筋急而爪枯；多食酸，则肉胝皱而唇揭；多食甘，则骨痛而发落；此五味之所伤也”。《素问·生气通天论》又云“阴之所生，本在五味；阴之五宫，伤在五味”，指出饮食五味是五脏精气之来源，如果出现饮食不调，即可成为损伤五脏精气的重要原因。如“味过于酸，肝气以津，脾气乃绝；味过于咸，大骨气劳，短肌，心气抑。味过于辛，筋脉沮弛，精神乃央”。由此不难看出，通过五味与五脏的对应关系，直接引起相关脏腑形体产生多种疾病，此五味之所伤也。由于饮食五味对人体健康有双向作用，因此《内经》在治疗疾病时，也十分重视调和饮食，同时五脏的病变要注意饮食的禁忌。根据五脏对应五味的喜恶特点，合理调整饮食搭配，达到“谨和五味”的状态，才能保持身体的健康。

（8）调和经络

《内经》记载多种治疗方法中，对针刺的记录十分详细，其主要目的是调和经络，《素问·阴阳应象大论》云：“善用针者，从阴引阳，从阳引阴，以右治左，以左治右。”就是利用阴阳经脉的相互作用关系，通过针刺阴经（或阳经），发挥调和阳经（或阴经）的作用，达到治疗阴阳失调所致各种病证的效果。《灵枢·九针十二原》亦云：“凡用针者，虚则实之，满则泄之，菀陈则除之，邪胜则虚之。”提出以补虚泻实为针刺治法的基本原则，而治法的着眼点则在于调整阴阳经脉的偏盛偏衰，使之恢复动态平衡。《内经》调和经络的具体治法有三：一是调和阴阳经脉之经气。二是调和表里经脉之经气，如《素问·评热病论》之风厥病，其病因为风邪外袭，病变的部位在太阳、少阴两经，治疗当泻太阳之热，补少阴之气，合表里而刺之。三是调和络脉之气，《素问·调经论》认为，调治经络除补虚泻实，调整阴阳经脉外，还有刺微（刺络）之法。“取分肉间，无中其经，无伤其络，卫气得复，邪气乃索”，指出针刺对于病邪在小络，起于毫毛、皮肤、肌腠之小病，采用“刺微”方法治疗，意在调和小络，使经气运行正常，卫气得以恢复，邪气即能消散。

二、张仲景对和法的认识及应用

1.《伤寒论》中对和法的认识及应用

仲景《伤寒论》所言之“和”散见于本书中30余条条文之中。但有“和”

意而未言及者，贯穿于本书的对各类疾病的认识、治法、遣方用药之中，现将我对仲景和法的理解阐述如下：

《伤寒论》是一部融理、法、方、药为一体的经典医著，为辨证论治的运用奠定了雄厚的基础，尤其对“和法”的运用更是独具特长，被后世医家奉为圭臬。仲景和法的确立是以调和为基础，以和为法度，进行调和机体的阴阳表里、营卫气血、寒热虚实等，使人体功能处于阴阳动态平衡的正常生理状态，所以说治病求本，调和阴阳，是《伤寒论》治疗疾病的核心，“和法”是《伤寒论》治病的基本法则。仲景先师还提出了“自和”的概念，即指人体的正气旺盛，机体内自身的调节功能正常，使阴阳之气，不借药力即能趋于平衡，其病自愈。

在促进人体“自和”的终极目标下，药物治疗及医生的作用仅仅是辅助的，“人体自和”的关键在于人体自身的正气，正气的强弱在“人体自和”的过程中起着主导作用，这在仲景的临证辨治中，得到了充分的验证与应用：仲景治病注意补益脾肾照顾正气，即使祛邪也未忽略保护正气。仲景“人体自和”观，能积极调动、激发体内的“自和”功能，使人体达到“自稳态”，是真正意义上的以人为本的健康理念。仲景又提出了“调和”概念，即指在使用药物调和作用下，调整阴阳，促其和调与平衡，使疾病痊愈。关于调和之方法，举隅如下：

（1）调和营卫法

在《伤寒论》太阳中风表虚证中，因风寒外袭、营卫失调而“太阳病，头痛、发热、汗出、恶风，桂枝汤主之”。桂枝汤被誉为仲景群方之冠，乃滋阴和阳，调和营卫，解肌发表之总方。此方根据卫强营弱，营卫不足而设。营卫不和，单固守营阴，则卫气外泄，外邪不解；单散邪外出，则损及营阴。故宜调和之，扶卫助营。该方用桂枝温通卫阳，发汗解肌祛风，芍药苦酸微寒，敛阴液和营气，桂枝与芍药一散一敛，有调和营卫之功；生姜辛温助桂枝散表邪以调卫，又能和胃止呕；大枣甘温，健脾益胃，助芍药滋阴和营；炙甘草既调和诸药，又补中益气，姜枣合而调脾胃，使营卫化生有源，且与桂枝相伍辛甘化阳，与芍药相合酸甘化阴法。全方发中有敛，散中有补，不仅调和营卫，还能调补脾胃，调和阴阳，故医圣以桂枝汤为基础化裁治疗外感病变证及内伤杂病的方剂多达 30 余首。此外，太阳病误汗而致气阴两伤，证见时而汗出恶风，时而无汗形寒，微发热，身疼痛，四肢挛痛，心下痞硬，脉沉而迟者，宜用（桂枝）新加汤。此方是在桂枝汤基础上加人参而成，人参能振奋脾胃功能，兼有补养作用，为中医补气阴的要药。故此方具有调营卫、益气阴之效，亦属于调和营卫法。

（2）和解少阳法

以小柴胡汤为代表方。《伤寒论》原文第96条："伤寒五六日，中风，往来寒热，胸胁苦满，嘿嘿不欲饮食，心烦喜呕，或胸中烦而不呕，或渴，或腹中痛，或胁下痞硬，或心下悸，小便不利，或不渴，身有微热，或咳者，小柴胡汤主之。"此为病邪已入少阳，病在少阳，半表半里，枢机不利，正邪交争。方用柴胡轻清升散，疏邪透表，能疏少阳之郁滞，黄芩苦寒，善清少阳相火，清胸腹蕴热以除烦去满；两者同用，一散一清，共解少阳之邪，半夏、生姜调理胃气，降逆止呕，加以人参、甘草、大枣益气和中，扶正祛邪。全方有疏利三焦、和解少阳、宣通内外、条达上下、运转枢机的作用。

（3）调和寒热法

以半夏泻心汤为代表方。《伤寒论》原文第149条："伤寒五六日，呕而发热者，柴胡汤证具，而以他药下之，柴胡证仍在者，复与柴胡汤……但满而不痛者，此为痞，柴胡不中与之，宜半夏泻心汤。"本方为少阳误下损伤脾胃之气，使少阳邪热趁机内陷，寒热错杂之邪犯于中焦，导致脾胃升降失常，气机痞塞而成痞所设。其中半夏、干姜辛温升结散寒，兼以降逆止呕；黄芩、黄连苦寒降泄以除其热，人参、甘草、大枣甘温以补虚益气。是辛开苦降、寒温并用、攻补兼施、调和脾胃的代表方剂。具有和阴阳、顺升降、调虚实的作用。泻心汤证，均有寒热错杂的病机，随证运用生姜泻心汤、甘草泻心汤、黄连汤、栀子干姜汤，均可到达治疗的效果，均是寒热并用的和法的体现。

（4）调和肝脾法

以四逆散为代表方。《伤寒论》原文第318条："少阴病，四逆，其人或咳，或悸，或小便不利，或腹中痛，或泄利下重者，四逆散主之。"本证主见四肢厥逆，是因为肝脾气滞，气机不畅，阳气内郁而不能达于阴经与阳经相交之四末，手足失于阳气的温煦所导致。腹痛、泄利下重均因肝脾失调，肝气郁滞，木乘脾土所致。四逆散中柴胡入肝胆经，升发阳气，疏肝解郁，透邪外出；枳实理气解郁，泄热破结，两者相和，一升一降，配芍药养血敛阴，柔肝缓急，补肝体合肝用，甘草益脾和中，调和诸药，共用而疏肝理脾，可使肝脾调和，气机条达，是调和肝脾的代表方。

（5）表里双解法

以葛根黄芩黄连汤为代表方。《伤寒论》原文第34条："太阳病，桂枝证，医反之下，利遂不止，脉促者，表未解也；喘而汗出者，葛根黄芩黄连汤主之。"此为太阳表证未解，误用攻下，虚其里气，导致表邪内陷阳明而出现热利不止之证。方用葛根黄芩黄连汤以葛根为主药，既能清热解表，又能升发脾胃清阳之气而治下利，黄芩、黄连寒清肠胃之热，苦燥胃肠之湿，如此可外解太阳余邪，内清阳明里热，使表解里和，身热下利自愈。本方体现了表里双解、内外安和的方法。

2.《金匮要略》中对和法的认识及应用

《金匮要略》以论述内伤杂病为主，病种多样，具有病位深浅不同、病程长短不一、虚实夹杂、表里寒热同在、累及多个脏腑、病情错综复杂等特点，治疗时单纯袪邪或者扶正之法已不再适用，运用和法加减化裁，却能取效良好。《金匮要略》全书运用和法涉及内、妇、外各科，可见和法在《金匮要略》中运用十分广泛，疗效显著。治疗时明确病变的层次，通过燮理阴阳、调和营卫、协调脏腑、调和表里、通调寒热、调和气血之治法来恢复脏腑功能、气血的正常运行、鼓舞正气从而调整人体自身的紊乱和与外界环境的失和关系。和法在《金匮要略》中占有重要位置，大体可归纳为燮理阴阳、调和营卫、和解少阳、表里双解、调和肝脾、调和胃肠、调和寒热、调和气血八类。和法的作用趋势则因患者病证而异，并不是单纯发散、涌吐或导泻，也不是一味地补益，而是通过多种方法综合治疗而达到扶正袪邪，恢复机体的正常生理功能的治疗作用。

（1）燮理阴阳

桂枝加龙骨牡蛎汤，以桂枝汤交通阴阳而守中，龙骨、牡蛎潜镇摄纳，使阳能固摄，阴能内守，则精不外泄。治疗虚劳失精之"夫失精家少腹弦急，阴头寒，目眩，发落，脉极虚芤迟，为清谷，亡血，失精。脉得诸芤动微紧，男子失精，女子梦交"之证。小建中汤，以桂枝汤倍芍药，加饴糖，甘温建中缓急，通阳调卫气，收敛和营气，使阴阳相生相和而治疗虚劳里急之"悸，衄，腹中痛，梦失精，四肢酸疼，手足烦热，咽干口燥"之证取效。

（2）调和营卫

瓜蒌桂枝汤、芪芍桂枝汤、桂枝加黄芪汤分别以桂枝汤为基础调和营卫，或加瓜蒌根清热生津，用于柔痉"太阳病，其证备，身体强，几几然，脉反沉迟”。或加芪、芍泄热利湿，用于营卫郁滞之黄汗“身体肿，发热汗出而渴，状如风水，汗沾衣，色正黄如柏汁，脉自沉”。或加黄芪通达阳气而除湿，用于气虚湿盛，阳郁之黄汗“身重，汗出已辄轻者，久久必身瞤，瞤即胸中痛，又从腰以上必汗出，下无汗，腰髋弛痛，如有物在皮中状，剧者不能食，身疼重，烦躁，小便不利”；还用于黄疸兼表虚证的“诸病黄家，但利其小便；假令脉浮，当以汗解之”。

（3）表里双解

表里双解是用于既有表证，又有里证的治法，可分为两大类：①治外有表邪，里有实积，症见恶寒发热、腹部胀满、胸闷痞闷、恶心便秘、脉浮滑，可用厚朴七物汤。厚朴七物汤，表里双解，以厚朴三物汤行气除满去里实，因其腹满不通，故去芍药，佐桂枝、生姜、甘草、大枣以解肌表之寒；用于腹满里实兼表寒证“病腹满，发热十日，脉浮而数，饮食如故”。②治里热已盛，兼有表证，症见高热无汗、面红目赤、身体拘急、鼻干口渴、口苦烦躁、谵语、舌干燥、脉洪数，可用三黄石膏汤。以麻黄、淡豆豉解表，石膏、黄芩、黄连、栀子清里。另外，大柴胡汤功能为和解攻里，既能和解少阳，又能攻逐阳明，表里双解。用于里实兼少阳证“按之心下满痛者”之太阳、阳明合病，以里实为主的病证。本方由小柴胡汤去人参、甘草，加大黄、枳实、芍药而成，是和解为主与泻下并用的方剂。

（4）调和寒热

调和寒热，仲景以半夏泻心汤为其代表方，适用于寒热错杂、互结于中央土，脾胃失降失司，气机壅塞之痞证，《金匮要略·呕吐哕下利病脉证治》中用本方治寒热错杂之呕吐，症见心下痞满、按之柔软不痛、呕吐、肠鸣下利、舌苔腻而微黄等。方中干姜、半夏温中散寒、降逆止呕、散结消痞；黄芩、黄连苦寒泄降、清热和胃；人参、炙甘草、大枣甘温益气补中，全方辛开苦降，寒热并投、补泻兼施，故而寒热得除，脾胃调和，痞满呕利诸症自祛。又生姜泻心汤亦深含“调和寒热”之意。方中生姜、半夏和胃散水；黄连、黄芩涤热散痞；人参、甘草、大枣补养脾胃；干姜温中化水。亦为仲景调和寒热、消补并用的常用方剂。另甘草泻心汤系由炙甘草、黄芩、干姜、半夏、大枣、黄连组成。不难看出本方证亦蕴有“调和寒热”之作用，值得提出的是本方中重用甘草乃因患者涎唾多、咽干而燥、短气而症状比较急迫一些而已，也是仲景“调和寒热”的常用方剂。总之，三泻心汤虽共同之内涵较多，但区别尚存，可从生姜泻心汤所主属太阳；甘草泻心汤所主属阳明；半夏泻心汤所主属少阳的内涵去探思。再有治疗腹中痛欲呕吐的黄连汤（半夏泻心汤去黄芩加桂枝），治疗蛔厥的乌梅丸，治疗寒热格拒吐利的干姜黄芩黄连人参汤，治疗正虚邪陷、阳郁、唾脓血、泄利不止的麻黄升麻汤等方证，则属上热下寒证候，惟宜清上温下。医圣的调和寒热诸方常以辛温散结之半夏、干姜与苦寒降泄之黄芩、黄连为主要配伍形式，属调和寒热法。

（5）调和气血

《金匮要略·妇人产后病脉证治》云“产后腹痛，烦满不得卧，枳实芍药散主之”，枳实芍药散由枳实和芍药两味药组成，主治产后由于气结而使血滞的腹痛。其中枳实在于破气，炒黑使其入血分，而行血中之气；芍药入血分，能调腹痛，亦即古人所说“气为血之帅”“气行则血行”之意。如此不难看出，仲景先师在继承了《黄帝内经》的基本理论的基础上，结合临床实践，拓展了“和”字的内涵、“和法”的运用，创立了相关的和解方剂及应用方法，对后学者的临床实践具有更强、更深的指导意义。

（6）调和肝脾（调和肝胃）

肝体阴而用阳，主疏泄、藏血，脾为后天之本，气血生化之源，主运化而生清，肝脾关系密切，“见肝之病，知肝传脾”，肝郁不舒则克制脾胃，脾胃虚弱则土虚木乘，故仲景常疏肝以助脾胃运化，健脾以资肝之阴血。

《金匮要略·妇人产后病脉证治》中的妊娠腹痛，因肝血虚，气机不畅，脾气虚，运化失职，水湿内停所致之腹中拘急疼痛、小便不利、足跗浮肿等证，治用当归芍药散，方中重用芍药养血柔肝、缓解止痛，佐以当归、川芎调肝和血，再以茯苓、白术、泽泻健脾祛湿，共奏理肝气、补肝血、健脾运、除湿邪、调和肝脾之功。又如《金匮要略·奔豚气病脉证治》中奔豚汤，方中李根皮大寒，入肝经，止心烦逆，葛根、黄芩清火平肝，芍药、甘草缓急止痛，半夏、生姜和胃降逆，当归、川芎养血调肝，共用可以调和肝脾，养血疏肝，补肝体畅肝用而平冲降逆。用于肝郁化热之奔豚气病“奔豚气上冲胸，腹痛，往来寒热”。常用的肝胃不和证有四逆汤证和吴茱萸汤证等方证。前者因情志失调，肝气疏泄失常，（或邪热内郁，影响厥阴气机）致使肝胃不和，气机不畅，而见四肢厥逆（程度较轻的）、胸胁胀闷、嗳气太息、脘痞食少，或腹痛泄利等证，用四逆散疏肝和胃，调理气机，透达郁阳。方中柴胡苦辛微寒而升，能疏肝解郁，和畅气机，兼以清热，枳实苦泄辛散而降，能行气散结，两药相配疏肝和胃以行肝胃之气滞，升降相因以复肝升胃降之常；芍药入血养血敛阴柔肝，配枳实则调理气血，伍柴胡可防升散太过；炙甘草甘缓和中，补益脾胃，合芍药乃芍药甘草汤，酸甘化阴，缓急止痛，四药共奏调畅肝胃气机，宣达郁阳之功。后者乃厥阴肝寒犯胃，浊阴上逆所致的干呕，吐涎沫、头痛颠顶甚、眩晕等症。方用吴茱萸汤，暖肝温胃止呕，散寒止痛，降逆泄浊。此乃调和肝脾（调和肝胃）法也。

（7）调和胃肠

胃主受纳，腐熟水谷，肠主传导，通运糟粕，皆属六腑，以通为用，以降为顺。仲景先师用大半夏汤和胃降逆、补虚润燥。用于胃阴受伤之“胃反呕吐者”。本方由半夏、人参、白蜜组成。其中半夏止呕、人参补虚、白蜜安中，以水和白蜜扬之二百四十遍，是使蜜与水混合为一体；半夏得蜜水煎煮，则止呕的作用犹存，但润而不燥。正如金代名医李东垣云：“辛药生姜之类治呕吐，但治上焦气壅表实之病，若胃虚谷气不行，胸中闭塞而呕者，惟宜益胃推扬谷气而已。”这充分说明了仲景大半夏汤的立法和用方之意。仲景又用黄芩加半夏生姜汤和胃降逆、清热止利，主治其肠，兼以和胃，用于热利兼呕“干呕而利者”。正如清代医家尤怡云：“此伤寒热邪入里作利，而复上行为呕者之法。而杂病肝胃之火上冲下注者，亦复有之。半夏、生姜散逆于上，黄芩、芍药除热于里，上下俱病，中气必困，甘草大枣合芍药生姜以安中正气也。”仲景还用橘皮竹茹汤复气虚、除虚热、降胃气而哕逆平，用于治胃中虚热，气逆引起之“哕逆者”。橘皮汤亦治呃逆，同样用橘皮生姜，但本方用橘皮生姜大于前方十六倍，可见本证较橘皮汤证为剧；况兼用人参补虚，竹茹除热，证属虚热，治无疑义。因此，橘皮汤是治一般性的胃寒呃逆，而本方则治疗病久胃中虚热上逆的呃逆。

（8）补虚泄实

补虚泄实法适用于虚实兼夹之证，如《金匮要略·妇人杂病脉证并治》中的温经汤系仲景先师为治妇人冲任虚寒兼有瘀血导致崩漏下血之证。本方主要作用是生新祛瘀，所以名为“温经”，因瘀血得温则自行之故。清代医家程云来云：“妇人有瘀血，当用前证下瘀血汤，今妇人年五十当天癸竭之时，又非下药所宜，故以温药治之，以血得温即行也。经寒者，温以茱萸姜桂，血虚者，益以芍药归芎，气虚者补以人参甘草，血枯者，润以阿胶麦冬，半夏用以止带下，牡丹用以逐坚癥，十二味为养血温经之剂，则瘀血自行而新血自生矣。故亦主不孕崩中，而调月水。”又如《金匮要略·妇人产后病脉证治》中的白头翁加甘草阿胶汤主治妇人产后热利伤阴证。热利下重故用白头翁汤取其寒以胜热，苦以燥湿。由于产后血虚，故加阿胶以救阴，加甘草以缓中，行中兼补，以止下利。清代医家陈灵石云：“产后去血过多，又兼下利亡其津液，其为阴虚无疑，兹云极虚理宜大补，然参、归、芍、地则益其滑而下脱，参、术、桂、芪则动其阳而上逆，惟以甘草之甘，合四味之苦以坚之，则源流俱清而利自止。”以上两方均属补虚泻实法。

张仲景在《伤寒论》和《金匮要略》之所谓的“和”是一个广泛意义上的“和”，绝非只包括“和解”和“调和”。仲景之“和谐观”是贯穿于书中的主轴线，是他在治疗学上极力主张的思想观点，从始至终密切贯穿了“求和谐”的原则和观点，故所用之“和法”也是在这一思想观点的前提下展开的，并将“和法”上升到一定的高度，推演至一定的广度，给后学者以启示。人体的健康是常阴平阳秘、气血和顺、脏腑经络功能谐调来维持的，疾病的发生是由于这种和谐状态遭受破坏而导致的。因而治疗疾病无论采用何种方法，都以使机体恢复阴平阳秘、气血和顺、脏腑功能谐调为目的。悟医圣张仲景所倡之和法，具有如下特点：其一是广泛地应用于外感病和内伤病；其二是注重整体辨证、六经辨证、施人以巧；其三是用药少而精，君臣佐使，配伍严谨，方从法出，药随证调；其四是遵《内经》“谨察阴阳而调之，以平为期”之旨，开和法之先河，为后世医家创立新方，提供了理论依据，如蒿芩清胆汤、逍遥散、痛泻要方、防风通圣散等名方，都是对仲景和法的继承与发扬。时至今日，仲景理论仍像一盏明亮的航灯，指引着临床航向。

第三节　后世医家对和法的认识举隅

一、金、明、清代医家

1. 成无己

金代成无己在《伤寒明理论》中提出：“伤寒邪气在表者，必渍形以为汗；邪气在里者，必荡涤以为利；其于不外不内，半表半里，既非发汗之所宜，又非吐下之所对，是当和解则可矣，小柴胡汤为和解表里之剂也。”提出和解一法，范围十分狭窄，只是用来和解少阳。

2. 张景岳

明代张景岳《景岳全书·和略》说："和方之制，和其不和者也。凡病兼虚者，补而和之；兼滞者，行而和之；兼寒者，温而和之；兼热者，凉而和之；和之为义广矣。亦犹土兼四气，其于补泻温凉之用，无所不及，务在调平元气，不失中和之为贵也。"提出对和法的认识是运用补、泻、温、凉诸法，以实现调和机体的元气，使之恢复中和为目标的思想。他运用和法具有针对病邪以痰饮水湿为主，重视调气、重视脾胃的特点，大致包括和化痰饮、调和脾胃、调和肝脾、和气止痛几个方面。

3. 程钟龄

清代程钟龄在《医学心悟》中，首卷提出医门八法，将和法列于其中：在"和法论"一篇中，一方面承袭成无己和解少阳，以小柴胡汤为基本方的观点；另一方面注意到因邪有兼并，认为"有清而和者，有温而和者，有消而和者，有补而和者，有燥而和者。有润而和者，有兼表而和者，有兼攻而和者。和之义则一。而和之法变化无穷焉"。从治疗目的看，均为"和其不和"，即"和之义则一"。然从具体辨证论治看，需采取多种兼治法。

4. 戴天章

清代戴天章《广瘟疫论》谓："寒热并用，谓之和，补泻合剂，谓之和，表里双解，谓之和，平其亢厉，谓之和。"故被后世较多采用。

5. 何廉臣

清代何廉臣《重订广温热论》认为"凡属表里双解，温凉并用，苦辛分消，补泻兼施，平其复遗，调其气血等方，皆谓之和解法。和法者，双方并治，分解其兼症夹症之复方，及调理复症遗症之小方缓方也"。并强调"凡此和解之法，虽名为和，实寓有汗下温清消化补益之意，此皆和解法之精微神妙变化无穷者也"。他认为和法是集合多种治法一起治病的方法。

6. 汪昂

清代汪昂在《医方集解》中指出："和解之剂，用以分理阴阳，调和营卫。"专列了"和解之剂"篇，下列 17 方，主治范围涵盖伤寒和杂病，功效包括和解少阳、调和寒热、调和肝脾、调和脾胃、和胃化痰、和解治疟和调理气机等。

二、近代与现代医家

近代有学者认为张景岳、戴天章所论当属广义和法，成无己所论《伤寒论》小柴胡汤和解少阳为狭义之和。亦有以和解少阳为基本，增加调和气血、阴阳，双解表里、寒热等内容，作为和法范畴。

1. 费伯雄

费伯雄认为所谓和法缓治是指用药治病以和缓为贵，选用性能平和的方药，缓慢图治，以达到脏腑阴阳气血调和、机体康复的目的。指出："夫疾病虽多，不越内伤外感，不足者补之，以复其正；有余者去之，以归于平，是即和法也，缓治也。"认为《内经》所说"毒药治病去其五，良药治病去其七"才是"和法缓治"的精义所在。之所以取名为"和"为"缓"，也是强调和法缓治的重要性，明确指出"天下无神奇之法，只有平淡之法，平淡之极乃为神奇。否则，眩异标新，用违其度，欲求近效，反速危亡，不和不缓故也"。无论治疗外感或内伤杂病，都须和法缓治，是治疗疾病的基本大法。

2. 岳美中

岳美中认为和法是指和解表里、疏瀹气血、协调上下等方面，凡补泻兼施、苦辛分消等均属于和法。

3. 任应秋

任应秋教授认为所谓"和法"，实具调理之意，故亦有称为和解者。

4. 刘渡舟

刘渡舟教授提出的气机论、水气论、肝胆论实际上是对"和法"的临床应用的认识。他认为临床善治病者，当重视调气，而善于调气者当重视调肝胆和脾胃之气，以疏肝利胆、升降脾胃为法，用药过程中，配伍特点是辛开苦降加甘补，注意出入、散收、寒热平衡调和。在治疗水气病时，对于邪实而证不虚者采用发汗、利小便、泻下大便之表里双解之法。同时重视阴阳调补，认为肾主水的功能，主要赖肾之精气而完成，而肾之精气包括肾阴、肾阳两个方面。在肝胆论认为人是有机整体，治疗肝病不能见肝治肝，而应从整体出发，协调各脏腑功能。要体用结合，补泻适宜。

5. 焦树德

我的恩师焦树德教授对"和法"颇有心得：提出"少阳为枢""肝胆为脏腑之首"，强调了肝胆在生命活动中的"枢机""枢要"作用。肝胆枢机失调，便产生了肝血不足、肝气郁结、肝胃不和、肝郁克脾、肝肺气郁、肝火扰心等不同的证候，并在燮理枢机理论指导下自拟了经验方燮枢汤（柴胡、黄芩、川楝子、半夏、红花、白蒺藜、皂角刺、片姜黄、刘寄奴或茜草、焦四仙、炒莱菔子、泽泻)。此方亦是在小柴胡汤基础上加减而成，具有燮理肝胆(枢机)、疏达郁气、活瘀散结、调胃和中的功效，用于临床，颇具疗效。

第四节　和法在临床中的运用举隅

“和”者乃指“和其不和”之意，而“和法”系指能使一切“不和”达到“和”的治法，也就是说针对两种或两种以上的具有相反性质的兼杂病证的治法，也是祛除病邪、恢复正气、解除疾病的一种治法，其本质体现在和解少阳、调和营卫、调和阴阳、调和寒热、调和气血、调和肝脾、调和胃肠、用药平和等诸多方面，并被广泛地运用于临床，辨治心、肝、脾、肾、肺、胃、肠等多脏腑的病变。

一、和法辨治肝(胆)病

《素问·六元正纪大论》云:“木郁达之。”这是辨肝(胆)病的总法，也是调肝之法中首推之法。肝居中焦位于胁下，胆附于中。其气宜舒畅条达，舒畅内外，无处不致，故为三焦一身气机升降出入之枢纽，正如清代医家周学海言“凡脏腑十二经之气化，皆必藉肝胆之气化以鼓舞之，始能调畅而不病”，又言“医者善于调肝，乃善治百病”。

1. 胁痛

胁痛是以一侧或两侧胁肋疼痛为主要的病证。肝居胁下，其经脉布于两胁，胆附于肝，其经脉亦循于胁，故胁痛之病，主要责于肝胆。西医诊断为“肝炎”“肝硬化”“胆囊炎”“胆石症”“胰腺炎”等疾病中均可出现“胁痛”的症状。又因肝主疏泄，性喜条达，故情志恚郁、肝气郁结；或气郁气滞、瘀血阻络；或精血亏损、肝阴不足、脉络失养；或脾失健运、湿热内蕴、疏泄不利等均可导致胁痛发生。我在临证辨治之时，常以《太平惠民和剂局方》之逍遥散为主方，本着“有是证，用是药”之原则加减用之。本方是由《伤寒论》之和方四逆散加减而成，是临床中常用之“和剂”之一，是以调和肝脾为宗旨。方中用柴胡疏肝解郁，配当归补血和血、活血止痛，并助用少许薄荷以增强其疏散条达之功；芍药与甘草同用(即芍药甘草汤)，可以缓急、舒挛、止痛；又于方中以茯苓、白术、甘草同用，而收培补脾土之效；妙在方中用煨姜与当归、芍药相配，又不失调和气血之意。如此本方立法用意颇为周全，既符合《内经》“木郁达之”之旨，又可肝之“体”与“用”兼顾，还可肝脾并治，防“肝木克脾土”之患。在辨治“胁痛”时，若兼见胁痛胀窜不定，且因情志失调而加重时，则常于方中加入香附、郁金、炒川楝子等。我还常将《重订严氏济生方》之推气散中的君臣二药即片姜黄与枳壳加入方中增强疏肝理气、活血止痛之效；若兼见胁痛日久，每日进食肥甘厚味（高脂）饮食，或劳累过度等而胁痛加剧时，复经“腹部肝胆B超”等确诊为“胆囊炎”“胆结石症”时，我常将推气散和消石之四金汤（即金钱草、郁金、海金沙、鸡内金）加入方中以达疏肝理气、活血止痛、散结消石之效；若胁痛隐隐、绵绵不休、遇劳加重，伴见口咽干燥，心胸烦热等肝阴不足，内热中生之象，我常加生地黄、沙参、黄精、女贞子、菊花等伍入原方中，以滋阴清热、益肾养肝。

2. 积聚

积聚是腹内结块，或胀，或痛的一种病证。积与聚因其各具不同的病情，相异的病机，而有不同的命名与内涵。正如《难经·五十五难》云：“故积者，五脏所生；聚者，六腑所成也，积者，阴气也，其始发有常处，其痛不离其部，上下有所终始，左右有所穷处；聚者，阳气也，其始发无根本，上下无所留止，其痛无常处，谓之聚。故以是别知积聚也。”另《金匮要略·五脏风寒积聚病脉证并治》：“积者，脏病也，终不移；聚者，腑病也，发作有时，展转痛移，为可治。”积聚之疾，多因情志恚郁，饮食不节与不洁，寒邪外袭，病后体虚，或黄疸、疟疾等经久不愈，而致肝脾受损，脏腑不和，气滞血瘀，遂成有形之积。由此不难看出，积与聚两者间既有区别，又有联系。似乎聚是积形成的前身。故常以“积聚”并称之。西医经查体和化验、腹部超声、CT等诊断为“慢性肝炎”“肝硬化”等常常是指“积聚”之中晚期。尽管积聚的成因颇多而复杂，但“正虚”“正气不足”绝不可忽视之。正如《内经》所谓“勇者气行则已，怯者则着而为病也”，金代著名医学家张元素亦谓“壮人无积，虚人则有之”意即如此。此时，若用攻伐之品，攻邪则有“更伤正气”之嫌；若用补益之品扶正，亦有“恋邪”之弊，故介于中晚期之积聚仍以“和法”治之为宜。故于临证辨治之时，我仍常以疏肝理脾之逍遥散为主方加减用之。深悟其理：逍遥散的疏肝理脾之功虽不及四逆散；益气养血之力也不及八珍汤，但此方理气而不伤正，扶正而不助邪，调和肝脾适度，一方多能取效，绝非他方能比。正如庄子《逍遥游》所注“如阳动冰消，虽耗不竭其本；舟行水摇，虽动不伤于内，譬之于医，消散其气郁，摇动其血郁，皆无伤乎正气也”。临证辨治时，若见腹部积块硬痛不移，面色晦暗，消瘦乏力，纳呆少食等，则可酌情加入桃仁、红花、五灵脂、延胡索、乌药、香附、炒枳壳等，取膈下逐瘀汤之意；若腹中积块大而坚硬作痛、胀而不舒者，可用逍遥散合膈下逐瘀汤加减煎冲送服鳖甲煎丸；若兼见黄疸之症，则可于逍遥散合膈下逐瘀汤酌情加减的基础上，阳黄者，伍入茵陈蒿汤清其热、利其湿，阴黄者，伍入茵陈四逆汤以回阳救逆、除湿退黄。总之，法不离“和”，和其不和，除其疾矣！

3. 鼓胀

鼓胀是据腹部鼓胀如鼓而命名。以腹胀大、皮色苍黄、脉络暴露为特点。在各家之方书中对“鼓胀”之疾赋予了不同的病名。明代医家李中梓云：“在病名有鼓胀与蛊胀之殊。鼓胀者，中空无物，腹皮绷急，多属于气也。蛊胀者，中实有物，腹形充大，非虫即血也。”明代著名医家张景岳亦云：“单腹胀者，名为鼓胀，以外虽坚满而中空无物，其象如鼓，故名鼓胀。又或以血气结聚，不可解散，其毒如蛊，亦名蛊胀。且肢体无恙，胀惟在腹，故又名单腹胀。”于临证辨治此鼓胀之疾，虑其或因乃肝脾不和而致，故应“调和肝脾（胃）”以和其不和，常用清代尤怡撰写的《金匮翼》中的柴胡疏肝散合《太平惠民和剂局方》之平胃散酌情加减。前方以柴胡、赤芍、川芎、香附、枳壳疏肝解郁为主，陈皮、甘草和中顺气为佐。后方则以苍术燥湿健脾，厚朴除满宽胸，陈皮理气化湿，甘草、姜、枣调和脾胃。二方合之起“疏肝解郁，燥湿健脾”之作用。

二、和法辨治脾（胃）病

关于相互脾胃功能的论述，最早可见于《黄帝内经》。《素问·六节脏象论》云：“脾、胃、大肠、小肠、三焦、膀胱者，仓廪之本，营之居也，名曰器，能化糟粕，转味而入出者也。其华在唇四白，其充在肌，其味甘，其色黄，此至阴之类，通于土气。”此为“仓廪之本”，意即脾为“仓廪之官”之内涵。《素问·刺法论》指出，五疫之至不相染者是因“正气存内，邪不可干”。又《素问·评热病论》亦云：“邪之所凑，其气必虚。”两者均说明人体“正气”乃病发之关键。汉代张仲景先师继承了《内经》的正气说，于撰写的《伤寒杂病论》中，又着重提出了“四季脾旺不受邪”的论点，意即说脾的功能正常，脾气旺盛，则不受其他脏腑传来的病邪，人体即可不得病，可见脾是疾病发展、传变、转归中的重要一环。金元时期李东垣先生著《脾胃论》，强调脾胃是人体营养和能量之源，认为“内伤脾胃，百病由生”，并创补中益气汤等治疗脾虚证，把治疗虚证的重点，转到了调和脾胃方面。

1. 胃痛

胃痛是指胃脘部近心窝处经常发生疼痛，又称胃脘痛，常伴有胀满不畅，痛连两胁，嗳气不舒等。常因肝气郁结、横逆脾胃、气机阻滞、升降失常而致。故于临证辨治之时，我常用调和肝脾之剂，以《金匮翼》之柴胡疏肝散为主方酌加香附、制延胡索、砂仁、炒川楝子等。若素体中阳不足，脾胃虚寒，罹患胃脘胀痛，牵及两胁，则更显喜暖畏寒、得热则舒等状时，我常于方中伍入理中汤（丸）治之，其中以干姜配白术温中健脾（胃），祛寒除湿，正如清代医家程应旄所说：“理中者，实以燮理之功，予中焦之阳也。”若畏寒喜暖不甚而胀痛牵胁、寒凝气郁为著时，我常于方中加入良附汤（丸）治之，其中高良姜辛热入脾胃经，散寒止痛；香附舒理肝气，解郁止痛。每每用于临证辨治，多获良效。

2. 泄泻

泄泻是指排便次数增多，粪便稀薄，甚至泻出如水样便而言，其病变责之脾胃，殃及大小肠。病在于湿胜，与脾胃功能障碍相关，故临证辨治应予以调和脾胃、祛湿为主，再随其所因而酌情出入变化之。临证时，我常择参苓白术散为主方。此方为四君子汤加味而成。其中四君（人参、茯苓、白术、甘草）益气健脾；更加补脾的山药、扁豆、莲肉；和胃理气之砂仁，理脾渗湿之薏苡仁，载药上行之桔梗，诸药合之更具补气健脾，和胃渗湿之功。此方为和法中调和脾胃之良方。若虚而偏寒者则宜合用理中汤以温补脾胃；若黎明腹泻、腰腹畏寒、腹胀肢冷、肾阳虚衰者，则宜合用四神丸以温肾暖胃、固肠止泻；若情志恚郁或愤怒不休，即则发生腹痛泄泻，且素日常伴胸闷痞满、嗳气少食者，乃因肝失条达、横逆乘脾、脾失健运、清气不升而生腹痛泄泻，则宜合用《丹溪心法》之痛泻要方（本方又名白术芍药散），以条达肝气、升运脾气，共奏抑肝扶脾，调和肝脾之效。

3. 呕吐

呕吐是一个症状，多由胃失和降所致，所以任何病变有损于胃、胃气上逆均可发生呕吐。临证可分为虚实两大类，实证多由肝气犯胃，浊气上逆所致，治宜祛邪化浊、和胃降逆；虚证多由胃阳不振或胃阴不足，致和降失司而成，治宜温中和胃，或滋养胃阴。总之，均以“和”法，和其“不和”也。于临证辨治呕吐之疾时我常以《伤寒论》之半夏泻心汤为主方治之。方中黄连、黄芩苦降泄热以和阳，干姜、半夏辛开散痞以和阴，更配参、草、大枣以补脾和中。本方立法为寒热互用以调和阴阳，苦辛并进以顺其升降；但恐其中气虚弱，故又配补中之参、草、枣以和之。使中焦得和，升降如常，则呕吐自除矣。若兼感风寒之邪，伴恶寒发热者，则可合用藿香正气散以疏散风寒之邪、解表、芳香化浊；若兼呕吐酸腐、脘胀嗳气、食积作祟，则可合用《古今医鉴》之越鞠保和丸加减以扶脾开郁、行气消食，兼以清热；若呕吐痰涎、脘闷不食，伴头晕心悸者，乃因痰饮内停、胃气失降而致，则可合用《金匮要略》之小半夏加茯苓汤及《太平惠民和剂局方》二陈汤加减治之；若兼脾胃虚弱、倦怠乏力等，则可合用《医学正传》之六君子汤加减治之；若为干呕、口咽干燥、似饥不欲食乃胃热不清、胃阴不足、和降失司所致，则合用《金匮要略》之麦门冬汤以滋阴养胃、降逆止呕。

三、和法辨治情志疾病

1. 郁证

郁证多由情志怫郁、气机郁滞而致病。临证多见心情抑郁、情绪不宁、胸闷满闷、胁肋胀痛等。“郁”包括了广义和狭义的两种，广义的郁包括外邪、情志等因素所致之郁在内，金元之前所论之郁大多属此。狭义的郁，是指以情志不舒为病因，以气机郁滞为基本病变的郁，亦即情志之郁。明代之后所论及之郁，即以情志之郁为主要内容。情志因素是郁证的致病原因，但与机体本身的状况也有着极为密切的关系，机体的“脏气弱”，是郁发病的内在因素。正如《杂病源流犀烛·诸郁源流》中说：“诸郁，脏气病也，其原本于思虑过深，更兼脏气弱，故六郁之病生焉。”故临证辨治之时，我常选用《伤寒论》之四逆汤为主方，方中柴胡与枳实同用，可升清降浊；芍药与甘草同用缓肝之急，益脾胃之气。若见口干口苦，胁痛嘈杂等症，则宜合用丹栀逍遥散酌情加减用之，以加强疏肝解郁、清泻肝火之效。若见胸胁刺痛、痛而不移、夜间尤著，则可合用《医宗金鉴》之桃红四物汤酌情加减以增活血化瘀、理气解郁之功效。总之，以调和肝脾等和法以治诸不和之疾。

2. 脏躁

脏躁又名脏燥。首载于《金匮要略》，在《金匮要略·妇人杂病脉证并治》

中云："妇人脏躁，喜悲伤欲哭，象如神灵所作，数欠伸，甘麦大枣汤主之。"清代尤怡纂注之《金匮要略心典》又云："血虚脏躁，则内火扰而神不宁，悲伤欲哭有如神灵，而实为虚病。"清代吴谦主编的《医宗金鉴》认为脏躁的脏主要应指心脏，书中云："脏，心脏也。心静则神藏。若为七情所伤，则心不得静，而神躁扰不宁也。故喜悲伤欲哭，是神不能主情也；象如神灵所凭，是心不能神明也。"此与"心主神明"同也。其多因气机不利，营血渐耗不能奉养心神所致，故应用和法以调和气血，养心安神治之。临证辨治时，我常用《金匮要略》之甘麦大枣汤为主方治之，方中甘草甘缓和中，以缓急迫；小麦味甘微寒，以养心气；大枣甘平，能补益中气，坚志除烦。合用以奏养心安神，甘润缓急之效。"脏躁"之疾，本属情志之疾，多由心虚及肝气抑郁所致。《金匮要略》用此方治脏躁，深合"肝苦急，急食甘以缓之"之意。若神倦神少，心悸不寐等，可合用养心与健脾并重的宋代严用和著《济生方》中的归脾汤以增强健脾养心、益气补血之功。

3. 梅核气

梅核气泛指咽喉部有异物感，明代孙一奎撰《赤水玄珠•咽喉门》曰："梅核气者，喉中介介如梗状。"明代《古今医鉴•梅核气》云："梅核气者，窒碍于咽喉之间，咯之不出，咽之不下，有如梅核之状者是也。始因喜怒太过，积热蕴隆，乃成厉痰郁结，致斯疾耳。"此病多因肝郁脾虚，聚湿生痰，或气滞津停，凝聚成痰，气滞痰郁，交阻于胸膈之上，故产生胸中窒闷，胸胁胀痛及咽中如物梗阻，吞之不下，咯之不出等症。《医宗金鉴•诸气治法》将本征称为"梅核气"。故仍应以和法调其肝脾，治其气郁痰结。《金匮要略•妇人杂病脉证并治》指出："妇人咽中如有炙脔，半夏厚朴汤主之。"在"梅核气"临证辨治时，我择半夏厚朴汤为主方，酌情加减用之。方中半夏散结除痰，厚朴降气除满，紫苏宽中散郁，茯苓渗湿消饮，生姜降逆散寒。共奏辛以散结，苦以降逆，宣气化痰之功。若见咽干颧红，舌红少苔，阴伤津少者，不可单用本方，因半夏厚朴汤多为苦温辛燥之品，应合用丹栀逍遥散为宜。一方面，增强调和肝脾、理气解郁之效；另一方面，丹皮清热凉血，栀子泻火除烦，泄热利湿，且防苦温辛燥之品化热之嫌。若兼见呕恶口苦苔黄、痰热偏重者，可用《备急千金要方》之温胆汤即二陈汤去乌梅加竹茹清热止呕、涤痰开郁，加枳实破气行痰、散积消痞，大枣建中州、益中气、消湿痰之源。

第五节　辨治风湿病运用和法的体会

《素问•生气通天论》云“因而和之，是谓圣度”，秉承《内经》旨意，我认为治病求“和”为最高法度。和法乃广义和狭义和法的统一。风湿病的发生是正虚邪侵而致的诸“不和”而致，用“和法”择方用药，从而达到“和”为目的，即使“不和”之变、异，达成“和”之平、常之态。在辨治风湿病的过程中，根据疾病的发展的不同程度，辨明病变的性质特点，选择扶正祛邪，攻补兼施。燮理阴阳、调和营卫、调和气血、燮和肝胆、寒热同调、燮理气机等方法，或单用，或合用以恢复脏腑的功能、气血津液的正常运行，祛除寒湿痰浊、瘀血、毒热等病理因素，从而达到调整人体自身的紊乱与外界环境的失和的效果，使得人体脏腑之间的平衡状态得以恢复。下面我将谈谈对“和法”内涵的理解及在辨治风湿病时择药运用之特点。

一、在辨治“大偻”（强直性脊柱炎）时“和法”之运用体会

1. 扶正祛邪、攻补兼施

正是指正气，即人体对疾病的防御力、抵抗力、自然修复力及对环境的适应能力。扶正就是运用补益正气的药物或方法以扶助正气，增强体质，提高机体的抗病能力，达到恢复健康，祛除疾病的目的，正所谓“正气存内，邪不可干”。邪是指邪气，即各种致病因素，以及由各种致病因素导致的脏腑、气血等功能失调而产生的病理产物。祛邪就是应用攻逐邪气的方法及药物，祛除病邪，而达到邪祛正安的目的。“大偻”之疾，发病多因先天不足，后天失养，肝肾亏虚，督脉失养，气血阴阳失调，而肾督亏虚是发病的关键；其外因为风寒湿热诸邪乘虚而入，深侵肾督，骨伤、筋损、肉削、形羸，而导致本病的发作，为虚实夹杂之证。对于这类本虚标实的疾病，单纯地从扶正，或祛邪的角度治疗，均不能达到有效的治疗。故治疗上之总法即补肾强督、扶正祛邪。针对其发病的病因病机，补虚泻实。即补肾强督扶正的基础上，根据辨证，对于肾督虚寒为主的患者治以驱寒除湿通络以祛邪外出；对于兼有湿热的患者，治以清热利湿通络以祛邪外出。

从扶正补虚的方面来讲，根据病因，其主要在于补肾强督。因为肾为先天之本，既藏有先天之精，为脏腑阴阳之本，生命之源；又藏有后天之精，

即来源于后天摄入的饮食，经过脾胃运化而生成的水谷精微之精气，以及脏腑生理活动中所化生的精气经过代谢平衡后的剩余部分（《素问•上古天真论》“肾者主水，受五脏六腑之精而藏之”）。精气为构成人体的基本物质，也是人体生长发育及进行各种功能活动的物质基础。肾在体为骨，主骨生髓。督脉行于背部正中，总督一身之阳经，为“阳脉之海”。督脉行于脊里，并分出属肾，与肾、脊髓联系密切；肾居于腰部，均是强直性脊柱炎的病变好发部位。补肾强督即为补益正气，恢复或强化肾和督脉的正常功能，以达到扶正以祛邪外出的目的。

从祛邪方面来讲，强直性脊柱炎患者的外因为风寒湿热诸邪侵袭。故祛除上述致病因素，也是在治疗过程中必不可少的一环。风邪为百病之长，是六淫邪气的主要致病因素，凡寒、湿、热邪多依附风而侵犯人体，故《素问•骨空论》指出“风者，百病之始也”。寒为阴邪，易伤阳气，寒性凝滞、收引，可凝闭经脉气血，拘急收引经脉，出现疼痛、肢体屈伸不利。而湿性重浊，为阴邪，易阻遏气机，损伤阳气，湿性黏滞，症状黏滞不爽，且缠绵难愈。而兼有热象者，与寒湿者相比较而言，数量偏少，或为兼有热邪入侵，或为病程日久化热。风寒湿热之邪，可攻伐祛除之。

我常在遣方用药、祛除致病之邪的辨治时，不忘补肾强督扶正的治疗。同时强调在治疗时，需根据患者的临床证候特点，正邪的盛衰消长情况，合理调和，或以扶正为主，兼以祛邪；或以祛邪为主，兼以扶正。其中补肾强督为根本，如果邪盛之时，可以通过调理祛邪药物的剂量种类，灵活运用，万不可忘却扶正之本。

方中常用扶正药物如淫羊藿、制附子、狗脊、桑寄生、熟地黄等。其中又分为温肾阳、滋肾阴、平补肝肾三类。

温肾阳药物常用狗脊补肾益血，强督脉，利仰俯。《神农本草经》言其“主腰背强，关机缓急，周痹，寒湿膝痛”。《本草正义》言其“能温养肝肾，通调百脉，强腰膝，坚脊骨，利关节，而驱痹着，起痿废；又能固摄冲带，坚强督任……且温中而不燥，走而不泄，尤为有利无弊，颇有温和中正气象”。制附子温肾助阳，补益元阳，逐风寒湿，并可治脊强拘挛；元代王好古在《阴证略例》言其“治督脉为病，脊强而厥”。淫羊藿除冷风劳气，温壮肾阳，《本草纲目》有云：“淫羊藿，性温不寒，能益精气，真阳不足者宜之。”仙茅辛温，温肾阳，壮筋骨。鹿角胶（片或霜）为血肉有情之品，益肾生精，壮督强腰。

川续断甘温助阳，辛温散寒。

滋肾阴药物常用熟地黄，滋阴、补血，为滋补肾阴的要药。枸杞子甘平，滋肾、润肺、补肝、明目。《神农本草经疏》有云："枸杞子，润而滋补，兼能退热，而专于补肾、润肺、生津、益气，为肝肾真阴不足，劳乏内热补益之要药。"

补益肝肾的药物多选用桑寄生，可以补肝肾，强筋骨，兼以祛风化湿。女贞子，甘苦凉，滋肾益肝，滋而不腻，《本草纲目》云"强阴健腰膝"。旱莲草，甘酸寒，益肾阴，《本草纲目》云"乌髭发，益肾阴"。牛膝益肾活血，引药入肾，治腰膝骨痛。杜仲可以补肝肾，能直达下部气血，使骨健筋强；《本草汇言》有云"凡下焦之虚，非杜仲不补；下焦之湿，非杜仲不利……腰膝之痛，非杜仲不除"，与兼可补益肝肾的川续断相配合使用，增强了补肝肾，强筋骨的作用。

方中常用祛邪药物分为：祛风除湿药物、祛寒除湿药物、清热除湿药物。

祛风除湿药物如威灵仙辛散温通，性猛善走，通行十二经，祛风湿，通经止痛；《神农本草经疏》言威灵仙"主诸风，而为风药之宣导善走者也"。鹿衔草味苦能燥，味甘能补，既能祛风湿，又能入肝肾，常用于风湿痹痛。石楠藤辛、苦，平，祛风止痛。白芷辛温，发表祛风，消肿止痛，可用于风湿病恶风畏寒，肌肉关节肿胀疼痛者。

祛寒除湿药物如羌活辛温解表散寒，祛风胜湿，止痛。独活辛散苦燥，气香温通，功善祛风湿寒，止痹痛。木瓜温通，祛湿舒筋，活络除痹，《本草衍义》言其"益筋与血，病腰肾脚膝无力，此物不可厥也"。伸筋草辛散、苦燥，温通祛湿，入肝尤善通经络。松节性偏温燥，入肝肾而善祛筋骨间风寒湿痹，《本草汇言》言其"气温性燥，如足膝筋骨有风有湿，作痛作酸，痿软无力者，用之立痊"。海风藤辛、苦，温，祛风湿，通络止痛。青风藤辛、苦，平，能舒筋活血，祛风除湿。千年健苦、辛，温，祛风湿，强筋骨。徐长卿辛，温，祛风止痛，温经通络。

清热除湿药物如秦艽苦、辛，平，辛散苦泄，质偏润而不燥，为风药中之润剂，其性偏寒，兼有清热作用，对热痹尤为适宜，又善活血荣筋。桑枝，性微苦而平，入肝经，祛风湿，利关节，尤宜于风湿热痹。豨莶草性寒，善清热解毒，化湿热，通经络，利关节。海桐皮辛、苦，平，主入肝经，祛风通络，止痛，尤善治下肢关节痹痛，《海药本草》"主腰脚不遂，顽痹"，《本草纲目》

“能行经络，达病所，又能入血分及去风杀虫”。络石藤苦，微寒，入心、肝、肾经，《本草纲目》“络石，气味平和，其功主筋骨关节风热痈肿”；老鹳草辛、苦，平，祛风湿，通经络，清热毒，止泻痢，《药性考》有云“去风，疏经活血，筋健络通”。忍冬藤清热解毒通络。

2. 调和阴阳

阴阳，贯穿中医学的各个方面，人体组织结构的上下、内外、表里、前后各部分之间，以及五脏六腑之间，无不包含着阴阳的对立统一。人体的正常生命活动，是阴阳两个方面保持对立协调统一关系的结果。故《素问•生气通天论》有云：“阴平阳秘，精神乃治；阴阳离决，精气乃绝。”说明阴阳的相对协调是机体正常的表现，人体各方面必须保持相对的阴阳协调关系，才能维持正常的生理功能。疾病的发生，是阴阳失调所致，所谓“凡阴阳之要，阳密乃固。两者不和，若春无秋，若冬无夏，因而和之，是谓圣度”。

朱丹溪为金元四大家之一，也是“滋阴派”的开创者。对于后世论述及著作认为朱丹溪擅长以滋阴概括其学术思想。然学术思想对后世较大的影响为“阳常有余，阴常不足”论以及“相火论”。虽然强调阴的重要性，但其思想主要秉承《内经》阴阳互根之理，从中蕴含了阴阳之道，并且从阴阳互根互用的基本关系来探讨，使之能够更加全面、准确地把握和运用《内经》阴阳互根之理。做到重视阳气的同时，勿忘滋阴，而达到调和阴阳，治疗疾病的目的。

疾病发生的根本原因是“阴阳失调”(《素问•阴阳应象大论》：“阴胜则阳病，阳胜则阴病。阳胜则热，阴胜则寒。”)。疾病的病理变化，都不外乎阴阳的偏盛偏衰。对于大偻(强直性脊柱炎)，我认为肾督亏虚是发病的关键，是阳虚的表现，故调理阴阳，补其不足，泻其有余，恢复阴阳的相对平衡，是辨治的基本原则。采用“益火之源，以消阴翳”的方法，补肾强督。《景岳全书•新方八阵》有云：“善补阳者，必于阴中求阳，则阳得阴助而生化无穷；善补阴者，必于阳中求阴，则阴得阳升而泉源不竭。”故临证辨治之时我在补阳的同时，要加用养阴药物，以做到阴中求阳，阳中求阴，阴阳调和，而达到阴平阳秘，精神乃治之目的。简言之，调和阴阳，就是要使阴阳恢复正常调和状态，达到以平衡为度，阴平阳秘的效果。

在辨治过程中常用药物搭配如狗脊、续断、杜仲、沙苑子、菟丝子、制附片、淫羊藿、桂枝温阳为主，配以生熟地黄、桑寄生、龟甲、鳖甲、女贞子、旱莲草、玄参益阴为辅。在风湿病的临证辨治时，我最常用“平补肝肾”之法，即用性平温和的药物相加、相和以达到补益肝肾，调和阴阳，病缓疾除，减少药物毒副作用的目的。如：桑寄生配续断，前者补肾阴为著，后者温肾阳为佳；又如：狗脊配醋龟甲，前者温肾督为著，后者益肾滋肾阴为佳；再如鹿角配干地黄，前者温肾督之阳为著，后者长于益肝肾之阴。故长期辨治风湿病时，深深体会到用“平补肾肝”法调和阴阳，确实会屡获佳效。

3. 调理寒热

大偻（强直性脊柱炎）的病机为肾虚督寒，感受的邪气以风寒湿为主，故治疗上以温补为基础，但仍需根据患者的具体情况，加以辨证治疗，因为风寒湿痹经久不愈，蕴而化热，大偻（强直性脊柱炎）有部分患者有从阳化热的证象。在温补肾督的同时，对于有热象的患者，需加用清热及清热利湿药物，做到寒热同调。同时，对于没有热象的患者，在温补的同时，亦需防燥热伤阴，故用药之时，寒热同调，方可取效良好，可避免过于温燥，或过于寒凉而造成对机体的伤害。在治疗过程中，除了对药味寒热的调整外，还需注意对具体药物剂量的调整。

在应用偏于辛温的药物如制附片、淫羊藿、桂枝等药的同时，必配知母、玄参或炒黄柏等。知母为辛、甘，寒之药，可以清热泻火，滋阴润燥，《用药法象》：“泻无根之肾火，疗有汗之骨蒸，止虚劳之热，滋化源之阴。”玄参甘、苦，微寒，清热凉血，泻火解毒。以上两味甘寒之品，以制约桂、附等温药之燥热，以防燥热伤阴。炒黄柏苦寒以清热燥湿、泻火解毒。正如《珍珠囊》云：“黄柏之用有六：泻膀胱龙火，一也；利小便结，二也；除下焦湿肿，三也；痢疾先见血，四也；脐中痛，五也；补肾不足，壮骨髓，六也。”

另外，在辨治择选利节之藤类药时，还常选用一些或偏寒，或偏温的药物同用，如络石藤配鸡血藤。络石藤苦微寒，有祛风通络，凉血消肿之功，《要药分剂》：“络石之功，专于舒筋活络，凡病人筋脉拘挛不易伸屈者，服之无不获效。”鸡血藤苦甘而温，功能补血行血，舒筋活络。两药相用，寒热同施，疏通经络之功大增，并能养血柔筋。

4. 调和营卫

营气，主要来自脾胃运化的水谷精气的精华部分所化生，故《素问·痹论》说：“营者，水谷之精气也，和调于五脏，洒陈于六腑，乃能入于脉也，故循脉上下，贯五脏络六腑也。”主要有营养和化生血液两方面的生理功能。

卫气亦由水谷精气所化生，剽疾滑利，《灵枢·本脏》有云“卫气者，所以温分肉，充皮肤，肥腠理，司开阖者也”，说明卫气的生理功能在于护卫肌表，防御外邪入侵；温养五脏六腑、肌肉、皮毛；调节控制腠理的开合、汗液的排泄，以维持人体体温的相对恒定等。宋代医家严用和说：“营卫和平，腠理致密，外邪客气，焉能为害。”如果营卫不和，腠理疏松，防御功能减退，若遇风寒湿邪侵袭，使脉络痹阻，荣卫失和，则会形成痹病（《素问·痹论》“逆其气则病”，“不与风寒湿气合，故不为痹”），说明营卫失和是痹病发生的内在因素之一。《素问·逆调论》云“荣气虚则不仁，卫气虚则不用，荣卫俱虚，则不仁且不用，肉如故也”，也指出临床上许多出现肢体麻木，运动受障的疾病，与营卫失调具有密切的关系。长期临证实践使我深深地体会到：人身“藩篱”之“营卫”之地，乃外邪侵入与祛邪外出的必经之地，故于辨治风湿病时，我非常重视调和营卫，在择药时，都常用桂枝汤中君、臣、佐、使，即桂枝和芍药伍用，不离“调和营卫”之意，而且临证时又常将玉屏风散相伍为用，方中重用黄芪补气固表；白术健脾，补中焦以资气血之源；佐以防风走表祛风且助黄芪益气御风，合而达益气固表止汗之效。与桂芍伍用助其调和营卫之力。

5. 燮理肝胆

肝为魂之处，血之藏，筋之宗，在五行属木，主动主升。肝藏血，是指肝有贮藏血液和调节血量的生理功能，体现在肝内贮藏一定的血量，以制约肝内阳气的升腾，勿使之过于亢盛，以维护肝的疏泄功能，使之条达冲和。肝的藏血功能还在于调节人体各部分的血量分配。因为肝脏对血液有贮藏和调节作用，所以人体各部分的生理活动，均与肝有密切关系。肝主疏泄，反映了肝为刚脏的生理特点，是调畅全身气机，推动血液和津液运行的一个重要环节。机体的脏腑、经络等活动，全赖于气的升降出入运动，因为肝的生理特点是主升、主动，故对于气机的疏通、升发、畅达是一重要因素。肝的正常疏泄功能，对于气的升降出入之间的平衡，起重要作用。同时，肝的疏泄功能正常，又是脾胃升降正常的重要条件。肝的疏泄，有利于胆汁的正常分泌和排泄，有助于脾胃的运化功能的正常运行。肝主疏泄，表现在调畅情志上。正常的情志活动，有助于机体的正常运行，反之，异常的情志活动对机体正常的生理活动有影响。《素问·举痛论》“百病生于气也”。肝在体合筋，筋即筋膜，肢体、关节活动的屈伸或转侧，即为筋和肌肉的收缩和弛张。《素问·痿论》“肝主身之筋膜”，肝血充盈，才能养筋，筋得所养，才能运动有力。肝主疏泄，肝胆的疏泄有常，有助于气血的运行，筋脉得以濡养。且肝肾同源，肝藏血、肾藏精，精血存在相互资生和相互转化的关系。因此不难看出燮理肝胆气机是在辨治诸种风湿病时均不可或缺的治疗原则。比如大偻（强直性脊柱炎）的患者，常出现胸胁的疼痛、肿胀，亦常出现鼠蹊部、臀部深处等疼痛，胸胁乃肝之分野，鼠蹊部和臀部皆为肝胆经所行之处，故此时尤宜燮理肝胆，梳理肝胆气滞，甚则血瘀之象，故于临证时，我常于方中加入香附、郁金、乌药、延胡索、枳壳、姜黄、川楝子、泽兰等。因肝主疏泄藏血，肝胆失和，极易气滞血瘀，故用以上药物如香附、乌药、枳壳、川楝子等疏利肝胆之气以解气滞之患；因郁金、延胡索、片姜黄、泽兰等行气解郁、活血祛瘀，防止治其气滞而致血瘀阻络，以达经通、络活、痛止之效。

6. 调和气血

气是构成人体和维持人体生命活动的最基本物质（《难经·八难》“气者，人之根本也”），源于禀受父母的先天精气，水谷之精气和自然之清气。气是活力很强的精微物质，对人体的生长发育，脏腑、经络等器官的生理活动，血、津液的生成运行等，均起推动作用；同时气有温煦作用，人的体温，是靠气的温煦作用来恒定；脏腑、经络等组织器官的生理活动，血、津液等生成、运行、代谢，也要靠气的温煦作用来运行。气可护卫全身的肌表，防御外邪的入侵。同时气的气化作用，可使精、气、血、津液各自的新陈代谢及相互转化顺利进行。血由营气和津液组成，具有营养和滋润全身的生理功能（《难经·二十二难》“血主濡之”）。气血是脏腑、经络等器官进行生理活动的物质基础，气血充足，则身体强壮。大偻（强直性脊柱炎）患者，临床症状疼痛之时，多见疲乏无力等气血亏虚的症状，“不荣则痛”，气血的不足，肌肤失充，筋骨失养，也可使关节疼痛无力。因此，在治疗中注意益气养血。

气为血帅（气能生血、行血、摄血），血为气母，两者调和，气血运行顺畅，则疾病不生，如果气血不和影响到气血的互生互用关系，就可以产生各种气血失和的病理变化，导致疾病的发生，治疗此类病证，皆以调和气血为大法（《素问·至真要大论》：“疏其血气，令其条达，而致和平。”）。而痹病必夹瘀，《类证治裁·痹证》言“痹久必有瘀血”。清代医家叶天士、王清任也提出“瘀血致痹”之说；叶天士根据热痹的演变过程，提出“久则瘀血入络”的观点。经络痹阻迁延不愈，就会影响气血津液的运行和输布，血滞而为瘀，津血同源，津液为血液的一部分，血滞而津停，停而成痰，酿成痰浊瘀血，在临床可以见到皮肤瘀斑，关节周围结节，屈伸不利的症状。我认为强直性脊柱炎的本为肾督虚寒，督脉总督一身阳经，本就有阳气不足之象，故气的温煦，行血作用受到影响，寒凝则血滞；故在疾病发展过程中存在瘀血之证。且中医认为"不通则痛"，气血凝滞是肢体关节疼痛的直接病理因素，所以在治疗过程中需要注意调气和血，通络止痛药物的使用。

常用的补益气血的药物如黄芪、甘草、茯苓、白术、党参、黄精等。黄芪甘，微温，具有补气健脾，升阳举陷，益卫固表的作用，为补中益气的要药。甘草甘，平，归心、肺、脾、胃经，具有补脾益气，祛痰止咳，缓急止痛，调和诸药之功。《本草汇言》："和中益气，补虚解毒之药。"且甘草与白芍同用，即芍药甘草汤，缓急止痛。茯苓甘、淡，平，归心、脾、肾经，健脾益气，利水渗湿，宁心。白术，健脾益气兼有化湿之效。党参甘平入脾肺经，补中益气，正如《本草正义》所言："健脾运而不燥……鼓舞清阳，振动中气，而无刚燥之弊。"黄精甘平入脾肺经，补脾润肺，正如《名医别录》云："补中益气，除风湿，安五脏。"

调气和血，通经活络止痛的药物如延胡索、片姜黄、益母草、鸡血藤、泽兰等。延胡索辛散温通，为活血行气止痛之良药，能行血中之气滞，气中血滞，故能专治一身上下诸痛。片姜黄辛散苦燥温通，外散风寒湿邪，既入血分又入气分，内行气血，活血行气止痛。益母草活血调经，鸡血藤苦而不燥，温而不烈，行血散瘀，性质温和，行血补血，调经，舒筋活络。泽兰，苦辛微温，入脾、肝经，活血而利水。辨治大偻(强直性脊柱炎)髋关节受累关节积液者效更佳。若伍用健脾益气之品，则调和气血，兼祛水湿则效更佳。

现将我临证辨治大偻(强直性脊柱炎)患者的 289 张处方中"和法"运用情况总结如下：

统计方法：采用 Excel 表对用药频数进行统计分析。

289 张中药处方中共用草药 78 种，其中按出现频率排名前 30 味的是川续断、桑寄生、狗脊、制延胡索、防风、片姜黄、桂枝、赤芍、白芍、熟地黄、淫羊藿、制附片、鹿角胶(或片、霜)、杜仲、知母、骨碎补、补骨脂、羌活、独活、牛膝、穿山甲、青风藤、伸筋草、郁金、葛根、络石藤、桑枝、香附、威灵仙、鸡血藤。

我在用药之时，以和为度，秉承张仲景之相对和缓，而无峻猛之意，在所有应用的78味中草药中，并未使用全蝎、蜈蚣等毒性虫类药物，而是选用常用比较温和的药物加以合理搭配使用，以达到治病之目的。

根据289张中药处方的用药特点，对采用“和法”内涵的药物的频数统计，统计每种“和法”中同时使用药物，符合典型调和特点的，位于前三位的药物在289张处方中所占比例，总结如下(表1)：

攻补兼施、扶正祛邪：方中应用补肾强督兼有祛风除湿，或兼有祛寒除湿，或兼有清热祛湿药物者。

调和阴阳：方中应用狗脊、制附片、地黄。

调理寒热：方中应用制附片、桂枝、知母。

调和营卫：方中应用桂枝、白芍。

燮理肝胆：方中应用郁金、香附、白芍。

调和气血：方中应用延胡索、片姜黄、赤芍。

表1 和法的体现与分布情况比例

和法类别	例数	所占百分比
扶正祛邪、攻补兼施	289	100%
调和阴阳	187	64.71%
调和寒热	166	57.44%
调和营卫	247	85.47%
燮理肝胆	80	27.68%
调和气血	248	85.81%

由上述频数统计可以看出辨证强直性脊柱炎的“和法”运用的部分特色。

在289张处方中，全部采用了扶正祛邪、攻补兼施之法治疗大偻(强直性脊柱炎)。

在调和阴阳方面，我常用狗脊温阳，在治疗强直性脊柱炎的不同证型时，多选用其为君药，因为强直性脊柱炎(ankylosing spondylitis，AS)病位在督脉，该药可以强督脉，温督脉之阳，利仰俯。制附片以温肾阳为主，配以熟地黄，滋补肾阴，而达到调和阴阳的目的。

在调理寒热方面，制附片、桂枝均为辛温之药，配以知母甘、寒之品，以制约桂、附的温燥，而达到调和寒热的作用。

调和营卫，桂枝、白芍为常用对药，应用于方中，一治卫强，一治营弱，相须为用，对人体的营卫气血阴阳起调节作用。

燮理肝胆，常用郁金、香附均入肝经，行气解郁，疏利肝胆，白芍养血敛阴，柔肝止痛，平抑肝阳，可起燮和肝胆之功，尤其对大偻（强直性脊柱炎）有肝胆经循行部位的疼痛，常有很好的治疗效果。

调和气血，常用延胡索、片姜黄、鸡血藤行气调血通络。

燮理气机，片姜黄能行血中之气滞，气中血滞；既入血分又入气分，可升可降的药物，郁金行气，牛膝引血下行，共凑燮理气机之功。

以上只是对“和法”的认识及用药配伍特点的基本归纳，只是对出现频率较高的药物做了初步的总结，对治疗大偻（强直性脊柱炎）“和法”的认识、临床的辨证施治，及用药特色，细致之处仍需我进一步体会和总结。

二、和法之“燮枢调肝法”在辨治风湿病之尪痹（类风湿关节炎）中的应用

和法乃治法中大法之一，细分之还有许多的亚法，如调和阴阳、调和寒热、调和气血、调和表里、和解少阳、燮枢调肝、调和脾胃等。其中燮枢调肝法是我在临证辨治风湿病时，最常运用的方法之一。“燮”者，“协调”“调理”之意；“枢”者，“门之枢纽”“枢机”之意。《内经》云“少阳为枢”，故“燮枢调肝法”即指调和、斡旋肝胆枢机的治疗方法。在应用“燮枢调肝法”辨治风湿病时，一定要在脏腑辨证的基础上，注重对肝、胆、三焦的调节，以求气机通畅、脏腑和谐、阴阳平衡，而达“疾去”“体健”之目的。

（一）少阳枢机与风湿病的发生、发展密切相关

少阳为枢，出自《素问·阴阳离合论》“太阳为开，阳明为阖，少阳为枢”，说明少阳为枢对太阳、阳明经腑的开阖起着重要的调节作用，体现了胆和三焦对整个机体脏腑功能调节的重要性，少阳枢机作为胆和三焦气化功能的综合体现，对五脏六腑生理功能的调节主要通过其对气、火、水的统领来实现，即元气的生成、运转，相火的流行、敷布，以及水液的出入、转输等，无不是两者功能的体现，并借此沟通了脏腑之间的联系，促进了脏腑之间的生化，使机体在内外环境的变化中维持着恒定的功能状态。故少阳枢机的畅达与否决定着人体五脏六腑的功能是否正常、和谐，并进而影响人体的健康。

从本质上讲，少阳病的各种病理变化皆与“郁”字有关，如气郁气滞、气郁水结、气郁化火等，且病机呈寒热虚实交错相兼的状态，临床表现如其人默默然、不欲饮食、咳嗽、胸满烦惊、胸胁满、腹泻等，因此《伤寒论》101条云“伤寒中风，有柴胡证，但见一证便是，不必悉具”，即说明了少阳证见症纷繁，偏颇不定的特点。而这种枢机不利所导致的“郁”的状态一旦形成又会对风湿病的发生、发展造成不利影响。因为在风湿病的病机演变中，气郁、痰湿、血瘀等相互错杂、阻滞经络，导致关节肿胀、疼痛、酸楚、麻木等，是不可忽视的一个病理环节，若少阳枢机复为之不利，则气机不得畅通、津液不得敷布、相火不得宣散，则疾病日甚一日，使风湿病缠绵难愈。

（二）肝与脏腑密切相关更与风湿病的发生、发展关系密切

肝的主要功能是藏血、主疏泄。肝脏藏血，既为自身生理功能的发挥提供物质基础，同时又能分配、调节血量以供人体各脏腑、器官活动之需，如《素问•五脏生成》云“故人卧血归于肝，肝受血而能视，足受血而能步，掌受血而能握，指受血而能摄”。肝主疏泄，不仅调节血液在全身各脏腑、器官的分配，而且还能调节全身气机、津液，乃至相火的运行，并借此实现对机体其他脏腑功能的调节。故肝对于人体五脏阴阳平衡具有重要意义，清代周雪海《读医随笔》云“凡脏腑十二经之气化，皆必藉肝胆之气化以鼓舞之，始能调畅而不病”；亦有现代学者认为“肝主疏泄……是保持肝脏本身的功能以及其他各脏腑功能协调有序的重要条件”。

我们认为肝对维持机体、脏腑正常的功能状态具有重要意义，这一点可以从肝与其他脏腑的密切关系来理解。

1. 肝与心

肝主疏泄、调畅气血，对于心主血、心主神明功能的发挥至关重要，肝对心的这种影响主要通过肝血的充盈以及肝气的调畅来实现，即肝血充盈、肝气调畅，则心有所主，而神明亦得以主事，反之若肝血亏虚，则心血不足、心神失养，临床可见少气懒言、面白无华，以及失眠、多梦、郁郁寡欢等；肝气郁滞、血行不畅则心脉亦为之瘀阻，临床可见心痹、心痛等，故《薛氏医案》中指出“肝气通则心气和，肝气滞则心气乏”，唐容川《血证论》中亦说“肝属木，木气冲和调达、不致遏郁则心脉通畅”，皆说明肝经气血的调畅对于心主神明的重要作用。

在风湿病的发生、发展中，心肝两脏关系密切、相互影响，因风湿病大

多病程较长、疾病缠绵难愈，导致患者的生活、工作、社交都受到严重影响，这些社会 - 心理因素长期作用于人体，导致患者忧愁苦闷、情怀拂郁，久之心肝火郁，临床可出现烦躁、失眠、焦虑、抑郁等；或由关节夜间痛甚，导致患者夜寐不安，而长期的睡眠不足又会反过来加重患者心肝火旺、伤阴耗气的病理，以上这些症状的出现不但影响了患者的生活质量，而且从病机演变上讲，火郁日久、伤阴耗气，或肝郁血瘀、心脉痹阻等，又能变生他病，使疾病趋向复杂。

2. 肝与肺

《素问•刺禁论》云“肝生于左，肺藏于右”，此处左、右并非指人体左侧、右侧这种单纯的方位概念。考《素问•阴阳离合论》云“圣人南面而立”，故此处，左即为东，右即为西，故“肝升于左，肺降于右”其实也就是以《内经》天人相应学术思想来展现人体肝肺气机升降之理。

这里肝主升，是肝的生理特性中很重要的一面，它既与自然界春为四季之首，春来万物发陈、生机无限之理暗合，又说明肝气的升发之性是全身脏腑活力的源泉；而反过来，肺气的肃降也保证了肝气不会生升过度，确保了枢机的正常运转，故肝气之升与肺气之降共同构成了人体这一小天地气机升降的太极图，即肝升发清阳、肺敛降浊阴，两者升降往复、生生不息，乃人体气机升降之枢机。正如周学海在《读医笔记》中所说：“肝者，贯阴阳、统血气，居真元之间，握升降之枢者也。世谓脾胃为升降之本，非也。脾者，升降之所经，肝者。发始之根也。”即说明了在肝升肺降的系统中，肝气之升是原动力，肝气升发才能保证肺气的肃降，陈士铎《石室秘录》云“肺金非木不能生、无木则金无舒发之气”，指出了肝与肺的密切关系。肝主疏泄，主升发，更助“脾气升”；肺主肃降，亦助“胃气降”，故肝升肺降，亦有“气机升降之枢”的作用。

3. 肝与脾(胃)

“肝主疏泄”是对肝脏诸多功能的高度概括，其中很重要的一层含义就是肝调畅气机的功能对于脾胃运化的促进作用，如《素问•宝命全形论》指出“土得木而达”，《石室秘录•伤寒相舌秘法》载“肝克土也……然而肝木未尝不能生土，土得木以疏通，则土有生气矣”。故肝气疏泄有度，则脾胃之受纳饮食、化生精微之功能方能正常无碍，而脾胃功能正常，既可使气血生化有源，精微四布，四肢百骸得其所养，且能协调诸脏腑气机以杜绝痰湿、瘀血、蕴热等病理因素产生之源。而病理上，肝病亦常波及脾胃，正如《金匮要略•脏腑经络先后病脉证》云“师曰：夫治未病者，见肝之病，知肝传脾，当先实脾，四季脾旺不受邪，即勿补之”，即说明了肝病及脾的多发性，临床由于肝气不舒多可见肝气乘脾、肝气犯胃等证候。

在风湿病的临床中，或因情志拂郁，或因药物所伤，伴有肝郁不畅、乘脾犯胃者较为多见，且往往贯穿风湿病的病程中，临床可出现腹痛腹泻、恶心呕吐、纳差、嗳气频频、乏力思睡等症状，尤其对于病久正虚之体，这种虚实相因的病理机转最终导致肝木克伐脾土，即脾气亏虚，四肢不得水谷之气，则关节、肌肉、筋膜等益不得水谷之养，而病益进；脾主运化水液、职司津液代谢，脾土壅滞则水液停滞，聚而为湿、为痰。痰湿既生，流注于经络、聚集于关节，则造成肢体关节麻木、重着、酸楚、肿胀，或赘生皮下结节等，其舌苔多厚腻，使疾病更加呈现虚实夹杂之势，促进了风湿病的发展。

4. 肝与肾

生理上，肝主藏血、充养周身，然肝脏所藏阴血的化生、转输离不开肾阴的滋养和肾阳的温煦、推动，即肾阴充足、肾阳温煦，则肝血方得化生、敷布；而反过来，肾之真阴、真阳的化生和敷布亦离不开肝气的疏发、推动。元气纵存，若无肝气之升发、激动，则沉寂于肾，犹如一潭死水，人之机体亦难焕发活力，故知“乙癸同源”不仅在于精血互化之理，更包含肝气对于肾气的激发、推动之理。张锡纯《医学衷中参西录》云：“人之元气根基于肾，而萌芽于肝。”这句话既是对《内经》“肝应春，生发万物”理论的诠释，更是通过临床实践观察以及行医经验总结而得，如他在《医学衷中参西录》中说：“凡人元气之脱，皆脱在肝……治之宜重用敛肝之品，使肝不疏泄，即能杜塞元气将脱之路。”临床治疗肝气虚极欲脱之证常重用黄芪、山茱萸、生龙牡等敛肝固脱，充分说明了肝肾在元气盛衰上具有一致性。

临床中我们注意到，肝气不调可导致或加重肾虚症状，终致肝肾同亏。在风湿病的发展过程中，由于疾病本身的痛苦以及由此给患者带来生活、学习上的种种不便，往往使患者不堪其苦，导致其终日情志恚郁，则肝气为之不舒，久之肝郁化火，下及肾阴，导致肾精（阴）亏虚，促进了风湿病的发展。其始也，肌肉关节酸楚、疼痛，渐至关节肿胀、夜间痛甚，活动不利，终至爪枯筋挛骨松、关节畸形、功能丧失，发为尪痹。

综上所述，我们认为肝对于维持五脏六腑之间的阴阳平衡至关重要，正如《素问·五常政大论》曰“敷和之纪，木德周行，阳舒阴布，五化宣平”，阐明了肝敷布少阳生生之气，调理阴阳气血，协调并促进人体诸脏腑功能的和谐；《知医必辨·论肝气》载“人之五脏，惟肝易动而难静。其他脏有病，不过自病，亦或延及别脏乃病久而生克失常所致。惟肝一病，即延及他脏……五脏之病，肝气居多，而妇人尤甚。治病能治肝气，则思过半矣”，即说明了肝的功能正常对于其他脏腑功能正常的重要意义，即肝脏功能正常，则五脏六腑安其位，反之若肝脏功能异常，则必然波及他脏，进而引起整个机体阴阳的失衡，故在风湿病的临床中，要重视调理肝与其他脏腑之间的关系，从而为风湿病的治疗广拓思路。

（三）肝藏血、主疏泄，直接影响风湿病的发病

肝与风湿病的密切关系直接体现在肝主疏泄对人体气血津液运行的调控上，进而影响风湿病的发生、发展。

1. 肝郁则气滞作痛

风湿病中出现的关节肿胀、疼痛、屈伸不利，甚至关节畸形等，无一不贯穿着人体气血津液运行的失调。肝主疏泄、调畅气血，若肝疏泄有度，则血脉通利、骨正筋柔；反之，肝气不舒，则气滞血瘀，疼痛作矣。临床可见患者全身关节、肌肉、腰背、胁肋部或腹股沟等部位的疼痛，对此，《傅青主男科·腰腿肩背手足疼痛门》云：“手足心腹，一身皆痛，将治手乎？治足乎？治肝为主，盖肝气一舒，诸痛自愈，不可头痛救头，足痛救足也……此逍遥散之变化也。舒肝而又祛湿祛火，治一经而诸经无不愈也。”“两臂肩膊痛，此手经之病，肝气之郁也……手、足，肝之分野，而人乃为脾经之热，不知散肝木之郁结，而手足之痛自去。……盖肝木作祟，脾不敢当其锋，气散于四肢，结而不伸，所以作楚，今平其肝气，则脾气自舒矣。”如此执肝经以治身痛，执简驭繁，可谓见道之言。

2. 肝郁则酿痰生瘀

肝主疏泄中很重要的一个生理功能就是保持全身气血津液的正常流通，即肝气舒畅则气血、津液皆畅行无阻，反之若肝失疏泄、气机不畅，则津液、血液亦可停而为痰、为瘀。观血府逐瘀汤之组成，即桃红四物汤和四逆散为基本方，即说明肝郁之于血关系密切：肝可以活血，则肝郁导致瘀血之理明矣。

清代沈金鳌《杂病源流犀烛》云：“气运乎血，血本随气以周流，气凝则

血亦凝矣。”周学海《读医随笔》亦云：“凡病之气结、血凝、痰饮、胕、膜胀、痉厥、癫狂、积聚、痞满、眩晕、呕吐、哕呃、咳嗽、哮喘、血痹、虚损，皆肝气不能舒畅所致也。”以上古人论述皆提示我们，肝郁不畅易酿痰、生瘀，而痰瘀既成，又可互成因果、相互胶结，使疾病更加顽固。《灵枢·百病始生》谓“凝血蕴里而不散，津液涩渗，著而不去，而积皆成矣”，即指出了痰瘀同病的机理。痰瘀留着于经络而不去，深入骨骱，可导致筋挛骨松、关节变形、功能障碍等，发为顽痹、尪痹。而瘀血形成之后，几乎贯穿于疾病的全过程，成为非常重要的致病因素。《素问·举痛论》云“经脉流行不止，环周不休，寒气入经而稽迟，泣而不行……故卒然而痛”，《灵枢·贼风》曰“痹……在于脉则血凝而不流”等，阐述了瘀阻于脉而致痹的机理，王清任在《医林改错》中专设“痹证有瘀血说”，阐述瘀血致痹的机理，并创身痛逐瘀汤治疗瘀血痹证。

现代学者应用多种研究手段证实了血瘀存在于很多风湿病中，如类风湿关节炎、强直性脊柱炎、骨关节炎等，主要表现为血流缓慢，微血管压力降低，红细胞聚集，血液的渗出及微血管的缩窄，甚至闭塞，以及血液流变学异常等，从微观上反映了血瘀的存在。亦有学者对活血化瘀法治疗风湿病进行了系统、深入的研究，如有研究认为活血化瘀药具有改善血流动力学，改善微循环，改善血液黏滞性，防止血小板聚集，抗凝血和促纤溶的药理作用，如薛氏认为血瘀证是AS的常见兼证，并观察了86例辨证属肾虚督寒证的AS患者，发现其血液流变学指标较正常组确实存在着显著异常，在给予了补肾强督法、活血化瘀法等治疗后，其血液流变学各项指标均显著改善，说明活血化瘀法对于改善AS患者的血液流变性具有良好的疗效，从而肯定了活血化瘀法对风湿病的治疗效果。以上研究从现代医学的角度证实了瘀血广泛存在于风湿病中，以及活血化瘀法对于风湿病的肯定疗效。

（四）肝主筋，司关节、肌肉，主运动，与风湿病的发生、发展密切相关

“肝主筋”理论萌芽于《内经》。《素问·痿论》云“肝主身之筋膜”，《素问·经脉别论》云“食气入胃，散精于肝，淫气于筋”，《素问·上古天真论》云“丈夫……七八，肝气衰，筋不能动”等，论述了肝与“筋膜”的母子关系，即“筋膜”功能的正常发挥有赖于肝血的滋养，肝血充盈、筋膜得养，则关节活动自如无碍；反之，肝血不充，则血不荣筋，出现关节拘挛、疼痛、屈伸不利或筋骨痿弱无力等。我认为这里“筋膜”是指能够联络关节、辅助关节运动

的组织，相当于现代医学中的滑膜、滑囊、关节囊、韧带、肌腱等关节周围结构及其功能。

关节为筋膜聚集之处，所谓“诸筋者，皆属于节”，故风湿病中，凡风寒湿痰瘀诸邪侵犯关节、留恋经络，“筋膜”为之不利，或肝血亏虚、肝肾精亏、筋膜失养，皆可出现关节症状，如关节肿痛、活动不利，或关节畸形等，此皆“筋膜”之为病。《素问·长刺节论》载“病在筋，筋挛节痛，不可以行，名曰筋痹”，即描述了痹在筋膜的病，类似于现代医学中类风湿关节炎、强直性脊柱炎、骨关节炎等风湿病中所见关节、肌腱、筋膜等病变。结合临床可以发现，很多风湿病多发于素体肾虚或年高体弱之患者，究其原因乃是因为肝肾亏虚、筋膜失养。故其治也，皆可本“肝主筋”之理以治肝为主，明代医家秦景明在《幼科全针》一书中说“痹者，内因肝血不足，外被寒湿所中，盖肝主筋，通一身之血脉也”，提示了肝与痹证病因病机的密切关系，以及从“肝主筋”论治痹证的思想。

近些年来，随着中西医结合不断地深入发展，“肝主筋”理论的科学性不断被临床和科研所验证，中成药白芍总苷在风湿病中的广泛应用即揭示了风湿病从肝论治的科学性，现代药理研究发现，白芍的有效成分为白芍总苷，具有显著的多途径抑制自身免疫反应、抗炎、解痉止痛等作用，对类风湿关节炎等多种风湿病，尤其伴有关节挛急、疼痛者，有确切疗效，并显示出在自身免疫疾病治疗方面良好的应用前景，这与中医学认为白芍具有养血柔肝、缓急止痛之功有异曲同工之处，显示出中医理论的科学性。

（五）风湿病属心身疾病，与肝胆枢机关系密切

风湿病属心身疾病，故其临床治疗不能只局限于患者的躯体症状，同时也要对患者的心理疾病进行调理，其实，中医学很早就有了心身医学的理念，早在《黄帝内经》中就提出了五脏藏神论、形神合一论等理论，为中医学治疗心身疾病提供了理论依据。五脏藏神论源于《黄帝内经》，《素问·宣明五气》云：“心藏神，肺藏魄，肝藏魂，脾藏意，肾藏志。”即人的精神、意识、思维、情感、知觉等神志活动的产生，是脏腑之间整体协调、共同作用的结果，而诸脏腑中，尤以肝胆为重。《素问·灵兰秘典论》说：“肝者，将军之官，谋虑出焉；胆者，中正之官，决断出焉。”故肝主谋虑、胆主决断，共同完成人体对外界各种刺激的反应以及对机体的调节，如使机体抵御或消除某些精神刺激（如大惊卒恐、忧愁郁闷等）对人体的不良影响，以调节和控制

气血的正常运行，维持脏腑相互之间的协调关系。故《灵枢·本脏》云："志意者，所以御精神、收魂魄、适寒温、和喜怒者也……志意和则精神专直，魂魄不散，悔怒不起，五脏不受邪矣。"即明确了人体可以通过对精神情志的自我调节来达到御邪于外的目的，使身体保持健康。

结合风湿病的临床，我们认为由于风湿病的慢性、反复发作性及疾病本身的痛苦导致患者常年忧愁苦结，而这种负面情绪长期存在又可通过影响肝胆枢机功能而致肝郁不舒、气血不畅或肝郁克脾、脾失健运，进而导致痰瘀内生、寒热错杂等，正如《灵枢·百病始生》云"若内伤于忧怒，则气上逆，气上逆则六输不通，温气不行，凝血蕴里而不散，津液涩渗，著而不去，而积皆成矣"，说明情志内伤，可通过影响气血的运行而致痰凝瘀阻，久而成积。而这些病理因素的形成又反过来促进了风湿病的进展，使疾病更趋向虚实交错的复杂局面。

当然，我们不能简单地把心理因素对风湿病发展的影响认为是完全通过影响肝胆枢机功能所致，因为还有其他因素参与其中，如脾胃亏虚、心肾亏虚、神失所养等，但至少肝胆枢机在其中是一个重要因素、始动因素，故对于风湿病的治疗，尤其是伴发精神神志疾病时，要关注和解肝胆枢机，此举不但能治疗精神神志疾病，而且对于风湿病本身的治疗也大有裨益，这既体现了在辨治风湿病时要全面调和脏腑关系，又暗合了现代心身医学的要求，值得效法。

（六）燮枢调肝法治疗风湿病体会

燮枢调肝法辨治风湿病，就是通过运用燮理枢机来纠正、恢复肝胆枢机的功能，优化肝胆与其他脏腑的关系，有助于机体恢复"阴平阳秘，精神乃治"的状态，在辨治风湿病采用燮枢调肝法时尤应重视以下几个方面。

1. 疏肝理气

疏肝理气是运用燮枢调肝法辨治风湿病时，非常值得重视的一个环节，常常配合应用活血通络之品，取效更佳。明代医家李梴《医学入门》载"周身掣痛麻者，谓之周痹，乃肝气不行也"；《傅青主男科·腰腿肩背手足疼痛门》云"手足心腹，一身皆痛，将治手乎？治足乎？治肝为主，盖肝气一舒，诸痛自愈，不可头痛救头，足痛救足也……此逍遥散之变化也。舒肝而又祛湿祛火，治一经而诸经无不愈也"，明确指出痹证由肝气不舒所致，疏肝理气为治疗大法之一。

风湿病中的肝郁表现多是在肝肾亏虚基础上的郁而不畅，尤其是在疾病的中晚期，其肝肾亏虚这一病机更是不可忽视，故我在使用疏肝理气法治疗风湿病并非直接使用逍遥散、柴胡疏肝散等疏肝理气之方药，而是在补益肝肾的基础上随证选加香附、白蒺藜、川楝子、青皮等疏肝行气药，师其意而用之，以求精血得充、气血调和，且疏肝理气药的流通之性又可使诸补益药补而不滞，更好地发挥作用。其临床应用指征：①出现关节肌肉局部的疼痛、胀痛等邪实较盛者；②病情多随着情绪的变化而波动；③肝经循行部位的疼痛，如胁肋部、腹股沟、两髋关节部位、鼠蹊部等的疼痛，通常和循经辨证法结合使用，常用药如郁金、佛手、片姜黄、枳壳、制香附、白蒺藜、沙苑子、川楝子、青皮等。

其中，片姜黄、枳壳作为推气散（方出《重订严氏济生方》：枳壳、桂心、片姜黄各五钱，炙甘草三钱）的主要药物，功能疏肝理气、活血止痛，配合白蒺藜善行善破，专入肝肺，疏肝之瘀、宣肺之滞，又寓有《内经》“肝欲散，急食辛以散之”之意，三药协同共奏疏肝理气、通络止痛之功，其邪盛郁甚者配合青陈皮、佛手。对于强直性脊柱炎之髋关节痛、腹股沟痛等效果理想；若患者胁肋、腰背疼痛较甚者可少加川楝子，以泄肝气之横恣，配合补益肝肾诸药，即仿一贯煎之意。

2. 补肝益气

“补肝益气”的内涵是指通过调补肝气使肝气虚弱得以调整，从而更好地发挥肝主疏泄的功能，故在运用燮枢调肝法过程中，亦应值得关注。长期以来，在肝脏的病理中，临床较多论述肝血虚、肝阴虚，而对于肝气虚却较少提及，究其原因，正如秦伯未在《谦斋医学讲稿·论肝病》所说：“从整个肝脏生理来说，以血为体，以气为用，血属阴，气属阳，称为体阴而用阳。故肝虚证有属于血亏而体不充的，也有属于气衰而用不强的，……正常的肝气和肝阳是使肝脏升发和调畅的一种能力，故称为‘用’，……这一点对治疗肝病十分重要，如果把肝气和肝阳作为病理名词，都从病理方面去研究而忽视了生理方面的主要作用，并在肝虚证上只重视血虚而不考虑气虚，显然是不全面的。”所以，肝主疏泄功能正常必须是以肝气的振奋为前提的，肝气郁结则肝之疏泄不及，若肝气虚弱，则肝亦无力调畅气机，而少阳枢机亦为之不利。

临证辨治时关注补肝益气，当推近现代名医张锡纯为第一人，张氏以活络效灵丹加山茱萸、知母，创制曲直汤，或随证加入生黄芪，治疗因肝气虚弱，不能流行、敷布相火，而至郁结疼痛者，效如桴鼓。此外，张氏还对黄芪、山茱萸的应用有精辟的论述，如黄芪补肝气，张锡纯认为“肝属木而应春令，其气温而性喜条达，黄芪之性温而上升，以之补肝原有同气相求之妙用”，并说“愚自临证以来，凡遇肝气虚弱不能条达，用一切补肝之药皆不效，重用黄芪为主，而少佐以理气之品，服之覆杯即见效验”；山茱萸酸甘，性温，张氏认为“（山茱萸）得木气最厚，酸收之中，大具开通之力，以木性喜条达故也……味虽酸敛而性仍条畅，凡肝气因虚不能条畅而作痛者，服之皆可奏效也”，故凡肝虚疏泄无力时，皆可用之壮旺肝气。这些前贤的宝贵经验也为我们补肝益气法治疗风湿病提供了理论指导。

我们在辨治风湿病的临证体会到肝气虚的辨证应具备以下两点：气虚证表现，如神疲乏力、短气懒言、脉沉细等；肝经循行部位的不适，如胸闷、胸胁疼痛等。而究其肝气虚弱的病因则是多方面的：首先，风湿病是慢性病，长期反复发作，患者往往四处求医，群药杂投，其中不乏破气、活血之药，而肝藏血、主疏泄，过服活血、破气之药，肝必首当其冲，导致肝气亏虚；再者，患者久病风湿，难免情怀不畅、郁郁寡欢，肝气郁结，久之亦伤肝气。其他如素体禀赋不足，肝气虚弱，复染风湿；或久病劳逸失调，肝气渐虚等皆可使然。

我在临证辨治风湿病时不忘补肝益气，常于补肾壮骨、活血通络等基本大法中用黄芪、山茱萸，以求肾精得充、肝气得振，则自能复其条达疏泄之职。患者服药后，不仅精神渐起，而且其关节疼痛等亦随之而减，此盖扶正邪自去之理。

3. 柔肝止痛

“柔肝止痛”是于临证辨治风湿病采用燮枢调肝法时又一值得关注的问题，究其原与“肝主筋”的功用密切相关。

现代临床以柔肝止痛法治疗风湿病者报道较多，如以芍药甘草汤以及伸筋草、木瓜等治疗风湿病。唐氏等以加味芍药甘草汤（白芍 30g，炙甘草 10g，伸筋草 15g，鸡血藤 10g，炒白术 15g，当归 10g）治疗肝脾两虚型慢性腰肌劳损患者 60 例，有效率 93.3%，疗效满意；杨氏报道以木瓜白芍汤治疗原发性坐骨神经痛 45 例，总有效率 88.9%；郭氏等报道以伸筋草洗剂治疗跟腱滑囊炎 42 例，总有效率 95.2%，并认为伸筋草具有显著的缓解肌肉痉挛、抑制无菌性炎症反应的作用。

柔肝止痛法对于风湿病中的关节挛急疼痛、肌肉瞤动等有明显的缓解作用。我常用方药如芍药甘草汤、木瓜、鸡血藤、伸筋草等，其中芍药甘草汤是我推崇且常用的一个经典小方，本方在《朱氏集验方》中又名去杖汤，治疗“脚弱无力，行步限辛”之痹证。言去杖汤意即服后即能去据杖而行走，可见其治疗痿痹诸症疗效肯定，木瓜功能舒筋活络，兼能祛湿，我常多与大剂量茯苓合用，以加强其祛湿之功，对于湿气阻滞、关节挛急疼痛，舌苔偏腻者有很好的缓解作用；伸筋草，性温，味苦辛，入肝经，功专舒筋活血，我常以之与葛根相伍，治疗颈项、脊背关节挛急疼痛、屈伸不利者，疗效较好，屡试屡验。

4. 调肝和中

“调肝和中”是指在风湿病的辨治中注重调理肝与中焦脾胃的关系，从而有助于风湿病的治疗，通常包括疏肝和胃法、调理肝脾法两种。

虽然调肝和中法在风湿病中的应用并非针对关节疼痛等主要症状而设，但它同样是一个重要的、不可忽视的方面。因肝与脾（胃）同居中焦，两者生理上多互成其用、病理上常相互影响，尤其肝主疏泄的功能确保了中焦脾胃运化功能的正常，故调肝和中法的根本目的是通过调节肝与中焦脾胃的关系而恢复肝疏泄有度、脾胃升清降浊的正常功能状态。因为只有脾土健运、饮食水谷得以化生精微，脏腑百骸才能得其所养，并且脾健胃和亦有助于杜绝生痰之源，否则只知祛痰化湿，则去者自去、来者复来，而疾病终无宁日，在风湿病的治疗中尤应如此。

强调调肝和中临证辨治的特点：①伴腹痛、腹泻，可随情绪波动而加重；②胃脘疼痛，呕吐、嗳气，或伴胁肋胀痛等，临床多辨证选用痛泻要方、半夏厚朴汤、半夏泻心汤等，用药多用防风、白芍、乌药、厚朴、香附、佛手、香橼、青陈皮、苏梗等。在选方用药上，我强调应少用柴胡、青皮、川楝子等刚燥破气之品，因风湿病本身就有肝肾亏虚、阴分不足的潜在病机，且患者多属慢性病程，经年服药，胃纳已然受戕，加之肝脾不调、肝胃不和者，本就有中宫气化虚弱之虑，用药更要以顾护脾胃元气为要，若多用刚燥破气之品，恐有耗气伤阴之嫌，正如张锡纯《医学衷中参西录》云“欲治肝者，原当升脾降胃，培养中宫，俾中宫气化敦厚，以听肝木之自理，即有时少用理肝之药，亦不过为调理脾胃剂中辅佐之品”，故我多选用防风、佛手、香橼、苏藿梗、厚朴等疏肝消胀而不峻烈之品。

如防风一味是我常用之药物之一，《神农本草经》谓其治疗“风行周身，骨节疼痹”，《本草备要》亦载：(防风)“搜肝泻肺，散头目滞气、经络留湿……若补脾胃，非此引用不能行”，且“风能胜湿”，李东垣《脾胃论•脾胃胜衰论》所谓“诸风药皆是风能胜湿也”，故防风既善治痹证疼痛，又兼具健脾胜湿、疏肝通肺之功，可谓一药多用。

5. 燮理肝肺

在风湿病的诸种表现中常可见到肝气上逆犯肺的表现，所以在临证时运用燮枢调肝法时莫忘关注燮理肝肺。肝气上逆犯肺常常导致咳嗽、胸闷、呼吸困难、胸胁疼痛等症状，故应重视燮理肝肺，旨在恢复“肝升于左，肺降于右”的正常生理状态。尤其在强直性脊柱炎中，由于该病多伴发肌肉附着点炎、肺纤维化、虹膜炎等，故临床中可见胸闷、咳嗽、胸胁痛、双目干痒、目赤流泪等，而这些症状均可从肝、从肺论治，常见证型有肝肺郁滞、木火刑金等，其证候特点为：后背疼痛，锁骨、胸胁疼痛或伴有压痛，或伴胸闷，气短，咳嗽，气喘，或伴双目干涩、痒痛，脉象多为沉弦或数，在治疗上，我常辨证选用四磨汤、黛蛤散、泻白散，以及沙苑子、白蒺藜、炒川楝子、延胡索、香附、苏梗、杏仁等。

黛蛤散是宋代民间验方，方由青黛、海蛤粉两药组成，其中，青黛咸寒，功能清肝肺之火，同海蛤粉咸能软坚、善化痰涎相伍，对于风湿病中肝火犯肺所致的咳嗽、气急、咳痰、胁肋疼痛等效果较好，常随证选用，此多见于风湿病中伴肺纤维化证属肝火犯肺者；此外，对于风湿病伴发虹膜炎等眼疾者可用泻白散。因虹膜炎多表现为白睛发红，眼干目痒，而白睛属肺，故此多归属于肺热上扰，在辨证方中加用泻白散，疗效较好。

在具体用药上，我常用对药，如白蒺藜、沙苑子是常用之品，其中白蒺藜善行善破，专入肝肺，疏肝之瘀、宣肺之滞，而沙苑子则偏于补肾固精、养肝明目，故两者相须为用，既有疏肝而不耗阴之弊，又大有益肾明目之功，对于风湿病中的关节、肌肉疼痛以及伴有双目干涩等症状者具有很好的治疗效果；苏梗、杏仁，两者皆能宽胸理气、降气化痰，且苏梗又兼能疏肝胜湿，故两者常用于风湿病而见胸闷、咳嗽者，疗效较好。

6. 解郁安神

风湿病常表现为病程冗长、缠绵难愈，患者心理压力大常伴见精神神志异常的症状出现，如抑郁、烦躁、失眠等，故在临证辨治时，莫忘于辨治风湿病同时，重视燮理肝胆、解郁安神而使肝胆畅达、情志舒畅、寐安神宁，从而提高生活质量，以利于风湿病的向愈。

《素问·阴阳应象大论》“人有五脏化五气，以生喜怒悲忧恐”，说明了人的七情活动是以五脏的气化功能为基础的，神志症状的存在不仅是风湿病躯体感觉的不适在情绪上的反应，更是机体脏腑气化功能异常的体现，故我认为，风湿病伴发的各种精神神志异常虽非主要症状，但同样反映了脏腑气血阴阳的失调，且这些神志症状又会通过影响脏腑气血的运行而促进风湿病的发展。因此，要重视对风湿病中并发的各种精神神经症状的辨治。

我在临证辨治风湿病时常常在补益肝肾、活血化瘀的基础上，随证加入疏肝解郁安神之药，如合欢花、玫瑰花、炒枣仁、远志、佛手、珍珠母等。如患者伴有胸闷、善太息、郁郁寡欢者可选用玫瑰花、合欢花、佛手、香附等；失眠、烦躁、苔白厚而腻者，可合温胆汤加远志、合欢花、佛手、夜交藤、炒枣仁等；郁闷不舒、口苦胁痛者可合柴胡加龙骨牡蛎汤加合欢皮、珍珠母、莲子心等，总归方随证出、辨证加减。此外，我强调还要重视对患者的心理疏导，教导患者正确对待风湿病，树立信心，并加强功能锻炼以配合中药的治疗，从而取得最好的效果。

在用药上，我常使用花类中药，如合欢花、玫瑰花等，因其多在花蕾含苞待放时采摘入药，其秉舒发生升之性而与肝胆之气相合，故能直入肝胆而解郁爽神。其中合欢花味甘，性平，功能理气解郁、活络安神，其入药始载于《神农本草经》“合欢，安五脏，和心志，令人欢乐无忧”，后历代医家以其功擅解郁除忧，故多用治郁证的治疗。玫瑰花味甘、微苦，性温，归肝、脾经，功能行气解郁，兼能活血止痛。二味相伍，一气一血，相得益彰。其他如佛手疏肝理气而不燥，远志化痰开窍、交通心肾，炒枣仁入肝养肝安神，珍珠母安神定惊、平肝潜阳，且其（珍珠贝）开合之性及珍珠生长皆为入夜月光下之时，有“禀月光而生”之说，故其以滋心肝之阴血为长，《中国医学大辞典》亦载：“此物（珍珠母）兼入心、肝两经，与石决明但入肝经者不同，故涉神志病者，非此不可。”

第三讲　温　法

第一节　温法的内涵与分类

温法属于八法之一，是指使用温性或热性药物，通过温中、祛寒、回阳、通络等作用，使寒邪祛、阳气复、经络通、血脉和，从而消除里寒证的一种治法。正如清代程钟龄在《医学心悟》中说："温者，温其中也。脏受寒侵，必用温剂(法)。"《素问·至真要大论》中"寒者热之""劳者温之""治寒以热"奠定了温法的理论依据。《伤寒杂病论》较为全面地阐述了有关"寒证"的论治，并创立了许多著名的温里方剂，如"回阳救逆"的四逆汤、回阳救急汤、正阳散等。金元时期李东垣提出"温能除大热"；明朝张景岳以为"阳不足，便是寒"，创立了大量补益阳气的方药，如温补命门之火的右归丸。这些都极大地丰富了温法的内容。寒病的成因有外感、内伤的不同，或由寒邪直中于里，或因治不如法而误伤人体阳气，或其人素体阳气虚弱，以致寒自内生。寒邪的部位，也有在中、在下、在脏、在腑，以及在经络的不同。因此温法又有温中祛寒、回阳救逆和温经散寒等区别。另外，寒病的发生，常常是阳虚与寒邪并存，所以温法又常与补法等配合运用。

在临床上常用的温法分类有温气(温阳)、温血、温心阳、温肝阳、温脾阳、温肺阳、温肾阳、温经通络。对机体不同层次、不同脏腑进行温阳可以产生不同的效果，并以此来达到治疗不同疾病的目的，如温气(温阳)可以强化防御、增强推动与温煦的作用，并提高机体抵御外邪的能力，常应用于治疗虚弱性的疾病；温血促进血液的循环，有利于濡养和滋润的作用并达到散寒、通痹、止痛的效果，常用于治疗妇人经病以及风湿痹痛；温心阳，除了可以治疗心系疾病还能治疗精神性的疾病如抑郁症；温肝阳则常用于治疗慢性肝炎、肝硬化等慢性虚弱性疾病；温脾阳可提高机体升清气、增强运化的功能，有利于运化水谷、促进肠胃蠕动，常用于治疗消化系统疾病；温肺阳则可以有效化水饮、祛痰湿，常用于治疗咳嗽、喘证和哮病一类的肺系疾病；温肾阳能达到辅助一身阳气、促进生长发育的作用，因此常用于治疗生殖系疾病以及阳虚证候的患者；温经通络则具有缓解肌肉疼痛、关节伸展不利等的作用，并常用于治疗痉病、痹证、痿证。

一、温气（温阳）

“气始而生化，气散而有形，气布而蕃育，气终而象变”，气是构成人体的精微物质，亦是维持人体的生命活动的基本物质。气具有升降出入的功能，同时对机体具有推动、温煦、保卫和固摄的作用。如元气能够促进人体的生长，并且作用于脏腑、经络等保证人体的生理功能；脾胃水谷精微化生的精气与肺吸入的大自然的清气在胸中形成宗气，以推动气血的运行；营气灌注全身而化生血液；卫气环布于人体周身从而抵御外邪的入侵。总体来说，运动是气的最基本的功能，如果气被寒邪所损伤，则气的运动功能减退，可导致机体生理功能的减退。

1. 温阳与温气的统一

在中医基础理论中“阳”是剧烈运动的、上升的、温热的、外向的事物，而气是温煦作用、推动作用以及兴奋作用的体现，两者的功能极为相似。《内经》有“阳化气”，即阳气通过化生为气而体现于外。因此气是阳的载体，阳是气的动力，两者相辅相成，缺一不可。且阳在人体发挥生理功能的作用时，阳与气并称为阳气而同时出现，因此对于人体层面上而言温阳与温气是相互统一的，故说温阳可温气，温气可温阳。比如，当机体阳气不足时，一般最常出现卫阳不固的证候，因此可以说阳气的功能在人体主要通过卫气来体现，而卫气则是阳气外在表现的至关重要的部分。

2. 温气以温卫气为要

卫气不循行于经脉之中，而是循行脉外环布周身，有固护人体、温煦肌肉的功能，与阳气的功能最为相似。《内经》有“形不足者，温之以气”，王冰对该段的注释为“气，谓卫气”。对于卫气虚弱之人，非常容易受外感六淫之邪侵犯从而导致疾病的发生，应当通过温卫气的方法来温通卫阳，方可祛除外邪并强化机体抵御外邪的能力。

二、温血

血是构成人体和维持人体生命活动的重要基础物质之一，具有营养与滋润作用。血主要由营气和津液所组成，而营气和津液是脾胃运化水谷精微变化而成，于古籍《灵枢•决气》有记载“中焦受气取汁，变化而赤，是谓血”;《灵枢•邪客》说“营气者，泌其津液，注之于脉，化以为血，以荣四末，内注五脏”。温血是针对血分有寒的治疗方法，《素问•调经论》一书中说道“血气者，喜温而恶寒，寒则泣而不能流，温则消而去之”，认为血得热则行，得寒则凝，寒凝则血瘀，同时寒邪损伤而遏制机体阳气，阳气被遏导致无力推动血液的运行，则进一步导致血液的瘀滞。因此血寒导致的直接结果是血瘀，血瘀导致血无法发挥其濡养和滋润的作用，不通则痛，从而引发皮、肌肉、骨、关节挛痛、削衰，四肢不利等症状。因此血寒亦是风湿痹证常见的病机。

1. 妇人血寒当以温血为要

“女子以血为本”，妇科疾病与血的关系最为密切，因此温血的方法被广泛运用于治疗妇科疾病。如妇人在月经期间以及生产之后感受寒邪，寒邪客阻于胞宫、冲任，往往导致血寒。妇女血寒常导致月经不调、痛经、闭经、经少色黯、不孕、腹痛等病证。血寒通常因为凝滞不通导致疼痛的发生，疼痛性质多为绞痛。血寒致痛常使用药物如肉桂、附子、艾叶、吴茱萸以温经散寒止痛，同时需要兼以活血行气的药物，有川芎、三七、香附、桃仁、红花等。

2. 温血当行气

气为血之帅，气推动着血在脉中运行，故活血当行气，血寒致瘀亦当以活血为要。而保证血在脉中顺利运行的是心之阳气，因此治疗寒凝血瘀之时应当注重温通心之阳气，为血液的运行提供动力。方中常加用片姜黄、炒枳壳、郁金、香附、川芎等。

三、温五脏之阳

1. 温心阳

心位居胸腔、膈膜之上，为神之居，血之主，脉之宗，五行属火。中国古籍《素问•灵兰秘典论》谓之“君主之官，神明出焉”;《素问•六节脏象论》说

“心者，生之本，神之变也，其华在面，其充在血脉”。心者属火，为阳中之太阳，因此以阳气为用，其有推动血液运行全身之生理功能以及主宰精神、意识，若由于各种原因导致人体阳气虚衰，必然损及心阳，心阳进一步不足则会影响气血，从而对全身造成伤害。此外，汗为心之液，过度发汗亦可导致心阳虚损。心在志为喜、其华在面，心阳不足可在情志和面色方面均有表现，心阳不足可导致郁闷不快、面色㿠白等症状。

（1）发汗损及心阳宜温之

《伤寒论》中即有“发汗过多，其人叉手自冒心、心下悸欲得按者，桂枝甘草汤主之”的论述。即发汗过多耗损心阳，而致心悸不舒，以手护心的症状，此时应该使用桂枝甘草汤温通心阳。若在此基础上误用艾灸、烧针等火法，则进一步逼迫心阳外越，从而导致心阳浮越于外而产生烦躁、惊恐等神志症状，此时在桂枝甘草汤温通心阳的基础上需要加入龙骨、牡蛎以通血脉，镇惊安神；若不能止汗则恐生亡阳之变，恐需用四逆汤。再如《伤寒论》：“伤寒脉浮，医以火迫劫之，亡阳，必惊狂，卧起不安者，桂枝去芍药加蜀漆龙骨牡蛎救逆汤主之。”此方针对因发汗太过而导致心阳受损，阳气散乱，痰浊阻窍的精神失常，以桂枝汤去芍药温心阳，补气血，以治“脉促胸满”，龙骨、牡蛎镇惊安神，蜀漆“驱逐痰水”以劫痰开窍，体现了温阳祛痰镇惊之法。

（2）胸痹宜温通心阳

胸痹的主要临床表现为胸部的憋闷、疼痛，病情严重者甚至出现心痛彻背，背痛彻心之象，其病因是“阳微阴弦”，阳指寸部脉，微指阳虚（不及），阳微即指上焦阳虚而言；阴指尺部脉，弦指阴盛（太过）即阴弦，系指下焦阴盛，即上焦正气亏损阳气不足、下焦寒邪上泛上损心阳。胸痹发生的主要病机是心脉失养、痹阻不畅，同时寒邪上犯心阳不振，无力推动血脉的运行，而导致瘀阻脉络，不通则痛。胸痹相当于现代医学中的心绞痛、心肌梗死等冠状动脉粥样硬化性心脏病。

张仲景治疗胸痹的方药以温阳、化痰、行气并重。其症轻者使用薤白、白酒、桂枝等药物以通阳散结，如瓜蒌薤白白酒汤、枳实薤白桂枝汤、瓜蒌薤白半夏汤。若急症、重症如出现“心痛彻背，背痛彻心”则使用附子、乌头、干姜等大热之物来温散积聚于胸中的陈寒痼冷。

张仲景使用温法来治疗胸痹的思想亦得到后世的传承。如孙思邈《千金方》中大量使用了细辛、蜀椒、桂枝、附子、干姜、乌头等辛温药物来治疗胸痛胸痹。近代医家亦认为胸痹的病机主要在于寒凝、痰阻、血瘀，使用温法可达到寒凝化、痰阻散、血瘀开的效果，故治胸痹当以温通为要。

（3）抑郁症当温心阳

心系疾病抑郁症是以显著而持久的心境低落为主要临床特征的疾病，与《丹溪心法》记载的"郁证"类似。抑郁症严重危害着国民整体生活水平。中医理论认为抑郁症基本病因是情志不遂，从而导致气机郁滞、气血阴阳失调、脏腑功能失常。虽然抑郁症的中医临床辨证多责之于肝气郁滞，但是不同类型的抑郁症均常出现神疲倦怠、乏力、情感低落、思维迟缓、意志活动减退等症状，究其因乃阳气不足，无以推动气血布达全身，进而无以行濡养之能。因此阳气不足被认为是抑郁症的发病根本，因此在治疗抑郁症的药物中加入温心阳的药物往往可以取得较好的临床效果。

2. 温肝阳

由于肝为刚脏，主升发，在临床中肝脏为病多以实为主，故历代医家文献论述肝阳不足者甚少。但是肝阳虚之存在是不争的事实，温肝散寒法是温阳法之一，治疗阳气不足，肝为寒邪所中或寒滞肝脉出现手足逆冷，干呕吐冷涎，寒疝绕脐痛或下腹胀痛，牵引睾丸坠痛，脉沉弦紧等证。常用之方如"暖肝煎"，此方出自《景岳全书》，方中当归、枸杞子温补肝肾；肉桂、小茴香、乌药暖肝肾、散阴寒，沉香降气温中，茯苓、生姜利湿降逆。共奏温补肝肾、行气逐寒之功。本方重在温补肝肾以治其本，行气逐寒以治其标，标本兼顾，温阳散寒，则病痛可愈。又如"大乌头煎"系《金匮要略》之方。方中仅一味乌头是剧毒药，其性大热，可治沉寒痼冷，故宜于脉沉紧，手足厥冷，腹痛绕脐的寒疝。方中用蜜煎煮，令水气尽则已成膏状，乌头气味尽入蜜中，变辛为甘，变急为缓，既能减轻药毒，又可延长药效。即取蜜以和药性矣！同时在用量上又分"强人服七合，弱人服五合……不可日再服"。皆告之药力猛峻，不可猛浪轻授。再如：《伤寒论》之吴茱萸汤也是温肝经之寒、暖胃寒气逆，治虚寒性夹有水饮的胃脘痛，呕唾涎之证的良方。近年来多位医家从中医理论以及临床实践中证明了肝阳虚的存在以及治疗意义。

（1）肝经易受寒邪之侵

虽肝脏阳虚少见，但是肝经寒证在临床中较为常见。寒邪直中或素体阳虚尤其是肾阳虚常导致肝经寒证，寒凝导致经络不通。肝经所过部位如颠顶疼痛，常由肝胃虚寒、浊阴上逆所致，可处方以《伤寒论》中的吴茱萸汤，方中吴茱萸辛苦大热入肝胃脾肾经，为君药，能疏肝暖脾，善解厥阴之滞，消阴寒之气，故具温散开郁，温中止痛之功；人参（党参）是取其“疗肠胃之冷”（《名医别录》），“消食开胃，调中治气”（大明）；生姜不但可以“去水气满”（甄全），并可以协吴茱萸“止呕吐”（《名医别录》）；大枣不但可以“疗心下悬”（《名医别录》），并可协人参以“补少气，少津液”（《神农本草经》）。总之，本方能温中止痛、祛水邪、止呕吐，对虚寒性夹有水饮的胃脘疼痛有疗效。少腹、阴部等挛急而痛，常为肝肾不足，寒滞肝脉证，常用暖肝煎，具有温补肝肾、行气逐寒之功。天台乌药散方中乌药、小茴香理气疏肝、散寒止痛为君药；高良姜散寒止痛，青皮调气疏肝，木香行气止痛，为臣药；槟榔下气导滞，川楝子理气止痛，与巴豆同炒后去巴豆，可减少川楝子之寒性，又增强其行气破积作用，以上两药共为佐使，诸药合用具有行气疏肝，散寒止痛之功。此外根据肝藏血的理论，肝经受寒常累及血脉，进一步导致与月经相关疾病的发生，如《备急千金要方》有“妇人月水不利，腰酸痛，名曰肝虚寒也”的论述。

（2）肝病日久导致阳虚

肝病急性期发病多责之于湿热内阻，然而肝病多为慢性，常迁延日久，湿邪之气多损及阳，如慢性肝炎、肝硬化等肝病后期皆从温肝阳法来论治。肝主疏泄亦是肝阳功能的体现，抑郁症多责之于肝郁，同时抑郁症日久而出现情绪低落、兴趣丧失、精力下降等阳虚之症，故亦常用温肝阳之法。

3. 温脾阳

脾位于中焦，在膈之下，主要生理功能为运化、升清与统摄血液，和胃相表里，于古籍《素问•灵兰秘典论》中说：“脾胃者，仓廪之官，五味出焉。”脾开窍于口，其华在唇，五行属土，在志为思，在液为涎，主肌肉四肢。当阳气虚衰，失于温运，则造成脾阳虚衰，另外脾对应足太阴之脉，太阴之病多以虚、寒为主。或体外寒湿之邪、生冷饮食直中入太阴，或忧思、劳倦过度渐损脾阳，进而形成以下利、腹满、腹痛、恶心呕吐为主的足太阴脾病。《伤寒论》中仅有少量的篇幅对太阴病进行解释，太阴病的性质为脾虚寒证，治宜温阳、健脾、燥湿。故宜用四逆汤类（理中丸、四逆汤、四逆加人参汤、茯苓四逆汤、干姜附子汤、通脉四逆汤等）治之。继《伤寒论》中的小建中汤，又有《金匮要略》的黄芪建中汤、大建中汤等温中补虚、降逆止痛、益气和里。但是后世据此多有阐发，如《备急千金要方》中治疗脾阳不足而导致冷积停于腹中的温脾汤，薛己《内科摘要》四神丸以脾肾同温，用于脾肾阳虚所致的滑脱不禁泄泻。

（1）寒性胃痛当以温中为要

胃痛是以胃脘部的急慢性疼痛为主要特征的一类疾病，相当于现代医学的急慢性胃炎、胃和十二指肠溃疡、胃黏膜脱垂等疾病。在胃痛的八纲辨证中以虚实、寒热为要，若寒邪直中于胃为实寒，见突然疼痛、疼痛剧烈难忍，病机为寒邪损伤脾阳，则需用高良姜、吴茱萸、干姜等大热之物以祛寒邪，兼用香附、陈皮、砂仁以行气止痛，从而达到标本兼顾的效果，代表性的方剂如良附丸合理中丸等。

（2）肠易激综合征当以温脾为要

肠易激综合征是一种常见的功能性疾病，以排便次数和大便性状的异常为主要特征，并常伴有腹痛、腹胀等症状。肠易激综合征病因暂不清楚，现代医学认为其与内脏高敏感性、胃肠道激素分泌的失调，以及心理神经免疫等因素有关，是一种多因性、多态性疾病。目前肠易激综合征被证明与受寒、饮食寒冷有着直接的关系，因此中焦受寒往往被视为其发病基础，以晨起腹泻、腹部冷痛为主的脾肾阳虚型肠易激综合征被中华中医药协会脾胃病分会列为诊疗共识意见。

脾为后天之本，气血化生之源，脾阳不足，失于运化，不能充养全身往往会进一步导致其他疾病的发生，且脾属中焦，位于气机之枢纽，脾阳被损亦可影响全身气血运行。但针对先天不足，肾阳虚衰，造成脾肾阳虚之证，单纯的温脾阳往往不能达到理想的效果，需要加入入肾经的温药方可共同作用达到良好的效果。方如用于治疗脾肾两虚泄泻的四神丸，既有作用于中焦的吴茱萸、肉豆蔻以温中阳，又有补骨脂以温补肾阳，相互配合方可收佳效。若合以既能泻肝木，又能温补脾阳之《景岳全书》之痛泻要方则更获全效。

4. 温肺阳

肺主皮毛，若肺阳不足，卫阳不固，寒邪从在表之皮毛入里伤肺，使肺失宣发肃降，水液气化不利，水液停滞，其次肺为华盖娇嫩之脏，位居上焦，外合皮毛，极易受到风寒湿之外邪侵犯，因此肺多见阳虚。肺有寒者，分两类，一者阴盛则寒、一者阳虚则寒，引起咳嗽、气喘、咳痰等症。肺为水之上源，肺阳不足亦会引起水液代谢不利。中医古籍《素问•咳论》中记载“肺寒则外内合邪，因而客之，则为肺咳”，提示寒邪导致咳嗽的病机，《金匮要略》则说“此为肺中冷，必眩，多涎唾，甘草干姜汤以温之”，以上两条文是对阳虚导致的肺病方药最早的记载。寒邪致病导致的阳气虚损是肺系疾病产生的重要原因，总体来说肺气虚而同时出现寒象（如咳吐清痰、鼻头清冷、四肢及背部不温，肢体发冷）者为肺阳虚，常见于各种肺病转化为慢性病证的阶段。同时若肺阳虚衰，常导致卫阳不固、痰饮内停，进一步损伤周身脏腑之阳气。

（1）肺病专注于痰饮，宜温药和之

若肺阳虚衰或寒邪客于肺，导致肺阳不足，水液不能运化，气不化津，留注于肺，积水成饮，饮聚为痰，故说痰饮当为肺阳虚衰的病理产物。阳虚痰饮必当注重温化，以温肺化饮为主，《伤寒论》中的苓桂术甘汤具有健脾渗湿、温化痰饮之功；另《金匮要略》中即有“病痰饮者，当以温药和之”的痰饮治疗总纲的确立。痰饮是肺系疾病的常见伴发症状，如哮喘、慢性阻塞性肺疾病、支气管炎等均以咳痰症状为主，皆可拟温肺化饮之法辨治以求咳止、喘平、痰消。

（2）哮喘当重视温肺阳

如哮喘一病，多因素体阳虚导致水液代谢失常，痰浊聚于肺中而成为宿疾。若感受风寒，则引发内饮，故哮喘之本责之于阳虚痰聚。《伤寒论》中的小青龙汤是治疗哮喘的常用方剂，被认为是温肺阳散水饮治法的鼻祖，清代医家石寿棠在《医原》中对小青龙汤即有“干姜、五味子并用，温肺阳而固肺阴，无微不到”的论述，《通俗伤寒论》作者清代俞根初则认为小青龙汤之妙处在于妙在干姜与五味子相须为用，干姜温肺阳而化饮，五味子收肺气以定喘。针对哮喘以阳虚为主的病机，洪广祥教授针对性地提出哮喘病的治疗当以全程温法为主。

（3）喘嗽重症宜重视回阳救逆

麻疹合并肺炎喘嗽首见于清代谢玉琼撰写的《麻科活人全书》之中，是指以喘息、咳嗽、痰鸣、发热为主要特征的疾病，相当于西医中的肺炎。若婴幼儿或素体阳虚之人，或发病急骤正不胜邪，或迁延日久，则恐生亡阳之变，可出现面色苍白、皮肤发绀、喘息不止、冷汗不止、四肢厥逆等症状，治当急投以参附之剂以回阳救逆固脱，以免亡阳之变。

5. 温肾阳

肾位于腰部，脊柱两旁，左右各一，古籍《素问·脉要精微论》言“腰者，肾之府”，肾藏精，为脏腑阴阳之本，生命之源，因此称肾为先天之本，肾在五行属水，主要生理功能为主生长、发育、生殖以及水液代谢。当机体肾阳不足，其温煦功能减弱，常出现腰膝酸软、畏寒怕冷、精神不振、舌淡胖苔白、脉沉弱无力为主的临床表现。此外，肾阳虚往往是诸脏阳虚的根本，如肾阳虚日久会进一步导致气化失职损伤心阳；肾阳虚不能温脾亦可损及脾阳；肾阳虚不能纳气致肺阳之虚；肾阳虚导致卫气不足而寒邪易侵；肾阳虚，人体阳气不足，而肝肾皆居下焦，寒邪侵犯肝经导致肝阳虚。因此温肾阳是辨治五脏寒证的重要治法。

（1）温肾治疗阳虚水肿

肾主水，具有温煦作用，如果肾阳不足导致蒸腾气化失司，常导致水液输布障碍，水饮内停，泛于肌肤，初始眼睑、下肢浮肿，继而累及四肢，最后常导致全身水肿，甚则可出现腹胀如鼓之证。治之当以温阳化气行水，常用金匮肾气丸、《伤寒论》之真武汤等。

（2）不孕症当从肾阳论治

肾主生殖，具有促进人体生殖器官发育和维持生殖功能的作用。男性不育多与精液相关，如无精子症、精子活动度低、精子畸形、精液异常、精液液化不全。研究发现男性不育中肾阳虚为其最主要的原因，其治疗也以巴戟天、淫羊藿等温补肾阳药物为主；而女性不孕则多责之于肾阳亏虚，不能温煦脾阳，导致痰湿阻滞胞宫以及冲任，进而造成月经量少甚至闭经，治当温补肾脾之阳。

（3）多种因素导致现代人多见“阳虚”之征

在现代社会，由于生活习惯的改变，人们在饮食上多进食冰冷清火之品，工作及居住环境过度空调低温；加之工作压力大、过于劳累、心情紧张、睡眠不足等“劳伤肾”“思伤脾”的状况；况且现代的中医诊疗又受到中医“西化”及某些医家滥用苦寒流弊的影响，大量盲目使用抗生素、激素、苦寒中药治疗诸种疾病，致使临证所见的病证呈现出阴盛阳衰的基本态势，所见之人多可见“阳虚”之征。然仲景的温法和扶阳理念均重在温补阳气，可防苦寒伤阳之弊，利用阳气卫护肌表、保护阴精、濡养筋脉等，达到补偏救弊之效。

另外，值得关注的是：在温补肾阳的方药上，张仲景的金匮肾气丸、张景岳的右归丸均为代表方剂。两药均体现了“善补阳者，必于阴中求阳”的特点，即在补阳药物中加入了养阴之品，使得“阳得阴助而生化无穷”。因此，在补阳临证应用时亦当注重该特点，在补阳药物中莫忘加入补阴之品。

四、温经通络

经络是经脉与络脉的总称，是运行全身气血，联络脏腑肢节，沟通上下内外的通路。古籍《医学入门》云“经者，径也，经之支脉旁出者为络”；《灵枢•经脉》言“经脉十二者，伏行分肉之间，深而不见……诸脉之浮而常见者，皆络脉也”。经络以通为用，若寒邪客于经络，则气血寒凝而导致经络不通。清代医家叶天士提出“初为气结在经，久则血伤入络”，即提出了久病入络的观点。若寒邪侵袭素体阳虚、卫外不固之人体，留注于关节、肌肉、经络之间，从而导致全身肌肉关节活动下降、屈伸不利、麻木不仁，因而成为寒痹。因此经络不通亦是痹证发生的原因之一。

1. 温经通络应药、针、灸兼施

在药物方面，桂枝、艾叶、小茴香、吴茱萸等，具有温经通络的作用。在针灸方面，通过针刺可以使经络通畅，而点燃的艾绒在特定的穴位烧灼、温熨，借助火的温热力量，以疏通气血、祛除寒气，从而激发机体的抗病、祛病能力以达到温通的作用。若寒邪入侵人体日久，单一的治疗方法恐难以达到效果，当药、针、灸兼施，方可获得全效。

2. 温经通络当与行气活血并用

寒邪使气血壅滞于经络之中，阻滞不通。如果单纯使用温经通络的药物则恐难达到效果，当佐以行气活血的药物。如《金匮要略》中温经汤用于治疗妇人冲任虚寒、瘀血阻滞，方中运用桂枝、吴茱萸以温经通络，同时又使用了人参、川芎、当归、丹皮以行气活血，共奏温经散寒、养血祛瘀的功效。清代王清任治疗少腹寒凝血瘀的少腹逐瘀汤亦体现了相同的思路。

综上所述，温法可分为温气血之阳，温五脏之阳，温经络之阳，不难看出温法在中医治疗疾病的过程中有着重要的地位，可标本兼治亦可治疗多种疾病。临床上应当谨慎辨别，同时将四诊合参所收集到的信息，根据中医理论进行分析，并进一步与其他治法相结合运用于临床诊治，温清同用、消补兼施，才能取得较好的临床效果。

第二节 温法的源流与发展

温法是一种针对寒性病证和虚性病证而设立的治疗方法。于中医古籍《黄帝内经》一书中的记载着有关治法的论述，如“寒者热之”“清者温之”。临床上温法的体现在于应用温热性质的药物和/或方法扶助阳气，以此消除体内脏腑和经络中的寒湿水饮等阴寒邪气来治疗实邪证，即脏腑经络因寒邪为病；或通过温养阳气的方法来治疗阳气不足所致的虚寒证。中医常用的温法有温以祛寒、温以化湿、温经散寒、回阳救逆等，包括针对气血的温阳（温气）、温血；针对五脏的温（心）阳通脉、暖肝散寒，温肺化饮、温脾（胃）散寒、温肾助阳等；针对经络的温经通络。温法对寒证、痛证、郁证、水饮等证均有良好的治疗效果，是临床上中医八大治法中尤为重要的治法之一。在临床中温法也常与其他治疗方法结合运用，如与补法共同使用来治疗里虚寒证；与下法联合使用来治疗里寒积滞之证等。

一、温法的源流

1. 远古、先秦时期至汉代——温法的起源

火在人类适应自然的过程中有着极为重要的意义，50万年前的“北京人”时代就已经有使用火的痕迹，而在距今3万年左右的山顶洞人便已经掌握了人工取火的具体方法。古人在长期的生活实践过程中发现火的温煦作用在抵御寒冷的同时也能够对身体的不适症状有着一定的消除作用，因此逐渐将此方法运用于治疗疾病当中。

在春秋战国时期的文献中就有对温法应用的记载，比如在《韩非子•喻老》的扁鹊见蔡桓公的文章中即有“疾在腠理，汤熨之所及也”之说，其中所言“汤熨”即是用温热的药物熨烫皮肤来治疗疾病。其次，灸法也是一种较为典型的温法，“灸法”主要指以艾绒为主要原料，将其制成柱状点燃，并通过熏灼的方式以温热刺激穴位来达到治疗疾病的目的，此方法常用于慢性虚弱性疾病以及与风、寒、湿邪为患的病证，具有温经通络，升阳举陷，行气活血，祛寒逐湿等作用。在《庄子》中就有“越人熏之以艾”，《孟子》中亦有“七年之病求三年之艾”的记载，以上可说明“灸法”在春秋战国以前就已经在民间广泛的应用。

同时先人在服用葱、姜等辛热刺激性温热药食时，逐渐意识到温性药食对寒凉的疾病的作用，并进行不断地总结，最终形成了当今以药物为主的温法，在马王堆出土的中国最早的医书《五十二病方》中，就已经记载着桂、姜、椒、萸、辛夷等辛温的药食的使用，并在对痉病的治疗中提出了“以驱寒邪”的治疗原则。以上内容清晰地体现了古人在对自然现象的认识中领会了“温热”能应用于消除人体不适症状的作用，为温法的形成奠定了基础。

2.《黄帝内经》——温法理论体系形成的标志

《黄帝内经》是中医理论体系形成的标志，其中亦有大量对温法的论述，如在《素问•至真要大论》中即有“寒者热之”“清者温之”“劳者温之”“治寒以热”，奠定了温法的治疗总则。《黄帝内经》明确提出了温法是针对寒证而设立的治疗方法，为后世温法的理论体系的发挥以及临床的应用提供了依据，如《素问•至真要大论》记载“诸病水液，澄澈清冷，皆属于寒”，《素问•调经论》则说“阴盛生内寒……厥气上逆，寒气积于胸中而不泻，不泻则温气去，寒独留，则血凝泣，凝则脉不通，其脉盛大以涩，故中寒”。此外，《素问•阴阳应象大论》中“形不足者，温之以气”对温法具体的应用进行了进一步的阐述。

同时，《黄帝内经》明确了疼痛是寒邪侵袭人体后的主要表现，如《素问•痹论》“痛者，寒气多也，有寒故痛也”，《素问•举痛论》中“寒气入经而稽迟，泣而不行，客于脉外则血少，客于脉中则气不通，故卒然而痛”，“寒气客于脉外则脉寒……故卒然而痛，得炅则痛立止；因重中于寒，则痛久矣”。这些记载为以痛为主的风湿病的治疗提供了重要的理论依据。

3.《神农本草经》——温法运用的药物学基础

《神农本草经》是中国现存最早的药物学专著，共有365种药物，并且首创三品分类法，在《神农本草经》一书中记载了当时的大多数药物，其中有多种温性的药物，如干姜、巴豆、细辛、白芷、蜈蚣、附子、吴茱萸、巴戟天、辛夷、皂荚子、款冬花、薤白。其中性质微温者20种，温的79种，大热1种，共计100种温药，而记载有关治疗寒性病证，功效为祛寒、除痹、温中，同时服用此类药物后会出现热性表现，如“治阴痿不起，令强热”的条文共计47条。《神农本草经》中记载的大量药物为后世所用，奠定了温法的运用和药物学的基础，此外书中还提出了“疗寒以热药”的温性药物的运用原则。

4. 张仲景——运用温法治疗疾病的临床实践

《伤寒论》与《金匮要略》记载着张仲景将温法应用于临床治疗的条文。在《伤寒论》中，温法在六经病中的治疗均得到体现，例如太阳病篇有“太阳病，发汗，遂漏不止……桂枝加附子汤主之”的论述，即发汗过度导致的阳虚漏汗证；阳明病篇有“食谷欲呕，属阳明也，吴茱萸汤主之”，用于治疗中阳不足导致的阳明中寒，浊阴上逆证；少阳病篇在小柴胡汤的加减中有“若咳者，去人参、大枣、生姜，加五味子半升、干姜二两”来温肺化饮，用于治疗少阴病寒邪上逆导致的寒饮犯肺。至于三阴经病，因为阴经病大多以寒为主，故多使用温法，如太阴病篇“自利不渴者，属太阴，以其脏有寒故也，当温之，宜四逆辈”，提示了太阴病病机多为脾阳虚弱、运化失职所致的寒湿内阻，所以对于太阴病的治疗首选温法，使用理中丸等方剂来温中散寒。少阴病统括心肾两脏，少阴病发病多为心肾阳气虚弱，从而导致阴盛阳衰。因此对少阴病寒化证的治疗多用姜附之品，如四逆汤、通脉四逆汤、白通汤、真武汤、附子汤。厥阴病篇对于手足厥寒、脉微细为主的厥阴寒证，处方以温经散寒的代表当归四逆汤。

另外在治疗杂病为主的《金匮要略》中用于治疗寒湿偏盛的历节病的大乌头汤；用于治疗脾胃虚寒的大建中汤；补肾阳方剂的始祖八味肾气丸；用于治疗虚寒肺痿的甘草干姜汤；用于治疗阴寒痼结而致胸痛的乌头赤石脂丸；血虚寒滞而使用的当归生姜羊肉汤；内有寒饮而温肺化饮的小青龙汤；虚寒吐血而使用的侧柏叶汤等，为后世温法提供了治疗的依据。同时在治疗中焦虚寒证中提出了“腹满时减，复如故，此为寒，当与温药”；对痰饮病提出了“病痰饮者，当以温药和之”等以温法为主的治疗原则。张仲景将温法的理论与药物相结合运用于临床之中，使温法得到了飞速的发展，为后世医家的进一步发挥提供了基础。

5. 窦材——扶阳理论的提出

宋代医家窦材，假托扁鹊之名撰写了《扁鹊心书》一书，该书重视扶阳理论，反对过用寒凉攻下之法，认为阳气是生长衰老的根本，阳气的有无是人体存亡的关键，书中记载“夫人之真元乃一身之主宰，真气壮则人强，真气虚则人病，真气脱则人死”“阳精若壮千年寿，阴气如强必毙伤”“阴气未消终是死，阳精若在必长生”。窦材认为治病扶阳当以温补脾肾阳气为要，曰“人以脾为母，以肾为根”“脾为五脏之母，肾为一身之根”“肾为一身之根蒂，不可不早图也”，方法上除了单独补脾、补肾以外，还提出了先补脾后补肾、脾肾双补，并提倡重灸命关穴和关元穴。此外窦材非常重视灸法的临床应用，在《扁鹊心书》中总结归纳了“黄帝灸法”25种，“扁鹊灸法”10种，最后附了自己的“窦材灸法”50条。窦材为系统性提出扶阳学说的第一人，尊崇《黄帝内经》，认为《黄帝内经》是医家之正道，其理论主要围绕在重视扶阳、温补脾肾以及灼艾的应用。但由于其诸多理论深受道家思想的影响，因此多被后世所轻视，但是其扶阳的整体思想应该得到借鉴与学习。

6. 温补学派——温法的继承与发展

由于金元时期的刘完素与朱丹溪学说广为流传，渐致明朝时期医家多用苦寒药物，而损伤阳气以及脾胃，恐有形成新的寒凉时弊之嫌。此时产生了明代以薛己为代表的温补学派，强调肾的命门阳气与脾胃的重要作用，并在辨治用药方面力主减少滋阴降火药物的使用，而使用偏于温补的药物。

薛己重视治病求本，务滋化源，认为脾肾是人体的根本，也是治疗疾病的关键。首先其重视脾胃的元气，认为脾胃盛衰是人体盛衰的根本，并擅长使用李东垣的补中益气汤升补阳气来治疗内伤阳虚发热的病证，同时亦重视肾的化源作用，属命门火衰而不能化源者，则给予八味肾气丸进行治疗，为后世医家用温补之法治疗以虚证为主的内伤杂病奠定了初步的理论基础。明代医家孙一奎则超越了《难经》中的“左肾、右命门”的学术观点，认为命门是两肾之间的动气，完善了命门学说。此外，孙氏认为命门是三焦相火之原，而三焦是命门元气别使，因此十分重视三焦元气的保护，反对滥用苦寒和辛散之剂损伤脾胃以及元气，同时注重对下焦元气的温补，以此治疗癃闭、遗溺等证。张景岳提出“阳常不足，阴本无余”以及“气不足便是寒”的观点，确立了阳主而阴从的地位，重视温补肾与命门，在其创立的新方八阵（即补、和、攻、散、寒、热、固、因）中重点体现了温法，其代表方剂有辨治中气虚寒、为呕为泄之养中煎，辨治中寒呕吐吞酸、泄泻不思饮食等证之温胃饮等。

温补学派将温法推到了高峰，逐渐纠正了当时医家过用苦寒之弊病，对阴阳、命门的理论认识有了很大的提升，同时也为后世扶阳派的产生奠定了基础。

7. 扶阳派——温法发展的高峰

清代郑钦安通过对《周易》《黄帝内经》《伤寒论》等经典著作的深入研究和发挥阐释，完成了以《医理真传》《医法圆通》《伤寒恒论》为代表的三篇火神派经典著作。火神派是在继承前人理论的基础上执简驭繁，以阴阳为纲，主张阳主阴从、以阳为本，重视阳气在机体中的作用，并以温肾为主。火神派讲究使用大量的附子、肉桂、干姜等热性药物治疗重证、险证，具有良好的效果。火神派经过卢铸之、祝味菊、吴佩衡、范中林、李可等人的传承逐渐发扬光大，对后世产生了极为深远的影响。

虽然火神派是温法的发展高峰，但是因为对附子等热药用量过大，饱受争议。同时2020年版《中华人民共和国药典》明确规定附子的用量为3～15g，先煎，久煎，且当今药材市场上附子炮制质量参差不齐的现象，进一步限制了火神派的应用。但是对于风湿痹病的顽疾、痼疾具有一定的临床治疗意义，应当谨慎辨别而慎重选用。

二、医家对温法的认识举隅

1. 卢氏扶阳学派

卢崇汉认为阴阳关系中阳为主阴乃从，认为阳气是机体生命活动的原动力，人体的阳气存之则生，失之则死。因此“阳不足者，扶阳抑阴”“阴不足者，用阳化阴”是其扶阳理念的核心。卢氏温法的应用有四个层次，首先是以“桂枝法”祛太阳之邪，通太阳之气；其次“转中运”以健运中土，生化得源；第三用“四逆法”固少阴；最后“扶阳添精”。诸法联合，开合有利，升降有序，气化运动调畅，以求“阳得阴助则生化无穷，阴得阳升而泉源不竭”，使人体阴阳能够自行互生互长。

2. 李氏扶阳观念

李可认为机体从筋肉脉皮骨、十二经脉、四肢百骸、五脏六腑但有一处阳气不到，则会生病。他认为外邪的干扰只是诱因，机体的阳气不足才是疾病发生的关键，应该视为主要病因。并且，非常重视调护先天之本与后天之本，救胃气保肾气是李氏的基本治法，通过调养先天肾气与后天脾胃之气方能使阳气生化畅通调和。其具体治法是根据六经辨证的原则指导用药。李氏认为多数疑难重症多为三阴重病，必须着重扶太阴来扶正保护胃气、扶少阴意指保护肾气，同时还要祛三阴之邪，因此李氏主张用药应用大剂以求力宏，沿用张仲景当年用的用药剂量来达到直接破邪回阳的目的，而患者的服药反应会较明显，时会有“其人如冒状”之感觉，以上是李可扶阳的核心观念。

3. 罗氏扶阳理念

罗试计认为《伤寒论》充分体现了《内经》中“凡阴阳之要，阳密乃固”的思想，重视固护人体阳气。张仲景运用温法治疗疾病，辨证准确，用药精当，为后世医家树立了楷模，也表明了阳气是人体各种功能运动之基础。正如《素问•生气通天论》所云：“失其所则折寿而不彰。”并谆谆告诫后学者，应当仔细体会其思想之精髓，活学活用，不断提高中医药的疗效。

总之，温法经历了仲景时期重用附子、干姜、吴茱萸等大热之品及相应方剂，逐渐演化到温补学派之温养为主，使温法的应用逐渐趋于平和。虽然扶阳派（火神派）的出现再次重用姜附之剂，但是大多数医家仍主张以缓和之药进行温补并沿袭至今。

第三节　温法的分类举隅

温法乃八法之一，是通过温性或热性药物来振奋阳气，消除人体内沉寒痼冷，恢复五脏之阳，促使气血调和，元真通畅，达到“阴平阳秘，精神乃治”之作用。温法重在温补阳气，防苦寒伤阳之弊。

一、温阳宣肺法

肺为水之上源，为贮痰之器。其主宣发与肃降，主通调水道。根据“子盗母气，久病及子”的理论，肺脏病久可累及脾、肾，因此阳虚是慢性肺系疾病最常见的内因，故常常可通过温宣、温化、温补等温法，可以达到散寒解表、化痰祛瘀、止咳平喘、扶正固本等目的。

1. 温肺化饮

肺主通调水道，主治节。寒邪袭肺，肺失宣肃，治节失常，津液内聚为饮生痰。症状可见：咳嗽，痰多白沫，四肢沉重乏力或有疼痛、无汗、口不渴或渴不喜饮，背部冷痛，舌苔白滑，脉沉滑或沉弦。应遵《金匮要略》“病痰饮者，当以温药和之”之旨意，治以温肺化饮为主。择方可选射干麻黄汤、小青龙汤、甘草干姜汤、苓甘五味姜辛汤。其中第一方温肺化饮，兼可解表散寒；后三者温肺降气，祛痰止咳，更适用于无表证的患者。

2. 温补肺脾

久病肺疾咳嗽，肺气亏虚，子病及母，脾气亏虚，“脾主生痰之源”，痰湿中阳，清阳不升，浊阴不降。症状可见：咳嗽气短乏力，痰多而清稀，纳谷欠馨，腹胀便溏，四末不温，或呕吐清水，舌淡苔白而滑，边有齿痕，脉象沉细而弱。《医宗必读》曾云："治痰不理脾，非其治也。"故治宜温补肺脾。择方甘草干姜汤、理中汤等，而理中汤亦有"培土生金"之意。

二、温通心阳法

心主血脉，藏神。正如《中西汇通医经精义》中所云："心为火脏，火气宣明，则能化生血液，流畅筋脉，血脉流行。"血脉运行及神志明静均有赖心阳温煦，如调摄不当或感受寒邪，则心阳受损，可见胸痹胸痛及神志失常。

1. 温阳除痹

"阳化气，阴成形"。胸阳不振，阳不化气，则气不行血，湿聚化饮生痰，痰瘀交结，内阻血脉，"不通则痛"。然胸阳不振，心阳不足又有"寒凝心脉"及"心阳亏虚"之不同，寒凝心脉临证症状可见突然心痛如绞，形寒，天时寒冷或迎寒受风则心痛易作或加剧，甚则四末不温，冷汗频频，短气心悸，心痛彻背，背痛彻心，苔白脉紧。治宜宣痹祛寒，温阳活血，可分别择方《伤寒论》之当归四逆汤、人参汤（理中丸）、瓜蒌薤白白酒汤以温阳散结，开痹止痛治之；若心背彻痛不已，伴四肢厥逆、脉沉紧等则是阴寒之邪痼结不散所致，则择方《金匮要略》乌头赤石脂丸方以助阳逐阴，温通开痹治之为宜。

2. 温阳镇惊

心藏神，心阳虚衰，心神不能守舍，则发惊狂，卧起不安。正如《伤寒论》中所云："伤寒脉浮，医以火迫劫之，亡阳，必惊狂，卧起不安者，桂枝去芍药加蜀漆牡蛎龙骨救逆汤主之。"本方系桂枝去芍药汤加蜀漆、牡蛎、龙骨三味药组成，桂枝去芍药汤本用以治"脉促胸满"之证；蜀漆即常山苗能"疗胸中邪结气"，李时珍云蜀漆能"驱逐痰水"。可见本方所主必有胸满痰多症；龙骨、牡蛎有镇惊之用，殆为"惊狂、卧起不安者"设，卧起不安是胸满烦惊的具体表现。蜀漆又有"醒神开窍"之用。故本方之组方、功用确实体现了温阳镇惊之作用。须关注的是此"亡阳"，是因误用温灸，致血失平衡，阳气浮越不能潜藏而已；非四逆汤证之阳气衰微、汗出不止、四肢厥冷、脉微欲绝之"亡阳"也，故不用回阳的附子，只用潜阳纳浮阳的龙骨、牡蛎和平冲制动悸的桂枝、甘草便足以治之。

三、温脾和胃法

中焦脾胃，主运化，主升清，主和降，主统血。正如李东垣《脾胃论》中云“形体劳役则脾病，病脾则怠，惰嗜卧，四肢不收，大便泄泻。脾既病，则其胃不能独行津液，故亦从而病焉”。所言是也。

1. 温脾和胃

脾主运化，胃主腐熟受纳水谷且主和降，寒邪直中脾胃，或因久病，或因过食生冷，损伤脾阳，脾失健运，胃失和降。症状可见呕吐清稀痰涎之物，脘胀不舒，头晕心悸，畏寒怕冷，四末不温，舌胖色淡，苔白滑，脉沉弦等，治宜温阳化饮。择方《金匮要略》之苓桂术甘汤，本方用桂枝温阳通脉，平其冲逆，配甘草除风冷疼痛而制动气，配苓、术以蠲饮气，诸药合用，具有平冲、定悸、健胃、利水之功。若寒客脾胃、中焦虚寒，症见腹痛喜温喜按，呕吐，泻利，苔白，脉沉弦，治宜温中散寒与健脾益气并举，可择《伤寒论》之代表方理中丸（汤），本方比专治胃虚夹寒之圣剂——甘草干姜汤多了人参、白术两味，四药合之共奏温中而益脾阳，和中而止腹痛，止吐制泻，开胃消食之功。

2. 温中摄血

脾主统血，脾气具有统摄血液在脉中运行，而不溢于脉外的功能。若脾气亏虚，脾不统血，则可见各种出血。症状可见：血色淡，质稀，面色萎黄，乏力懒言，畏寒肢冷，舌淡脉细弱。治宜温中摄血，方宜黄土汤治之。正如《金匮要略》云：“下血，先便后血，此远血也，黄土汤主之。”远血病在脾，脾土居中，相对下焦而言，则为远，故先便后血为远血。远血是虚寒证候，治法必兼温补，故择方黄土汤，方中黄土温燥入脾，合白术以温健脾胃，附子以补阳，阿胶、地黄、甘草以益血，黄芩苦寒坚阴，共奏温养脾肾以止血之功效。苦中寒著者可酌加炮姜，若中寒且身畏寒著者可酌加干姜。

四、温肝柔肝法

1. 温肝散寒

寒邪外袭，留滞肝经，经气失和，正如《素问•举痛论》所言“寒气客于厥阴之脉，厥阴之脉者，络阴器，系于肝，寒气客于脉中，则血泣、脉急，故胁肋与少腹相引而痛矣”，可见寒凝肝脉，气血涩滞为病机之关键矣！治当以温肝散寒，通脉行滞并用为宜。择方常为《伤寒论》中的当归四逆加吴茱萸生姜汤。清代医家尤怡曾云："夫脉为血之府，而阳为阴之先，故欲续其脉，必益其血；欲益其血，必温其经。"当归四逆汤中当归、芍药之润以滋之，甘草、大枣之甘以养之；桂枝、细辛之辛以温之，尤借通草之入经通脉以续其绝而止其厥。方中再加入吴茱萸、生姜是为久寒而设。《神农本草经》云吴茱萸"温中气止痛，除湿血痹"。《名医别录》说吴茱萸主"心腹诸冷，绞痛中恶，心腹痛"。所以，当归四逆加吴茱萸、生姜，并用水加清酒而煮之，其温肝经、止寒痛的作用就更为强有力了。

2. 温阳柔肝

肝主疏泄，凡七情内伤所致肝阳虚者，除肝阳虚的临床所见之外，多伴有嗳气、善太息、情绪不稳定、胁痛隐隐或两胁不适，妇女可见经行失常，舌瘀斑，甚至癥瘕癖块等。治宜温肝疏肝，助肝生发。可择方《伤寒论》之吴茱萸汤为主方，同时可伍入薤白、豆豉、桂枝、花椒、川芎、川楝子、柴胡、青蒿等温阳疏肝之品，兼佐以木瓜、五味子、当归、枸杞子等养血益阴之品，谨遵"善补阳者，必于阴中求阳"，以利于阳气之生成。

五、温肾潜阳法

肾为先天之本，藏精、主水、主纳气。清代郑钦安《医理真传》中云："真气，命根也，火种也，藏于肾中，立水之极，为阴之根，沉潜为顺，上浮为逆。"《素问·阴阳应象大论》云"壮火食气"，是指"亢潜之火"，非"秘藏之火"。民国祝味菊《伤寒质难》："火气潜藏，是谓少火，少火生气，所以生万物也，苟能秘藏，固多多益善。"火以潜藏为度。

1. 温阳补肾

肾阳为一身之元阳，久病及肾或先天。禀赋不足，导致肾阳不足出现肾与命门功能衰退之病变。症状可见：头晕耳鸣，腰膝酸软，小便清长或尿频，男子遗精阳痿，女子宫冷不孕，舌淡，脉沉弱。治宜温阳补肾，振奋阳气，即"益火之源，以消阴翳"。择方可选金匮肾气丸。方中以六味地黄丸"壮水之主"，加肉桂、附子补水中之火，以鼓舞肾气。通过水火并补，阴阳协调，邪祛正复，肾气自健。本方中仅用少量温肾药，于滋肾药中，取"少火生气"之义，故名"肾气"。故此"阴阳互根"，于温阳方中，切莫忘配以熟地黄、山茱萸、枸杞子、龟甲胶等滋阴益精之品。

2. 温阳行水

肾主水，水液的运行输布，有赖肾阳蒸腾，水津化气才能“水津四布，五经并行”。若阳虚不能化气，水湿内停，症状可见：全身肿，以颜面为甚，心悸、怔忡、喘咳。治宜补肾温阳、化气行水。择方可选五苓散合真武汤加减。其中五苓散化气利水合真武汤温壮下元、镇纳浮阳，共奏温阳利水之功。值得重视的是应酌情加入健脾利水之品，疗效更佳。

第四节 温法的临床运用

温之为法者，益阳、壮火、祛寒也。《素问·生气通天论》云：“阳气者，若天与日，失其所，则折寿而不彰。”指出了人体能够保持旺盛的生命力，皆因阳气之作用。明朝张景岳又云：“可见天之大宝，只此一丸红日；人之大宝，只此一息真阳。凡阳气不充，则生意不广……凡万物之生由乎阳，万物之死亦由乎阳，非阳能死物也，阳来则生，阳去则死矣。”李东垣提出了升阳益胃与甘温除热的用药法度；张景岳、赵献可、薛立斋临证主张用温补之法；王清任则把温药与活血化瘀药合用等，使温法之运用范围得以扩大。清代名医程钟龄又把温法分成温存与温热两大类，强调“医家有温热之温，有温存之温，参、芪、归、术，和平之性，温存之温也，春日煦煦是也；附子、姜、桂，辛辣之性，温热之温也，夏日烈烈是也”。总之，凡是邪寒偏盛，其症急重者，多用温热之剂；阳气偏虚，其症缓轻者，多采用温存之法。

一、温法在内科常见疾病辨治运用举隅

1. 胸痹心痛（冠心病）辨治中温法的运用

温法在辨治胸痹心痛（冠心病）中的运用十分广泛。心乃五脏六腑之大主也，周身血脉的运行皆离不开心气的推动，心阳之温煦。而冠心病是指冠状动脉粥样硬化使血管腔狭窄，或阻塞，和/或因冠状动脉功能性改变（痉挛）导致心肌缺血、缺氧或坏死而引起的心脏病变。古医籍中并无“冠心病”之病名，故诸医家将冠心病归属于“胸痹”“真心痛”“厥心痛”等病之范畴中，临证时常以胸闷、气短、心悸，甚见心痛彻背、背痛彻心等为主要症状。胸痹之病，病位在胸，胸为阳位，胸阳不振，心阳不足致血脉运行不

畅，则发胸痹心痛之疾。温法在辨治胸痹（冠心病）中的运用，常常表现在：①温补心阳——择方桂枝甘草汤为主方治之。本方乃《伤寒论》温通心阳之主方，组方精简，疗效专一显著，以桂枝通脉助阳为君，独任甘草甘缓补益为佐，辛甘合用，温通心阳，缓急止痛，以治胸痹心痛，譬犹大地回春，冰雪尽融。②通阳泄浊——择方瓜蒌薤白白酒汤为主方治之。《金匮要略》云："胸痹之病，喘息咳唾，胸背痛，短气，寸口脉沉而迟，关上小紧数，瓜蒌薤白白酒汤主之。"因胸背为阳，寸口亦为阳，上焦阳气不振，所以寸口脉沉取而迟；胃以上有寒饮停滞，所以出现呼吸短促而喘息、咳嗽、唾痰、胸部和背部疼痛等证。本方由瓜蒌、薤白、白酒三味组成。其中以瓜蒌开胸中痰结；以薤白辛温通阳气；以白酒之气轻扬，能引药上行，即可制约瓜蒌苦寒之性，又能助其开胸散结之功。本方上能温通胸中阳气，下可降除中下二焦寒浊之气上逆而痹阻心阳，共奏通阳散结，豁痰下气之效。而白酒尤以米酒之初熟者为宜。瓜蒌薤白白酒汤作为通阳泄浊法治疗胸痹心痛的典型药方，体现了张仲景先师擅用温通及宣补来调节阳气的辨治理念。③温阳利水——择方真武汤为主方治之。本方主治胸中阳气亏虚，水湿泛温之证。常以心胸憋闷、胸痛彻背、背痛彻胸、喘息不得平卧、活动受限、严重则夜半憋醒、气短、四肢厥冷、下肢浮肿等为主要表现。真武汤由附子、白术、茯苓、芍药、生姜组成。方中白术与茯苓同用，能益脾祛湿，主治头眩心悸、小便不利、下利浮肿等证；白术与附子同用，能温中利湿，主治恶寒体痛、四肢沉重、身体瞤动、脉沉小等证；生姜能去水气止呕吐；芍药能和血脉，主邪气腹痛，并能牵制附、姜、术之热性。总之，本方系温经回阳、逐水利湿、宣痹镇痛之剂，适用于少阴病，阳气不足，阴邪有余，水饮内结，寒湿疼痛的证候。正如清初医家柯琴云本方"为有水气是立真武汤本意"及"若虽有水气而不属少阴，不得以真武主之也"。又如清代医家钱潢云："方用真武汤者，非行水导湿，乃补其虚而复其阳也。"④回阳救逆——择方四逆汤为主方治之。《伤寒论》曰："少阴病，脉沉者，急温之，宜四逆汤。"四逆汤是仲景辨治少阴病阳虚寒盛或亡阳厥逆证、厥阴寒厥证的著名方剂。金代医家成无己曾云："四逆者，四肢厥逆而不温也。四肢者，诸阳之本，阳气不足，阴寒加之，阳气不相顺接，是致手足不温而成四逆也。此汤申发阳气，却散阴寒，温经暖肌，是以四逆名之。"临证可见四肢厥冷、唇甲发绀、气息低微、畏寒、舌质紫黯、脉微欲绝等。此与冠心病心绞痛发作时，症状极其相似。

心中阳气大伤或因过用发汗之品致使阳气衰败。阳气衰则血运不畅，凝滞于胸，不通则痛。“血得寒则凝，得温则行”。本方由附子、干姜、甘草组成，取附子回阳救急之功；配伍温中之干姜以增强其温里之效。清代医家陈修园撰《本草经读》曰“附子味辛气温，火性迅发”，可振奋心阳；金代名医张元素撰《珍珠囊》一书中云：“干姜其用有四，通心阳，一也；去脏腑沉寒痼冷，二也；发诸经之寒气，三也；治感寒腹痛，四也。”故附子与干姜合用，且佐以甘草，既缓和姜、附之峻，又可和中益气，有补正安中之功。三药合用，正如《素问·至真要大论》所云“寒淫于内，治以甘热”，此即四逆汤之立方本旨也。

2. 咳喘痰饮之病的辨治中温法的运用

应用温法和温药辨治咳喘痰饮的病证，从古至今医籍中记载颇多。如《伤寒论》六经辨证认为其总的病机是寒邪外袭，治疗倡导“扶阳气”的基本思想，所以主张使用温肺之法，关注点在于患者气阳虚弱是关键。因为肺为华盖，居于上焦，外合皮毛，风寒之邪由皮毛玄府直入，外寒内侵之病因颇为常见，故肺寒发病者，执其“阴盛则寒”与“阳虚则寒”两端。因肺为水之上源，脾主运化水湿，水液失调常与肺脾两脏相关，故肺寒亦从温脾（胃）论治，所谓“培土生金”是也，另肺主气，肾司纳气，肾阳衰惫，失于摄纳，上逆则为咳为喘，且阳虚水泛，聚湿化饮生痰，故又宜从温肾治之。①温肺蠲饮——《素问·咳论》云：“皮毛者，肺之合也，皮毛先受邪气，邪气以从其合也，其寒饮食入胃，从肺脉上至于肺则肺寒，肺寒则外内合邪因而客之，则为肺咳。”外寒与内饮相合所形成的寒饮是最常见的证候，临证常见频频咳嗽喘逆，咳吐清稀痰涎或畏寒、背寒冷如掌大、时伴发热。治宜温肺化饮，温肺则肺寒除，饮化则咳自止矣。择方小青龙汤为主方治之。本方由麻黄、芍药、细辛、干姜、甘草、桂枝、半夏、五味子组成，其中麻黄配桂枝，发汗解表，宣肺平喘；芍药伍桂枝，调和营卫。干姜辛热为“脏寒之要药”。细辛辛温、其性走窜散滞。半夏温燥能“消痰下肺气”。三药合用，一温一散一燥，共奏温肺蠲饮，散寒降逆之功。配以五味子之收敛，是为散中寓收，可防肺气耗散太过之弊。药仅八味，配伍极为严谨，故凡外感风寒，内停水饮，以主咳嗽喘息，痰多而稀等证，均宜投以本方治之。临证辨治时，若见寒热轻微，表不甚实者，麻黄、桂枝的用量可酌减；若见喘满烦躁者，可遵《金匮》法酌加生石膏清肺胃之热治之。②温脾化痰——“脾为生痰之源”，脾阳虚则水湿内停，循肺脉上主于肺，发为痰、咳。症状可见四肢不温，形体肥胖，平素痰多，但尚易咯出，时伴头晕目眩者。治宜温脾化痰，脾温则水湿自除。清本溯源，痰无所生，肺无痰贮，咳喘自除。可择方茯苓桂枝白术甘草汤为主方治之。本方为仲景先师辨治痰饮病之主要方剂，适用于中焦阳虚，脾失健运，气不化水，聚湿成饮化痰之证。正如尤怡所云："痰饮阴邪也，为有形，以形碍虚则满，以阴冒阳则眩，苓桂术甘，温中去湿，治痰饮之良剂也……盖痰饮为结邪，温则易散，内属脾胃，温则能运耳。"本方中茯苓为君，健脾利水；桂枝为臣，温阳化气；佐以白术运脾燥湿；使以甘草，调和脾胃，共达健脾渗湿、温化痰饮之效。若见脾气虚甚者，可加人参；痰多者可酌情伍用二陈汤治之。③温胃利水——"伤寒心下有水气，咳而微喘"，心下有水气即胃中有水气，水气上凌于肺，则发为咳喘，症状可见咳嗽、胃脘畏寒，不欲饮水，或饮水后胃中不适，甚者胃中振水声。治宜温胃利水，温胃则水气自利，咳喘无根矣！可择方《伤寒论》之茯苓甘草汤合《金匮要略》之小半夏汤为主方治之。茯苓甘草汤由茯苓、桂枝、甘草、生姜组成，殆为阳气内伏，厥而心下悸动者设。用桂枝甘草以通阳、平冲、制悸；用生姜、茯苓以发散水气，如此，不但防止水渍入胃，胃寒不适并有振水声等诸症发生；若合以由半夏、生姜组成的小半夏汤其蠲饮止呕之力更强，用于胃中停饮，上逆作呕者，具有更好的疗效。④温肾纳气——肺肾同根，金水相生，肾不纳气必见咳喘短气，多见于气短、动辄咳喘、腰膝酸软无力的老年患者。治以温肾纳气。补肾阴则肾精充足；温肾阳则肾气自化，从而肺气自满，吐纳自如，咳喘自平矣！可择方《景岳全书》中的金水六君煎为主方治之。本方由当归、熟地黄、陈皮、半夏、茯苓、炙甘草、生姜组成，亦即由二陈汤合熟地黄、当归而成，用于肺肾两虚、水泛为痰之证，以归、地滋阴，二陈化痰。方中重用熟地黄和当归，意在取熟地黄纯静温柔之品，具沉着坠下之性，大有益肾填精、化生肾气之效；当归辛甘温，具有阳动温补之性。《沈氏尊生书》中云："当归非治痰之品，然具有阴虚痰盛，于治痰药中，不得不用当归者。"明代张景岳《本草正》："凡阴中火盛者，当归能动血，亦非所宜，阴中阳虚者，当归能养血，乃不可少。"当归针对阴中阳虚者乃不可少，熟地黄配当归，从当归辛甘阳动之性，能填补肾精、温化肾气，于临证时还常加肉桂以增强温肾纳气之功，故使肾气充盈则肺吐纳有根矣。

二、温法在皮科常见疾病辨治运用举隅

1. 痤疮辨治中温法的运用

痤疮，属中医“肺风粉刺”的范畴，此外还有“面疱”“面粉渣”“酒刺”“粉花疮”等称谓。历代众医家概括其病因病机，多为肺经风热、胃肠湿热、血分毒热、肝郁化火、肾阴亏虚等，多强调“热”是发病的主要因素，从而多采用清泄肺热、泻火通便、活血凉血、健脾祛湿、疏肝解郁、滋补肝肾等治法，而忽视了运用温法辨治痤疮。当今社会中，随着人们生活方式的改变，阳虚体质的人越来越多。因此，要重视温法在辨治痤疮中的运用的重要意义。温法在辨治痤疮中的运用：①辛温发散——是指以温热、辛散的药物为主，辨治表郁证从而达到辛温通散，发越阳气的目的。《黄帝内经》云：“劳汗当风，寒薄为皶，郁乃痤。”《诸病源候论》也同样记载“痤疖者，由风湿冷气搏于血，结聚所生也。人运役劳动，则阳气发泄，因而汗出遇风冷，湿气搏于经络。经络之血，得冷所折，则结涩不通，而生痤疖”。由此不难看出，痤疮的病因病机是人体汗出后受到风、寒、湿等邪气的侵袭，导致腠理闭塞，玄府不通，阳气郁滞。气滞则血瘀，水湿聚则痰饮生，久之痰湿、瘀血、郁火内生相互胶结，从而不断形成痤疮、结节等。《本草纲目》亦曾记载“痈疮疥痤，俱宜解表，汗以泄之，毒以熏之，皆轻剂也”。提示我们可用辛温发汗以泄邪的方法辨治痤疮，此亦即取《黄帝内经》“其在表者，汗而发之”之意。临证可择方《伤寒论》之麻黄附子细辛汤为主方治之。方中附子温经助阳，麻黄发汗解表，更以细辛通彻表里，内散少阴寒邪，外解太阳之表。三味合用，是在温经助阳之中微微发汗，以散寒邪。如此，外感之风寒之邪，得以表散，又可固护里热。如方中只用麻黄、细辛，不用附子助阳，则阳气随汗而泄，恐有亡阳之虑。今将麻黄与附子并用，则可于发中有补，使表解而又无损于阳。辛温发散法，不仅适用于单纯的表郁型痤疮，对于热毒内盛型及肝郁化火型的痤疮辨治之时，均应加入少许辛温发散之品，可达宣肺、温通腠理、表里同治之目的，并可防止过用凉药而冰遏阳气之弊。②温化痰瘀——《诸病源候论》云：“痤疖者，由风湿冷气搏于血，结聚所成也。”很多痤疮发病的病机，因阳虚致寒湿凝滞、阳气不运，局部痰凝血瘀者并不少见。故临证时运用辛温性质的药物温补通达阳气，温化痰瘀，使阳气得行，痰瘀得散，痤疮得愈。临证可择方《外科证治全生集》的阳和汤为主方治

之。本方中熟地黄大补血气为君；鹿角胶血肉有情之品，生精补髓，养血助阳，强筋壮骨为辅；姜炭温中，破阴回阳；肉桂入营，温通血脉；麻黄达卫散寒，协同姜、桂，能使气血宣通，从而熟地黄、鹿角胶可以补而不滞；白芥子祛皮里膜外之痰；甘草解毒，诸药合之共奏温补和阳，散寒通滞之效。③温阳潜纳——就是指温阳药和潜镇药并用，以治阳浮于上，上盛下虚之证。“温以壮其怯，潜以平其逆”，用具有扶助颓衰元阳之功的干姜、肉桂、附子等温阳药，加之具有潜镇作用的牡蛎、鳖甲、磁石等，并用之则收引火归原，温阳潜纳之效。常见症状如上热下寒之口舌生疮、齿龈肿痛、头晕耳鸣、难寐、四肢不温、便溏，可择方《金匮要略》之肾气丸为主方治之。方中六味地黄丸壮水之主，加肉桂、附子补水中之火，以鼓舞肾气。通过水火并调，阴阳协补，邪祛正复，肾气自健。本方仅用少量温肾药于滋肾药中，取少火生气之义，故名“肾气”。如清代名医费伯雄撰《医方论》中云：“桂附八味为治命肾虚寒之正药，亦导龙归海之妙法，然虚阳上浮，火无所附者，必于脉象细参，或脉洪大，而重按甚弱，或寸关洪大，而两尺独虚细数者宜之。”④升阳散火——李东垣认为“内伤脾胃，百病由生”，“若饮食失节，寒温不适，则脾胃乃伤……脾胃气虚，则下流于肾，阴火得以乘其土位”，并提出了“阴火”的理论。对于“阴火”的治疗，李东垣又云：“内伤不足之病……惟当以甘温之剂，补其中，升其阳，甘寒以泻其火则愈。”不难看出，升阳散火，就是运用甘温益气之品以益气健脾、升发脾胃清阳，使清阳得升、湿浊得化，从而龙雷之火自降矣。常可择方补中益气汤合潜阳填髓丸为主方治之。李东垣著《脾胃论》中的补中益气汤以黄芪、人参、白术、甘草等甘温益气之品调补脾胃，升阳益气；合清代沈金鳌撰《杂病源流犀烛》一书中的潜阳填髓丸（由熟地黄、石斛膏、线胶、莲子、芡实、麦冬、茯神、五味子、沙苑子、远志等组成），可治肾脏精亏、相火易动难制等症，两者合之，可达扶正祛邪，升阳散火之功。总之，痤疮热象不明显，或有明显寒象，或寒象伴见假热之象者，可考虑使用上述温法治之，只要辨证准确，使用得当，则疗效可期。

2. 带状疱疹后遗神经痛辨治中温法的运用

带状疱疹中医称之为“蛇串疮”，又名“缠腰火丹”“蛇丹”。明代医家申斗垣撰《外科启玄》中称之为“蜘蛛疮”，并说“此疮生于皮肤间，与水窠相似，淡红且痛，五七个成攒，亦能荫开”。本病发病时患部常有带索状皮肤刺痛，疼痛有的发生在皮疹出现之前；有的伴随皮疹同时出现；有的产生在皮疹出现之后。皮肤刺痛，轻重不等，儿童患者疼痛轻微，年老体弱者疼痛剧烈，常扩大到皮损范围之外，即使皮疹消失，尚可后遗持续数月，甚至更长时间，常伴有疲乏无力、胃纳不佳、四末不温等症状。加之带状疱疹起病之初，多以抗病毒药及清凉之品治之，这使得本就正气不足的患者阳气更虚，寒气更胜，故而经脉收引、气血凝滞，在皮损处发生疼痛。故带状疱疹后遗神经痛的病机属虚寒证者，常有之。为此辨治之时常予以温阳散寒为主，佐以行气化瘀治之。择方《伤寒论》之真武汤合北宋王怀隐等人编写的《太平圣惠方》之金铃子散为主方治之。其中真武汤方中白术与茯苓健脾利湿、祛寒止痛；生姜能去水气、温中降逆；芍药能和血脉、除痹痛，诸药合用可达温经回阳、逐水利湿、宣痹镇痛之效。而金铃子散由能泄肝火、行气滞的金铃子（川楝子）与能行气活血、长于止痛的延胡索组成，具有行气活血、通络止痛之效。两方合用，则一方面可温阳散寒、双益脾肾、助机体功能的恢复；另一方面具有较强的通络止痛的作用，可起到标本兼治之效。

三、温法在妇科常见疾病辨治运用举隅

1. 崩漏辨治中温法的运用

崩漏是指经血非时暴下不止或淋漓不尽，前者称崩中或经崩；后者称漏下或经漏。本病的发病机理主要是冲任损伤，不能约制经血，故经血从胞宫非时妄行。常见的病因有血热、肾虚、脾虚、血瘀等。一般来说，崩漏虚证多而实证少，热者多而寒者少，但“即使是火，亦是虚火，非实火可比”。在临证辨治时常用温法治之。①温阳补肾——适用于肾虚而偏肾阳虚者，乃固肾气不足、肾阳虚弱、封藏不固、冲任失约，故经来无期量多或淋漓。阳虚则真火不足，经血失煦，故色淡质稀。伴见畏寒肢冷、面色晦暗、腰膝酸软、小便清长、舌质淡、苔薄白、脉沉细等，亦皆为阳虚失煦之象，宜以温肾固冲，止血调经治之。择方《景岳全书》之右归丸为主方治之。方中制附子温补命门之火，以强壮肾气；杜仲、菟丝子温补肾阳；鹿角胶温肾气，养精血，固冲任；熟地黄、山茱萸、枸杞子补养精血；山药补脾固气；加黄芪补气摄血，覆盆子、赤石脂固肾涩血。而肉桂温血，当归辛温活血，故宜去之。肾阳虚，脾阳失煦，证兼浮肿，纳差，四末不温者，加茯苓、砂仁、炮姜健脾温中；证见血量多，色黯红有块，小腹疼痛者，为寒凝致瘀，可酌加五灵脂、没药等共奏温经活血之效。②温阳健脾——适用于经血非时而至，崩中继

而淋漓，血色淡而质薄，气短神疲，面色皖白，或面浮肢肿，手足不温，或饮食不佳，舌质淡，苔薄白，脉弱或沉弱之证。宜予补气摄血，养血调经治之。择方《傅青主女科》之固本止崩汤为主方治之。方中人参、白术、黄芪补气培元，固中摄血；熟地黄养血滋阴；黑姜温中止血。因当归性温活血，故暂不用。加入升麻，以升提气机，山药、大枣补中益血，乌贼骨涩血固冲。兼血虚者，加何首乌、白芍、桑寄生。久漏不止，或少腹胀痛者，加黑荆芥、益母草、木香。③血虚血瘀——适用于经血非时而下，时下时止，或淋漓不净，或停闭久又突然崩中下血，继而淋漓不断，色紫黑有块，小腹疼痛或胀痛，舌紫黯，苔薄白，脉涩之证。治宜补血和血，活血行瘀，止血调经，可择方《太平惠民和剂局方》之四物汤合失笑散为主方治之。其中四物汤（熟地黄、当归、川芎、白芍）养血、和血、调经，失笑散活血化瘀止血。再加三七粉、茜草炭化瘀止血，乌贼骨涩血而不滞瘀，共奏养血和血、止血调经之效。兼有气滞者，证见胁腹胀著，可酌加炒川楝子、香附等。久漏不净者，酌加红花、益母草等。

2. 慢性盆腔炎辨治中温法的运用

慢性盆腔炎是指女性内生殖器官，如子宫、输卵管、卵巢、子宫旁结缔组织、盆腔腹膜等处发生慢性炎症，系由急性盆腔炎延误诊治或治疗不彻底所致，或无明显急性发作史，起病缓慢，病情反复所致。中医并无此病名，据其临证表现，可归属于中医的“妇人腹痛”“带下病”“癥瘕”“不孕”“产后发热”“热入血室”等范畴之中，是以“湿、瘀、虚”为特性的本虚标实之证。临证之时，寒邪非温不散；湿邪非温不化；瘀滞非温不通；虚寒非温不补。从而可知，温法在辨治慢性盆腔炎时，运用颇广。仅以诸表现之一“带下病”为例。①健脾除湿——适用于脾之气、阳两虚，不能运化水湿，水湿之气下陷，而为带下病。常常伴见面色少华、皖白或萎黄，四肢不温，精神疲乏，纳少便溏，甚则两足浮肿。舌淡苔白或腻，脉缓弱。治宜健脾益气、升阳除温。可择方《傅青主女科》之完带汤为主方治之。方中重用白术、山药以健脾束带；人参、甘草补气扶中；苍术燥湿健脾；柴胡、白芍、陈皮疏肝解郁，理气升阳；车前子利水除湿；黑芥穗入血分，祛风除湿。全方脾、胃、肝三经同治，易获佳效。兼见寒凝腹痛者，可酌加香附、艾叶；若带下日久，滑脱不止者，可酌加金樱子、龙骨、芡实、乌贼骨之类固涩止带。②温补肾阳——适用于肾阳不足，阳虚内寒，带脉失约，任脉不固，故带下清冷、量多、滑脱而下，兼见腰酸如折，小腹冷感，小便频数清长，夜间尤甚，大便溏薄，舌淡苔薄白，脉沉迟之证，治宜温肾培元，固涩止带。择方清代吴本立纂辑《女科切要》之内补丸为主方治之。方中鹿茸、肉苁蓉温肾阳、生精髓、益血脉；菟丝子补肝肾，固任脉；黄芪补气；肉桂、附子温命门，补真火；沙苑子温肾止腰痛；白蒺藜疏肝泄风；紫菀茸温肺益肾；桑螵蛸收涩固精。诸药合之具有温肾壮阳、益精固涩之功能。若便溏者，可去肉苁蓉，加补骨脂、肉豆蔻。

四、温法在儿科常见疾病辨治运用举隅

1. 小儿泄泻辨治中温法的运用

泄泻是以大便次数增多，粪质稀薄或如水样为其主证，是小儿最常见的疾病之一。小儿脾胃薄弱，无论感受外邪，内伤乳食，或脾肾虚寒，均可导致脾胃运化功能失调而发生泄泻。正如《景岳全书》中所云："泄泻之本，无不由于脾胃，盖胃为水谷之海，而脾主运化，使脾健胃和，则水谷腐熟，而化气化血，以行营卫，若饮食失节，起居不时，以致脾胃受伤，则水反为湿，谷反为滞，精萃之气，不能输化，乃致合污下降，而泻利作矣。"小儿泄泻之因虽感受外邪有之，内伤饮食亦有之，然脾胃虚弱，脾肾阳虚者并不少见，故运用温法治之临证颇为常见。如：①温健脾胃——适用于脾胃虚弱，清阳不升，运化失职，而见大便稀溏，色淡不臭，时重时轻，伴见面色萎黄，肌肉消瘦，神疲倦怠，舌淡苔白，脉沉细缓之证。治宜健脾益气，渗湿止泻。可择方《太平惠民和剂局方》之参苓白术散为主方治之。本方由四君加山药、扁豆、莲肉、砂仁、薏苡仁、桔梗等组成。四君为辨治脾胃气虚的基本方剂，方中又加温补脾胃之山药、扁豆、莲肉；温胃理气的砂仁，理脾渗湿的薏苡仁；载药上行的桔梗。诸药合之较"四君"更能泛应曲当，且药性中和无寒热偏盛之弊，以其温补其虚、渗利其湿、温行其滞、调畅其气、两和脾胃，最为妥当，因而辨治小儿脾虚之泄泻颇具佳效。②温补脾肾——适用于久泻不止，食入即泻，粪质清稀，完谷不化，伴见形寒肢冷，面色㿠白，精神萎靡，睡时露睛，舌淡苔白，脉象细弱之脾肾阳虚之证。治宜补脾温肾，固涩止泻，可择方宋代阎孝忠编集《阎氏小儿方论》中附子理中汤合明代薛己《内科摘要》之四神丸治之。附子理中汤为理中汤加附子而成，可温中健脾益气；四神丸则以补骨脂补命门之火，吴茱萸温中祛寒，肉豆蔻行气消

食、暖胃涩肠，五味子敛阴益气、固涩止泻，生姜取其暖胃，大枣可以补土，从而双补脾肾之阳。两方合用更具壮火散寒，固涩止泻之功。

2. 小儿厌食辨治中温法的运用

厌食证是指小儿长时间见食不贪，食谷不振，甚则拒食的一种常见病证。小儿时期“脾常不足”，饮食不能自调，食物不知饥饱，故易见脾失健运，胃不思纳，脾胃不和之厌食证。本病虽病在脾胃，但于临证辨治时，须与其他疾病引起的食欲不振加以区别。脾性喜温，而畏寒、恶湿，故脾之为病常用温法，如温以除寒、温以化湿等。①温脾健运——适用于脾不健运，精微失于敷布，气血失于化生，症状可见：面色少华，不思饮食，或食物无味，拒进饮食，形体偏瘦，精神尚可，二便尚调。应治以温脾助运，择方金代李东垣《内外伤辨惑论》之曲麦枳术丸为主方治之。方中以白术为君药，其味苦甘而性温，可温脾益气，健运和胃，为补脾健运之要药；合以神曲、麦芽以消食和中；与枳实相伍，宽中下气以和胃，共行运脾通降之功。若舌苔厚腻湿重者，可去白术加苍术，苍术与枳实同用，在燥湿的同时，并有运脾通阳泄浊之效。因脾失健运的患儿，往往有脾阳不振，脾阳失展的内在因素。为此，使用以苍术为主，并可加陈皮、鸡内金以增强运脾理气的作用，此温中有运、健中有消，具有运脾、醒脾之效。故欲健脾者，旨在运脾，欲使脾健，则不在补，而贵在运矣！②温中补气——适用于中气不足，脾失健运，胃失纳降。症状可见：精气疲惫，面色萎黄，厌食，拒食，若稍进饮食，大便中即夹有不消化食物之残渣，或大便不成形，易汗出，舌苔薄白，脉无力等。治宜健脾益气。可择方《小儿药证直诀》中的异功散为主方治之。异功散为四君加陈皮而成。其中四君子汤甘温益气，健脾养胃；陈皮性温，味辛苦，可理气健脾和中，共建温脾益气之功。

第五节　辨治风湿病运用温法的体会

温法系临证辨治风湿病时常用的治法。我常将温法作为基础的治法，其意在于：一则温可祛邪，即温可祛风、温可祛寒、温可除湿，使病邪祛，机体安；二则使温法和补法有机地结合，补益肝、心、脾、肺、肾五脏，使脏腑的功能健全和调则易于祛邪和身安；三则随时关注“邪之从化”，及时防治“邪从热化”；四则即便是已化热或为热证，在予以清热除邪之时，莫忘于方中保留温补肾之阴阳的桑寄生、熟地黄、续断、杜仲等；五则注意联合和法、消法、清法等，全面辨证，整体治疗，故而达到阴平阳秘的效果，更好地提高疗效。在辨治风湿病中运用温法的一些体会如下：

一、以温法辨治风湿病的思考

1. 疼痛是风湿病的重要的突出的临床症状

疼痛是风湿病最基础也是最突出最主要的临床症状，如强直性脊柱炎患者可出现腰脊背部疼痛、臀部深处钝痛、骶髂关节剧痛并向周边放射；类风湿关节炎的疼痛特点在于小关节、对称性、持续性的疼痛、压痛和肿胀；骨关节炎的疼痛多发生在负重关节并可出现压痛；雷诺综合征患者，在寒冷、情绪等诱因刺激下出现手指与脚趾的痉挛性、针刺样的疼痛，伴皮肤苍白，遇暖后则黯红；风湿性多肌痛患者的疼痛则表现为全身酸痛，颈部、肩胛肌、髋部肌肉僵硬疼痛或局限于某一肌群的疼痛伴僵硬不舒；痛风患者在进食高嘌呤饮食、过劳过累等情况下突然发生剧烈的疼痛；混合性结缔组织病多关节疼痛和僵硬；纤维肌痛综合征的多处骨骼肌肉系统有疼痛和发僵等。以上可见，虽风湿病种类繁多，但大部分均会出现疼痛症状，或是部位不同，或是有或无诱发因素，或是疼痛性质不一，或是伴随肿胀和僵硬等症状。因此疼痛症状对风湿病患者造成极大的困扰，疼痛进一步影响四肢与腰背的屈伸，影响日常生活与社会活动的能力，与此同时降低了生活质量。

2. 寒邪是导致疼痛的最主要原因

寒邪是引起疼痛的主要原因，中医对疼痛原因的探究最早可见于《内经》的《素问·举痛论》，《素问·举痛论》论述了十四种疼痛症状，其原因多为寒邪，如“寒气客于脉外则脉寒，脉寒则缩蜷，缩蜷则脉绌急，绌急则外引小络，故卒然而痛”，“寒则气收……寒则腠理闭，气不行，故气收矣”，《素问·痹论》也有“痛者，寒气多也，有寒故痛也”，《素问·疟论》则云“三阳俱虚则阴气胜，阴气胜则骨寒而痛”，由此可见疼痛症状一般多由寒邪所引起。

根据寒邪为阴邪的属性分析，寒邪导致疼痛的机理主要有三，一则凝滞性，二则收引性，三则阴性。

首先当寒邪侵犯人体时，由于其凝滞性会引起气机运行不畅，气机不畅会导致气滞，而气为血之帅，因此当气滞发生时，血液运行不流利则随之发生，最终引起血涩、血瘀，两者在寒邪导致疼痛的发生发展过程中相互影响，互为因果，皆可致疼痛，如金元四大家的李东垣在《医学发明•泄可去闭》记载了有关疼痛机理的论述“通则不痛，痛则不通”。

其次，寒邪落于四肢百骸、十二经脉经、经脉肉皮骨中，因其收引之性会导致经脉、络脉、筋脉、皮肉、筋骨发生挛缩、拘急而产生疼痛感。

最后，寒邪属于阴邪，阴邪必伤阳气，当寒邪侵犯机体致使阳气受损，致使阳气的推动、温煦机体功能下降便会加重上述两种病理情况，如果寒邪侵犯机体日久，这将使得阳气进一步衰弱，影响气血濡养五脏六腑与经脉肉皮骨的作用，最终也将引发及加重疼痛症状，此即所谓不荣则痛，如《素问•举痛论》云“寒气客于背俞之脉则脉泣，脉泣则血虚，血虚则痛”，而明代的张景岳在《景岳全书•质疑录•论诸痛不宜补气》中也提出了“不荣则痛”的论点，“凡属诸痛之虚者，不可以不补也”。

总而言之，当寒邪侵犯机体时，因寒邪的凝滞性、收引性、阴性占主导，皆会引起疼痛症状，故言寒邪是导致机体疼痛的重要原因。

3. 寒邪是风湿病的重要致病因素

中医经典古籍《素问•痹论》曰：“风寒湿三气杂至，合而为痹。”这是最早有关于风湿病的病机论述。风湿病虽由风寒湿三邪合而所致，但寒邪应为重要的致病因素。

首先风湿病的主要临床表现为疼痛，因此应将寒邪视为重要的致病因素，如《素问•痹论》所言“寒气胜者为痛痹”，又如《灵枢•寿夭刚柔》言“寒痹之为病也，留而不去，时痛而皮不仁”。

从古代治疗风湿病的用药也可看出先贤将寒邪视为风湿病的重要致病因素，比如先秦时期便已擅用酒、椒、姜等辛温之品来治疗风湿病，《灵枢•寿夭刚柔》记载“刺布衣者，以火焠之；刺大人者，以药熨之”，“用淳酒二十升，蜀椒一升，干姜一斤，桂心一斤。凡四种，皆㕮咀，渍酒中，用绵絮一斤，细白布四丈，并内酒中。置酒马矢煴中，盖封涂勿使泄，五日五夜，出布绵絮，曝干之，干复渍，以尽其汁，每渍必晬其日，乃出干。干，并用滓与绵絮，复布为复巾，长六七尺，为六七巾，则用之生桑炭炙巾，以熨寒痹所刺之处，令热入至于病所，寒复炙巾以熨之，三十遍而止……起步内中，无见风。每刺必熨，如此病已矣，此所谓内热也”。张仲景在治疗风湿病时也相当重视寒邪，因此擅用辛温热药以祛邪散寒治疗风湿病的诸痛症，如《伤寒论》中记载“少阴病，身体痛，手足寒，骨节痛，脉沉者，附子汤主之”“……

风湿相搏，身体疼烦，不能自转侧，不呕不渴，脉浮虚而涩者，桂枝附子汤主之”“风湿相搏，骨节疼烦，掣痛不得屈伸，近之则痛剧……甘草附子汤主之”等；再如《金匮要略》记载“湿家身烦疼，可与麻黄加术汤发其汗为宜，慎不可以火攻之”“病历节不可屈伸，疼痛，乌头汤主之”“肾著之病，其人身体重，腰中冷，如坐水中，形如水状，反不渴，小便自利，饮食如故，病属下焦，身劳汗出，衣里冷湿，久久得之，腰以下冷痛。腹重如带五千钱，甘姜苓术汤主之”等。以上药方有附子汤、桂枝附子汤、甘草附子汤、麻黄加术汤、乌头汤、甘姜苓术汤等，皆于方中应用了药性属辛、温、热之品的乌头、附子、干姜、桂枝和麻黄。

风湿病由风寒湿三邪相合而为痹，一则，风邪为百邪之长，其性游走，善行数变，可引发呈游走性疼痛的行痹，又为阳邪，因此具有升发、向上、向外的特点，比较容易侵袭头面、肌表，可引起头部、项背部的疼痛、汗出和恶寒的症状。二则，湿邪因其性重浊，故形成着痹，又有黏滞之性，故容易与痰、饮、水、气、血相互交积，导致关节肿胀，屈伸不利，活动不能，同时也会导致病情缠绵难愈、反复发作。三则，寒邪是导致疼痛的重要因素，风湿病患者其机体本就阳虚，于寒冷气候时亦会加重疼痛症状，这无疑也加重了寒邪偏盛症状的表现。以上，可以看出无论风湿病患者其风邪偏盛或湿邪偏盛，均出现疼痛症状，可以说疼痛是大部分风湿病的共有特点，故虽言风湿病为风寒湿三邪相合而为病，然寒邪致病更为重中之重，不可小觑！

4. 肾虚是风湿病的发病基础

肾虚尤其是肾阳虚是风湿病发病的基础。可以从以下两个方面进行探讨。

其一为卫阳虚。卫气（阳）根于肾，卫阳有温煦、充养、保护机体的作用，如《灵枢•本脏》有言“卫气者，所以温分肉，充皮肤，肥腠理，司开阖者也”“卫气充则分肉解利，皮肤调柔，腠理致密矣”。如果卫阳不足则温煦、充养、保护的功能减弱，六淫外邪便容易侵犯机体，如《灵枢•五变》所言“粗理而肉不坚者，善病痹”，《济生方》则说“皆因体虚，腠理空疏，受风寒湿气而成痹也”，《类证治裁•痹症》也云“诸痹……良由营卫先虚，腠理不密，风寒湿乘虚内袭。正气为邪所阻，不能宣行，因而留滞，气血凝涩，久而成痹”。由此可见，卫外不固，则风寒湿邪当之侵入而发为痹，卫外牢固，风寒湿邪则不能侵犯机体。

其二，肾阳虚是风湿病发病基础，可从以下三个方面进行说明，第一，肾主骨，肾阳虚则骨易犯病。肾脏藏有精气，而精能生髓，髓充以生骨，故言肾主骨，当肾阳充满，骨髓当充，筋骨必然强劲，当肾阳虚弱，骨髓必然不充，则筋骨失养。第二，肾藏元阳元阴，肾阳系一身阳气之根本，具有推动脏腑与经络生理功能的作用，主要表现为温煦脏腑，并促进气血津液的化生、运行与输布。古籍《景岳全书》曰："五脏之阳气，非此不能发。"因此肾阳不足者，推动则失利、温煦则失司，阴寒之邪气便可从中生化，外邪亦可侵入。第三，肾阳不足可因先天不足，肾为先天之本，若先天禀赋不足，则肾气、肾阳容易亏虚，肾气、肾阳的亏虚才有可能发生骨性病变，这与现代医学研究也相符合，如强直性脊柱炎与类风湿关节炎有明显的家族聚集现象，而骨关节炎和骨质疏松症则有遗传因素的影响。

总之，卫阳有保护、防御外邪侵犯机体的功能，肾阳（阴）有助长一身阳气与百骸之功，此两者若虚，风寒湿邪深侵入肾伤骨损筋削肉，病发为风湿，所以说肾虚尤其是肾阳虚为风湿病的发病基础。

5. 温法是辨治风湿病的重要方法

肾虚尤其是肾阳虚是风湿病的发病基础，寒邪是导致疼痛的主要原因，寒邪同时也是风湿病的重要致病因素，因此在治疗风湿病时应该着重应用温法，而中医经典古籍早已有相关论述。如《素问•至真要大论》提出"寒者热之""治寒以热""寒淫所胜，平以辛热""寒淫于内，治以甘热"等；《素问•举痛论》则说"得炅则痛立止"；《灵枢•刺节真邪》也言"寒痹益温"。临床上擅用温法以祛除寒邪、通经活络、散瘀止痛，不失为辨治风湿病的重要方法。

二、运用温法辨治常见风湿病举隅

我有幸在恩师焦树德教授学术思想的指引下，经历了50年辨治风湿病的临证实践，愿将吾之所悟与同道分享，仅举隅点滴介绍如下：

1. 运用温法辨治大偻(强直性脊柱炎)

我于1996年至1999年在协助先师焦树德教授带教美籍硕士研究生的毕业论文中秉承焦老旨意正式提出强直性脊柱炎的中医病名为"大偻"，而现"大偻"病名已纳入国家中医药管理局"十一五""十二五"重点专科风湿病诊疗方案、临床路径之中，并在全国中医风湿病专科中推广应用。在秉承焦树德教授的学术思想基础上，继承了焦树德教授的大偻四型——肾虚督寒证、邪郁化热证、邪痹肢节证、邪及肝肺证，又结合自己多年的临床经验，提出了将本病辨证分为发作期和缓解期的两期六种证型——肾虚督寒证、邪郁化热证、湿热伤肾证、邪痹肢节证、邪及肝肺证、缓解稳定证。后为便于中医药走上世界舞台，被国际广大同道及西医同仁们所运用，我又提出"寒热辨证为纲"，将肾虚督寒证归属于寒性证候；邪郁化热证及湿热伤肾证归属于热性证候；而邪痹肢节证及邪及肝肺证之中又有寒热证之不同而放在随证加减之中。此法深受广大同道的欢迎，并广泛运用于临床。

关于"大偻"病名，最早可见于《素问•生气通天论》中"阳气者，精则养神，柔则养筋，开阖不得，寒气从之，乃生大偻"。王冰的解释是"身体俯曲，不能直立；偻，背脊弯曲"。中医古籍对于类似大偻的论述还有《素问•逆调论》曰："肾者水也，而生于骨，肾不生，则髓不能满，故寒甚至骨也……病名曰骨痹，是人当挛节也。"《素问•骨空论》云："督脉为病，脊强反折。"《素问•脉要精微论》："腰者肾之府，转摇不能，肾将惫矣。"《诸病源候论•腰背病诸候》说："肝主筋而藏血。血为阴，气为阳。阳气，精则养神，柔则养筋，阴阳和同，则血气调适，共相荣养也，邪不能伤。若虚，则受风，风寒搏于脊膂之筋，冷则挛急，故令背偻。"偻者《辞源》注"曲背"；《简明中医辞典》注论"背偻又称伛偻、大偻。俗称'驼背'。指背部高耸、脊椎突出、腰不伸的症状"。《中国医学大辞典》说"大偻，背俯也"。我认为脊柱的正常生理弯度使其更好地起到支撑身体的作用，而偻者，曲背也，而"背"者，含义有二，一则指颈以下，腰以上部位，二则指背部、腰部、骶部的总称。督脉与膀胱经循行于背部。"曲"当包含当直不直而屈曲或当屈伸而不曲反僵直的双重含义，即指脊柱正常生理曲度消失而呈僵直或过度屈曲之状。且认为大偻的发病是由内因、外因共同促成，两因相合才能病发成大偻，内因是肾阳不足、督脉亏虚，外因则主要是风寒湿邪深入侵犯肾和督脉，并与筋脉肉皮骨相合。大偻发病机理主要有五，一则肾藏精又主骨，故肾阳充足，生髓充足，则四肢百骸健壮，肾阳不足则易发生骨损；二则肝肾同源，肝主筋，若肾虚日久必殃及肝脏，肝阴不足，不能柔筋，极易导致筋损、脊柱僵直、卷曲；三则脾肾为人身之先后天之本，先天之本主骨之肾若虚，肾阳不能温煦脾阳，脾主运化主肌肉之职则失健，肌肉必无力且萎缩，亦即"肉削"矣；四则督脉总督人体一身之诸阳，循行于脊背正中，通入于肾，若外邪侵犯督脉，邪阻督脉，则阳气开阖不利，推动、与温煦作用失司，久病脏腑失于濡养，最终加剧骨损、筋挛、肉削；五则当机体本虚，风寒湿外邪极易侵入与肾督、筋脉肉皮骨相合而发为痹。综上所述，大偻的发病之内因为肾虚亏损与阳气不足，外因为风寒湿热之邪侵袭，内外二邪相合深入侵犯肾与督脉并与筋脉肉皮骨相合，从而导致骨损、筋挛、肉削、脊强，最终病发为大偻。

故我在辨治大偻重用温法的证型有肾虚督寒与邪痹肢节、邪及肝肺之证虚寒性者。临床上若患者出现腰部、臀部、胯部疼痛，僵硬不适，膝关节、腿部酸软无力或酸楚疼痛，畏寒喜暖，得热能缓解，俯仰受限，甚则腰脊僵直或后凸变形，坐卧、行走不利，舌象见苔薄白或白厚，脉见弦沉或弦细沉之象等上述诸症可辨病为大偻，辨证为肾虚督寒，并拟温肾散寒、强督通脉、祛风除湿、活血化瘀、强壮筋骨之法，给予补肾强督祛寒汤，临证再加减。补肾强督祛寒汤的药物组成有熟地黄、制附片、淫羊藿、狗脊、鹿角胶、杜仲、骨碎补、补骨脂、续断、川牛膝、怀牛膝、地鳖虫、羌活、独活、防风、桂枝、赤芍、白芍、知母。若见寒重者，加制川乌、制草乌、干姜、七厘散可强化温阳散寒止痛之功。项背寒痛者，加重羌活之用量，并加麻黄。临证时兼见大偻患者病变初期髋关节、膝关节、踝关节、足趾、肩关节或有肿胀，或有沉重，或有僵硬，或有疼痛，逐渐发展成腰部、背部、颈部僵硬且疼痛不适、影响活动，伴随症状有如劳倦、乏力、纳差等，而通常上述症状遇温而能缓解，遇寒则加重，舌质淡红苔白，脉象见沉弦或沉细弦，可辨证为寒性邪痹肢节证，拟益肾强督、疏风散寒、祛湿利节之法，仍可用补肾强督祛寒汤，临证再行加用秦艽、鸡血藤、海风藤、白芷等祛寒利节之品。临证时若见大偻患者兼见胸胁疼痛、胸肋及或脊肋关节肿胀疼痛，并且有压痛、腹股沟部位疼痛、坐骨结节处疼痛为著，辨证为寒性邪及肝肺证者，亦可择方补肾强督祛寒汤酌加理气疏肝、活血通络之品，如香附、郁金、片姜黄、炒川楝子、泽兰、沙苑子。

2. 运用温法辨治尪痹(类风湿关节炎)

焦树德于1981年12月在武汉召开的“中华全国中医学会内科学会成立暨首届学术交流会”上正式提出“尪痹”病名，将关节变形、骨质受损、筋挛肉卷、屈伸不能、活动受限、几成废人的痹病，称之为“尪痹”。经专家论证，尪痹病名已纳入国家中医药管理局1994年10月发布、1995年1月实施的中华人民共和国中医药行业标准——《中医病证诊断疗效标准》。本标准中明确指出“尪痹由风寒湿邪客于关节，气血痹阻，导致小关节疼痛、肿胀、晨僵为特点的疾病”，并又指出“本病主指类风湿关节炎”。临证辨治时，我们将其分为两期五证，即活动期包括肾虚寒盛证、肾虚标热轻证、肾虚标热重证、湿热伤肾证；缓解期即缓解稳定证。

尪痹是由风寒湿邪侵犯关节，气血痹塞，引起小关节肿胀、疼痛、晨僵为特点的疾病。我认为风寒湿三气杂至合而为痹是其重要病因病机，正如《灵枢•贼风》所言“其开而遇风寒，则血气凝结，与故邪相袭，则为寒痹”，《类证治裁•痹症》“诸痹……良由营卫先虚，腠理不密，风寒湿乘虚内袭。正气为邪所阻，不能宣行，因而留滞，气血凝涩，久而成痹”，清代沈金鳌《杂病源流犀烛•诸痹源流》曰“三气杂至，壅蔽经络，血气不行……久而为痹”。但尪痹发病又有其特点，强调素体肾虚是发病基础，即所谓“邪之所凑，其气必虚”，风寒湿邪因此有机深侵入肾与筋脉。风寒湿邪伤肾损骨，导致骨节酸楚疼痛；肝主筋，肝与肾为五行子母关系，母病及子，两脏同病，筋骨失养，进而导致筋脉挛急、肉卷筋缩、骨质受损、关节变形，终成尪痹。不仅如此，我还常强调个体与地域因素可导致尪痹之肾虚寒盛从热化而出现热证，如患者饮食偏食辛辣厚味之品，或因久居湿热之地，或因病长期服用温热燥烈之品，以上因素可导致风寒湿邪的从热化，出现热象，热邪蕴灼，耗伤阴精，肝肾脾气受损，筋脉肉皮骨失养，亦可发为尪痹。

我在辨治尪痹时用温法辨治尪痹之肾虚寒盛证为多，临床上见关节肿胀、关节疼痛、关节变形、晨僵、屈伸不利、畏寒喜温、腰膝酸软、腰腿疼痛，舌苔偏白，脉沉细弦，迟脉弱，可辨病为尪痹，辨证为肾虚寒盛证，拟补肾祛寒、化湿散风、通络活瘀、强筋壮骨，方为补肾祛寒治尪汤加减：补骨脂、续断、熟地黄、炮山甲、黑附片、怀牛膝、骨碎补、威灵仙、淫羊藿、白芍、知母、防风、桂枝、麻黄、苍术、伸筋草、地鳖虫。若患者关节痛甚可加海风藤，并加大附片用量；肢体关节卷挛僵硬者，加生薏苡仁 30～40g、木瓜 9～12g、白僵蚕 10g；腰痛甚者，去苍术、麻黄，加桑寄生 30g、炒杜仲 30g，并加重续断用量；大便溏稀者，增加补骨脂剂量并加用茯苓 20～30g、炒薏苡仁 20～30g 等，然我在辨治尪痹热性证候时也不忘在清热利节的方药中保留补肾之温性药物如桑寄生、炒杜仲、骨碎补、补骨脂以温补肾之本，温祛寒湿之邪，但剂量不宜偏大，以防助已化热之邪。

3. 运用温法辨治骨痹

“骨痹”是由于肝肾亏虚、痰瘀阻络，痹阻关节引起的关节疼痛、肿胀、僵硬、屈伸不利，骨性肥大或畸形的一种疾病。其相对应的西医病名为骨关节炎，其临床表现为以关节软骨的变性、破坏以及骨质增生为特征的关节炎。中医古籍有诸多相关记载，如《素问•长刺节论》记载“病在骨，骨重不可举，骨髓酸痛，寒气至，名曰骨痹”；《杂病源流犀烛•诸痹源流》记述“诸痹，风寒湿三气，犯其经络之阴而成病也……入于骨，则重而不举，为骨痹”；《证治准绳》有论“肾，水脏也，虚则肝脾之气凑之，故令腰膝实而作痛，屈伸不便者，筋骨俱病也”。我认为肾主骨，肝主筋，而阳气有推动血液运行与濡养作用，因此认为骨痹的病因是肝肾不足、阳气亏虚。阳气亏虚导致气血运行不畅，气滞血瘀使得痰瘀气血痹阻在经络、关节从而导致关节屈伸困难、僵硬、肿胀和疼痛，而肝肾不足严重者可发生关节之骨性肥大或畸形。

究其原因，我认为骨痹的辨证共性为肝肾亏虚、痰瘀阻络，并在此基础上分两期两型——急性期（寒湿痹阻证、湿热痹阻证）以及缓解期进行论治。我重用温法治疗骨痹之证型为肾虚寒湿证。临床上见膝关节、腕关节、髋关节寒痛，屈伸活动受限，无局部皮色发红，皮温不高，恶风畏寒，得热能缓，入夜痛甚，食欲下降，或出现大便稀溏，小便清长，其舌质淡黯，舌苔薄白或白滑，脉象见沉弦或涩，可辨病为骨痹，证属寒湿痹阻证，拟温阳补肾、祛寒除湿法，方用骨痹通方合桂枝附子汤加减。骨痹通方合桂枝附子汤药物组成有骨碎补、杜仲、狗脊、补骨脂、土贝母、青风藤、鸡血藤、淫羊藿、桂枝、附子、羌活、独活、鹿衔草、海风藤、防风、片姜黄。

4. 运用温法辨治脉痹

中医脉痹证候表现相当于过去西医的“雷诺综合征”，但现在一则由于各种抗体的出现可将此病分属于结缔组织病不同病种；二则因多种风湿病均可出现此现象，故在近年出版的风湿病学中均不再将此病单独列为一种病名了。中医古籍《黄帝内经》一书中论有“卧出而风吹之，血凝于肤者为痹”，“若内伤于忧怒，则气上逆，气上逆则六输不通，温气不行，凝血蕴里而不散”；《伤寒杂病论》则云“手足逆冷，脉细欲绝者，当归四逆汤主之”；《诸病源候论》则曰“经脉所行，皆起于手足，虚劳则血气衰损，不能温其四末，故四肢逆冷也”；清朝《医宗金鉴》则言“……脉痹，则脉中血不流行而色变也”。由此可见脉痹常因气血不足、阳虚寒凝、脉络不通所致，若病情迁延日久可出现肿胀剧痛，甚者肢端坏疽。

我在临证辨治脉痹时，将其分为五个证型——血虚寒凝证、阳虚寒凝证、气虚血瘀证、正虚瘀毒证、瘀血毒热证。重用温法辨治脉痹之证型有血虚寒凝证和阳虚寒凝证。临床上若见四肢末端发凉、冰冷、局部肤色苍白或丹红色，受寒冷或情绪刺激立即诱发症状，秋冬明显加重，春夏能缓解，舌质淡，舌苔薄白，脉象微细，则可辨病为脉痹，辨证为血虚寒凝证，拟养血散寒、温经化瘀法，以当归四逆汤加味为主方。当归四逆汤加味组成有桂枝、细辛、当归、芍药、通草、大枣、桃仁、片姜黄、甘草；若指端冷痛剧烈者，加制附片 6g、鸡血藤 30g。临床上若见四肢末端厥冷，肤色苍白，发作频繁，冬季更甚，面色皖白，畏寒怕冷，得温则喜，小便清长，口不渴，舌质淡，舌苔白，脉象见迟细或沉细，则辨证为阳虚寒凝证，拟温补和阳，散寒通滞法，方用阳和汤加味，药物组成为熟地黄、姜炭、肉桂、鹿角胶、麻黄、白芥子、党参、淫羊藿、细辛；若寒重则加制附子 6g、干姜 6g；若大便溏稀则加补骨脂 15g、肉豆蔻 10g、五味子 6g、吴茱萸 3g；若神疲乏力则加黄芪 30g、党参 12g、山茱萸 15g。

5. 运用温法辨治未病

我在临床上治疗风湿病时非常注重应用“治未病”的中医理论。中医“治未病”理论最早可以见于《黄帝内经》之中，治未病的理论至少有三层含义，其一为未病先防，其二为已病早治，其三为病久防变。

首先，中医古籍《素问•四气调神大论》记载：“是故圣人不治已病治未病，不治已乱治未乱，此之谓也。夫病已成而后药之，乱已成而后治之，譬犹渴而穿井，斗而铸锥，不亦晚乎。”《素问•刺法论》云：“正气存内，邪不可干。”《素问•评热病论》言：“邪之所凑，其气必虚。”《灵枢•口问》曰：“邪之所在，皆为不足。”以上论述提示机体虚弱是疾病发生的重要前提，当机体正气不足时外邪才有可能入侵引起疾病的发生，因此应该注重提升人体正气、固护卫气、增强机体防御功能以防止六淫外邪侵犯。我在临床上治疗患者时，若见患者尚未满足大偻（强直性脊柱炎）、尪痹（类风湿关节炎）诊断标准，但仍出现痹病证状，如关节、肩部、腰部、背部出现酸楚疼痛，髋关节、肘关节、肩关节、膝关节出现伸展不利，或畏风怕冷、指端发凉等症状，我便会采取温法以温卫之阳以及温以祛寒，如常用桂枝汤助阳化气，提升机体卫气护固能力，保护藩篱之地，让外邪无法通过藩篱，入侵机体；常用狗脊、续断、杜仲温补肾阳；桑寄生滋养肾阴，共奏温补肝肾，壮肾阳以助一身阳气，祛除滞留于四肢百骸的风寒湿邪，养肝以助肝肾相互资生，温健脾土，助运化有功，有利于后天以养先天。此外，我也常嘱咐患者注意保暖，冬天起居应避风寒，夏天应避免直吹空调，不建议水下运动，因长期接触寒湿水邪，易伤阳气，水湿阴寒之气随之入侵。

其次在《素问·阴阳应象大论》中论及了有关于已病需提早治疗的观点，如“故邪风之至，疾如风雨，故善治者治皮毛，其次治肌肤，其次治筋脉，其次治六腑，其次治五脏。治五脏者，半死半生也”，当机体开始发病，一般病情较轻微，正气比较充足，比较容易治疗，因此应当把握时机，尽可能提早进行治疗，若拖延治疗时期，错过了疾病初期，那么邪气便会由机体表浅的部位侵入深层的部位，比如五脏六腑，这时候正气已经受到更严重的损伤，病情较重，则不容易治疗。因此早期治疗的意义在于防微杜渐，防止疾病的发展，其关键在于控制疾病的进展，防止病邪从局部扩展到整体、从单一脏腑牵涉到多个脏腑、从表浅发展至深层。为此，我在辨治风湿病方面，提出了“痹病欲尪”的理念，及要抓住辨治“欲尪”的时间窗的治疗原则，当痹病患者出现关节屈伸不利、骨节疼痛或肿胀、夜间有疼痛剧烈，但还未出现关节破坏、僵直和畸形时，必须把握这段时期的治疗，阻止病邪向深层部位侵犯，着重应用温补肾阳、强健卫气，来达到助阳化气、壮筋养骨的目的，应用温以祛寒，来祛除风寒湿邪并防止阴寒之病邪进一步深入侵犯。如此一来在临床上便可以达到延缓痹病发展成尪痹的目的，甚至有机会避免成尪。

最后，张仲景的《金匮要略·脏腑经络先后病脉证》记载了有关于既病防变，先安未受邪的思想，“问曰：上工治未病，何也？师曰：夫治未病者，见肝之病，知肝传脾，当先实脾，四季脾旺不受邪，即勿补之；中工不晓相传，见肝之病，不解实脾，惟治肝也”。当疾病发生了，治疗上不应该只是针对眼前的病变，也需要提前预防并预测疾病发生传变的可能，如当肝病时，有可能传脾，因此应该提前健脾益气，提升脾气，防止病邪传入脾脏，或当肾病时，有可能传肝，应提前滋阴养肝，使肝气条达，防止病邪传入于肝。我在辨治风湿病时非常重视病邪的传变规律，比如在治疗大偻时，虽肾虚寒盛为根本病机，但仍需要考虑到肝与肾的关系、脾与肾的关系，如明代李中梓的《医宗必读·乙癸同源论》所言“乙癸同源，肝肾同治”，若肾虚日久必殃及肝，因此当病邪还未传至肝时，应及时温补肝肾，而脾肾，一者为后天之本，一者为先天之本，两脏在生理上相互资生，在病理上相互影响，因此当肾阳不足还未影响脾阳时，应及时温脾之阳，防病传他脏。其次，大偻患者极易出现骨质疏松症，因此应该及时温补肾阳，以充精髓，精髓充足，则筋骨强壮，以此来防止合并骨质疏松的出现。

我在临床上擅用温法治疗风湿病，意义在于温以祛寒、温以除湿，有助于缓解患者的疼痛与痰湿症状，临床疗效显著。根据前述，可见风湿病患者，无论是大偻、尪痹、骨痹抑或是脉痹，一般多见寒证兼而有湿，究其根本病机在于肾阳虚。肾阳为一身阳气之根本，故肾阳不足必导致卫阳不固以及阳气温煦和推动的生理功能下降。当卫阳虚弱则不能有利保护机体抵御外邪，风寒湿邪由此乘虚而入侵机体；当阳气的推动与温煦生理功能失调，则气血运行不畅，形成气滞血瘀的病理状态，气滞血瘀日久则脏腑、经络、肢体将失于濡养，进而加重病情。肾主骨生髓，肾阳不足容易导致四肢百骸受损，而肝肾同源，肾阳不足久必殃及肝，肝主筋，最终筋骨一同病变导致四肢屈伸不利；而脾为生痰之源，若肾阳不足，日久也致脾阳不足，脾阳不足则运化水湿不利，引起水湿滞留，随之产生痰饮水湿之邪，水湿困脾，脾气不健，运化水谷失司，后天不养先天，亦可加重风湿病情。因此在治疗风湿病时，我多采用温法作为基础的治法，用意在于温以祛寒，温以除湿，让病邪祛，机体方可安和。此外，我于临证时也会以温法联合补法来补益肝、肾、脾，使肝柔条达，筋骨屈伸有利，使脾胃健运，生化有源滋养先天。最后，值得关注的是临证见到热象较重的风湿病患者，多是因居住地、饮食和体质的关系，导致邪从热化，在辨治时仍需保留部分温肾壮骨要药如狗脊、续断、杜仲，再联合清法、消法、和法进行治疗，方可达到扶正与祛邪兼顾、阴平阳秘的效果，有利于提高临床疗效，不会顾此失彼。

第四讲　清　法

第一节　清法的内涵与分类

一、清法的内涵

清法又称清热法，是指用寒凉药物清解火热之邪的一种治疗方法。《素问·至真要大论》说“治热以寒”“温者清之”即是指此而言。此法适用于热性病和其他热证。对于热性病，有清卫分、清气分、清营分、清血分之分，对其他热证而根据脏腑辨证，针对某脏某腑的热证，而立法处方。清法具有清热泻火，凉血解毒，清热除烦，和阴保津的作用，适用于外感热邪入里；或其他外邪如风、寒、湿邪入里化热；或七情过激，气机失调，郁而化火；或痰湿瘀血，饮食积滞，积蓄化热；或阴液不足，阴虚阳亢所致的里热证。尽管不同的里热证的临床表现各有差异，但归纳起来，常见症状不外乎发热、烦渴、面红、目赤、溲黄便干等，舌红苔黄而干燥，脉数等表现。清代程钟龄的《医学心悟》中，将清法作为八法中的一法提出，并明确告诫后人“清者，当清其热也，脏腑有热，则清之。经云：热者寒之是已，然有当清不清误人者；有不当清而清误人者；有当清而清之不分内伤、外感以误人者；有当清而清之不量其人，不量其症以误人者，是不可不察也”。清法虽然是辨治热证的主要方法，但由于临证疾病错综复杂，热证也有表里、虚实、上下之不同，因此清法在不同阶段、不同部位，还需要配合应用其他治法。

二、清法的分类

八法之一的清法，就是以寒凉药物为主，组成清热泻火之剂，辨治病邪化热、化火的证候，这必须在表已得汗而热不退，或里热已炽而尚未结实的情况下，使用清热泻火之剂以直折其热，才为恰当。火热之证有气分、血分之异，实热、虚热之分，脏腑偏盛之殊，火热程度之别等，故分类颇多。

1. 从热性病性质分类

表现为热性疾病的性质不同，又有在卫分、在气分、在营分、在血分之不同，故临证常分为以下之不同证候的辨治：①清气分热——清气法是治热在气分，见有大热烦渴，自汗脉洪（洪大或洪数），或病后余热未清，心烦懊恼等证，常用药如生石膏、知母、竹叶、栀子，由于热邪易伤气阴，故每配益气生津之品，如沙参、麦冬、甘草。代表方如白虎汤、竹叶石膏汤、栀子豉汤。②清营凉血——清营凉血法用于邪热入营，神昏谵妄，及热入血分，证见舌质燥绛，脉数，烦扰不寐，吐血、衄血、发斑等。常用药如生地黄、丹皮、犀角（水牛角代）、赤芍。代表方如清营汤、犀角地黄汤。③气血两清——气血两清法主治热邪侵扰气分与血分之证，即所谓的“气血两燔证”。代表方如清瘟败毒饮。④泻火解毒——泻火解毒法多用于瘟疫、温毒及火毒，或疮疡热深毒重之证。常见烦热狂乱，热甚发斑，或头面红肿，或口糜咽痛等。常用药物如黄连、黄芩、黄柏、栀子、石膏、连翘、板蓝根、升麻。代表方如黄连解毒汤、普济消毒饮。

2. 以热侵脏腑分类

热邪偏盛于某一脏腑，发生热证、火证，临证时应针对其脏腑所发生的证候，可择方辨证，如：①泻心火用泻心汤、导赤散；②邪肝火用龙胆泻肝汤、泻青丸；③泻肺火用泻白散；④泻脾火用泻黄散；⑤泻肠胃火用黄芩汤、清胃散、白头翁汤等。

3. 辨虚实以清热

一般来说，热证又有虚热和实热之分，对实热证适用苦寒清热，可择方黄连解毒汤（黄连、黄芩、黄柏、栀子）为主方治之；对于虚热证多用甘凉清热，可择方当归六黄汤（当归、生地黄、熟地黄、黄芩、黄连、黄柏、黄芪）为主方治之。

第二节 清法的学术渊源

自《内经》奠定理论基础及《伤寒论》总结了外感热病六经辨证规律，至明清温病学说的确立，外感热病学在不断发展与完善的过程中形成了独特的理论体系。其间清法也逐渐形成并成熟了。

一、《黄帝内经》——清法形成的理论依据

《黄帝内经》是我国现存最早的医学典籍，为中医四大经典之首，较为完整地论述了中医学的基本理论和学术思想，构建了中医学理论体系的框架，为后世的中医学发展提供了理论指导。

热证是中医八纲辨证之一，为临床常见证，是指机体感受火热邪气，或素体阳盛阴虚而表现出的以机体功能活动兴奋或亢进的证候。《内经》对热病的病因病机、证候、治法及预后均有相当丰富的论述。病因病机方面，《素问•热论》曰"今夫热病者，皆伤寒之类也"，指出发热为主的热病，都是由于伤于寒邪引起的一类病证，显然提示伤寒是热病的病因（当然也包括了其他的病邪），热病是其病名矣！"人之伤于寒也，则为病热"。《素问•阴阳应象大论》曰"阳胜则热，阴胜则寒"；《素问•调经论》曰"阴虚则内热，阳胜则外热"，"帝曰：阴虚生内热奈何？岐伯曰：有所劳倦，形气衰少，谷气不盛，上焦不行，下脘不通，胃气热，热气熏胸中，故内热"；《素问•逆调论》曰"阴气少而阳气胜，故热而烦满也"。以上论述提示了体质在热病发病中的重要作用，如素体阳盛或阴虚，或饮食偏嗜辛辣刺激食物也可成为热病起病的原因。《内经》中对于热证的临床证候描述也有丰富记载，热为火之渐，火为热之极，热与火性质同而程度异矣！如《素问•至真要大论》曰"诸热瞀瘛，皆属于火"，"诸禁鼓栗，如丧神守，皆属于火"，"诸逆冲上，皆属于火"，"诸胀腹大，皆属于热"，"诸躁狂越，皆属于火"，"诸病有声，鼓之如鼓，皆属于热"，"诸病胕肿，疼酸惊骇，皆属于火"，"诸转反戾，水液浑浊，皆属于热"，"诸呕吐酸，暴注下迫，皆属于热"。《素问•六元正纪大论》曰"热胜则肿"，"火郁发之"，"目赤心热，甚则瞀闷懊侬，善暴死"。《灵枢•痈疽》亦曰"大热不止，热胜则肉腐，肉腐则为脓……故命曰痈"。《灵枢•热病》曰"热病数惊，瘛疭而狂"。由此可见，热病的临床表现繁杂多样，临证时需仔细揣摩分析，方可准确辨证。针对热证病因病机及临床证候特点，《内经》对热证的治疗提出诸多治疗原则，如《素问•至真要大论》"热者寒之，温者清之"，"热淫于内，治以咸寒，佐以甘苦，以酸收之，以苦发之"，"火淫于内，治以咸冷，佐以苦辛，以酸收之，以苦发之"，"热淫所胜，平以咸寒，佐以苦甘，以酸收之"，"火淫所胜，平以咸冷，佐以苦甘，以酸收之，以苦发之，以酸复之"。《素问•五常政大论》曰"治热以寒，温而行之……治温以清，冷而

行之”。这些治疗原则的提出，为“清法”创立奠定了理论基础，并为“清法”的遣方用药提供依据。

二、《伤寒论》——开创了清法之先河

《伤寒论》是我国第一部理法方药完备、理论联系实际的医学经典著作。它较为全面地总结了古典中医药理论知识，博采众长，继承总结了汉以前的医家的有效方药及中医理论，系统地揭示了外感热病及伤寒杂病的诊治规律，较为系统地总结了解表、清里、攻下等诸多外感病治疗方法及扶正祛邪、治未病等辨治思想，奠定了中医临床医学的基础。

张仲景在《黄帝内经》“治热以寒”“热者寒之”“温者清之”的治疗原则的指导下，随证治之创立了诸多治疗法则，如辛寒清热，清宣郁热，清热育阴，苦寒清热，清血分热等，并创制相应的清热方剂，不仅在《伤寒论》中较为广泛地应用，也为后世医家治疗温热性疾病提供立法依据。如辨治阳明实热证，仲景应用辛寒清热之白虎汤治之，文曰“伤寒脉浮滑，此以表有热，里有寒，白虎汤主之”，“三阳合病，腹满身重，难以转侧，口不仁面垢，谵语遗尿……白虎汤主之”，“服桂枝汤，大汗出后，大烦渴不解，脉洪大者，白虎加人参汤主之”，“伤寒若吐若下后，七八日不解，热结在里，表里俱热，时时恶风，大渴，舌上干燥而烦，欲饮水数升者，白虎加人参汤主之”等。辨治无形邪热，热扰胸膈之气分热证，仲景应用栀子豉汤清宣郁热，文曰“发汗吐下后，虚烦不得眠，若剧者，必反复颠倒，心中懊侬……”，“阳明病下之，其外有热，手足温，不结胸，心中懊侬，饥不能食，但头汗出者，栀子豉汤主之”。辨治素体阴虚，邪入少阴之少阴热化，仲景应用清热育阴之黄连阿胶汤，文曰“少阴病，得之二三日以上，心中烦，不得卧，黄连阿胶汤主之”，“伤寒解后，虚羸少气，气逆欲吐，竹叶石膏汤主之”。辨治邪热下利，太阳病误下导致的脾胃损伤，仲景应用苦寒清热的葛根黄芩黄连汤治之，文曰“太阳病，桂枝证，医反下之，利遂不止，脉促者，表未解也，喘而汗出者，葛根黄芩黄连汤主之”。而在辨治血分有热，下焦蓄血之证时，仲景常运用清血分治热的桃核承气汤及抵当汤治之，文曰“太阳病不解，热结膀胱，其人如狂，血自下，下者愈，其外不解者，尚未可攻，当先解其外；外解已，但少腹急结者，乃可攻之，宜桃核承气汤”，“太阳病六七日，表证仍在，脉微而沉，反不结胸，其人发狂者，以热在下焦，少腹当硬满，小便自利者，下血乃愈。所以

然者，以太阳随经，瘀热在里故也，抵当汤主之”。

三、《金匮要略》——清法的临证运用

《金匮要略》是我国现存最早的一部论治杂病的专著，其融理论与临床为一体，创理法方药悉备的辨病与辨证相结合的诊治杂病的辨证体系，后世誉其为方书之祖，医方之经，治疗杂病的典范。

张仲景在《金匮要略》中也有关于“清法”的相关论述，其运用别具一格，用药精简，配伍恰当，尤其是在辨治消渴、淋病、疟病、黄疸等疾病时，更是从脉证、立法、方药等多方面详细讨论，见解独到。如辨治肺胃热盛而致津液耗伤的消渴证，仲景运用益气生津、清热止渴的白虎加人参汤治之，文曰“渴欲饮水，口干舌燥者，白虎加人参汤主之”。治疗郁热伤阴，水热互结之淋证，方用渗湿清热、养阴润燥之猪苓汤治之，文曰“脉浮发热，渴欲饮水，小便不利者，猪苓汤主之”。辨治内热炽盛，表寒未解之温热疟病，方用清热生津之白虎汤配合解肌发表和营的桂枝汤治之，文曰“温疟者，其脉如平，身无寒但热，骨节疼烦，时呕，白虎加桂枝汤主之”。辨治湿热蕴结，湿重于热之黄疸，仲景运用清导湿热，通利三焦气机之茵陈蒿汤治之；而热重于湿之黄疸，则运用清郁热而除烦满之栀子大黄汤治之，文曰“谷疸之为病，寒热不食，食即头眩，心胸不安，久久发黄为谷疸，茵陈蒿汤主之……小便当利，尿如皂角汁状，色正赤，一宿腹减，黄从小便去也”，“酒黄疸，心中懊侬，或热痛，栀子大黄汤主之”。此外，《金匮要略·百合狐惑阴阳毒病脉证治》中辨治百合病的瓜蒌牡蛎散或百合地黄汤配合百合洗方，《金匮要略·惊悸吐衄下血胸满瘀血病脉证治》中辨治心气不足导致吐血或衄血的泻心汤，《金匮要略·呕吐哕下利病脉证治》中辨治热利的白头翁汤，《金匮要略·肺痿肺痈咳嗽上气病脉证治》中辨治肺痈的《千金》苇茎汤等，也都属清法范畴。

四、清法的继承与发展

1. 明朝以前医家对清法的认识——“清法”研究桥梁

《黄帝内经》中关于热病的治疗原则的阐述，为“清法”形成奠定了理论基础，《伤寒论》及《金匮要略》对于外感病及杂病之中的热性疾病的辨证论治规律进行总结，直至明清温病学说确立，“清法”作为八法之一才被明确

提出，南北朝及唐、宋、元时期对于温热病的认识和治疗起到了承前启后的桥梁作用。

（1）刘完素——金元四大家之首——倡“火热论”

刘完素，世称刘河间，为金元四大家之首，学术上倡导“火热论”，著有《素问玄机原病式》等书，擅用寒凉治法（清法）。对“辛凉宣透法”“甘寒清热泻火法”“苦寒清热泻火法”“淡渗利湿泻火法”“通腑泻热法”“甘寒养阴法”“滋养肝肾阴液法”等均产生了重要的影响，促进了温病学理论和临证辨治水平的提高，形成了“热病宗河间”的众所周知的“河间学派”。

（2）朱震亨——元代著名医学家——倡“阳有余阴不足论”

朱震亨，后人习称朱丹溪，是元代著名医学家，著有《格致余论》《丹溪心法》等书，在学术上受刘完素、李东垣等人的影响较大，并对刘完素火热学说有进一步发展，倡“阳有余阴不足论”。根据《内经》论证“相火”有常有变，认为人体有赖于“相火”，以温养脏腑和推动功能活动，但“相火”易于妄动，一旦相火妄动就会耗伤精血发生病变。临证辨治时，主张滋阴降火，擅用滋阴（清热）降火药。后世又称其学术派别为养阴派（或滋阴派）。

2. 清朝医家对清法的认识——推动清法的深入发展

（1）叶桂——清代著名医家——推动清法的深入发展

叶桂，字天士，是清代的著名医家，著有《温热论》《临证指南医案》等书。其长于辨治时疫和痧痘，倡卫气营血辨证纲领，对温热证的传染途径、致病部位以及辨证论治等方面，均有独到论述，为温病学奠基人之一。其于医理，主遵张仲景，能师古而不泥古，亦能采纳单方、验方。其于温病，以仲景之说为体，而以刘完素之论为用；杂证则取材于孙思邈、李东垣、朱丹溪、张景岳、喻昌诸家，并有所发挥。叶氏云：“入营尤可透热转气，入血就恐耗血动血，直须凉血散血。”其主张邪在卫分，治宜辛凉透散法；邪在气分，治宜辛凉清透法；邪在营分，治宜透热转气法；邪在血分，仍有透达之机，总之，清法之清热透邪是辨治温热病的重要方法。

（2）程钟龄——清代著名医家——倡“治病八法”

程国彭，字钟龄，是清代著名医家，著有《医学心悟》等书。首创“医门八法”，即将中医治法总结归纳为汗、吐、下、和、温、清、消、补，是中医治法的重大发展与突破。作者在书中详细论述了八法的具体内容及由来：“论病之源，以内伤、外感四字括之。论病之情，则以寒、热、虚、实、表、里、阴、阳八字统之。而论治病之方，则又以汗、和、下、消、吐、清、温、补八法尽之。盖一法之中，八法备焉，八法之中，百法备焉。病变虽多，而法归于一。此予数十年来，心领神会，历试不谬者。”其中“清法”为八法中一法，程氏明确提出“清者，清其热也。脏腑有热，则清之……夫六淫之邪……皆不免于病热。热气熏蒸，或见于口舌、唇齿之间，或见于口渴、便溺之际，灼知其热而不清，则斑黄狂乱，厥逆吐衄，诸症丛生，不一而足。此当清不清之误也”。书中不仅介绍了“清法”的基本概念，同时也提到了使用“清法”的注意事项“‘热者寒之’是已，然有当清不清误人者；有不当清而清误人者；有当清而清之不分内伤、外感以误人者；有当清而清之不量其人，不量其症以误人者，是不可不察也”，明确提出使用“清法”时应辨明患者寒热真假，方可处方用药，切不可颠倒寒热，以寒证有热病假象而误投之以寒凉药物，治之以清热之法。此外，“夫以大热之证，而清剂太微，则病不除。微热之证，而清剂太过，则寒证即至。但不及尤可再清，太过则难医药”。即使用清法应“因人而异”注意用量，尤其对于素体阳虚、体质较弱，或大病、大汗、亡血、失津后的患者，要谨防过量伤正。同时，程氏提出“大抵清火之药，不可久恃，必归本于滋阴”，强调了清法之中不忘滋阴，治病求本的重要学术思想，为后世“清法”的运用提供了详尽的理论依据。

（3）吴瑭——清代著名医家——倡“温热病三焦辨证”

吴瑭，字鞠通，是清代著名医家，著有《温病条辨》等书，其于医学上溯《内经》《伤寒论》，下受吴又可，特别是受叶天士著述的影响和启发，以医术闻名于当时。于1798年著成《温病条辨》一书，提出了温热病三焦辨证的理论。此书简明扼要，以三焦为纲，以证为目，对所倡之三焦辨证分条加以论述，颇切实际，并提出上焦宜用清轻宣透为法，清热以保津；中焦以清热养阴为主；下焦以补益为主。为此使温病学说更趋于系统和完整，对温病学的发展，有相当大的贡献和影响。吴鞠通还撰写了《吴鞠通医案》，此书不仅示范了吴鞠通治疗外感病的具体案例，更对温热病的治疗做了许多有益的补充。他主张辨治温热病，要酌情选用辛甘息风清热法、甘苦合化利水法、急下存阴承气法、燥气之中四逆法等。

总之，清法属八法之一，是中医临床常用的重要治法，“清法”在中医学中有着坚实的理论基础和丰富的临床使用经验，历代医家在临床运用“清法”的过程中也有着各自的独到见解。通过对前贤的学术思想和临床实践汇总分析，使得“清法”的基础理论研究更加深入，“清法”的基本原理更加明确，不仅可以使“清法”理论本身得以发展，在指导临床实践方面也具有重大意义。

第三节 清法的分类举隅

凡是以性寒凉能清热的药物为主，发挥清热、泻火、凉血、解毒、滋阴透热等功能，辨治温热病的治疗方法，均属于清法。温热病突出了温、热、火三种情况，温盛为热，热极似火，三者是程度不同属性则一，同属于里热证。故于临证辨治时分别采用清气分热、清营凉血、清热解毒、气血两清、清脏腑热、清虚热等不同方法治之。

一、清气分热

清气分热主要适用于热在气分，热盛伤津，或气阴两伤的证候。临证可见阳明热盛的壮热烦渴、大汗、恶热、脉洪大等，其代表方剂为《伤寒论》之白虎汤。此方由生石膏、知母、生甘草、粳米组成，方中生石膏清阳明经热，除热盛之烦躁而为君药；知母清热养阴以治胃热、消渴而为臣药；甘草、粳米和胃养阴为使药，共奏清热、除烦、止渴之功效。可见本方在临证使用时应以大热、大汗、大渴、脉洪大有力之“四大”症状为依据。正如清代名医柯琴所云“阳明邪从热化，故不恶寒而恶热，热蒸外越，故热汗自出，热烁胃中，故渴欲饮水，邪盛而实，故脉滑，然犹在经，故兼浮也。盖阳明属胃，外主肌肉，虽有大热而未成实，终非苦寒之味所能治也”。临证辨治之时，若见暑热伤气，大汗伤阴而出现“汗出，背微恶寒，身热而渴”之证，可于白虎汤中加人参一味即白虎加人参汤，以清热与益气升津并用治之。若见偶觉形寒，旋即高热而不恶寒，汗出气粗，烦躁渴饮，骨节烦痛，时呕，故于白虎汤中加桂枝即白虎加桂枝汤，以调营卫，兼平冲逆。若见壮热口渴，自汗身重，胸痞，舌红苔白，脉洪大而长，可于白虎汤中加苍术即白虎加苍术汤以清热燥湿除湿温。如若临证见到热病后气分余热未清，而气阴已伤者，证见身热多汗，虚羸少气，心胸烦闷，气逆欲呕，口干喜饮，咽干呛咳，虚烦不得眠，舌红少苔，脉虚数者，可选用《伤寒论》之竹叶石膏汤治之，本方由竹叶、生石膏、半夏、人参、麦冬、甘草、粳米组成。方中竹叶、生石膏清热除烦；人参、甘草、麦冬、粳米益气养阴、安中和胃，半夏降逆止呕，共奏清热生津、益气和胃之效。本方清热而兼和胃，补虚而不恋邪，正如清代吴谦等撰写的《医宗金鉴》评论之“以大寒之剂，易为清补之方”矣！如若临证见身热懊恼，虚烦不眠，胸脘痞满，按之软而不硬，嘈杂似饥，但不欲食，舌红苔微黄者，可择方《伤寒论》之栀子豉汤治之。本方由栀子和豆豉组成，栀子苦寒清心除烦，豆豉具开散之性，宣泄胸中郁热，共奏清热除烦之效。但《伤寒论》云：“凡用栀子汤，病人旧微溏者，不可与服之。”这就告诫我们，经常便溏，多为脾胃虚寒之象，栀子为苦寒药，故不可与服。临证方可酌情加减治之，如：本证又兼少气者可加炙甘草益气，为栀子甘草豉汤；又如本证兼饮邪上逆为呕者，可加生姜以散饮止呕，为栀子生姜豉汤等。

二、清营凉血

清营凉血主要适用于邪热传营，热入血分的证候。入营之证可见身热夜甚，神烦少寐，时有谵语，或外布隐隐斑疹等。可择方《温病条辨》之清营汤为主方治之。本方由犀角（水牛角代）、生地黄、玄参、竹叶、金银花、连翘、黄连、丹参、麦冬组成。方中犀角（水牛角代）、生地黄、丹参清营分之热，兼能解毒；热甚必伤阴液，故用玄参、麦冬以养阴清热；身热烦渴，是气分犹有温邪，故用竹叶、黄连、金银花、连翘清热解毒，泄热护阴，共奏清营解毒，透热养阴之效。《素问•至真要大论》云“热淫于内，治以咸寒，佐以甘苦”，本方即遵此旨意治温热内盛之邪。温邪乍入营分，虽然神烦少寐，脉数舌绛，但犹可透营泄热，仍转气分而解，正如叶天士曰“入营犹可透热转气”，立本方之意即在于此。如临证之时，见神昏谵语，舌謇肢厥者，是邪入心包之象，又当配用安宫牛黄丸、紫雪丹等清心开窍。又如兼见痉厥，可于方中加羚角、钩藤，或兼用紫雪散，可清热息风。另入血之证可见邪热每多迫血妄行而致出血、发斑；而且络伤血溢每易留瘀；热与血结亦可成瘀。故可择方《备急千金要方》中犀角地黄汤为主方治之。本方由犀角（水牛角代）、生地黄、芍药、丹皮组成。其中犀角（水牛角代）清热凉血，并能解毒；生地黄养阴清热，凉血止血；芍药和营泄热；丹皮泄血中伏热，凉血散瘀，共奏清热解毒，凉血散瘀之效。本方配伍特点是凉血与活血散瘀并用，正如叶天士所说：“入血犹恐耗血动血，直须凉血散血。”本方后注：“喜忘如狂者，加大黄二两、黄芩三两。”热与血结留蓄下焦，故加用苦寒清泄里热，所谓“甚者先平”，使其瘀热速消。

三、气血两清

气血两清主要适用于疫毒或热毒充斥内外，气分、血分均受干扰之证候。可见气分热盛的大热烦渴，血热妄行的吐衄发斑，热毒内陷的神昏谵语等构成的“气血两燔”之证。可择方清代余师愚撰《疫疹一得》书中的清瘟败毒饮为主方治之。本方由生石膏、犀角（水牛角代）、生地黄、黄连、栀子、桔梗、黄芩、知母、赤芍、玄参、连翘、甘草、丹皮、竹叶组成。本方是综合白虎汤、犀角地黄汤、黄连解毒汤等加减而成。方中生石膏和知母清阳明经之大热；犀角（水牛角代）、生地黄、玄参、丹皮、赤芍清营凉血解毒；黄芩、黄连、栀子、连翘清热泻火解毒；竹叶清心除烦；桔梗开肺气载药上行，共奏清热解毒，凉血救阴之效。清代著名医家余霖云：“此皆大寒解毒之剂，故重用石膏，则甚者先平，而诸经之火自无不安矣。”由此不难看出本方虽合三方而成，但以白虎汤清解阳明之热毒为主，故凡因热毒火邪充斥，内外气血两燔，变见诸证者，均可加减治之。

四、泻火解毒

泻火解毒主要适用于瘟疫、温毒及火毒，或疮疡热深毒重之证候。可见烦躁狂乱，热甚发斑，或头面红肿，或口糜咽痛等证候。可择方唐代王焘撰《外台秘要》引崔氏方黄连解毒汤。本方由黄连、黄芩、黄柏、栀子组成。方中黄芩泻肺火于上焦；黄连泻胃火于中焦；黄柏泻肾火于下焦；栀子通泻三焦之火从膀胱而出，共奏泻火解毒之效，故适用于一切火热表里俱盛之证。若临证见到大头瘟证，表现为身热恶寒，头面漫肿焮红，触之疼痛，目不能开，咽喉不利，舌燥口渴，脉浮数有力者。可择李东垣方录自《医方集解》之普济消毒饮为主方治之。本方由黄芩、黄连、陈皮、甘草、玄参、连翘、板蓝根、马勃、牛蒡子、薄荷、僵蚕、升麻、柴胡、桔梗组成。方中牛蒡子、薄荷、僵蚕、柴胡等疏散风邪；黄芩、黄连、升麻、连翘、甘草、马勃、板蓝根等清热解毒消肿；玄参滋阴降火；陈皮理气疏通壅滞；桔梗载药上行，开泄上焦，共奏疏风散邪，清热解毒之效。后人用此方辨治“痄腮”，亦颇有效。

五、清脏腑热

清脏腑热适用于热邪偏盛于某一脏腑，发生热盛，火炽之证候，举隅如下：

1. 清心热泻心火

清心热泻心火适用于心热盛、心火旺之证，可见口渴面赤，心胸烦热，意欲冷饮，或心移热于小肠，口舌生疮，小溲赤涩，溲时刺痛等证候。可择方《小儿药证直诀》的导赤散。本方由生地黄、木通、生甘草梢、竹叶组成。方中生地黄凉血清热，竹叶清心热，木通降心火、利小便，生草梢泻火而能直达茎中以止痛。

2. 清肝泻火

清泻肝火适用于肝失条达，郁而化火，胃失和降，逆而上冲之证。可见左胁作痛，脘痞吞酸，呕吐泛恶，嘈杂嗳气，口苦舌红，脉弦数等证候。可择方《丹溪心法》之左金丸为主方治之。本方由黄连、吴茱萸二味组成。《素问·至真要大论》云："诸逆冲上，皆属于火……诸呕吐酸……皆属于热。"方中重用黄连之苦寒泻火，降逆止呕，少佐吴茱萸之辛温，开郁散结，下气降逆。前者取"实则泻其子"之意，后者则有"反佐"作用，总之两药合之，共奏辛开苦降、泄肝和胃之效。元代著名医家罗天益云："肝之治有数种，水衰而木无以生，以地黄丸等滋之，土衰而木无以植，则参、苓、术、甘草以培之，血虚有火，逍遥散以清之，血虚无水，四物汤以养之，补火之法，下同乎肾，泻火之法，上类于乎心，故此方独用黄连为君……然必木气实而土不虚者，为相宜也。"即提示本方适用于肝经火邪所致的实证。

3. 清胃积热

清胃积热适用于胃有积热所致之证。可见上下牙痛，牵引头脑，满面发热，其牙喜寒恶热，或牙龈红肿溃烂，牙宣出血，或口气热臭，或唇舌颊腮肿痛，口干舌燥，舌红少苔，脉滑大而数者。可择方李东垣著《兰室秘藏》的清胃散为主方治之。本方由当归、黄连、生地黄、丹皮、升麻组成。方中用黄连苦寒泻火，生地黄、丹皮凉血清热，当归养血和血，升麻为阳明经之引经药，又具有清热解毒之功，共奏清胃积热，凉血解毒之效。从经络循行来讲，手足阳明经分入下齿与上齿，故上下牙痛、齿龈肿痛，多与阳明之火有关。同时，胃为多气多血之腑，胃热则血分亦热，故本方除清阳明经热之外，更佐以凉血养血之品。东垣专为牙痛而设此方，其实凡是胃热之证，血热而火郁者，均可加减用之。

4. 清肺热

清肺热适用于肺热咳喘而致诸证。可见咳嗽喘息，皮肤蒸热，洒淅寒热，日晡尤盛，脉细数，舌红苔黄等证候。可择方《小儿药证直诀》的泻白散为主方治之。本方由桑白皮、地骨皮、生甘草、粳米组成。方中桑白皮泻肺清热，化痰平喘；地骨皮清肺中伏火，且退虚热；甘草、粳米和中健脾，取其虚则补其母之意，共奏清肺热、定喘咳之效。因肺合皮毛，肺有伏热，故洒淅恶寒，皮肤蒸热，肺苦气上逆，肺有热则清肃之权失职，故令咳嗽喘急。本方清肺调中，标本兼治，对正气不太伤，伏火不太甚者，用之较适宜。于临证之时若喘咳轻而热重者，可酌加知母、黄芩以增清热之力。若肺虚咳喘少力者，可增人参、茯苓等以补气。

5. 清相火

清相火适用于阴虚火旺之证。可见骨蒸劳热，虚烦盗汗，腰脊酸痛，头晕耳鸣，遗精等证。可择方《医宗金鉴》之知柏地黄丸为主方治之。该方系《小儿药证直诀》中的六味地黄丸加黄柏、知母而成。六味地黄丸乃滋阴补肾之主要代表方剂。此方由熟地黄、山茱萸、山药、泽泻、茯苓、丹皮组成。其补中有泻，寓泻于补，为通补开合之剂。肾为阴阳（水火）并存之脏，肾阴虚则阳易亢，亦即“水亏火旺”。六味地黄丸立法以肾肝脾三阴并补，而重在补肾阴为主，方中熟地黄滋肾阴，益精髓为君药，山茱萸酸温滋肾益肝；山药滋肾补脾为臣药；配以泽泻泻肾浊，山茱萸泻肝火，茯苓渗泄脾湿，为佐使，共奏滋补肝肾之效。正如清代名医费伯雄撰写《医方论》中所言：“此方非但治肝肾不足，实三阴并治之剂。有熟地之腻补肾水，即有泽泻之宣泄肾浊以济之；有萸肉之温涩肝经，即有丹皮之清泻肝火以佐之；有山药收摄脾经，即有茯苓之淡渗脾湿以和之。药止六味，而大开大合，三阴并治，洵补方之证鹄也。”这与唐代著名医家王冰提出的“壮水之主，以制阳光”及明代著名医家张景岳提出“阳非有余”“真阴不足”，合也。若临证所见乃阴虚火旺则必于方中加入味苦性寒，专入肺、胃、肾经以清热除烦，泻肺滋肾的知母，正如《本草纲目》言之：“下则润肾燥而滋阴，上则清肺金而泻火。”又于方中加入性寒味苦，入肾、膀胱、大肠经，功能清热燥湿，泻火解毒，退虚热，制相火之黄柏，得知母之助，滋阴降火之力更强矣。为此，六味地黄丸加知母黄柏便组成滋阴降火之名方知柏地黄丸矣！

第四节 清法的临床运用

一、清法在内科常见疾病辨治运用举隅

1. 肺热咳喘嗽

肺热咳嗽系热伤肺金，肺之升降失司，气逆于上发为咳嗽之疾，临证可见咳嗽气逆，咯黄痰，咯之欠利，口渴口干，常伴发热，舌质红苔黄，脉滑数等，应以清气降火治之。可择方《小儿药证直诀》中的泻白散为主方治之。本方由地骨皮、桑白皮、生甘草及粳米组成。方中桑白皮泻肺清热，化痰止咳平喘；地骨皮清泻肺中伏火，降气止咳平喘；甘草、粳米和中健脾，取其虚则补其母之意，合奏清肺热止咳喘之效。本方清肺调中，标本兼治，对正气不太伤，伏火不太甚者，较为适宜运用。但肺热咳嗽临证又有轻重之不同、兼证之不同，故应酌情加减辨治。①若热盛热郁化火，充斥上中二焦兼见烦躁口渴，面赤唇焦，口舌生疮，胸膈烦闷，便秘溲赤者，可伍用《太平惠民和剂局方》之凉膈散加减用之。凉膈散方中用朴硝、大黄之咸寒荡热于中；连翘、竹叶、栀子、黄芩之苦寒，泄热于上；薄荷清利头目、利咽；甘草、蜂蜜之甘以缓急。合而用之，咸寒苦甘，深合《内经》治则意义，能使上中二焦之邪上清下泄，胸膈自清，助力咳嗽自消矣。②若痰热壅肺，肺失清肃，兼见咳嗽气急粗促，或喉中有痰声，痰多，质黏厚或稠黄，咯吐不爽，或有腥热味，或吐血痰，胸肋胀满，咳时引痛，面赤，或有身热，口干欲饮，舌苔薄黄腻，质红，脉滑数，则可择方明代叶文龄撰《医学统旨》中的清金化痰汤。方中用黄芩、山栀、知母、桑白皮清热肃肺；陈皮、桔梗、瓜蒌仁理气化痰；麦冬、贝母、甘草润肺止咳；茯苓健脾渗湿，共奏清热肃肺，豁痰止咳之效，更与泻白散相伍使用而酌情加减，则疗效更佳。③若肝气郁结，化火伤肺，可见上气咳逆阵阵，咳时面赤咽干，常感痰滞咽喉，咯之难出，量少质黏，或痰如絮条，胸胁胀满，咳而引痛，口干苦，症状可随情绪波动加减，舌苔薄黄少津，脉象弦数。可择清热降火之泻白散与清肝豁痰之黛蛤散相伍酌情加减治之，可有佳效。黛蛤散方源自宋代医家张杲著《医说》，方中青黛咸寒入肝经，具有清肝经热、解毒凉血之效，与味苦咸入肺肾经具有清热化痰、软坚散结之海蛤粉组成，共奏清肝泻肺之效。

2. 肝胃郁热胃脘痛

胃脘痛是以上腹胃脘部近心窝处疼痛而言。前人所谓“心痛”实指胃脘痛。正如朱丹溪所云“脾病者，食则呕吐，腹胀喜噫，胃脘痛，心下急”，《医学正传》亦云“古方有九种心痛……详其所由，皆在胃脘，而实不在于心也”，皆是很好的说明。胃脘痛，因病因病机的不同，临证表现为不同的证候。其中肝胃郁热胃脘痛在临证时常见，系因肝气郁结，日久化热，邪热犯胃所致。可见胃脘灼痛，痛势急迫，烦躁易怒，泛酸嘈杂，口干口苦，舌红苔黄脉弦数。治以疏肝清肝，泄热和胃。择方《景岳全书》中的化肝煎为主方治之。方中陈皮、青皮理气；芍药柔肝敛阴；丹皮、山栀清泄肝热；泽泻渗湿泄热；土贝母微寒清热且有“清金制木”之意，共奏疏肝理气，清肝和胃之效。①若兼见饮食积滞，嗳腐吞酸，恶心欲吐等，则择方《丹溪心法》之保和丸伍用之。保和丸中山楂、神曲、莱菔子均能消食，山楂酸温，消肉食最佳；神曲辛温，蒸窨而成，又能醒酒悦胃，除陈腐之积；莱菔子善消面积，更兼豁痰下气，宽畅胸膈；配以半夏、陈皮、茯苓和胃利湿；连翘芳香，散结清热，共奏消积和胃，散结清热之功，更助化肝煎清肝和胃之效。②若兼见肝气郁结不得疏泄，横逆犯胃而痛著者，并见攻撑作痛，痛连两胁，嗳气频繁，常因情志因素而痛作，则应加强疏肝理气，可择方《景岳全书》之柴胡疏肝散伍用之。方中以柴胡、芍药、川芎、香附疏肝解郁；陈皮、枳壳、甘草理气和中，共奏理气止痛之效，以助化肝煎疏肝理气，清肝和胃之功。

二、清法在外科常见疾病辨治运用举隅

1. 内治法

（1）丹毒

丹毒是皮肤突然变赤，色如丹涂脂染的一种急性感染性皮肤病。本病发生在肌表，来势迅速，初起时患处鲜红一片，灼热疼痛，按之更甚，边缘清楚，稍高出正常皮肤表面，并迅速向四周蔓延，或间有大小不等的水疱，有时一面消退，一面发展；经过五六日后，患部皮色由鲜红转为黯红，发生脱屑，逐渐痊愈。本病或由于火邪侵犯，血分有热，郁于皮肤而发；或由于皮肤黏膜损伤，毒邪趁隙侵入而成。本病发于头面部的称为“抱头火丹”，兼有风热者为多；发于胁肋之下腰胯的称为“内发丹毒”，兼夹肝火者居多；发于腿胫部的称为“流火”，兼夹湿热者多见；发于新生儿者，多由内热所致，

可见游走全身的称为“赤游丹”，尚须细辨其发作部位及病邪性质。本病总由火邪侵犯致血分有热，必用“清法”，治疗原则为清热解毒、凉血化瘀。①发于头面者可择方《医方集解》李东垣方普济消毒饮为主方治之。方中牛蒡子、薄荷、僵蚕、柴胡等疏散风邪；黄芩、黄连、升麻、连翘、甘草、马勃、板蓝根等清热解毒消肿；玄参滋阴降火；陈皮理气疏通壅滞；桔梗载药上行，开泄上焦，共奏疏风散邪，清热解毒之效。②发于胁肋之下，腰胯者，可择方《医宗金鉴》之化斑解毒汤为主方治之。方中连翘、炒牛蒡子清上焦之热；生石膏、黄连清中焦之热；玄参、知母清下焦之热；升麻透热解毒；人中黄甘寒入心、胃经，清热凉血解毒，共奏清热解毒，凉血化斑之效。亦可酌加柴胡、黄芩、山栀等。③发于下肢腿胫部者，可择方《疡科心得集》之萆薢化毒汤合《外科真诠》中的五神汤为主方加减治之。方中金银花、紫花地丁、黄柏、丹皮等清热解毒；萆薢、薏苡仁、泽泻、滑石、通草、车前子、茯苓利湿渗湿；牛膝引药下行共奏清热利湿之效。④发于新生儿及游走全身之“赤游丹”者，可择方《外台秘要》引崔氏方黄连解毒汤为主方治之。本方为大苦大寒之剂，方中黄芩泻肺火于上焦；黄连泻胃火于中焦；黄柏泻肾火于下焦；栀子通泻三焦之火从膀胱而出，共奏泻火解毒之效。临证之时还可酌加金银花、甘草、丹皮、赤芍等。⑤若火热炽盛，毒邪内攻者，则可用黄连解毒汤合犀角地黄汤治之，另加紫雪散吞服。

（2）缠腰火丹

缠腰火丹是指皮肤有红斑水疱，累累如串珠，每多缠腰而发，故名缠腰火丹，俗称“蛇串疮”。本病初起时在病变部位先有带索状刺痛，不久痛处皮肤发红，并发出密集成群如绿豆或黄豆大小的水疱，水疱聚集一处或数处，排列或成带状，疱群之间间隔正常皮肤，疱壁较厚，水疱中内容物开始为透明水液，约5～6天后转为混浊，10天左右结痂脱落，一般不留疱痕。常伴剧烈疼痛，在皮疹消失后，有些病例疼痛亦可持续较长时间。皮疹绝大多数发生于身体一侧，常发生腰部、胸部、颜面部及四肢。本病往往是由于肝火妄动，湿热内蕴所致，故仍宜用清法，予以清肝泻火，清利湿热治之。择方《医宗金鉴》之龙胆泻肝汤为主方治之。方中龙胆草大苦大寒，泻肝胆实火，除下焦湿热；黄芩、山栀苦寒泻火；木通、车前、泽泻清利湿热；火盛必劫阴液，故用生地黄、当归滋养肝血，使邪祛而不伤正；柴胡条达肝气，甘草和中解毒且协调诸药，诸药合之共奏泻肝经湿热之效。老年患者，后期有气血虚弱现象时，宜调补气血，可伍入八珍汤。

2. 外治法

均可用冰硼散、黄金散、青黛散等调敷；或用玉露膏、黄连膏等外涂。

三、清法在妇科常见疾病辨治运用举隅

1. 血热月经先期

月经周期提前 8～9 天，甚至一月两至，均为“经行先期”，亦称“月经先期”。如仅超前 3～5 天，并无其他不适感觉，均属正常范围；或偶然超前一次，亦不做先期论。本病主因素体内热，或阴虚阳盛，或素食辛辣食物，或过服暖宫之药，或肝郁化火，均能影响冲任，迫使经血先期而下。症状可见：月经先期，量多，色紫稠黏，心胸烦闷，舌苔薄黄，脉滑数有力，此为实热证；量少色红，稠黏，两颧红赤，手心灼热，舌红苔微黄而干，脉细数，此为阴虚血热证；色红或紫，量或多或少，或夹瘀块，乳房、胸胁、小腹有胀痛感，烦躁易怒，脉象弦数，此为肝郁化热证，故应治以清热凉血为主，虚热佐以养阴，肝郁佐以舒气；夹有瘀血者宜和血，不宜破血。可择方清代傅山撰《傅青主女科》之清经汤为主方治之。本方由丹皮、地骨皮、白芍、熟地黄、青蒿、白茯苓、黄柏组成。方中丹皮、青蒿、黄柏能清热、泻火、凉血；地骨皮、熟地黄清血热而生水；白芍敛阴；茯苓滋木宁心。全方虽属清火之品，然多为滋水之药，使火泻而阴不伤。①若阴虚而热者，可去熟地黄，加生地黄、玄参、麦冬、阿胶。②若为肝郁化热证则可择方《女科撮要》中的丹栀逍遥散，方中柴胡疏肝解郁散热；白芍、当归柔肝养血；白术、茯苓培土疏木即肝病实脾之义，薄荷解热消风亦含疏达之义；煨姜、甘草和中益脾；丹皮凉血散郁；栀子清肝泄热。共奏疏肝理脾，解郁清热之效。与清经汤伍用加强清热凉血之功。

2. 妊娠心烦

受孕以后，心惊胆怯，烦闷不安，郁郁不乐，称为“妊娠心烦”，古称“子烦”。如怀孕初期微有烦热，为常有现象，不作病论。本病的产生，主要是火热乘心，神明不宁。或因阴血素虚，妊娠后血聚养胎，则阴血更为不足，而致心火偏亢，神明不安，烦闷不宁；或因素有痰饮停滞胸中，怀孕以后阳气偏盛，阳盛则生热，痰饮相搏，上于心肺，遂致烦闷；或因忿怒忧思，肝郁气滞，木火上逆，损及心神，故烦闷。因热致此疾，故以清法治之为宜。

①阴虚妊娠心烦，可见妊娠心中烦闷，坐卧不宁，或午后潮热，手心发热，口干咽燥，渴不多饮，小便短赤，舌红苔薄黄而干，或无苔，脉细数而滑。治以清热养阴，安神除烦。可择方明代万全撰《万氏女科》之人参麦冬散为主方治之。本方由人参、麦冬、茯苓、黄芩、知母、生地黄、炙甘草、竹茹组成。其中人参益气生津；生地黄滋肾益阴而济心火；麦冬润肺生津除烦；知母泻肾之火而清肺热；黄芩、竹茹清热除烦；炙甘草调和诸药，共奏清热养阴，宁神润肺之效。②痰火妊娠心烦，可见妊娠心悸胆怯，烦闷不安，头晕、中脘满闷，恶心呕吐，苔黄而腻，脉滑。治以清热涤痰，可择方《备急千金要方》之竹沥汤为主方治之。方中竹沥清热涤痰；麦冬清热除烦，生津润肺；茯苓渗湿宁心；黄芩泻心除烦；防风祛风胜湿。共奏清热涤痰，渗湿宁心之效。③肝郁妊娠心烦可见妊娠数月，心烦不安，两胁胀痛，舌红苔薄或黄而干，脉弦数而滑。治以疏肝解郁，清热除烦，亦可择方《太平惠民和剂局方》之加味逍遥散为主方治之。方中逍遥散疏肝解郁，加丹皮、栀子可清热除烦，共奏疏肝解郁，健脾和营，清热除烦之效。

四、清法在儿科常见疾病辨治运用举隅

1. 口疮

口疮是婴儿时期常见的口腔疾患，以口颊、舌边、上颚等处发生溃疡为特征，并见红肿疼痛，间或发热；或兼见流涎拒食，精神躁扰等症状。《素问·至真要大论》已有相关记载：“火气内发，上为口糜。”《诸病源候论·小儿杂病诸候》亦有“小儿口疮，由血气盛，兼将养过温，心有客热熏上焦，令口生疮也”的论述。皆提示心经热盛，发为口疮。引起口疮发生的原因虽然较多，但因脾胃积热，心火上炎，虚火上浮者临证更为多见。脾胃积热症状可见：口腔溃疡较多，或口腔内多处糜烂，周围红赤，疼痛拒食，烦躁多啼，口臭涎多，小便短黄，大便干结，或发热面赤，舌红苔黄脉滑数。治宜清热解毒，通腑泻火。可择方《太平惠民和剂局方》之凉膈散为主方治之。故治宜清热解毒，泻火通便。本方由大黄、朴硝、甘草、栀子、薄荷、黄芩、连翘、竹叶、白蜜组成。方中大黄、朴硝、甘草三味即调胃承气汤，有清下燥热之功；栀子、黄芩清热泻火；重用连翘清热解毒；配伍薄荷、竹叶清疏肺胃心胸之热；再以白蜜、甘草缓其急迫。不难看出，本方重在“清热泻火”，使用朴硝、大黄是“以下为清”的方法，通过下的手段，以达到清的目的。《素

问·至真要大论》云："热淫于内，治以咸寒，佐以甘苦。"本方取硝黄之咸寒，荡热于中；翘、竹、栀、芩之苦寒，泄热于上；草蜜之甘，以缓其急，合而用之，咸寒苦甘，深合《内经》治则意义。能使上中二焦之邪热上清下泄，则胸膈自清，诸证可解。

2. 痄腮

痄腮是一种急性传染性疾病，以耳下腮部肿胀疼痛为其主要特征。病因乃风温病毒，由口鼻而入，四季均可发生，而以冬春两季较为多见。发病年龄以学童期为多，2 岁以下的较少发现。12 岁以上男孩，患病后可兼见睾丸红肿。腮肿部位一般开始时先见于一侧，1～2 天后继及对侧者为多，但两侧同时并见者亦有之。肿胀大都在 2～3 天内达到最高峰，下缘可达颈侧。肿胀部位酸痛拒按，妨碍咀嚼和张口；口颊内有时亦可见红肿。本病主要为感染风温病毒，邪毒从口鼻侵入后，壅阻少阳之络，故漫肿坚硬多见于两耳下傍的腮部；少阳与厥阴为表里，足厥阴肝经绕阴器，故较大男孩在出现痄腮同时，可伴见睾丸症状。本病在发病程度上轻重不一，常见：①轻证，症状可见：耳下腮部一侧发酸肿胀，或两侧齐发，咀嚼食物不便，精神如常，无发热头痛，舌脉亦无明显改变，3～4 天后可自行消退。可予疏风清解治之。可择方《温病条辨》之银翘散为主方治之。本方由连翘、金银花、桔梗、薄荷、竹叶、生甘草、荆芥穗、淡豆豉、牛蒡子、芦根组成。方中金银花、连翘清热解毒；配竹叶以加强清热之功；薄荷、淡豆豉、荆芥辛凉轻散解表，其中荆芥虽属辛温之品，但温而不燥，与辛凉解表药配伍运用，可增强透表之功；桔梗、甘草、牛蒡子合用等宣肺解毒，祛风痰，利咽喉；芦根清热生津，清润不腻，无恋邪之忧。诸药合用共奏辛凉透表，清热解毒之效。还可酌加白僵蚕、夏枯草以疏解风邪、清热散结。②重证，症状可见：先有恶寒、发热、倦怠或呕吐，1～2 天后腮部逐渐肿大，胀痛拒按，漫肿坚硬或兼有耳聋不聪，咽颊部红肿，口渴烦躁，吞咽咀嚼困难，舌苔黄尖红，脉象滑数。治宜清热解毒，软坚消肿。可择方《医方集解》的李东垣方普济消毒饮为主方治之。本方由黄芩、黄连、陈皮、甘草、玄参、连翘、板蓝根、马勃、牛蒡子、薄荷、僵蚕、升麻、柴胡、桔梗组织。方中牛蒡子、薄荷、僵蚕、柴胡等疏散风邪；黄芩、黄连、升麻、连翘、甘草、马勃、板蓝根等清热解毒消肿；玄参滋阴降火；陈皮理气疏通壅滞；桔梗载药上行，开泄上焦。诸药合之，共奏疏风散邪，清热解毒之效。毒重可加鲜大青叶、板蓝根；坚硬漫肿可加夏枯草、昆布、海藻；若并有睾丸红肿疼痛时，可重用橘核、荔枝核、延胡索煎服，以疏泄厥阴肝经，消肿散结止痛。

第五节　辨治风湿病运用清法的体会

一、运用清法辨治风湿病要深谙从化学说的概念与内涵

从化，是指病邪侵入人体后，能随人之体质的不同，邪气侵犯的部位不同，以及时间变化和治疗不当等各种条件变化的不同，而发生性质的变化，形成与原来病邪性质相反，与机体的素质一致的病理反映。从化学说始于《内经》，书中十分重视疾病的动态变化，而且也十分注意疾病的性质变化，认识到病邪不同，可引起不同的病证，而病邪相同，也可引起不同的病证。如《灵枢•五变》云："一时遇风，同时得病，其病各异。"《素问•风论》又云："风之伤人也，或为寒热，或为热中，或为寒中，或为疠风，或为偏枯，或为风也，其病各异，其名不同。"究其因正如《灵枢•寿夭刚柔》所云："形有缓急，气有盛衰，骨有大小，肉有坚脆，皮有厚薄。"即因体质不同所决定的。关于六气的从化规律，《内经》中亦有相关的论述，如《素问•六元正纪大论》云"太阴雨化"，"太阳寒化"，"少阴热化"，"阳明燥化"，"厥阴风化"。《内经》中还有把"从化理论"运用于临床病理分析的相关内容。如《素问•逆调论》："人有四支热，逢风寒如炙如火者，何也？岐伯曰：是人者，阴气虚，阳气盛。四支者，阳也。两阳相得，而阴气虚少，少水不能灭盛火，而阳独治。独治者，不能生长也，独胜而止耳。逢风而如炙如火者，是人当肉烁。"此段经文告之，患者虽感受了风寒之邪，但却表现为"如炙如火"之热象，其因是由于这类人属阴虚阳盛之人，但从阳化热则为热象尽显矣！《伤寒论》中虽未明言从化，但六经辨证论治始终贯穿着这种思想，又有人有"强人""羸人""阳盛""寒湿"等体质的不同等的描述。另刘完素提出了"六气皆从火化"之说，朱丹溪也提出了"气有余便是火"之说，均提示邪气之有余，邪气从阳化热化火之见解。至清代从化学说有了较大的发展，其理论渐渐完善，并较广泛地运用于临证中，如《医宗金鉴》一书中云："六经为病尽伤寒，气同病异岂期然？推其形脏原非一，因从类化故多端，明诸水火相胜义，化寒变热理何难？漫言变化千般二状，不外阴阳表里间。"本书中又云："人感受邪气虽

一，因其形藏不同，或从寒化，或从热化，或从虚化，或从实化，故多端不齐也。”清末医家章楠（字虚谷）云：“六气之邪，有阴阳不同，其伤人也，又随人身之阴阳强弱变化而为病。”晚清医家石芾南（字寿棠）提出“六气伤人，因人而化，阴虚体质最易化燥”，“阳虚体质最易化湿，湿固为湿，即燥亦必夹湿”，且指出“燥邪辛润以开之，湿邪辛淡以开之……燥化热者，辛凉重剂以开之，湿化热者，辛苦通降以开之”等治疗原则。

二、运用清法辨治风湿病要熟知“从化”的机理和规律及辨治原则

疾病在发生变化的过程中，可以出现两种情况，一是病邪始终保持原来的性质，只是发生量的改变。二是改变了原来的性质，甚至转化为与原来的性质相反。临证之时，第二种情况居多。从化学说就是研究病邪从化的机理即规律性，所以它是中医发病学和病理学的重要内容。

1. 关注“从化”的机理

风、寒、暑、湿、燥、火六淫邪气，具有各自不同的性质，当其侵入人体后，于病理变化的过程中之所以能够改变自己原来的性质，以至于转化为与原来性质相反，首先是由于患者的体质差异，邪气随人之阴阳、虚实、寒热、燥湿而变化。正如王士雄《温热经纬》中所言：“六气之邪，有阴阳不同，其伤人也，又随人身之阴阳强弱变化而为病。”《医宗金鉴》亦曾指出：“六气之邪，感人虽同，人受之而生病各异者，何也？盖以人之形有厚薄，气有盛衰，脏有寒热，所受之邪，每从其人之脏气而化，故生病各异也。是以或从虚化，或从实化，或从寒化，或从热化，譬诸水火，水盛则火灭，火盛则水耗，物盛从化，理固然也。诚知乎此，又何疑乎？”由此不难看出，患者的体质差异是病邪从化的主要机理。

2. 重视“从化”的规律及辨治原则

（1）从化的规律与体质密切相关

因患者体质不同及病邪的性质不同，所以从化的规律有很多种类，常见者举隅如下：①素体阳热盛，外邪入里，即便是阴寒之邪，亦可从阳而化热，转化为热盛之证；②素体阴寒盛，外邪入里，即便是热邪，亦可从阴而化寒，形成寒证；③阳虚阴盛体质，受邪发病，易从阴化寒，或从虚化，易不乏湿化之机；④阴虚阳亢体质，受邪发病，易从虚化热化，易不乏燥化或风化

之机；⑤阴阳两虚体质，受邪发病，易虚化、寒化、热化，阴虚甚者易从热化，阳虚甚者易从寒化；⑥津亏血燥体质，津血虚少，燥热偏盛，受邪发病，易从燥化热化；⑦气虚痰湿体质形体虚胖，气行不利，受邪发病，易从湿化寒化。

（2）从化的规律与脏腑经络的性质相关

脏腑经络的性质是影响邪之从化，证之从化的重要因素之一，于临证时是不容忽视的，举隅如下：①“心”，五行中属火，故又称之为“火脏心”。当邪入火脏心时，要及时择用清心除烦之品，如连翘、莲子心、栀子、淡竹叶、犀角（水牛角代）以防邪从热、从火化，亦防心移热于相应之腑“小肠”。②“肝”，五行中属木，其性喜条达而恶抑郁，与春季生发之气相应，与“风”相应，故又有“风脏肝”之称，当邪入风脏肝，要及时择用清肝热除肝火，息肝风之品，如：夏枯草、决明子、密蒙花、青葙子、熊胆等以防邪从热化、从火化、从风化，并防邪从化为火、生风之弊。③“脾”，五行中属土，它不仅能输送胃中津液到全身各部分，供给各组织器官以营养，还能运化全身水湿之气，促进水液的环流和排泄，以维持人体内水液代谢的平衡，故又有“湿土脾”之名。当邪入湿土脾，要及时择用健脾益气之党参、黄芪、白术、山药、黄精及淡渗利湿的茯苓、泽泻、薏苡仁、赤小豆、葫芦等以防湿化、水停等。④“胃”，五行中亦属于“土”，主受纳腐熟水谷，故又有“水谷之海”之称谓。相对于脾之湿土，胃则为燥土，本性喜润恶燥，因而一般以食结郁热，口渴便秘等燥热之证属之于胃。若邪入燥土胃，要及时选用清热泻火，护阴养胃之生石膏、寒水石、知母、升麻、黄连等以防从燥化及伤阴等。⑤就“六经”而言，三阳经阳气多，三阴经阴气多，故邪犯三阳经，多热化；邪中三阴经，则多寒化。

（3）从化的规律与治疗不当有关

正确的治疗，使疾病向愈，错误的治疗则致疾病发展，甚至引起病邪性质和病证特征的改变。正如陈修园所说：“盖寒热二气，盛则从化，余撰其别有二，一从病体而分，一从误药而变。”误治的结果有二：一是助邪，二是伤正。伤正又有伤阴伤阳之分，伤阳则邪从阴化，伤阴则邪从阳化。《伤寒论》第121条云：“太阳病吐之，但太阳病当恶寒，今反不恶寒，不欲近衣，此为吐之内烦也。”此为太阳病误吐伤阴而邪从热化之例。又如寒邪束表，应以辛温治之，开其毛窍，使邪气从皮随汗而解，但是若冰伏其表，玄府不开，寒邪不能外出，则会郁而化热、化火。此系误治使寒邪从热化之例。再如风热表证，应以辛凉解表治之，若误用苦寒之品泻之于内，则会损伤阳气，而致下利清谷、脘腹胀满、但寒不热。此系误治伤阳，由热化寒之例。还如《伤寒论》181条所云："太阳病，若发汗、若下、若利小便，此亡津液，胃中干燥，因转属阳明。不更衣，内实，大便难者，此名阳明也。"此示太阳病误治而伤津化燥之例。以上所述可知误治有伤阳从化为寒者，有伤阴从化为热者，而阴阳俱伤者，亦有之，正如《伤寒论》中所言："下之后，复发汗，必振寒脉微细。所以然者，以内外俱虚故也。""发汗病不解，反恶寒者，虚故也。"此皆属误治之后，阴阳俱虚，由实证从化为虚证之例。

（4）从化的辨治原则

从化的辨治原则意在谨辨从化之证。比如，若阳虚易寒化者，要注意扶阳为宜；若阴虚易化热者，应注意养阴为要；若阴阳俱虚者，则要扶阳与育阴酌情并用，以和为度，防其由虚实并见之证，从化为至虚之证；若痰湿偏盛易湿化者，则应健脾温阳，渗湿化湿为先；若燥热偏盛易燥化者，要及时治以养阴润燥，以防燥更伤阴之弊。

三、运用清法辨治风湿病，要熟知其定义、病因病机及从化的特点

1. 熟知风湿病的定义与内涵

关于中医"风湿病"的名称，自古有之。在中医的文献中，凡提到"风湿"的，其含义有二：一是指病因；二是指疾病的名称。风为百病之长，常与其他六淫之邪兼夹致病，另因湿邪重浊黏腻，患病则迁延难愈。感受风、湿、寒之邪，常常是风湿病发病之原因，所以用"风湿"命名也符合本类疾病的特征。正如明·方隅编集之《医林绳墨》中云："此是以病因为其病名也。"经过了痹—痹症（证）—痹病—风湿病病名的演变，并以"风湿病"的病名取代之，是有其理论和文献依据的。"风湿病"的命名，避免了"痹证""痹病"不能囊括所有子病种之弊；避免了"痹证""痹病"分类混乱之弊；避免了以"痹"为病名所引起的与其他病种交叉错杂之弊。于是在1986年3月卫生部在北京召开的《中医证候规范》学术会议上，经与会专家反复论证后确定命名为"风湿病"。与会专家一致认为"疾病是在病因作用和正虚邪凑的条件下，体内出现的具有一定发展规律的邪正交争、阴阳失调的全部演变过程，具体表现为若干特定的症状和各阶段相应的证候"。并提出了"中医风

湿病”的定义：中医风湿病（原称为“痹证”或“痹病”）是人体营卫失调，感受风、寒、湿、热之邪合而为病；或日久正虚，内生痰浊、瘀血、毒热，正邪相搏，使经络、肌肤、血脉、筋骨，甚至脏腑的气血痹阻，失于濡养，而出现的以肢体关节、肌肉疼痛、肿胀、酸楚、麻木、重着、变形、僵直及活动受限等症状为特征，甚至累及脏腑的一类疾病的总称。纵观“中医风湿病”的定义，它告诫我们：①营卫不和，邪侵入内是发病之根本：营卫同出一源，皆水谷精气之所化，清者为营，浊者为卫。营行脉中，具有营养作用；卫行脉外，具有捍卫功能。营卫和则有如藩篱牢筑，寇贼难入；若营卫不和，卫外失司，风、寒、湿、热诸邪入侵则发病矣！②日久正虚，痰浊、瘀血内生：正虚可因邪侵入人体内，正气欲抗邪外出故必伤正而致虚；又可因素体虚弱，脏腑功能不健，又逢邪气入侵，更伤正气。如：肺为水之上源主宣发与肃降，脾主运化水湿为生痰之源，肾主水液可维持体内水液代谢的平衡。若肺、脾、肾功能失司，则水湿内停、湿聚生痰、痰聚化浊，故而痰浊内生；心主血脉，肝主藏血，脾主统血为气血生化之源，肺主一身之气，肾主藏精即有先天之精，又有赖于饮食水谷化生之精即后天之精。五脏功能失司，则气血化生乏源，气虚鼓血无力，血虚涩滞不行，故瘀血内生；若因邪郁化热，热壅生毒，或因患者偏热体质或阴虚内热体质，邪郁则从热化亦可生毒，故毒热内生。如此正邪相搏致使皮肤、肌肉、血脉、筋骨、关节甚至脏腑的气血痹阻，失于濡养而出现风湿病如前述的诸种病证的表现。

2. 运用清法辨治风湿病要把握好“度”

清法是运用寒凉性质的方药治疗里热证的治法，又称清热法，是根据《素问·至真要大论》“热者寒之，温者清之”的原则制定的。运用清法治风湿病时，①当首先辨明热证的真假，勿为假象所迷惑。如真热假寒宜用清法，治以清热泻火为宜，切不可误投温药；如假热真寒，则宜使用温里回阳剂，亦不可误用寒凉之品；又如屡用清热泻火而热仍不退，即唐代医家王冰（太仆）所言“寒之不寒，是无水也”之证，故应改用滋阴壮水之法，阴复则其热自退矣！②要辨明清法的适应证：清法是为病邪化热、化火的证候而设，热证和火证的性质相同，只是程度有异！若邪热在表，理当汗解；里热已经成实，则宜攻下。故必须是在表已得汗而热不退，或里热已炽尚未结实的情况下，使用清法治以清热泻火，直折其热，方为适宜。③辨明证候特点，精准用药：运用清法辨治风湿病时，一定要辨清患者的热势轻重，和体质强弱及特性，投以适当的药量，因为热邪虽然易伤津劫液，但寒凉之品，用之过早或过量，亦能产生恋邪不解，或损伤脾胃之弊。

3. 运用清法辨治风湿病要谨察“动变制化”规律，突出“从化理论”

对于风湿病的病因病机，我们应遵从《内经》“风寒湿三气杂至，合而为痹也”的总结概括，我认为风湿病的发病根本为先天不足，后天失养。肾为先天之本，主藏精、生髓、主骨，肝藏血、主筋，肝肾同源，共养筋骨。肾虚则髓不能满，肾精不充则真气虚衰，风寒湿邪侵袭入肾，伤骨、损筋、闭阻经络，气血不畅，发为风湿痹痛。将风湿病常见病因病机总结概括为：①素体虚弱尤以肾虚为重，风寒湿邪深侵入肾，内舍于肝，复损于他脏；②痹久不愈复感三邪；③素体阳盛或感受寒邪郁久，寒从热化。中医基础理论认为阴阳、五行系统之所以能够保持动态平衡和循环运动，主要在于其本身客观存在着自我调节的机制和途径。即《内经》中所言“亢则害、承乃至”，“阴平阳秘”是机体保持生机的基本要素。所以我认为，风湿病发病过程中同样存在着机体内外环境的相互作用和发展变化，这种不断的运动变化需要机体生克制化与之协调和制约。谨察风湿病“动变制化”规律，在风湿病的治疗中占有举足轻重的地位。同时，尤其应该重视疾病过程中的动态变化，尤其是疾病性质的变化。在临证时可见到，相同的病邪可引起不同的疾病，或引起相同疾病。但由于患者体质各异而发生不同的变化，即有从阴化寒、从阳化热之不同，出现完全不同的转归。突出“从化”理论强调了患者个体体质对于疾病的影响和转归，对风湿病的治疗及预后均有重要意义。

4. 运用清法辨治风湿病重在“清脏腑”与“清邪气”

脏腑辨证是运用脏腑理论，根据五脏六腑不同的生理病理特点分析病情和辨证论治的方法，其在中医辨证体系中处于核心地位。我在风湿病的诊疗中重视脏腑辨证，根据各脏腑不同的生理功能和病理特点，对临床出现的症状辨证分析，辨别清楚疾病归属何脏何腑及归何经，治之方能有的放矢。认为风湿病的发病常常累及多个脏腑，并常表现为某一个或多个脏腑的不足或过盛，从而累及其他脏腑功能紊乱。而人体又是一个整体，五脏六腑之间又是相互联系和制约的，因此，风湿病治疗中应特别强调脏腑辨证的重要性。

在临床治疗风湿病时，对于表现热象的患者，我往往首先辨明具体热在哪个脏腑，并按照其火热证候轻重缓急之不同，分别选用相应的清热药味及相应方剂加减。例如表现为心胸烦热，口渴面赤，甚或口舌生疮，小便赤、溲涩刺痛等者，往往心经热盛，常选用黄连、莲子心、栀子等为主清心火，常以莲子清心饮、导赤散等加减；表现为头痛目赤、胁痛口苦、耳鸣耳聋，或阴肿阴痒等症状者，常为肝胆实火亢盛，临证常运用“实则泻其子”的理论，多选用炒栀子、连翘等清心火之药物，泻心火以清肝火，病情严重者可酌情使用龙胆草、青黛等泻火清肝之品，但须注意用量不宜过大，且中病即止；肺中有热往往表现为咳喘气急、咳痰黄稠、皮肤蒸热等，临床常选用石膏、知母、桑白皮、地骨皮、炒黄芩等以清肺经之燥热的中药，方选泻白散等临证加减；脾胃热盛主要表现为口疮溃疡、齿龈肿痛，重则牵引头面、胃中嘈杂、口气热臭等，常用石膏、黄连、升麻、生甘草、丹皮等清胃泻热的中药，方选清胃散、泻黄散等化裁；湿热下痢疾病因为热在肠腑，常见腹痛、脓血便、里急后重等表现，临证常用白头翁、芍药、黄柏等清胃肠湿热解毒，方选白头翁汤、芍药汤加减。我在临证运用“清脏腑”时，非常注重各脏腑的生理功能特点及脏腑之间的相互关系，辨证时重视兼证治疗，从而根据病情不同，相应的配伍益阴养血药、利水通淋药、引热下行药等，以切合实际病情，达到最佳治疗效果。

在运用“清法”辨治风湿病时，主张并强调“清邪气”。因为“清法”作为中医重要治法，并不单单针对热邪，还可用以清除疾病中夹杂的其他邪气，如湿邪、瘀滞、积聚、寒邪。之所以提出清湿邪之概念是因为风湿病多为外感风寒湿热等邪而致病，尤其湿邪困于肌肉筋骨关节之间而致关节肿胀疼痛。祛除湿邪、清除湿热搏结则常有清热利湿、温化寒湿以及健脾利湿等之别，对应的常用药对有土茯苓配忍冬藤以达祛风除湿、清热通络之用；苍术配白术以达温化寒湿、祛风通络之效；茯苓配猪苓以达健脾渗湿、清热化湿之功。再如清瘀滞，《医林改错》有云“久病入络为瘀”，风湿病患者往往病程日久，又常以疼痛为主要症状，其主要原因是气血瘀滞，经脉不通，故在治疗风湿病的过程中始终贯穿活血通络的思想，临床常用鸡血藤、丹参等养血活血，桃仁、红花等苦泄血滞、活血通络，土鳖虫等破血消癥，多药合用以清除瘀滞。“清邪气”理论的提出，不仅拓展了“清法”在临床上的适用范围，同时也使对“清法”理论的认识更加深入。

5. 运用清法辨治风湿病要抓住“治未病”的“时间窗”

中医学自古以来非常重视“治未病”的学术思想，早在《内经》中就有对

"治未病"预防思想的记载。《素问·四气调神大论》有云:"圣人不治已病治未病,不治已乱治未乱。……夫病已成而后药之,乱已成而后治之,譬犹渴而穿井,斗而铸锥,不亦晚乎?"认为在疾病发生前就对其有所认识,并采取相应的治疗措施预防其发病是诊疗的最高境界。张仲景在《金匮要略》中也有对治未病思想的传承:"夫治未病者,见肝之病,知肝传脾,当先实脾,四季脾旺不受邪,即勿补之;中工不晓相传,见肝之病,不解实脾,惟治肝也。"所以我在风湿病的诊疗中特别强调"治未病"的学术思想,主要包括未病先防和既病防变两个方面,着重强调预防疾病的发生和早发现早诊断早治疗的重要性。

未病先防,是指在疾病发生之前即采取各种措施,防止疾病的发生。由于疾病的发生关系到正邪两端,邪气外侵是发病的重要条件,正气不足是疾病发生的内在依据,正所谓"正气存内,邪不可干""邪之所凑,其气必虚"。我认为风湿病的发生是机体正气不足,腠理开泄,卫外不固,使六淫之邪侵袭人体而致筋、脉、肉、皮、骨及关节气血运行不畅的结果。故在风湿病治疗中非常重视健康教育。常嘱患者避风寒、慎起居,尤其注意避免感冒、过劳等诱因。强调增强体质的重要性,同时注重饮食有节,不吃辛辣刺激之物,不吃冰箱里拿出来的食物(寒凉之物),不抽烟、喝酒。对于强直性脊柱炎等许多具有遗传倾向的风湿病,我常叮嘱患者注意亲属尤其子女患病可能,一旦出现足跟、臀膝部深处或其他关节肿胀疼痛,一定要加以重视,及时就医。同时对未出现症状的也应做到以上注意事项。关注患者的体质及受邪的性质,洞察其可能从化的趋势,也是"治未病"的重要环节,如:强直性脊柱炎青年男性易罹患,尽管其有肾虚在前,但其多为青壮年,还是阳气偏盛之体,故邪易从热化,故于临证辨治之时在补肾强督之时莫忘于方中加入知母、炒黄柏、赤芍等养阴、清热、凉血之品,以防其邪从热化以及热化伤阴之弊。这是预防疾病发生的重要措施,也是治未病理论的临床实际运用。

既病防变,就是在疾病发生后,争取早期诊断,早期治疗,以防止疾病的发展与传变,防止已病脏腑累及未病脏腑。我们要非常重视疾病治疗的"时间窗",在总结尪痹诊治经验时,创造性地提出"痹病欲尪""痹病欲偻"的概念,即在痹病出现关节疼痛、肿胀,屈伸不利等症状时,虽关节尚未变形,但仍应警惕其向尪痹传变的可能。由于风湿病的发病根本为肾虚,根据邪气深入肾的特点，在治疗上加强补肾壮骨力度，配合养肝柔筋、活络利节，同时祛除外邪，使机体正气充足，外邪无以内侵，从而使疾病减缓或不向前进展，推迟或不出现骨损、筋挛、肉削之候。同时也强调了早期准确诊断的重要性。现代医学发展迅速，在风湿病诊治过程中运用先进检验方法，如抗环瓜氨酸肽抗体（抗 CCP 抗体）、抗核抗体谱（ANA 抗体谱）、抗双链 DNA 抗体（抗 dsDNA 抗体）等，配合超声（B 超）、电子计算机断层扫描（CT）、磁共振成像（MRI）等影像学检查获取早期诊断依据，使疾病早期便可明确诊断并获得相应的有效治疗。在治疗上，我强调前瞻性，如强直性脊柱炎患者发生骨质疏松或骨量减少者占 50%～92%，临床上常嘱患者注意补钙，同时在方药中早期运用骨碎补、补骨脂、狗脊、川续断、杜仲、桑寄生等补肾壮骨中药。多项临床研究表明我的经验方补肾强督方可以调节强直性脊柱炎患者的骨代谢，具有改善患者骨质疏松和骨量减少的作用。注意早期配合体育医疗，因为风湿病病变可累及关节较为广泛，造成关节功能障碍活动受限，严重影响了患者的正常生活，所以我一直强调体育医疗的重要性，创编了风湿病相关体育医疗操，实际指导风湿病患者的体育锻炼，既可保持恢复患者关节功能，防止关节畸形、延缓关节强直，又可避免患者过度运动而矫枉过正，在临床取得明显的疗效。另外，运用清法辨治风湿病的热性证候时，一定要警惕“热邪伤阴”和“热邪更从热化更伤阴”之弊，故于清法清其热时，要注意伍用养阴清热之品，如知母、玄参、鲜地黄等，防其“热伤阴”之变。值得注意的是运用清法辨治风湿病，常用寒凉之品，故有“伤脾阳”“殃中州”之嫌，故于临证辨治之时莫忘加用健脾和胃之品，如陈皮、焦白术、生山药、砂仁。

四、运用清法辨治风湿病举隅

举隅一：大偻（强直性脊柱炎）

强直性脊柱炎相对应的中医病名为大偻。其定义为以中轴关节慢性炎症为主，原因不明的全身性疾病（免疫病）。其特点为：几乎全部累及骶髂关节，常发生椎间盘纤维环及其附近韧带钙化和骨性强直，高达 60% 以上合并髋关节病变。与反应性关节炎、银屑病关节炎、炎性肠病关节炎和未分化脊柱关节病等同属于血清阴性脊柱关节病。在中国没有非常全面的流行病学资料，但从一些局部流行病学资料推测，中国强直性脊柱炎的发病率为0.2%～0.3%，所以中国大约有400万到500万的强直性脊柱炎的患者，发病多在青壮年男性，发病高峰为25～35岁。根据国内历时9年的风湿病病情注册研究最新发现，该病的平均发病年龄为25.7岁，被确诊的平均年龄是29.5岁。①由此不难看出大偻（强直性脊柱炎）发病年龄是在青壮年，且以男性居多。正如《素问•上古天真论》说男子16岁左右肾气旺盛，40岁以后肾气渐衰。故发病年龄正值肾气旺盛期间。虽然大偻（强直性脊柱炎）发病之病因病机为肾督阳虚，风寒湿之邪深侵肾督，致使骨质受损，筋脉挛急，大肉瘦削，脊柱僵曲，乃生大偻。但邪可从阳从热化，加之邪郁日久亦可从热化，故我于辨治之时择用补肾强督之品，同时常关注并伍入防病化热之清热之品。如我在用经验方补肾强督方辨治大偻（强直性脊柱炎）时就常伍入知母、赤芍、玄参、连翘等，以防热化之弊。②前葡萄膜炎是大偻（强直性脊柱炎）最常见的关节外表现，高达30%～50%的强直性脊柱炎患者，可能会出现前葡萄膜炎，炎症往往要持续4～8周，与HLA-B27相关。一般先累及单眼，反复发作后会累及对侧，而且容易复发。在辨治此类患者时常于补肾强督、祛邪利节之方药中加入清热尤其清肺热之品，如加入炒黄芩6～10g；若患者平时双目红赤时我常于方中加入清泻肺热的泻白散，即用桑白皮清肺之热，地骨皮清肺之伏火，如此就会减少双目白睛红赤之前葡萄膜炎的发作，即便偶发时程度也会明显减轻。

举隅二：燥痹（干燥综合征）

因为干燥综合征特征性的改变为外分泌腺的腺体受累，据其病理特点，即自身组织器官的管道上皮细胞的炎症，曾有学者将其命名为自身免疫性上皮细胞炎。又因为其累及非内分泌腺体的外分泌腺体，故又命名为外分泌腺体自身免疫病。目前国际上公认本病病名为Sjögren's syndrome，我国于1980年将本病定名为“干燥综合征”，英文名Sjögren's syndrome，本病除有唾液腺和泪腺受损、功能下降而出现口干、眼干外，尚有其他外分泌腺体及腺体外其他器官的受累而出现多系统损害的症状。其血清中则有多种自身抗体和高免疫球蛋白血症。干燥综合征相对应的中医病名是“燥痹”。燥痹是由燥邪（外燥、内燥）损伤气血津液而致阴津损耗、气血亏虚，使得肢体筋脉失养、瘀血痹阻、痰浊凝聚、脉络不通，导致肢体疼痛，口干眼干，甚则肌肤枯涩，脏腑损害的病证。国医大师路志正提出了“燥痹”病名，燥是致病之因，亦是病理之果，痹是病变之机。我在临证辨治燥痹之时，深悟“阴虚为本，燥热为标”，非常重视“脏腑辨证”，故而提出了“辨五液、调五脏”辨治燥痹（干燥综合征）。《素问•宣明五气》云：“五脏化液，心为汗，肺为涕，肝为泪，脾为涎，肾为唾。”肾乃先天之本，《素问•逆调论》云“肾者水脏，主津液”。肾之阴阳乃五脏阴阳之本，故肾之阴阳不足，肾阴亏虚必致肝、脾、肺、心之阴阳不足，阴液亏乏。津亏液少必使燥热内生，则必以清法清其燥热，护其阴液；另有风寒湿邪内侵，亦极易从其热化，而燥热之邪且有伤津耗阴之弊，故宜运用清法，清其热，润其燥；另宜伍入滋阴清热之品护其阴。我长期临证总结出辨治燥痹的经验方补肾清热育阴汤即深寓此意。方中生地黄、丹皮、知母、芦根等清其燥热；麦冬、天冬、百合、天花粉等润其燥护其阴；青风藤、黄精、山茱萸等祛邪利节除痹。并据其五液受损的不同表现，予以加减治之。值得提出的是本病燥伤阴津，血无以充；血行涩滞，瘀血阻络，且燥邪病程缠绵，病久入络，更可致血瘀络阻之证。故于临证辨治时莫忘酌情加入泽兰、延胡索、赤芍、牛膝、豨莶草等活血通络之品。另外，值得关注的是要细辨“五液”不足，而针对性地调补“五脏”之阴液。如心之液汗不足，可酌情重用麦冬并加百合、醋龟甲等；如肺之液涕少、鼻干，可酌加芦根、沙参、胡麻仁等；如肝之液泪少、目干，可酌加桑寄生、炙鳖甲、霜桑叶等；如脾之液涎少、口干，可酌加黄精、石斛、炙鳖甲等；如肾之液唾少、咽干，可酌加旱莲草、女贞子、生山药等。还有我在择方用药辨治燥痹时，从不忘记酌加健脾和胃之品。因辨治本病用药多择滋阴润燥之品，常有伤脾胃之嫌，故常于方中酌加陈皮、焦白术、生山药、砂仁、焦麦芽等。

举隅三：阴阳毒（系统性红斑狼疮）

系统性红斑狼疮是一种典型的系统性自身免疫性疾病，其血清学特点是具有多种自身抗体，特别是针对细胞核成分的抗核抗体，其基本的病理改变是免疫复合物介导的血管炎。它可引起皮肤、关节、浆膜、心脏、肾脏、神经系统、血液系统等多系统损害。国家中医药管理局重点专科优势病种中指出系统性红斑狼疮相对应的中医病名为“阴阳毒”。正如《金匮要略•百合狐惑阴阳毒病脉证治》中云：“阳毒之为病，面赤斑斑如锦纹，咽喉痛，唾脓血……阴毒之为病，面目青，身痛如被杖，咽喉痛。”《诸病源候论•时气病诸候》中又云：“此谓阴阳二气偏虚，则受于毒。若病身重腰脊痛，烦闷，面赤斑出，咽喉痛，或下利狂走，此为阳毒。若身重背强，短气呕逆，唇青面黑，四肢逆冷，为阴毒。或得病数日，变成毒者；或初得病，便有毒者，皆宜根据证急治。失候则杀人。”从张仲景和巢元方所论“阴阳毒”“温病发斑”的症状及预后来看，确实颇似系统性红斑狼疮之活动期表现。毒者，是指入侵人体并损害机体，耗伤正气，破坏阴阳平衡的物质，毒邪是一种致病广泛的因素，是指有强烈的致病作用，对人体损害剧烈的邪气，是有别于六淫的特殊病因，凡外界暴烈六淫、异常物质，或体内脏腑功能紊乱的病理代谢产物，能引起机体的损害，耗伤正气，破坏阴阳平衡，出现危重症候和局部特殊体征的因素，即为“毒邪”。毒邪致病具有发病急骤，传变迅速，证候危重，易袭脏腑，病程迁延等特点。正如《金匮要略心典》云：“毒，邪气蕴结不解之谓。”阴阳毒（系统性红斑狼疮）的患者素体禀赋不足，肾精亏虚，七情内伤，肝失疏泄，气血失和等，这是其发病的内在基础；而感受外界的热毒之邪，是导致本病的外部条件。热毒易伤阴，热毒与阴亏又往往会造成血瘀的产生，所以在临证之时，热毒内蕴，肾阴虚损，瘀血阻滞等情况常常互为交结，故辨证之时择“清法”或“清法”配合他法治之，最为适宜。所以投以清热解毒治之，有利于清除热毒及阴液的恢复；投以补益肾阴，有利于增强正气及祛除阴虚化热之嫌；投以祛瘀通络，有利于瘀祛、络通、邪除及阴液的滋生。故临证辨治运用清法时，清热解毒、滋阴益肾、活瘀通络是必不可缺的。为此，同道们各抒己见，阐述临证证候分类及特点。有的学者予以统计提示：其中以阴虚为主要表现的证候占 40% 左右；以热毒为主要表现的证候占 22% 左右；以血瘀为主要表现的证候 14% 左右，此三种证候相加占全部证候的 76% 左右。由此不难看出本病始动因素最关键的是热毒阴虚；热毒是本病的主要病邪；血瘀是本病发病过程中的产物。在长期临证辨治阴阳毒（系统性红斑狼疮）的过程中，我总结出经验方清热育阴解毒汤，并且获得了很好的疗效。方中用生地黄、知母、玄参、丹皮、青蒿清热育阴；连翘、金银花、紫花地丁、甘草清热解毒；茯苓、泽泻、生山药健中州、渗利邪；泽兰、青风藤、山茱萸活络利节，诸药合之共奏清热育阴、解毒活络之功。

第五讲 补　　法

第一节　补法的内涵与分类

一、补法的内涵

补法是针对人体的气血阴阳或脏腑的虚损，给予补养的方法。《素问·三部九候论》云“虚则补之”，《素问·至真要大论》云“损者温之”，《素问·阴阳应象大论》“形不足者，温之以气，精不足者，补之以味”就是指此而言。补法的作用一则在于补益人体气血的不足，协调阴阳的偏盛，使之趋于平衡；二则在于正气虚弱不能抗病，或祛除余邪之时，可兼用补法的补虚，亦可收到扶正祛邪的间接作用。金代著名医家张从正（字子和）撰《儒门事亲·补论》中云：“予请为言补之法。大抵有余者损之，不足者补之，是则补之义也。阳有余而阴不足，则当损阳而补阴；阴有余而阳不足，则当损阴而补阳……余用补法则不然，取其气之偏胜者，其不胜者自平矣。二医之道，损有余，乃所以补其不足也。”明确提出，损有余即是补不足矣。正如老子所言“物或损之而益”，告之后人通过损的方式达到补益的目的。攻邪派张从正“祛邪可以扶正”的理论，源自《黄帝内经》对下法的论述，正如其言“《内经》之所谓下者，乃所谓之补也，陈莝去而肠胃洁，癥瘕尽而荣卫昌。不补之中有真补者存焉”。总之启迪后人“补”不一定是单纯通过滋补的方式来实现。

二、补法的分类

补法是补益人体气血阴阳的一类治法，主治各种虚弱证候。补法的目的在于，纠正人体气血、阴阳的偏衰，或者调整脏腑功能失调的状态，使之复归于平衡。《素问·阴阳应象大论》：“……因其衰而彰之。形不足者，温之以气；精不足者，补之以味。”意即气血衰弱的当用补益法，使其气血旺盛；

阳气虚弱者，宜温养其阳气；阴精不足者，可以通过饮食五味来滋养阴精。《素问·三部九候论》“实则泻之，虚则补之”即根据患者的整体情况，气实的则泻之，气虚的则补之。《素问·至真要大论》“衰者补之”指出对虚弱的病证当用补益法治疗。《黄帝内经》是开创补法的先河之作，奠定了补法的理论基础。

汉代张仲景进一步丰富了补法的内容，《伤寒论》作为最早将理论联系实际的临床诊疗专书，系统地分析了伤寒的原因、症状、发展阶段和处理方法，创造性地确立了对伤寒病的六经分类的辨证施治原则，为理、法、方、药奠定了理论基础。《伤寒论》以六经辨证为纲，虽未明确提出有关补法的治则，但其立法方药无不体现出补法之意。后世医家对其研究从未停止，研究成果丰富，研究意义深远，对临床实践具有很重要的指导意义。苏贻州将《伤寒论》中的补法分为狭义补法和广义的补法。狭义补法指补充机体之不足，达到祛除病邪，恢复正气的目的；而广义补法指纠正人体气血阴阳、脏腑经络的偏损偏衰、寒热虚实的状态。补法中又有细分，如第100条“伤寒，阳脉涩，阴脉弦……腹中急痛……小建中汤”中的温补法；如第26条“……大汗出后，大烦渴不解，脉洪大……白虎加人参汤主之”的清补法；如第62条“发汗后，身疼痛……桂枝加芍药生姜各一两人参三两新加汤主之”的和补法；如第252条“……目中不了了……大便难，身微热者，此为实也，急下之，宜大承气汤”的急下存阴通补法；如第302条“少阴病……麻黄附子甘草汤，微发汗”的汗补法；如第65条“……其人脐下悸者，欲作奔豚，茯苓桂枝甘草大枣汤主之”的消补法。

《金匮要略》是中国现存最早的杂病学专著。在《金匮要略·血痹虚劳病脉证并治》论治虚劳由气到血，由经络到脏腑，深刻论述了虚劳的发展规律，并创立了八首治疗虚劳的方剂，为我们治疗虚劳提供了具体的方法和手段。曾福海总结《伤寒杂病论》中的补法，以补气、补血、补阴、补阳、阴阳双补、气血双补为纲进行阐述。补气又分为补气健脾，补气温煦；补血分为补血止血，补血温中；补阴分为养心安神，滋阴清热，养阴益胃，养阴柔肝，清养心肺；补阳分为温中补阳，温中降逆，温阳摄血，补益温经，温补解表；气血双补分为气血双补，益气养营；阴阳双补分为补心阳、养心阴，补阴阳、镇心神，扶阳益阴。杨运高在总结《伤寒杂病中》的补法时提出温补法是仲景的最具有代表性的补法之一，从温补心阳、温补脾阳、温补肾阳三个方面阐述仲景在补法方面的立法立意。

汉代以后，补法的理论逐渐丰富，唐代王冰对《内经》的理论又有所发展。在补法理论方面，他指出，治元阳之虚要“益火之源，以消阴翳”，治真阴之竭主张“壮水之主，以制阳光”等，对后世补肾阴、补肾阳的方法有很大影响。唐朝孙思邈在《千金翼方》中首先列出了专门补养服食之法。宋代钱乙在补法方面有所创新，创制了六味地黄丸作为儿科补剂，对后世养阴者有了一定的启发，有人称他为滋阴派的开辟者。金元时期，李东垣重视脾胃，强调“脾胃内伤，百病由生”，是中医脾胃学说的创始人，李东垣的学说也被称作“补土派”；朱丹溪，倡导“阳常有余，阴常不足”，创阴虚相火病机学说，善用滋阴降火的方药，为“滋阴派”。明代张景岳创“新方八阵”，其中有“补略”“补阵”，创有大补元煎、右归饮、左归饮、右归丸、左归丸等补肾药方。温补学派提出了命门学说、先后天论，在治疗上倡导温补脾肾法。清代的叶天士、吴鞠通又从治温病角度，提出“留得一分津液，便有一分生机”的调养胃阴的见解。清代医家程钟龄根据历代医家对治法的认识的归纳总结，将中医治疗大法归结为八法。《医学心悟》中说：“论治病之方，则又以汗、和、下、消、吐、清、温、补八法尽之。”八法之中唯补法最繁，在临床中应用最多。

（一）以气血阴阳分类论补法

《理虚元鉴•虚证有六因》说“有先天之因，有后天之因，有痘疹及病后之因，有外感之因，有境遇之因，有医药之因”，对虚证的原因做了比较全面的概括。人体虚损不足诸证，形成原因较多，不外乎先天禀赋不足或后天失养所致的五脏虚损，而五脏虚损又不外乎气血阴阳的亏虚，故虚证有气虚、血虚、阴虚、阳虚、阴阳两虚等区别。《本草求真》曰：“人身不外水火气血以为长养。”因此，历代医家根据人体气血阴阳偏虚的不同，把补法分为补气、补血、补阴、补阳。在现代医学中，补法按药物和方剂学分类可分为补虚药和补益剂。

1. 补虚药

《神农本草经》按药物药性、疗效、毒性将药物进行了划分，分为上、中、下三品，其中无毒的药物是上品，毒性小的药物为中品，毒性剧烈者则称下品。后世医家在临床实践中逐渐对药物的分类进行了细化。补虚药同样是在实践中逐渐归纳总结的药物分类的一个分支。补虚药指能够补虚扶弱，以纠正人体气血阴阳虚衰的病理偏向为主的药物，根据补虚药的性能、功效以及适应证的不同，将补虚药分为补气药、补血药、补阴药、补阳药。补气药是指，能够补益脏气，纠正人体脏气虚衰的病理偏向的药物。常见补气药物有人参、黄芪、党参、白术、山药、大枣等。补血药指能够补血，治疗血虚证为主的药物，常见的药物有当归、熟地黄、白芍、阿胶等。补阴药指能够滋阴养血，以纠正阴虚为主要病理偏向的药物，包括补心阴、补胃（脾）阴、补肝阴、补肾阴、补肺阴等功效，常用药物有南北沙参、百合、麦冬、天冬、石斛、玉竹等。补阳药能够补助人体阳气，治疗各种阳虚病证（脾阳虚、肾阳虚、肝肾不足等）为主的药物，常见药物有鹿茸、肉桂、淫羊藿、巴戟天、仙茅、杜仲等。唐代陈藏器在《本草拾遗》中论及补法时提出“补可去弱”，即应用补益之品治疗各种虚证，如人参、羊肉之属。《儒门事亲》指出人参、黄芪等为平补，附子、硫黄之类为峻补；温补以豆蔻、官桂之类为代表，寒补以天冬、五加皮之类为代表；巴戟、肉苁蓉等是筋力之补，而石燕、海马、起石之类则为房室之补；张从正按药物属性及功效将补法分为六类。清代黄宫绣《本草求真》将全书440种药物分为补、涩、散、泻、血、杂六大类，增补食物80种，将其归为第七类。其中补剂又分为温中、平补、补火、滋水、温肾五类，温中药包括人参、黄芪、当归、白术、龙眼、饴糖等；平补药包括甘草、桑寄生、柏子仁、冬青子、合欢皮等；补火药包括附子、仙茅、胡巴、淫羊藿、蛇床子、肉桂等；滋水药包括干地黄、冬葵子、川牛膝、枸杞子、火麻仁等；温肾药包括熟地黄、何首乌、肉苁蓉、锁阳、巴戟天、菟丝子等。

2. 补益剂

补益剂以补益药物为主组成，具有补益人体气血阴阳等作用，纠正人体的气血阴阳虚衰。《景岳全书·传忠录·虚实篇》指出：“虚实者，有余不足也……有气血之虚实，有脏腑之虚实，有阴阳之虚实……实言邪气实则当泻，虚言正气虚则当补。”提出了虚证有气血阴阳表里等分类，在治疗上应当虚者宜补，因此应给予不同的补益原则。宋代赵佶沿用《本草拾遗》药物性能分类的“宣、通、补、泻、轻、重、滑、涩、燥、湿”十法，形成了方剂的分类方法，如《圣济经·审计篇》中说“……不足为弱，必补剂以扶之，如气弱形羸之类是也……举此成法，变而通之，所以为治病之要也”，指出见到气虚、形体羸弱的应当给予补益之法。成无己《伤寒明理论》中说：“制方之体，宣、通、补、泻、轻、重、滑、涩、燥、湿十剂是也。”首次明确提出十剂分类之法。明代张景岳提出八阵，在补阵中列举的方剂有补阴、补阳之剂如左归饮、右归饮、一阴煎、二阴煎、四阴煎、大营煎；补益气血之剂如五福饮、七福饮、两仪膏。补益剂可分为补气、补血、气血双补、补阴、补阳、阴阳双补六大类。补气剂适用于肺脾气虚证，代表方有四君子汤、补中益气汤、参苓白术散、生脉散、玉屏风散等。补血剂能够适用于各种血虚证，代表方有四物汤、归脾汤、当归补血汤等。气血双补适用于气血两虚证，由于气血两虚的气虚和血虚程度并非相等，因此在组方时根据气虚不足的程度决定补气与补血的主次；常用的代表方有八珍汤、人参养荣汤、炙甘草汤。补阴剂适应于以阴虚为主要证候的病证，代表方有六味地黄丸、大补阴丸、一贯煎、左归丸、百合固金汤等。补阳剂适用于以阳虚为主要证候的病证，代表方有右归丸、肾气丸。阴阳双补剂适用于阴阳两虚证，根据阴阳虚损的情况，分清主次轻重，以便指导药物的配伍，如龟鹿二仙胶、地黄饮子。

（二）以五脏分类论补法

《难经·十四难》曰："损其肺者，益其气；损其心者，调其营卫；损其脾者，调其饮食，适其寒温；损其肝者，缓其中；损其肾者，益其精。"提出了五脏虚损的治疗大法。陶弘景《辅行诀脏腑用药法要》根据五脏虚实辨证，提出了补益五脏的诸多良方，如补益肝脏的小补肝汤、大补肝汤；补益心脏的小补心汤、大补心汤；补益脾脏的小补脾汤、大补脾汤；补益肺脏的小补肺汤、大补肺汤；补益肾脏的小补肾汤、大补肾汤；同时还提出了治疗五脏劳损的补五脏方，称之为"起死之秘药"，如"小养生补肝汤散"治疗肝虚、"小调神补心汤散"治疗心虚、"小建中补脾汤散"治疗脾虚、"小凝息补肺汤散"治疗肺虚、"小固元补肾汤散"治疗肾虚。明代王肯堂《证治准绳·杂病》根据脏腑虚损的表现，提供了治疗五脏虚损的补益方，如"治肺损皮聚而毛落，宜益气四君子汤；治心肺虚损，皮聚而失落，血脉虚耗，妇人月水愆期，宜益气和血，八物汤；治心肺损及胃，损饮食不为肌肤，宜益气和血，调饮食，十全散；治肾损，骨痿不能起于床，宜益精补肾，金刚丸。治肾肝损，骨痿不能起于床，宜益精；筋缓不能自收时，宜缓中，牛膝丸。治肝肾损及脾，食谷不化，宜益精，缓中消谷，煨肾丸"。《景岳全书·虚损》中指出"虚损伤阴，本由五脏，虽五脏各有所主，然五脏证治，有可分者，有不可分者"，其对应原则为"如诸气之损，其治在肺；神明之损，其治在心；饮食肌肉之损，其治在脾；诸血筋膜之损，其治在肝；精髓之损，其治在肾，此其可分者也"。

根据五脏各有所主，肺主气，心主神明，脾主肌肉，肝主筋，肾藏精，在治疗上根据相应的症状确立相应的脏腑补法。《顾松园医镜》：“……如劳神者，常养其心；劳倦者，常补其脾，多怒者，常滋其肝血；多饮者，常清其肺热；好色者，峻补其肾水。及病之方萌，即为补救。”提出了劳损的脏腑补益原则，心藏神，心主神明，因此劳神的患者应当以养心为主；脾主运化，主四肢肌肉，脾气健运则气血生化源流不竭，体力充沛旺盛，因此劳倦的人应以健脾为主；肝主情志，怒伤肝，脾气暴躁容易耗伤肝血，因此多怒的人应当养肝血为主；肾藏精，好色之人，不懂自律，房事过度，容易遗精走精，耗伤真阴，因此应当滋补肾水。清代王旭高对于肝脏补法提出了补肝四法，补肝阴、补肝阳、补肝气、补肝血。梁迎春提出五脏之虚，补法可解；从五脏分论补虚治法。其中，心虚证分为心气虚、心血虚、心阳虚；脾虚证分为脾气虚、脾阳虚、脾阴虚及中气下陷；肺虚证可分为肺气虚和肺阴虚两种；肝虚证有阴血虚、肝经虚寒之分；肾虚证则可以分为肾阴虚、肾阳虚和阴阳俱虚。以上诸虚证根据其不同的临床表现分而治之。中医强调气血并重，同时根据病情强调先天和后天之分，沈仲圭认为先天不足宜补肾，后天不足宜补脾，气虚者宜补肺，血弱者宜补肝，神弱者宜补心。

（三）从“直接”与“间接”分类论补法

《医学心语》有“夫五脏有正补之法，有相生而补之之法”之说，指出五脏有“正补之法”和“相生而补之之法”。颇具“直接补”与“间接补”之意，因而后人李杨将中医补法分为直接补法和间接补法。

1. 直接补法

直接补法又称为正补法，即根据气血阴阳及五脏虚损直接切中病情实施补益的方法。故可分为气血阴阳正补法和五脏正补法。根据气血阴阳的亏虚，常用的直接补法有补气、补血、补阴、补阳，直接改善或纠正气血阴阳的偏衰。根据脏腑的生理特点，五脏的直接补法包括心肝脾肺肾的直接补益，补心多以温心阳、养心阴为主；补肺多以补肺气、养肺阴为主；补肝以养肝血、滋肝阴为主，同时肝主疏泄，喜条达而恶抑郁，因此补肝法常常包括疏肝之法；补脾以补脾气、补脾阳、补脾阴，补脾阴相对少见，脾主运化，脾以健为主，因此健脾也归属于补脾的范畴；补肾包括补肾阳、育肾阴，肾为先天之本，内蕴元阴、元阳，或真阴真阳，肾之元阴，乃一身阴液之源；肾之元阳，乃一身阳气之根。

2. 间接补法

“相生补之”之法即所谓的间接补法，根据气血阴阳、五脏及五行相互资生的规律而确立的治法。《医学心悟》说：“肺虚者补脾，土生金也。脾虚者补命门，火生土也。心虚者补肝，木生火也。肝虚者补肾，水生木也。肾虚者补肺，金生水也。此相生而补之也。”意即通过补脾益气而达到补益肺气的功效，通过温补肾阳而达到脾阳健运的作用，以补养肝脏阴血起到补益心脏的作用，肝肾同源，借滋补肾阴以达补养肝阴的目的，借用滋养肺脏的功能来调补肾阴。后世医家在根据互根互用理论及五行相生理论，将间接补法作了进一步阐述。

（1）精气血津液化生补法

气、血是脏腑经络生理活动的物质基础，气属阳，具有推动和温煦等作用；血为液态物质，属阴，具有濡养、滋润作用。气为血之帅，血为气之母。气能生血、化血；血能生气、载气。两者之间关系密切，相生相依。根据气血相生相依的关系，杨丽等将气血互生法归为间接补法，提出了补气生血法和血脱益气法。补气生血法即治血虚不足证时，选药组方不以补血药为主，而是重用补气之品，通过补气以化生血液之治法。血脱益气法为大出血者，或崩产血脱时，不直接补血止血，而是速以大补其气，以固脱救危之方法。

益气生津：气能生津，津能载气，两者相互依存。津液的生成依赖于气的气化作用，因此在治疗津伤的同时常配伍补气药。

益气生精：气能生精、摄精。精的化生有赖于气的运动不息。肾藏先后天之精，而先天之精要依赖于后天水谷之精的不断充养才能充盛。因此，当脏腑之气充足、功能旺盛时，饮食水谷之精得以运化吸收，从而脏腑之精充盈，流注于肾而藏之。因此，气虚则精的化生不足。临床上常常采用补气生精的方法来治疗。

（2）阴阳互求补法

阴阳学说是中国古代朴素、对立又统一的理论。阴阳之间的消长平衡、对立制约是维持正常生命活动的基本条件。阴阳学说在判断阴阳偏盛偏衰的基础上，把握阴阳失调的状况，整体调整阴阳，恢复协调平衡，对疾病治疗有指导作用。张景岳根据阴阳互根的原理，针对阴阳偏衰，提出了阴中求阳、阳中求阴的互求补法。阴中求阳，在治疗阳虚证时，在补阳剂中适当佐以滋阴药，能够促进阳气的化生，诚如张景岳所言“善补阳者，必于阴中求阳，则阳得阴助而生化无穷”。阳中求阴法，“人徒知滋阴之可以降火，而不知补阳之可以生水”。“善补阴者，必于阳中求阴，则阴得阳升而泉源不竭”，因此在治疗阴虚证时，以补阴药为主或重用，并佐以温阳之品，使阴液生化泉源不竭。

3. 虚则补其母

《难经·六十九难》“虚者补其母”。根据五行相互滋生的规律确定的治疗原则，除母病及子、子盗母气外，还有单纯子病都可以通过补益母脏来纠正子脏的气血阴阳失衡。临床中常用的滋生方法有以下几种。

滋水涵木法：肾属水，肝属木，是滋肾阴以养肝阴的方法，又称滋肾养肝法，滋补肝肾法，适用于肾阴亏损而肝阴不足，以及肝阳偏亢之证；培土生金法：又称补养脾肺法，脾属土，肺属金，通过补益脾气的方法使脾的功能强健，以治疗肺脏虚损的问题，适用于脾胃虚弱，不能滋养肺脏而肺虚脾弱之病；金水相生法：肺属金，肾属水，故又称补肺滋肾法，滋养肺肾法，是滋养肺肾阴虚的一种治法，是肺肾同治的方法；益火补土法：又称补火暖土法，为治脾肾虚寒证之法，即使用补肾阳的药物以温补脾阳，适用于肾阳衰微而脾阳不振之证。清代李中梓《删补颐生微论·化源论》中也提及“脾土虚者，必温燥以益火之源；肝木虚者，必濡湿以壮水之主；肺金虚者，必甘缓以培土之基；心火虚者，必酸收以滋木之宰；肾水虚者，必辛润以保金之宗。此治虚之本也”。李中梓对五脏相互滋生做了一个完美的论述。

4. 劳则补其子

根据五行相生规律确立的治疗原则，母脏虚劳可以通过补益子脏之气，使子脏之气旺盛，必上感于母气，使母气受益，进而使母脏之气得到恢复。《备急千金要方》说“肝劳病者，补心气以益之，心王则感于肝矣”，“心劳病者，补脾气以益之，脾王则感于心矣”，“脾劳病者，补肺气以益之，肺王则感于脾”，“肺劳病者，补肾气以益之，肾王则感于肺矣”，“肾劳病者，补肝气以益之，肝王则感于肾矣”。即肝劳补心，心劳补脾，脾劳补肺，肺劳补肾，肾劳补肝，为五脏补法提出了新的治法理论。

（四）通补与守补

《素问·五脏别论》认为，五脏者“藏精气而不泻也”，六腑者“传化物而不藏”，五脏六腑的性质不同，所以补法的性质也不一样，前者“满而不能实”，后者“实而不能满也”。清代吴鞠通《医医病书·五脏六腑体用治法论》

中提出“今人概言补虚，不知五脏六腑各有补法”。脏之体为阴，用为阳；腑之体为阳，用为阴。“凡补五脏之体者，皆守药；补六腑之体者，皆通药”。守补用于补五脏，通补则用于补六腑。根据五脏六腑的特点，五脏以藏为用，六腑以通为用，李永红将补法从通补和守补两方面进行了阐述，指出守补主要用于补五脏之虚；通补则主要用于补六腑、经络、九窍。

（五）峻补与平补

病有标本，治分缓急。急则治其标，缓则治其本。《圣济总录》：“夫人之血气。与天地同流，不能无盈虚也。有盈虚矣，不能无损益也。治疗之宜，损者益之，不足者补之。随其缓急而已，是故有平补，有峻补。”根据虚证的标本缓急，来确定相应的治疗原则，将补益之法根据病情需要分为峻补法与平补法。平补法指应用甘缓和平的药物治疗虚证的方法，多用于慢性虚弱证候。峻补法指用强力补益药治疗急危重症。李冠仙的《知医必辨》中有“凡用药调理病人，如浇灌花本然，有宜清水者，有直肥壮者，即得其直……调理病人亦然，有宜清养者，有宜峻补者”。峻补法补益力量较大，用于病势急迫，病情较重，急需挽救垂亡的情况。《本草求真》有“补上而于下有碍，补下而于上有亏，其证似虚非虚，似实非实，则不得不择甘润和平之剂以进”。平补法所用药物甘润缓和，多用于病势较缓，病程较长的虚弱证，多见于虚实夹杂的病证，补虚中不忘祛邪，如脾胃虚弱，寒邪内侵所致的胃脘疾病。

（六）清补与温补

寒热是辨别疾病性质的两个纲领。《素问•至真要大论》说“寒者热之”，“热者寒之”。两种治法正好相反。根据虚证的寒热辨证，可分为阳虚之证和阴虚内热之证，在治则治法上确立为温补法和清补法。温补法主要适用于阳虚之人以及冬季的进补，温补法要注意分辨脏腑：如脾阳不足者，用理中汤；肾阳不足者用金匮肾气丸（汤）或右归丸（汤）等，可选附子、干姜、肉桂以及杜仲、胡桃肉、羊肉等。清补法又称凉补法、寒补法，主要适用于阴虚体质、病后邪热未清以及夏季、秋季的进补。用药以清而不凉为原则，避免阴阳俱伤；同时注意滋补时不可过腻，防止妨碍脾胃的消化吸收功能。常用药物可选择西洋参、沙参、麦冬等滋阴清热或药性平和之品。

（七）饮食五味补法

饮食是人类生活的必需品，能够为机体的正常生理活动和延长寿命提供必要的物质基础。五味包括辛、甘、酸、苦、咸。中医学中的五味不单指味觉的感受，而是对药物作用的高度概括。《素问·宣明五气》说："五味所入，酸入肝，辛入肺，苦入心，咸入肾，甘入脾，是谓五入。"五味各有所入，各有所补。《素问·阴阳应象大论》曰："精不足者，补之以味。"《儒门事亲》曰："味者，五味也。五味调和，则可补精益气也。五味，五谷，五菜，五果，五肉，五味贵和，不可偏胜。"辛甘酸苦咸五味调和不可偏盛则可补益人体精气。《素问·经脉别论》曰："饮食入胃……上输于脾，脾气散精，上归于肺……水精四布，五经并行。"脾胃为气血生化之源，是水谷转化成气血的原动力，食物是后天水谷精微的源泉。饮食匮竭则生化乏源，犹如没有动力的源泉，可见饮食五味对补益人体的重要性。孙思邈是著名的医药学家及养生家，《备急千金要方》中指出"安身之本，必资于食；救疾之速，必凭于药。不知食宜者，不足以存生也；不明药忌者，不能以除病也。是故食能排邪而安脏腑……"，认为医生应"先洞晓病源，知其所犯"，然后首先"以食治之"，食疗不愈后再用药。强调了食疗在治疗疾病中的重要性，在治疗疾病时应当首选食治，食治不行方可用药，但在临床中不可拘泥于此，当灵活掌握应用。《儒门事亲》："凡药有毒也，非止大毒、小毒谓之毒，虽甘草、苦参，不可不谓之毒，久服必有偏胜。"药物只有在治病时才能运用，是药三分毒，长期服药必然会导致气血阴阳的偏盛偏衰。养生或病后调养，应根据五脏之所宜，以饮食进行调补。聂金娜也指出，饮食五味可以滋养脏腑，平衡阴阳。

（八）四时补法

四时补法又称因时补法，人与自然是一个有机的统一的整体，根据四时气候的特点，以及四时气候与人体脏腑组织的内在联系，而合理选择补药，属于中医的因时制宜。《素问·四气调神大论》中提出了春夏养阳，秋冬养阴，顺应季节养生的补益原则。春夏养阳，是由于春夏季节阳长阴消，自然界阳气逐渐升发，万物一片生机盎然，此时应该保护体内阳气，使阳气充沛并不断旺盛起来。秋冬养阴，主要指在秋冬季节阴长阳消，自然万物逐渐敛藏，因此在秋冬季节顺应自然界的收藏之势，学会收藏体内的阴气，使机体精气内蓄，从而滋养五脏六腑，才能抵抗外邪，延年益寿。《备急千金要方》曰"凡人春服小续命汤五剂，及诸补散各一剂；夏大热则服肾沥汤三剂；秋服黄芪等丸一两剂；冬服药酒两三剂，立春日则止。此法终身常尔，则百病不生矣"，是顺应四时之春生、夏长、秋收、冬藏的自然变化规律而进行的四时补法的例证。刘琼总结孙思邈的依时养生观：①卧起有时："春欲晏卧早起，夏及秋欲侵夜乃卧早起，冬欲早卧而晏起，皆益人。虽云早起，莫在鸡鸣前；虽言晏起，莫在日出"指出四季作息时间规律。②依时寝处：孙思邈认为，"凡人卧，春夏向东，秋冬向西。头勿北卧，及墙北亦勿安床……夏不用露面卧，令人面皮厚，善成癣，或作面风。冬夜勿覆其头，得长寿"。根据四时气候时令的不同，选择合适的睡觉姿势。③依时调整五味：孙思邈指出，春日宜"省酸增甘"来养脾气，夏日宜"省苦增辛"养肺气，秋日可"省辛增酸"来养肝气，冬日可"省咸增苦"来养心气。根据五脏、五味、四时的相关性，确立在不同的季节给予不同的五味补法，以免偏嗜引起脏腑功能的失衡。④衣着适度：根据四时气候的特点，适度地加减衣服，切勿太过与不及。

（九）神补法

神补又称为情志补法，是调节自身心理、调畅情志，使心情愉悦，从而促进疾病康复的健康管理办法。神补以养生为主，调节自身的七情即喜怒忧思悲恐惊，以平常心态对待世界，以积极向上的心态对待疾病。《医学心悟》曰："食补不如精补，精补不如神补。"强调养生调摄的重要性，提出神补在养生补益的重要性。心情愉悦、情志舒畅则气血流通、身体健康。李培修在总结《备急千金要方》的养生特点时指出，应注意情志养生，要豁达开朗、知足常乐；同时要培育正身立德、清静无为的心态。邬晓东等认为神补法在防治肿瘤和癌症中具有重要作用和意义。

总之，虚实是八纲辨证中辨别邪正盛衰的两个纲领。邪气盛为实证，正气衰为虚证。《黄帝内经》有云："虚则补之。"因此，在辨证为虚证时应当给予相应的补法。在临床实际中，最常见的是气血阴阳的亏虚及脏腑功能的虚衰，因此，在治疗时常见的补法是气血阴阳补法和脏腑补法。气血阴阳补法分为补气、补血、补阴、补阳、气血双补、阴阳双补、阴中求阳、阳中求阴、补气生血等多种补法。脏腑补法分为五脏补法和六腑补法，五脏以藏为用，因此五脏补法为守补，包括补心（温心阳、养心阴）、补肺（补肺气、养肺阴）、补肝（滋肝血、养肝阴、疏肝气）、补脾（补脾阳、补脾阴、健脾益气）、补肾（温肾阳、滋肾阴）；六腑以通为用，因此六腑的补法多为通补法。补法还可分为直接补法和间接补法，直接补法指直接补益的方法，见虚补虚，气虚补气，血虚补血，阴虚滋阴，阳虚温阳，脾虚补脾，肝虚补肝，心虚补心，肾虚补肾，肺虚补肺。间接补法又称为相生补法，根据五行相生相克的规律确立的补法，如培土生金法、滋水涵木法、金水相生法、补火暖土法；通过补益他脏来补益治疗本脏的疾病，包括虚则补其母，劳则补其子的方法。同时还有根据气血阴阳津液相互资生的关系确立的补法，如阴中求阳、阳中求阴、补气生血、益气生精、补气生津等方法。“阳虚则寒，阴虚则热”，寒热同样是八纲辨证的两个纲领，在辨别虚实的基础上，根据疾病的寒热证候特点，辨别是以阴虚为主还是以阳虚为主，然后给予相应的补法，辨证为阴虚时给予清补法，辨证为阳虚时给予温补法。

饮食五味是人体生存所需的基本物质，是生命活动的动力源泉。饮食五味偏盛亦可引起机体功能的紊乱。因此饮食五味补法在治疗虚证疾病中同样有重要的作用。人与自然是一个有机的统一整体，人的生活规律要顺应四时变化，因此预防和治疗疾病也应该顺因四时节气的变化，采取不同的防御保护措施，促进疾病的恢复。药物、饮食在治疗疾病中扮演者重要的角色，同样，情志因素在疾病的发生、发展及康复中同样扮演不可或缺的角色。心情愉悦、情志舒畅、清静无为则令人心旷神怡，促进机体气血的流通，调节机体功能阴阳平衡的失调，在肿瘤、妇科、乳腺等诸多疾病的康复治疗中起重要作用。

补法是在我们中医学有着重要地位的一种治法，其临床应用广泛，在内科、外科、儿科、妇科、皮科等诸多科室广泛应用，其意义深远。无论在预防、治疗疾病中还是在日常生活中，都有着重要的作用。但在应用补法时切不可妄补，应根据相应的医学理论和常识，应用中医辨证论治的观点选择适合自己的补益之法。

第二节 补法的渊源与发展

《黄帝内经》对补法有了最早的概述，提出补法是对虚证而言。后世医家对补法有了更深层次的认识和阐述，进一步丰富和发展了补法的内容，但其立意遵守《内经》“虚则补之”的原则。汉代张仲景在《伤寒杂病论》中虽未明确言及补益的原则，但其谨遵《黄帝内经》补法的经典理论，创立了小建中汤、理中汤、大黄䗪虫丸、肾气丸、炙甘草汤、麦门冬汤等代表性的方剂，对后世补脾、补肾、补心、补肺、气血双补、攻补兼施等方法理论的发展起到了引领示范作用。梁代陶弘景《本草经集注》首创按药物自然属性和治疗属性分类的新方法，提出了“诸病通用药”的药物分类学，其中在论治虚劳时涉及诸多补益药物。陶弘景在《辅行诀脏腑用药法要》提出了脏腑补泻方体系，创立了诸多大小补方。唐代孙思邈是我国著名的医药学家，在养生、食疗、医德、情志等方面的论述，对后世养生补益理论的发展提供了基础。唐代王冰于治疗原则上明确指出治病必求于本，本于阴阳，在临证中要辨明阴阳水火之虚实，提出治元阳之虚应“益火之源，以消阴翳”，治真阴之竭应“壮水之主，以制阳光”，丰富了补阴、补阳理论。宋代著名儿科医家钱乙，“不名一师”，善化裁古方，创立的六味地黄丸，作为幼科补剂，对后世养阴的立法起到了启发作用。《太平惠民和剂局方》中四君子汤和四物汤成为补气、补血方的代表方，其临床应用甚广，效果显著，广为众医家认可。

金元时期，医学产生了许多学术流派，最具有代表性的就是“金元四大家”。刘完素为寒凉派的代表人物，提出“六气皆能化火”理论，在治疗外感病中，开创了辛凉解表的先河，在治疗里虚热盛证时，创立了甘寒养阴清热法，对后世甘寒清热滋阴法有很重要的启示。虽然刘完素善用寒凉药物，但其并不囿于寒凉，在临证中辨证施治，也善用温补，创立了吴茱萸汤等著名方剂。张从正为攻下派的代表人物，善用汗吐下法，但在应用补法上也有很丰富的理论经验，提出了“不补之中，真补存焉”，辨证地看待攻邪和扶正的关系，在补养正气的方法中，还提出了“养生当论食补”的观点。后人在总结张从正的补法经验中指出，张氏认为有邪有积，以攻为补，邪实正虚，攻邪为先或攻补兼施，邪祛则正自安，在临证中要注意因人、因时、因地施用补法。李东垣为中医脾胃学说的创始人，补土派的典型代表人物，提出了“脾胃内伤，百病由生”的观点，提出的补中益气、升阳除湿、升阳散火及甘温除热的方法理论至今被临床所倡导和应用。朱丹溪为滋阴派的代表人物，善用滋阴降火药物，倡导“阳常有余，阴常不足”的学术理论，其创立的大补阴丸为治疗阴虚火旺的典型代表方，隶属于补法的清补法。明代张景岳为温补学派的代表人物，其创立的左归丸、右归丸、左归饮、右归饮，推动了命门学说的发展，丰富和完善了中医学的阴阳学说。清代程钟龄在总结先前圣贤的基础上，对治法治则做了高度的概括，指出“论治病之方，则又以汗、和、下、消、吐、清、温、补八法尽之……病变虽多，而法归于一”。“补者，补其虚也”，对补法的定义做了高度的概括。

第三节 补法的分类举隅

补法乃八法中重要的法则之一，补法的分类种类颇多，下面仅以补阴阳气血和补五脏为例说明之。补法尚有峻补、平补之分，对病势急迫，如气血暴脱之证，宜用峻补，急救危亡；对病势较缓，病程较长的虚弱证，宜用平补。还有在运用补法时，适当地配伍健脾、和胃、理气、活血或化瘀等药，即补正不忘祛邪，填补又兼理气之意。在运用补法时，尚要注意“大实有羸状”的假虚证候，如从此证表面看虽酷似虚实之象，其实则是热积于内，如“误补”则“益疾”。又有表证夹里虚，或虚中夹实之证，均应审慎辨之，如暴施补剂，难免“闭门留寇”。切慎之。

一、补气、血、阴、阳之法

人体的气血阴阳有着相互依存的关系，阳虚者每兼气虚，而气虚者常易导致阳虚，气虚和阳虚表示体内气化的不足；阴虚者每兼血虚，而血虚者常易导致阴虚，血虚和阴虚表示体内津液的消耗。因此补气和补阳、补血和补阴，往往相须为用。《内经》云：“形不足者，温之以气，精不足者；补之以味。”前者即是指补气、补阳，后者即是指补血、补阴。如遇气血两亏、阴阳俱虚的证候，则补益之时又需统筹兼顾，用气血并补或阴阳并补的方法。但值得关注的是补益之法对实邪未尽的病不宜用，以免留邪。但如病邪未清而正气已虚的，可于祛邪之时，适当地加入补益之品以扶助正气，增加祛邪的力量。亦即扶正祛邪之治法。

1. 补气

补气又称为益气，是辨治气虚证的方法。人身五脏六腑之气为肺气所主，而来自中焦脾胃运化的精气，由上焦开发，输布全身，所以气虚多责之肺脾二脏。气虚之证主要表现为倦怠乏力，声低懒言、呼吸少气、面色㿠白、自汗怕风、大便滑泄、脉弱或虚大，舌淡苔白等。常用的补气药有人参（党参、太子参）、黄芪、白术、山药、扁豆、大枣、甘草、黄精等。常用的代表方剂如：①补中气、助健运的四君子汤（《太平惠民和剂局方》）。方中人参甘温，扶脾养胃，补中益气为君药；白术，苦温，健脾燥湿，扶助运化为臣药；茯苓甘温，合白术以健脾渗湿为佐药；炙甘草甘温益气，补中和胃，为使药，合奏甘温益气，健脾养胃之效。为治脾胃虚弱，中气不足的证候。四君子汤是补气益气的基本方，又是补气法中的常用方，许多补气之剂均由此化裁而成。正如明代医家吴昆所言："夫面色痿白，则望之而知其气虚矣；言语轻微，则闻之而知其气虚矣；四肢无力，则问之而知其气虚矣；脉来虚弱，则切之而知其气虚矣，如是则宜补气。"②补益中气、升提下陷的补中益气汤（《脾胃论》）。方中黄芪益气为君，参、草补中为臣，白术健脾，当归补血，陈皮理气共为佐药，更用升举清阳的升麻、柴胡为引使，以达调理脾胃、升阳益气、补中固卫之效，劳倦得之，寒热自除，气陷自举。本方适用于一切清阳下陷之证，如：脱肛、子宫下垂、久疟久痢。补中益气汤还有适宜另一主证，即"内伤发热"。前贤李东垣撰《脾胃论》中云："内伤脾胃，乃伤其气；外感风寒，乃伤气形。伤其外为有余，有余者泻之；伤其内为不足，不足者补之。内伤不足之病，苟误认作外感有余之病而反泻之，则虚其虚也。"因而立此甘温除热之剂。后世所谓"甘温除大热"即此意也。其又云："饮食不节则胃病，胃病则气短，精神少而生大热。……形体劳役则脾病，脾病则怠惰嗜卧，四肢不收，大便泄泻。"总之，脾胃为营卫气血之源，饮食劳倦，伤及脾胃，气血虚损，则生大热。脾气不升，清阳下陷，则大便泄泻，或为脱肛，或为子宫下垂，或为久疟久痢。故凡因气虚而不能托邪外达者均可用本方而获效。③补益卫气、固表敛汗的玉屏风散（元代危亦林撰《世医得效方》）。方中黄芪补气固表，白术健脾、补中焦，以资气血之源；佐以防风，走表而助黄芪益气御风。共奏益气、固表、止汗之功。适用于表虚自汗及虚人易感风邪者。方中黄芪与防风相畏相使，黄芪得防风，即不虑其固邪，防风得黄芪，亦不虑其散表，实属散中寓补，补中兼疏。本方实为补散兼施之剂，故临证见气虚不能卫外，津液不固而自汗；腠理空疏易感风寒者，皆可用之。

2. 补血

补血又称养血，是辨治血虚证的方法。古人论血的生理是"心主血，肝藏血，脾统血"。所以血虚多责之心、肝、脾三脏。血虚的证候多表现为面色无华、唇爪苍白、眩晕、耳鸣、心悸、气短以及妇女月经愆期、色淡量少，甚至闭经，唇舌色淡、脉细等。常用的补血药有熟地黄、何首乌、白芍、当归、阿胶、龙眼肉、枸杞子、桑椹等。常用的代表方剂如：①补血调经的四物汤（《太平惠民和剂局方》）。方中熟地黄滋阴补血，当归养血活血，芍药和营理血，川芎行气活血，共达补血调血之效。方中地、芍是血中血药；芎、归是血中之气药，相互配伍应用，可使补而不滞，营卫调和，故临证之时，血虚证可用之，血滞之证亦可用之，特别是妇女月经不调更可用之。②健脾养心、益气补血的归脾汤（宋代严用和撰《济生方》）。方中参、芪、术、草补脾益气；茯神、远志、枣仁、龙眼、当归甘温酸苦，养血补心安神；木香理气健脾，使补而不滞。其收健脾养心、益气补血之效。心藏神而主血，脾主思而统血。思虑过度，劳伤心脾，因而神气困顿，食少不寐。脾胃为气血之源，心失所养而益虚，故临证可见怔忡健忘、惊悸盗汗等诸症，采用本方补脾益气，气旺血生，则诸症自除。

值得注意的是补气、补血各有重点，但亦不能截然分开。李东垣说："血不自生，须得生阳气之药，血自旺矣。"又说："血虚以人参补之，阳旺则能生阴血。"所以补血药有时应与补气药相结合运用。血弱而气虚者，补血必佐以补气。如因大失血而致血虚者，急当补气以固脱。此时常用的代表方剂为补气生血的当归补血汤（金代李东垣撰《内外伤辨惑论》）。本方是典型的补气生血之剂，因为有形之血生于无形之气，故方中重用黄芪大补脾肺之气，以裕生血之源；更用当归益血和营，如此阳生则阴长，气旺血生，共奏补气生血之功，适用于劳倦内伤、肌热面赤、烦渴欲饮、脉洪大而虚以及妇人经行、产后或疮疡溃后、血虚发热、头痛等。此时绝不能误用表散清热之剂，只有扶阳存阴、补气生血，则阴平阳秘、虚热自止。这也是李东垣前贤用当归补血汤的本旨。

3. 补阳

补阳又称助阳，是辨治阳虚证的方法。在阳虚证中，有脾阳虚、心阳虚、肾阳虚等不同。由于肾为先天之本，是先天生化之源，故补阳药常以温肾阳为主。临证中常见形寒怯冷、腰膝酸痛、软弱无力、阳痿滑精、小便频数、舌淡苔白、脉沉弱等。这些都是肾阳虚弱，不能化气利水，下元失于温养之证。《素问·至真要大论》云"热之而寒者，取之阳"，又如唐代王冰云"益火之源，以消阴翳"，都是指温补肾阳而言。同时值得关注的是，肾阳衰微不能温运脾土，可以引起泄泻；肾气不足，摄纳无权，每易引起喘促，故补阳药中某些药物也可用治泄泻和气喘等。但要注意，补阳药性多温燥，阴虚火盛者忌用，以免发生助火劫阴之弊。常用的补阳药有鹿茸、腽肭脐、蛤蚧、紫河车、冬虫夏草、肉苁蓉、锁阳、巴戟天、胡桃、补骨脂、益智仁、仙茅、淫羊藿、杜仲、狗脊、续断、骨碎补、沙苑子等。常用的代表方剂如：①温补肾阳的肾气丸（《金匮要略》）。方中用六味地黄丸壮水之主，加肉桂、附子补水中之火，以鼓舞肾气、温补肾阳。通过水火并补、阴阳协调，邪祛正复，肾气自健、肾阳自足。本方仅用少量温肾阳之品于资肾之药中，取少火生气之义，故本方名之"肾气丸"。肾为先天之本，命门之火寓于其中，如肾阳不足不能温养下焦，则腰痛酸软，腰以下常有冷感。肾阳虚弱，不能化气行水，则小便不利；肾虚不能摄水，则小便增多；水聚不化，则成痰饮。故本方于临证肾阳虚之证时应用颇广。正如清代费伯雄撰《医方论》中云："附桂八味为治命肾虚寒之正药，亦导龙归海之妙法，然虚阳上浮，火无所附者，必于脉象细参，或脉洪大而重按甚弱，或寸关洪大，而两尺独虚细者宜之。"②温补肾阳的右归饮（《景岳全书》）。方中熟地黄、山药、山茱萸、枸杞子培补肾阴；肉桂、附子温养肾阳；炙甘草补中益气；杜仲补肾强壮益精，共奏温补肾阳之功效。凡命门火衰所致的虚寒证候，如：气怯神疲、腹痛腰酸、肢冷脉细，或阴盛格阳，真寒假热之证，均可使用本方以益火之源，培补肾之元阳，甘温滋肾以填精，体现了阴中求阳、阴阳互根之意。

4. 补阴

补阴又称为滋阴、育阴、养阴、益阴，是辨治阴虚证的方法。适用于身体羸瘦、形容憔悴、口干喉燥、虚烦不眠、便燥溲赤，甚则骨蒸盗汗、呛咳、颧红、消渴强中、舌红少苔、脉细数等证。《素问·至真要大论》云"诸寒之而热者，取之阴"，王冰亦曾云"壮水之主，以制阳光"，均指补阴之法而言。补阴之品各有专长，宜随证酌情选用。但要注意，补阴药多甘寒滋腻，凡脾肾阳虚、中气不足、痰饮湿浊、纳呆泄泻等证应避免应用或慎用之。常用的补阴药有沙参、西洋参、天冬、麦冬、石斛、百合、玉竹、胡麻仁、女贞子、旱莲草、桑寄生、龟甲、鳖甲等。常用的代表方剂如：①滋阴补肾的六味地黄丸（《小儿药证直诀》）。本方是钱乙将《金匮》肾气丸减桂、附而成，为补阴的主要方剂。此方补中有泻，寓泻于补，为通补开合之剂。《医方论》中云："此方非但治肝肾不足，实三阴并治之剂。有熟地之腻补肾水，即有泽泻之宣泄肾浊以济之；有萸肉之温涩肝经，即有丹皮之清泻肝火以佐之；有山药之收摄脾经，即有茯苓之淡渗脾湿以和之。药止六味，而大开大合，三阴并治，洵补方之正鹄也。"总之，临证属真阴亏损，虚火上炎所致的腰膝酸软、骨热酸痛、头目眩晕、耳鸣耳聋、自汗盗汗、遗精梦泄、消渴淋漓、舌燥喉痛、齿牙动摇、足跟作痛等证，均可采用本方。清代何炫撰《何氏虚劳心传》中云：“六味地黄丸……保阴左归仿此，此纯阴重味润下之方也……宋钱仲阳用此方治小儿齿迟语迟，脚软行迟，囟门不合，阴虚发热诸症，以皆属肾虚，缘小儿稚阳纯气，故以仲景八味丸去桂附，而但补其真阴，随手辄效。”道出钱乙于儿科运用此方之深意。②滋阴降火、强壮筋骨的虎潜丸（《丹溪心法》）。《素问·痿论》云“肝气热，则胆泄口苦筋膜干，筋膜干则筋急而挛，发为筋痿……肾气热，则腰脊不举，骨枯而髓减，发为骨痿”，指出肝肾有热阴血不足，不能濡养筋骨，以致筋骨痿软，腿足瘦削，步履乏力，成为痿证。前贤朱丹溪用此方中知母、黄柏、龟甲、熟地黄滋水降火，而其中黄柏的重量独重，可见立意“降火”之用，但病及筋骨，故配以芍药柔肝养筋，虎骨强壮筋骨，又虑阴柔之品有凝滞难化之弊，故又加入锁阳以壮阳益精，少佐干姜以温中，陈皮以理气醒脾，共奏滋阴降火、强筋壮骨之用，适用于肝肾阴亏有热的痿证。清代著名医家徐大椿曾云：“痿证皆属于热，经有明文，此方最为合度，后人以温补治痿，则相反矣。痿证亦有属痰湿风寒外邪者，此方又非所宜。”此为临证辨治痿证，做出扼要精辟的论述。

补阳与补阴同样也是各有重点，但又不能截然分开。因为阴阳是相济与相互为用的，意即“阴阳互根”。张景岳曾云“善补阳者，必于阴中求阳”，“善补阴者，必于阳中求阴”。《中藏经》中云：“火来坎户，水到离扃。”皆是指补阴或补阳之时，不能强调一面，应当将阴或阳看成是一个整体。但如阳虚而阴不虚者，应以阳虚为主，宜补之以甘温；阴虚而火旺者，应以阴虚为主，宜补之以甘凉；如阴阳两虚，又当阴阳两补。总之，补气、补血、补阴、补阳，皆应从整体出发，不能强调一面而忽视另一面。

二、五脏补法

五脏的补法就是针对某一脏、腑之虚弱进行补益的治疗方法。如《难经》所云：“损其肺者，益其气；损其心者，调其营卫；损其脾者，调其饮食，适其寒温；损其肝者，缓其中；损其肾者，益其精。”即是指出了补益五脏的具体方法。同时更应关注到脏腑之间相互关联的作用，如肺虚者补脾是“培土生金”；脾虚者补肾是“补火生土”；肝虚者补肾是“滋水涵木”；心虚者补肝是“补木生火”；此即为《难经》所云“虚者补其母”的辨治意义。在五脏补法中，前贤们强调脾肾二脏，因为五脏受气于脾（胃），所谓精、气、血者，皆由水谷之气所化生；又因为肾为先天之本，是真阴和真阳的寄托，气血之母，人生立命之根本。所以补脾、补肾是补法中最根本的问题。另外，对于前贤们补脾、补肾孰为重要的争论，前贤程钟龄说得好："须知脾弱而肾不虚者，则补脾为亟；肾弱而脾不虚者，则补肾为先；若脾肾两虚，则并补之。"

1. 补心

心主血脉，心藏神。心系的病证应分虚实。虚证包括阳虚（气虚）、阴虚（血虚）两大类。虚证多由禀赋不足、久病伤正、思虑伤心等因素，导致心脏气血阴阳的亏虚。因此在治疗上常以补益心气、心阳、心阴、心血为主。常用的补心药有：人参、党参、紫河车、骨碎补、熟地黄、当归、龙眼肉、桑椹、麦冬、百合、龟甲等。常用的代表方剂：①益气养阴、生津敛汗的生脉散（《内外伤辨惑论》）。方中人参甘温，益气生津；麦冬甘寒，清热养阴；五味子酸，敛肺止汗。三药合用共奏益气敛汗、养阴生津之效。适用于热伤阳气，阴津大耗，汗多体倦，气短口渴，脉来虚弱，或久咳肺虚，呛咳少痰，短气自汗，口干舌燥，脉虚者。比如在暑令之季，人易汗出，如若汗出过多，津气耗伤，往往多采用本方。因暑为阳邪，最易耗伤气阴。肺主气外合皮毛，心液为汗，即汗液为心所主，故暑热伤及心肺，营卫失和，腠理不固，故汗出。汗多津伤故口渴，元气耗损则肢体倦怠，脉来虚弱。当此之际，投以益气生津之剂以使元气振奋，则短气倦怠自汗诸症可除。气足则津生，故口渴之症自当迎刃而解。②健脾养心、益气补血的归脾汤（宋代严用和撰《济生方》）。方中参、芪、术、草甘温补脾益气；茯神、远志、枣仁、龙眼肉、当归甘温酸苦，养血补心安神；木香理气醒脾，使补而不滞。众药合用，共奏养心健脾、益气补血之功。故本方实为养心与补脾并重的方剂。但本方又为益气养血的方剂。适用于思虑过度、劳伤心脾、怔忡健忘、惊悸盗汗、发热体倦、食少失眠等证。又有妇人脾虚气弱，不能统摄血液而见崩漏经带等诸症，亦可运用本方，主治虽异，其机理则同，此属异病同治之义。

2. 补肺

肺居胸中，为华盖之脏，对其他脏腑有覆盖、保护作用。肺为娇脏，易受外邪侵袭而致病。肺主宣发肃降，主气而司呼吸，肺气不利、宣降失常则表现为咳嗽、气喘等，津液布散失常则发为痰饮、水肿。肺系病的辨证应分虚实，肺系病的虚证常见以气虚、阴虚、气阴两虚为主。肺气虚证多由久病咳喘耗气或气的生化不足所致，表现为咳喘无力，气少不足以息，动则益甚，声音低怯，神疲体倦，且易于感冒等。肺阴虚则以肺病常见症状咳嗽无痰或痰少而黏和阴虚内热为辨证要点。因此在治疗肺系疾病的虚证常以补肺气、养肺阴或气阴双补为主要治疗原则。常用的补肺药有人参、党参、太子参、黄芪、山药、甘草、黄精、饴糖、蜂蜜、沙参、西洋参、麦冬、百合、石斛、玉竹、胡麻仁等。常用的代表方剂：①补气清肺、止咳平喘的人参蛤蚧散（元代罗天益撰《卫生宝鉴》）。方中蛤蚧补肺气、益精血、定喘止嗽；人参大补元气；茯苓、甘草和中健脾；杏仁、贝母化痰下气；知母、桑白皮泻肺清金。其中茯苓配伍桑白皮可以利水消肿；甘草配伍贝母可以润肺止咳。诸药合之共奏补气清肺、止咳平喘之效。适用于久病咳嗽、上气喘满、痰稠而黄，或咳吐脓血，胸中烦热，身体羸瘦，或面目浮肿，脉浮而虚，渐成肺痿失音。值得注意的是，唯新咳有外邪者，不能误用。②温肺止咳、化痰平喘的补肺汤（《备急千金要方》）。肺为娇脏，喜温恶寒。若肺失宣降、脾失健运，水湿内停，为痰为饮，更阻滞气机，加重咳喘。“病痰饮者，当以温药和之”，故温肺补肺尤为重要。本方中款冬花配伍干姜、桂心温肺止咳、下气化痰；五味子敛肺滋肾；桑白皮泻肺平喘、行气消痰；麦冬润肺止咳，且防桂、姜之热伤及肺阴；又加大枣、粳米健脾和中，取“虚则补其母”之意。诸药合用，共奏温肺止咳、化痰平喘之效。适用于肺气不足、逆满上气、咽中闷塞、短气、寒从背起、口中如含霜雪、言语失声等。

3. 补脾

脾胃同居中州，乃气血生化之源，为后天之本。脾主运化，即运化水谷精微，又运化水湿，此功能是依赖脾气、脾阳来完成的。说脾阳者，乃脾气中具有温煦、推动、兴奋、升发等作用的部分。而脾阴是指脾脏的阴精，是水谷化生的营血、津液、脂膏之类，具有灌溉脏腑、营养肌肉、濡润筋骨、补益脑髓的作用。故脾阴者，是指脾气中具有凉润、宁静、抑制、沉降等作用的部分。正如《素问·玉机真脏论》云：“脾脉者，土也，孤脏以灌四旁者也。”常用的补脾药有人参、党参、太子参、白术、山药、扁豆、莲子、益智仁、大枣、黄精、甘草等。常见的证候及代表方剂有：①中气（脾气）不足证：代表方剂为补中益气汤（《脾胃论》）。此方已在前文“补气”的代表方剂中介绍，故不赘述。但值得提出的是中气不足证乃因素体气虚，或病久耗伤脾胃之气，升清降浊失司，而出现纳运不健、语言气短、四肢乏力、腹胀肠鸣、大便溏泄而便意频，舌淡苔白、脉缓或濡细等主症；或可见肌肉消瘦、动则气坠于腰腹、脱肛等症，亦可择用补中益气汤治之。②脾阳虚弱证：代表方剂为理中汤(《伤寒论》又名人参汤)。方中干姜温中祛寒，白术健脾燥湿，人参补气健脾，甘草和中补土，合用成为温补脾胃、益气祛寒，治疗脾胃虚寒之要方。脾胃属土，职司运化，若脾胃阳虚有寒，则运化无权，清浊升降之机受阻则可见自利不渴，呕吐腹痛，腹满不食等证。择用本方，温运中焦，补益脾胃则中土有权、升降复常，诸症自愈。正如清代程应旄所云："……理中者，实以燮理之功，予中焦之阳也。"③脾虚泄泻证：代表方剂为参苓白术散(《太平惠民和剂局方》)。方中四君子(参、苓、术、草)是益气健脾治脾胃气虚的基本方剂；加山药、扁豆、莲子肉以补脾；加砂仁以和胃理气；加薏苡仁以理脾渗湿；加桔梗以载药上行，诸药共奏健脾补气、和胃渗湿之功。适用于脾胃虚弱、饮食不消、脘腹䐜胀、泄泻呕恶、形体虚羸、四肢无力、脉虚而缓之证。择本方治之，补其虚、除其湿、行其滞、调其气、实大便等，则诸症自除。本方因有益气健脾、渗湿止泻之作用，故有顾护脾阴之用。

4. 补肾

肾为先天之本，为生命活动之根。肾藏精主生长、发育，人的生长、发育、生殖、衰老都与肾密切相关。然而肾病病证以虚证为多，但亦有纯虚证和本虚标实之分，在肾病辨证中要辨别阴阳，分别给予不同的补法。常用的补肾阳药有：鹿茸(角)、腽肭脐、肉苁蓉、巴戟天、补骨脂、胡芦巴、仙茅、淫羊藿、蛇床子、骨碎补、阳起石、杜仲、狗脊、续断等。常用的补肾阴药有天冬、旱莲草、桑寄生、龟甲等。常用的证候及代表方剂有：①肾阳虚证：代表方剂为右归饮(《景岳全书》)。方中熟地黄、山药、山茱萸、枸杞子培补肾阴；肉桂、附子温养肾阳；炙甘草补中益气；杜仲强壮益精，共奏温补肾阳之效。凡命门火衰而致的虚寒证候，如气怯神疲、腹痛腰酸、肢冷脉细，或阴盛格阳、真寒假热之证，均可择用本方。本方为"益火之源"的代表方剂，培补右肾之元阳，而神气自强矣。②肾阴虚证：代表方剂为大补阴丸(《丹溪心法》)。方中黄柏、知母皆苦寒坚阴之品，能平相火而保真阴，这是清源的一面。熟地黄滋阴，龟甲潜阳，猪脊髓以髓补髓，均能益水而配火，这是培本的一面。合用则为壮水与制火并重的方剂，应用于阴虚火旺之证，最为适宜。如临证骨蒸潮热、盗汗、咳嗽、咯血、吐血、烦热易饥、足膝疼热、舌红少苔，尺脉数而有力，均可择用本方。正如朱丹溪云："阴常不足，阳常有余，宜常养其阴，阴与阳齐，则水能制火，斯无病矣。"值得注意的是如脾胃虚弱，食少便溏者，不宜择用本方。

5. 补肝

足厥阴肝为风木之脏，喜条达而恶抑郁，《内经》曾云“木郁达之”。肝主藏血，赖以养肝矣。血虚则肝火旺，肝火旺则肝气逆；肝气逆则气实，肝气有余也，有余者则泻之。又有“肝无补法”之说，主张肝气有余不可补，补则气滞而不舒；而肝血不足，则必需补之，焉有不补之理。故临证之时，见肝之病，尽以伐之、舒之，如此虚者愈虚，病焉愈哉。①肝气与肝阳：肝气、肝阳指肝脏的精气，肝的功能活动，即升发透泄的作用，能舒畅全身气机。故能助肝之升发透泄，使肝气不郁、不滞、不结，从而达到全身气机调和舒畅的药为补肝气与肝阳之药。常用中药有：柴胡、香附、佛手、姜黄、郁金、月季花、玫瑰花、青皮、陈皮等。具有代表性的方剂如柴胡疏肝散（《景岳全书》）。方中以疏肝理脾的四逆散（《伤寒论》）加上川芎畅血中之气，香附疏理肝气郁滞，以枳壳换枳实使其破气之力和而缓，诸药合用以达疏肝散郁、行气理脾之效。如此助肝气条达疏畅、补肝之气，阳便寓于其中矣。②肝血与肝阴：肝主藏血并能调节血量，肝血是指肝所藏之血，肝阴即指肝的阴血和阴液。肝血和肝阴密切关联，又不能截然分开。常用的补肝血、肝阴的药物有熟地黄、何首乌、白芍、当归、阿胶、枸杞子、胡麻仁、女贞子、旱莲草、桑寄生、鳖甲等。常用的代表方剂如：一贯煎（清代魏之琇撰《柳州医话》）。本方是滋养肝肾阴血之中加入了少量疏肝利气之药而成。方中以沙参、麦冬、当归、生地黄、枸杞子等滋补肝肾之阴血，加入少许的川楝子以疏肝理气，如此肝血得补、肝气得疏、肝血得养、肝气条畅，故因肝阴不足，气滞不运畅而致的胸脘胁痛、吞酸吐苦、疝气瘕瘕、脉反细弱或虚弦，舌无津液，咽喉干燥等证候则除矣。又如酸枣仁汤（《金匮要略》）。方中酸枣仁养血安神为君，佐以川芎以调血养肝，茯苓宁心，甘草培土缓肝，知母清热除烦，诸药合用共奏养血安神、清热除烦之功。适用于虚劳虚烦不得眠、心悸盗汗、头目眩晕、咽干口燥、脉弦实等因肝血不足、阴虚阳亢所致之证。

第四节 补法的临床运用

补法是补养人体气血阴阳不足，治疗各种虚证的方法。在运用补法时应避免纯补、滞补、呆补，而宜“寓通于补”为上。临证时补法的应用颇广，如滋阴与壮阳的配合、益气与养血的配伍、疏补兼施、补泻并用、攻补兼施都是“寓通于补”之意。

一、补法在内科常见疾病的辨治运用举隅

1. 胃脘痛(脾胃虚寒证)

胃脘痛又称胃痛，是以胃脘部近心窝处经常发生疼痛为主证。胃脘痛的病因病机不外一则肝气犯胃，或气滞胀痛，或日久化火，或气滞日久血瘀脉络；二则脾胃虚寒、脾失健运、胃失和降导致胃脘痛发作，尤其是脾胃虚寒的证候，运用补法即温补脾胃、理气和中治之，可获良效。常用代表方剂为黄芪建中汤(《金匮要略》)，以本方为主方酌情加减。方中以小建中汤(《伤寒论》)温脾补虚、和中缓急，其中此方为桂枝汤倍芍药，君饴糖组成。妙在饴糖合桂枝，甘温相得能温中补虚；饴糖、甘草合芍药，甘苦相须能和里缓急。又以辛温之生姜和甘温之大枣，辛甘相合，能健脾胃和营血。综上作用为补养脾胃、健复中气。清代汪琥云：“桂枝汤中，以芍药佐桂枝则辛甘相合，散而助表，建中汤中以桂枝佐芍药，则酸甘相合，敛而补中，能达此意，斯仲景制方之意无余蕴矣。”清代汪昂亦云：“此汤以饴糖为君，故不名桂枝芍药而名建中，今人用建中者，绝不用饴糖，失仲景遗意矣。”后人将宋代苏轼撰《苏学士方》与宋代沈括撰《良方》两书合编而成《苏沈良方》，该书中云：“此药治腹痛如神。然腹痛按之便痛，重按却不甚痛，此止是气痛，重按愈痛而坚者，当自有积也。气痛不可下，下之愈痛。此虚寒证也，此药尤相当。”清代丹波元简《金匮玉函要略辑义》云：“此药偏治腹中虚寒，补血尤止腹痛。”各论述皆言处此方之内涵。此时再加上补气升阳、补益中土、温阳脾胃之黄芪，更显温中补虚、缓急止痛之效。适用于脾胃虚寒所致胃痛隐隐、绵绵不休、泛吐清水、喜暖喜按、神疲乏力、四肢不温、舌质淡白、脉象虚软之证。我在临证中辨治时常加入良附丸(《良方集腋》)，方中高良姜温胃散寒，香附疏肝理气，气行寒散，其痛可止。合而用之，以收疏肝行气，祛寒止痛之效。我加用此方目的是：一则增加黄芪建中汤温中补脾，散寒止痛之效；二则疏肝行气，防气滞欲生瘀血之弊；三则两方相伍用确有“寓通于补”之深意。

2. 水肿

体内水液潴留，泛滥肌肤，引起头面、目窠、四肢、腹部，甚至全身浮肿

者称为水肿。《内经》中称之为“水”,《金匮要略》称之为“水气”。究其致病之因,由于外感风邪水湿,或因内伤饮食劳倦,以致水液的正常运行发生障碍,遂泛滥而为肿。人体中水液的代谢运行,依靠肺气之通调、脾气之转输、肾气之开阖,而三焦又司决渎之权,使膀胱气化畅行,小便因而通利,易于水邪的排除。元代医家朱丹溪总结了前人的理论与经验,将水肿分为阴水与阳水两大类。在阴水的辨治中常常运用补法,这与阴水形成的病因病机密切相关。阴水多因脾肺虚弱或肾阳亏虚所致。往往以口渴、大便溏、小便少、不涩赤等为特点。正如《医学入门》中所云:“阴水多内因……或饥饱劳役、房欲而见阴证。”《类证治裁》中亦云:“因肺脾肾虚,致水溢者,为阴水。”临证之时,阴水中常见的证候及辨治:①脾阳不运证:证见水肿腰以下甚者,按之凹陷不易恢复,脘闷腹胀,纳减便溏,面色萎黄神倦肢冷、小便短少、舌质淡、苔白滑、脉沉缓等。此系中阳不足,气不化水,水邪泛滥所致。治宜温运脾阳,以利水湿。方宜实脾饮(《济生方》)为主,酌情加减用之。方中白术、甘草、生姜、大枣实脾补虚,使土能制水;干姜、附子、草果温中祛寒,可扶阳抑阴;大腹皮、茯苓、厚朴、木香、木瓜行气导水,使气行湿化。众药合用可温阳健脾、行气利水。因本方以温阳健脾为主,土实则水治,故方之取名“实脾饮”。因方中温阳行气之药有余,而扶正益气之药相对不足,故临证时,我常加用理中丸方(《伤寒论》)增强温中祛寒之力;更重用茯苓、白术健中气、温元气以行水,更加用人参(党参)大补元气及脾肺之气。既健脾利水,又宣降肺气以通调水道,易于排除水邪。若中焦寒湿之邪盛时,还可遵《医宗金鉴》作者清代吴谦主张的配以附子理中,更增温中祛寒之效。②肾阳虚弱证:证见面浮、腰以下肿甚、按之凹陷不起、阴下冷湿、恶寒腹痛下利、腰痛酸重、尿量减少、四肢厥冷、怯寒神疲、面色灰暗、舌质胖、色淡苔白,脉沉细尺弱等。此系肾阳衰微,阴盛于下,气化不利所致。治宜温补肾阳、化气利水。方宜真武汤(《伤寒论》)为主方酌情加减用之。方中附子大辛大热,温肾阳、祛寒邪;茯苓、白术健脾利水,导水下行;生姜温散水气;芍药和里,与附子同用,能入阴破结,敛阴和阳。诸药合之,奏温阳祛寒,健脾利水之效。肾为水脏主化气而利小便,肾阳不足则气不化水,故恶寒而小便不利。水气内停则腹痛下利;水邪溢于表则肢体疼重、浮肿。病属下焦虚寒,不能制水,用真武汤温肾阳以消阴翳,利水道以祛水邪。清代柯琴云:“为有水气是立真武汤本意。小便不利是病根,腹痛下利、四肢沉重疼痛，皆水气为患，因水气不利所致。然小便不利，实由坎中之无阳。坎中火用不宣，故肾家水体失职，是下焦虚寒不能制水故也。法当壮元阳以消阴翳，逐留垢以清水源，因立此汤。”本方药味少但配伍甚佳，如白术与茯苓相配，可增强益脾祛湿之功；又如附子与白术相伍能温脾肾之阳，渗利水湿以除肿。故临证见慢性心力衰竭、肾功能不全、心肾阳虚而见水肿者，皆可择用本方酌情加减用之。

二、补法在外科常见疾病辨治运用举隅

1. 脱肛

脱肛是指直肠或直肠黏膜脱出于肛门之外的一种疾病。此病多见于小儿及老年人。小儿气血未旺，易于气虚下陷；老人则气血衰退，中气不足，不易固摄；另有产妇分娩之时用力过度，气虚不能收摄，或病久泻久痢、长久咳嗽者均可导致气虚不摄。总之，以上诸种因素，均能耗伤人体正气，以致中气不足，气虚下陷，不能摄纳，形成肛门松弛而发为本病。本病证一般都有缓慢的发病史。初期仅在排便时脱出，大便后自然回复；中期脱后须用手推回；后期在咳嗽、起立、步行时很易脱出，不能自然回复，并有坠胀感觉或出少量鲜血或黏液。既然本病乃中气不足，脾气不升，清阳下陷而致，则应补脾益气，升阳举陷治之。可择补中益气汤（《脾胃论》）为主方酌情加减用之。补中益气汤中君药黄芪要重用以加强补气升阳之力；臣药人参（党参）也要加重用量，以增强补中益气之功；使药升麻长于升举脾胃清阳之气，与补中益气的黄芪相伍，共收培中举陷之力，所以于此更应重用。如初看来，脱肛时所用之补中益气汤，其用意虽同，而处方之用量却异矣。我在临证辨治脱肛之疾时，常加用力虽缓于枳实，但长于行气宽中之枳壳，此亦“寓通于补”之意矣。

2. 带状疱疹后遗神经痛

带状疱疹为水痘-带状疱疹病毒感染引起的皮肤病，与人体的免疫力降低有关，发病症状重者及年老体弱者，易遗留后遗神经痛。中医虽无此病名，但因其表现为红斑水疱，累累如串珠，每多缠腰而发，故多“缠腰火丹”，俗称“蛇串疮”。发病后遗留的皮肤、肌肉疼痛，绵延不休，临证时，往往多以虚与瘀所致的“痹病”论治。带状疱疹后遗神经痛是指带状疱疹的皮损已经完全治愈，但仍有持续性、剧烈的、非常顽固的和难治性疼痛。临

床约有 9%～13% 的带状疱疹患者会发生后遗神经痛，疼痛时间可达数日甚至可达数年以上，年老体弱者尤为多见。既然本病是在毒热炽盛的带状疱疹发作时间运用了大量的清热解毒之品后发生的，必然会病邪之盛大伤正气，炽热毒邪耗损阴血，致使气血无力荣养和通达血脉，气血虚涩，滞而成瘀，从而出现不荣则痛，不通则痛。此时若单予行气活血，则行气无力，活血无力。为此必须在行气活血的基础上加重扶助正气，正气复方能祛除余邪，荣养气血，疏通经络，通则不痛矣。故当以益气养血、通经活络、扶正祛邪之法治之。临证之时，我常用异功散合桃红四物汤加金银花、连翘为主方酌情加减治之。方中异功散以补脾益气的参、苓、术、草四君加理气健脾、和胃之陈皮于补中有动；桃红四物以地、归、芍、芎四物养血补血，加桃仁、红花活血通络、祛瘀化滞，为寓通于补；再加清热解毒之金银花、连翘清除余邪，诸药合用达益气养血、活络除邪之效。

三、补法在妇科常见疾病辨治运用举隅

1. 更年期综合征

更年期是指女性在闭经前的半年至闭经后的较长一段时间，3～5 年左右，此时身体内的激素水平发生剧烈变化，卵巢功能逐渐衰退，直至完全消失的过渡时期，此时会导致精神和身体出现一系列变化，如潮热汗出、睡眠障碍、焦虑焦躁、易怒等精神症及关节表现、皮肤表现等。中医并无此病名，而是称之为“经断前后诸证”。此值妇女将届经断之年，肾气衰弱、冲任亏虚、精血不足。如因劳心过度、营阴暗伤，则真阴更亏、阴失潜藏，形成阴阳平衡失常的状态。且肾气虚衰则先天之阴阳俱虚，不能濡养和温煦其他脏腑，便会出现种种症状。治以滋阴潜阳之法。择方六味地黄汤（《小儿药证直诀》）加龙骨、牡蛎、生龟甲、白芍、沙苑子、石决明等为主方，加减用之。方中六味地黄以平补三阴；石决明、龟甲、龙骨、牡蛎以育阴潜阳；白芍养血和营；沙苑子以滋肾，壮水以制阳光，使阴阳平秘复常，而诸症自除矣。值得关注的是，阴无阳则不生，所以不可一味地补肾阴，必于大队的补阴药中加入补阳之品。我在临证辨治时，常于上方中加入淫羊藿与仙茅，一则是两者均可温肾壮阳，在大队补阴药中避免阴盛、阴腻、阴滞之弊；二则是此二药温肾壮阳之力较附、桂来之柔和，以防阳盛伤阴之患；三则仙茅与淫羊藿都同时具有祛风除湿的作用，此时用之可以使更年期出现的关节

疼痛之痹病有所减轻；四则，如此又体现了“寓通于补”之内涵。

2. 子宫脱垂

子宫脱垂是指子宫下坠或脱出于阴道口之外。本病发生于劳动妇女，尤以产后多见。本病的病名，历代医家各有不同，如《诸病源候论》称为“阴挺出下脱”；《千金方》称为“阴脱”“阴癞”“阴菌”“阴痔”等；《叶氏女科证治》称为“子宫脱出”；也有称为“子肠不收”或“产后肉线”的。本病有轻、中、重之分，轻者坠物于阴道之中；中等者部分露出；重者完全脱出。本病以虚为主，尤以气虚与肾虚多见，自当以补气、补肾为治法。①气虚证：证见阴道中有物下坠到阴道口，或挺出阴道口外，甚者坠出数寸，大如鹅卵，自觉小腹下坠，精神疲惫，心悸气短，小便频数，白带较多，舌质淡，苔薄，脉浮而虚等。此系脾胃虚弱、中气不足、气虚下陷，失于固摄所致。治宜补中益气、升阳举陷。方宜升陷汤（《医学衷中参西录》）为主方酌情加减。方中重用黄芪补气升提，恐其性微温热，故以知母之凉润以济之；柴胡为少阳之药，能引大气之陷者自左上升；升麻为阳明之药，能引大气之陷者自右上升；桔梗为药中之舟楫，能载诸药之力向上以为向导。于临证辨治之时，我常于方中加入枳壳、香附以增理气解郁之效，更是补中不忘通之意。②肾虚证：证见阴中有物脱出阴道之外，腰酸腿软，大腹下坠，无白带或阴道干涩不适，小便频数，头晕目眩，舌质淡红，脉沉弱等。本证属肾中阴阳不足之证，由阳虚气弱、下焦失固，阴血不足、津液不充所致。治宜益气养血、补肾温阳。方宜大补元煎（《景岳全书》）为主方酌情加鹿角胶、紫河车、升麻等。方中人参大补元气；当归、熟地黄养血滋阴；杜仲、山茱萸、枸杞子补肝肾；山药、炙甘草健脾和中；鹿角胶、紫河车填补精血，而又有温润助阳之功；佐以升麻升提下陷之气。如元气不足，命门火衰，多寒者可酌加附子、肉桂、炮姜之类以温肾固阳，共奏补肾养血、温肾益气之功。

四、补法在儿科常见疾病辨治运用举隅

1. 遗尿

遗尿是指小儿睡中小便自遗，醒后方觉，故称之为“尿床”。1～2 岁的小儿，由于智力未健，排尿的正常习惯尚未养成，或因精神激动，亦能引起暂时遗尿，这都不属病态。若在小儿 4 周岁后，不能自主排尿，且每夜如是，形成惯例，则应视为疾病。本病发生多由小儿肾气不足，下元虚冷，或

病后体弱，脾肺气虚不摄，或由不良习惯所致。本病较为顽固，往往延续到成年气壮之时，才逐渐痊愈。临证辨证时以培元补肾为主。证见每晚睡中遗尿，醒后始觉，兼见面色㿠白，智力迟钝，腰腿酸软，小便清长，甚则肢冷恶寒，脉沉迟无力等。此系肾气虚弱、肾阳不足、下元虚冷，不能制约水道及充身所致。治宜温补肾阳、固摄小便。可择方巩堤丸（《景岳全书》）为主方酌情加减治之。方中附子、菟丝子、益智仁、补骨脂、炒韭子温阳补肾、培补下元；茯苓、山药、白术益气补中，助肾之温肾；熟地黄补阴血伍入大队温阳药中，防其化热伤阴之弊，又以五味子性温，味酸，功在涩敛，助肾摄纳，共奏温补固摄之功。

2. 鸡胸龟背

鸡胸、龟背是小儿生长发育障碍以致变为畸形的一种疾患。胸廓向前突出如鸡胸的，称为鸡胸。脊柱向后突出隆起的，状如龟背的称为龟背。当前儿童的营养、成长越来越得到关注，这种疾病尤其晚期畸形确已少见。但因社会儿童父母的工作节奏及生活节奏的加快，儿童的饮食失节，偏食失衡等常会发生。本病轻症也每每出现。所以预防本病，突出“治未病”确也是十分值得关注的，故治宜培补脾胃。正如清代陈复正撰《幼幼集成》中云：“此证盖由禀父母精髓不足，元阳亏损者多有之……实因骨痿不能支撑之故，岂风邪为患哉！”故临证辨治均应予以培补脾胃为主，择方补天大造丸（清代沈金鳌撰《杂病源流犀烛》）为主方，酌情加减用之。方中紫河车、熟地黄、当归、白术、枸杞子益气、养血、补精，乃补气血之品；杜仲、牛膝、小茴香温阳补肾、以壮元阳；干姜、陈皮温中固阳、理气健脾；更以生地黄、天冬、麦冬伍入大队温热药中以防伤阴血；更用侧柏叶、黄柏性寒以清化热之嫌；五味子酸敛益阴。诸药合奏壮元阳、滋肾水之功。因本药为丸剂，药性缓和，尤宜于预防及辨治已病之早期。

第五节　辨治风湿病运用补法的体会

辨证论治和整体观念是中医学的重要内容。辨证论治是中医学诊疗疾病的精华，气血阴阳辨证及脏腑辨证更是中医辨证诊疗的基础手段和策略。根据不同的辨证给予不同的治法。整体观念也是中医诊疗疾病的一种思维方法。中医学把人体内脏和体表各部组织、器官，看成一个有机的整体，即

“有诸内必形诸于外”之意也。既要强调人体内部的协调完整性，也要重视内部与外在表现的关联及统一性。故辨证之时，不可以单从局部的病变着眼，不可忽视通过整体调节改善患者局部的症状和体征。换言之，即是通过辨证论治合理应用补法改善以虚性证候为主的内在环境进而调节患者的外在表现。谨遵《内经》之旨意：“虚则补之。”补法是中医文化发展逐渐形成的一套理论体系，具有典型的中医特色和文化特色，临床应用颇为广泛，意义颇为深远，为中华民众之健康，为中华民族的延续做出了重要的贡献。

另外，从中医风湿病的定义内涵分析：本病的病因一则为人体的营卫失调，感受了风寒湿热之邪，合而为病；二则日久正虚，内盛痰浊瘀血、毒热，正与邪相搏使人体的经络、皮肤、血脉、筋骨，甚至脏腑的气血痹阻、失于濡养，而出现外部的症状表现：肢体关节、肌肉疼痛、肿胀、酸楚、麻木、重着、变形、僵直及活动受限等，甚至可累及脏腑。由此不难看出中医风湿病的内涵包括了体虚、外侵及内生之邪，致气血痹阻，导致皮、毛、肉、筋、骨受损并累及脏腑。故在辨治风湿病时要用补法，补虚扶助正气，同时予以祛邪外出，绝不可“一叶障目”，只顾其外在表现而忽视内在的病因病机变化。

一、运用补法辨治风湿病，首先要辨明虚证的性质

虚证系八纲之一，是与实证相对而言，是指人体精气不足而出现的虚弱证候。正如《素问•通评虚实论》云：“邪气盛则实，精气夺则虚。”又如《医学心悟》中云：“假如病中无汗，腹胀不减，痛而拒按，病新得，人禀厚，脉实有力，此实也。”故而临证之时也必须详辨虚实，确为虚证之时，方可运用补法，择用补益之药。虚证常见证候表现有精神萎靡、面色皖白、身倦乏力，或五心烦热、形体消瘦、心悸气短、自汗盗汗、大便溏泄、小便频数或不禁，舌质淡胖或光绛，脉虚细无力等。值得关注的是：一则“虚实错杂证”。虚证与实证并非总是各自单独出现，往往是虚证中夹有实证，或实证中夹有虚证，以及虚实齐见的，都是虚实错杂证。故而临证之时便有攻补兼施之治法。然而在攻补兼施中还要认真区别虚实的孰多孰少，因而用药则随之而有轻重主次之分。正如清代俞根初撰《通俗伤寒论》中云：“虚中夹实，虽通体皆现虚象，一二处独见实证，则实证反为吃紧……景岳所谓‘独处藏奸’是也。”故临证若见虚中夹实证则应祛其“实”而助补其虚也；若见实中

夹虚证则当攻补兼施，或少攻多补。此外，尚有虚人病实（如虚人病伤寒伤食证）；强壮人病虚（强壮人病失血、劳倦等证），于辨治之时又当细辨之。二则“虚实真假证”。虚证与实证，也有真假疑似之分，辨证时要从错杂的证候中，辨出哪些证只是疾病的假象，哪些证才是疾病的本质。于临证辨治时方能弃假求真，此与虚实错杂证是绝不相同的。如假实证，正如《景岳全书》所云：“病起七情，或饥饱劳倦，或酒色所伤，或先天不足，及其既病，则每多身热、便闭、戴阳、胀满、虚狂、假斑等证，似为有余之病，而其因实由不足。”再如，清代顾靖远撰《顾松园医镜》中云：“心下痞痛，按之则止，色悴声短，脉来无力，虚也；甚则胀极而食不得入，气不得舒，便不得利，是至虚有盛候也。”大抵虽腹满而不似实证之不减；腹虽胀急，但时胀时不胀，不似实胀之胀急；腹满按之不痛，或按之痛减；脉弦硬多与沉迟并见等，都是假象。又如虚证，正如《景岳全书》中云：“外感之邪未除，而留伏于经络，食饮之滞不消，而积聚于脏腑；或郁结逆气，有不可散；或顽痰瘀血，有所留藏。病久致羸，似乎不足；不知病本未除，还当治本。”再如《顾松园医镜》中云：“积聚在中，按之则痛，色红气粗，脉来有力，实也；甚则嘿嘿不欲语，肢体不欲动；或眩晕昏花，或泄泻不止，是大实有羸状也。”大抵虽有嘿嘿不语，然语时多声高气粗；泄泻得泻而反快；虽不食，亦有思食或能食之时，虽倦怠，而稍动则觉舒适；胸腹满，按之痛剧，或痛处不移等，皆为假虚。虚实真假的辨别，古人有以脉象为根据的，如张景岳、李士材等；有以舌象分辨虚实真假的，如清代医家杨乘六。概括起来说，辨别虚实之真假，应注意以下几点：①脉象的有力无力，有神无神；浮候如何，沉候如何。②舌质的胖嫩与苍老。③言语发声的高亮与低怯。④患者体质的强弱，发病的原因，病的新久，以及治疗经过如何。以上四点是辨别真虚假实的要点。另外，还要特别注意在证候群中的可疑症状与“独处藏奸”的症状，如此辨之，则虚实真假便无遁形了。虚证主要有阴虚、阳虚、气虚、血虚之分。

1. 辨阴虚证与阳虚证

阴阳是八纲辨证的总纲。在诊断上，常根据临床证候所见的病理性质，将疾病分为阴和阳两个主要方面，正如《素问·阴阳应象大论》中云：“善诊者，察色按脉，先别阴阳。”同时，阴阳的变化，又可以说明机体生理平衡和病理失调的状态。在《素问·生气通天论》中提出了“阴平阳秘，精神乃治”的观点，由此也说明了阴阳在八纲辨证中的重要性。仲景先师继承了《内经》对阴阳的认识，根据六经证候的特征，把伤寒病分为阴证、阳证，而以三阴、三阳为总纲。《景岳全书》中云："凡诊病施治，必须先审阴阳，乃为医道之纲领。阴阳无谬，治焉有差？医道虽繁，而可以一言蔽之者，曰阴阳而已。"由此可以看出阴阳在诊断学上的重要性。当疾病到了严重的关头，或根本有所损伤的时候，常以阴阳直接命名，如真阴不足、真阳不足，或亡阳、亡阴。

病证有阴证、阳证之分，其病因病机及临床表现又各有不同。八纲中里证、寒证、虚证称为阴证，即指正气虚寒或阴寒内盛的证候。如面色苍白或晦暗、踡卧肢冷、静而少言、语音低微、呼吸微弱、气短乏力、不烦不渴，或喜热饮、大便溏薄、小便清长、腹痛喜按、关节冷通肿胀、舌淡胖嫩、苔润滑脉象沉迟细无力。当然，在外科疮疡中见有疮根散漫、皮色黯淡、不红不肿、不焮热、不硬不痛者，亦归属于阴证。治宜温阳散寒、除湿利节。八纲之中的表证、热证、实证称为阳证。多指典型的实热证，如壮热、面赤、头痛、身热喜凉、狂躁不安、口唇燥裂、烦渴引饮、语音粗壮、呼吸气粗、大便秘结或臭秽、腹痛拒按、小便短赤、关节红肿热痛、屈伸活动不能、舌红苔黄燥、脉浮洪数有力。在外科疮疡中见有红、肿、热、痛者，亦归属于阳证。治宜清热除湿、通络利节。正如《素问·阴阳应象大论》中云："阴胜则阳病，阳胜则阴病。"《素问·调经论》中亦云："阳虚则外寒，阴虚则内热；阳盛则外热，阴盛则内寒。"《素问·脉要精微论》又云："阳气有余，为身热无汗；阴气有余，为多汗身寒。"《伤寒论》还云："发热恶寒者，发于阳也；无热恶寒者，发于阴也。"于临证所见，阴阳的消长是相对而言，阳盛则阴衰，阴盛则阳衰，辨治之法，即是使阴阳得其平衡。临证辨治时值得关注的一是真阴不足与真阳不足。真阴不足即是肾阴不足、肾阴虚。多因先天禀赋不足，素体肾阴亏虚，或伤精耗液，或急性热病耗伤肾阴等所致，常见腰酸疲乏、头晕耳鸣、遗精早泄、口干咽痛、两颧潮红、五心烦热或午后潮热，舌红少苔或无苔，脉细数等。治宜滋肾育阴。若见阴虚阳亢，相火妄动者，则宜滋阴降火治之。另外，真阳不足系指肾阳不足、肾阳虚，多因先天禀赋亏虚，素体肾阳不足或久病不愈，亏损过度，老年体弱所致。常见形寒肢冷、精神不振、气短而喘、腰膝酸软、阳痿、滑精、夜多小便，关节肌肉等肿胀疼痛、畏寒喜暖、活动不利，舌淡胖、苔白厚，脉沉迟，两尺脉弱等。治宜温补肾阳、祛寒利节。值得关注的二是亡阳与亡阴。亡阳是阳气亡失，以汗出不止为主症。《伤寒论•辨少阴病脉证并治》:"病人脉阴阳俱紧，反汗出者，亡阳也。"《张氏医通•杂门》:"汗出不止，名曰亡阳，以附子理中加黄芪，外用温粉扑之。"亡阴是指阴虚耗损的危重证候。多由高热、汗吐泻、出血或其他慢性消耗发展所致。临床表现为身体干瘪、皮肤皱折或眼眶深陷，精神烦躁或昏迷谵妄。亡阴与亡阳的区别在于：虽有汗出但身热、手足温，口渴而喜冷饮，呼吸气粗，唇舌干红，脉虚数或细数。

2. 辨气虚证与血虚证

气和血，是人体生命活动的动力和源泉，它既是脏腑功能的反映，又是脏腑功能活动的产物。人体的病理变化无不涉及气血。从中医风湿病的定义来看，正虚邪侵是发病的关键，正虚包括了气血之虚，邪侵可致脏腑化生气血受累，可致气滞血瘀、脉络受阻，均可进一步引起气血亏虚。所以风湿病发生、发展的各个阶段均与气虚、血虚相关，并出现相关的证候。故于临证辨治时，除要辨清风湿病的特点外，还要详辨相关的气虚与血虚的证候。①气虚证：气者乃形成宇宙万物最根本的物质。东汉哲学家王充撰《论衡》中云："天地气合，万物自生。"人体生命的维持全赖于气，它是一切组织活动的营养所系，如精气、津气、水谷之气、呼吸之气。又是一切组织器官的功能活动，如脏腑之气、经络之气。一般概念均以气为阳气，强调功能方面。气虚乃指气的虚衰不足，统指脏腑正气虚弱。正如《景岳全书》所云："如心气虚则神有不明，肺气虚则治节有不行，脾气虚则食饮不能健，肝气虚则魂怯而不宁，肾气虚则阳道衰而精少志屈，胃气虚则仓廪匮而并及诸经，三焦虚则上中下俱失其职，命门虚则精气神总属无根。凡此者，何非气虚之类?"然肺主气，脾为化生气血之源，肾为元气之根本，故气虚与肺脾肾三脏关系尤为密切。《素问•通评虚实论》中云："气虚者，肺虚也。"《杂病源流犀烛》中云："气虚者，脾肺二经虚也。或饮食，或劳倦，气衰火旺，四肢困热，无气以动，懒于言语，动作喘乏，自汗心烦，必温补中气。"故劳伤过度，久病失养而耗损元气者，皆属于气虚。其证主要表现为：少气、懒言、语声低微、自汗、心悸、头晕、耳鸣、倦怠乏力、食少、小便清或频，脉虚弱或虚大等。气虚之证应治以补气，主要是补脾肺肾之气。因脾胃为元气生化之源，脾胃虚弱则元气不足，其他脏腑亦因元气不足而虚弱。正如李东垣所说："脾胃之气既伤，而元气亦不能充，而诸病之所由生也。"肺为脾土之子，脾气不足，最易导致肺气出入升降失常，加重病情的发展。肾为先天之本，主藏精气，又为气化之司，如肾气不足，就会引起一系列水液气化失调的病证。因此气虚证的辨治，应据之于不同的病机，但补脾、补肺、补肾之气确是更重要的。②血虚证：血者是由饮食精微所化生，而循环于脉中的血液。《灵枢·决气》中云："中焦受气取汁，变化而赤，是谓血。"而血依赖气的推动，以供养全身脏腑组织，维持其正常生理活动。正如《素问·五脏生成》中云："肝受血而能视，足受血而能步，掌受血而能握，指受血而能摄。"血虚乃指体内血分亏损，常因失血过多、思虑过度、寄生虫，或脏腑虚损，不能化生精微所致。临证主要表现为：面色苍白无华、唇舌爪甲淡白失荣、头晕眼花、失眠少寐、气微而短、倦怠乏力，或手足麻木、脉细无力等。治宜补血为主，或益气补血。在诸种风湿病的不同阶段，常可见到血虚之证候，尤其在发病时间长、病程久之时，如尪痹、肌痹、骨痹，在辨治之时，莫忘辨其血虚则证候。

二、运用补法辨治风湿病要重在辨治五脏之虚

纵观中、西医风湿病之定义，均提示风湿病是累及筋、脉、肉、皮、骨（关节）的一类疾病。而肝主筋、心主脉、脾主肉、肾主骨。故辨治风湿病，必先辨清五脏之虚而治之，调其不平衡，恢复其平衡，发挥五脏六腑的正常生理功能，以利正复邪祛，而达祛邪利节之效。

1. 辨肝虚

肝虚是指肝脏方面亏损的一类证候。如肝气不足而失其刚强之性，则可见恐惧胆怯等；肝不藏血或肝阴亏损，则可见多梦易惊、卧寐不宁或筋痿无力、爪甲枯脆等症。正如《素问·脏气法时论》所云："肝病者……虚则目䀮䀮无所见，耳无所闻，善恐如人将捕之。"《脉经·卷二》云："肝虚……病苦胁下坚，寒热，腹满，不欲饮食，腹胀，悒悒不乐，妇人月经不利，腰腹痛。"《圣济总录·卷四十一》云："肝虚之状，其病面青，善洁善怒，脐左有动气，按之牢若痛，不欲饮食，悒悒不乐，恐惕如人将捕之。"《神农本草经疏》云："肝虚十证……胸胁痛，属肝血虚，肝气实，因而上逆……转筋，属血虚……目光短，属肝血虚，及肾水真阴不足……目昏，属肝血虚有热，兼肾水真阴不足……目翳，属肝热，兼肾水不足……亡血过多，角弓反张，属肝血虚有热……少腹连阴作痛，按之则止，属足厥阴经血虚……偏头痛，属血虚，肝家有热，不急治之，久必损目……目黑黯眩晕，属血虚，兼肾水真阴不

足……肥气，属气血两虚，肝气不和，逆气与瘀血相并而成。”肝虚乃肝损而致，故《难经正义》又云：“肝藏血而主怒，怒则伤肝，肝损者宜缓其中，即经所谓肝苦急，急食甘以缓之之义。”《难经·十四难》还云：“四损损于筋，筋缓不能自收持。”《杂病源流犀烛》且云：“损肝伤筋，筋缓不收，急当缓中，宜牛膝丸、八味丸。”以上古人论述均阐述了肝脏亏虚所出现的一系列证候。然最为常见的证候有：①肝气虚，即指肝之精气不足，亦称肝气不足。如《诸病源候论》所云：“肝气不足，则病目不明，两胁拘急，筋挛，不得太息，爪甲枯，面青，善悲怒，如人将捕之，是肝气之虚也。”②肝血虚，又称为肝血不足，指肝脏藏血不足的证候。肝主藏血，血属阴，故肝之血虚或阴虚均可出现本证。临床表现有血虚或阴虚的见证，并有虚烦失眠，多梦易惊恐，月经不调等。③肝阴虚，亦称为肝阴不足，可因慢性耗损或血不养肝所致。因肝与肾同居下焦，又有“乙癸同源”之说。故亦可因肾精不足而致肝肾阴虚。故于临证辨治之时本着“虚则补之”的原则，予以补血养肝、滋养肾阴、补养肝阴。切记补肝之时，莫忘益肾，滋补肝肾方为上策。

五脏之肝与风湿病的关系是很密切的。肝主疏泄，肝疏泄功能正常，气机畅达，气血调和，络脉通利，机体各部分的生理活动也就正常调和。肝藏血，肝脏对血液具有贮藏和调节作用，人体的脏腑、器官的生理活动与肝有着密切的关系。如若肝脏有病，则藏血功能失常，会引起机体血虚，使得机体诸多部分的血液濡养不足。肝在体合筋，其华在爪，肝血不足，则筋脉爪甲失养，不荣则痛，表现为筋脉挛急疼痛、肢体麻木、屈伸不利等症状。肝开窍于目，在液为泪，肝血不足或肝失疏泄，气血津液不能濡养双目，则表现为两目干涩无泪、视物昏花等。因此肝血亏虚和肝失疏泄与风湿病如产后痹、SAPHO 综合征（滑膜炎 - 痤疮 - 脓疱病 - 骨肥厚 - 骨髓炎综合征）、类风湿性关节炎（尪痹）、回纹型风湿症（周痹）、干燥综合征（燥痹）、强直性脊柱炎（大偻）的形成及临床表现密切相关。因此我在治疗风湿病时强调补益肝脏、燮理枢机的重要性。肝主疏泄，肝以调畅气机为补，在治疗时既要补益肝血的不足，又要注重调畅气机、疏理肝气；同时要兼顾舒筋活络。常选用佛手、香附、片姜黄、郁金、陈皮、砂仁等燮理气机的药物；桑寄生、杜仲、川续断、白芍、伸筋草等补益肝脏、舒筋活络的药物；佐以推气散（片姜黄、枳壳）理气活血、畅气血运行。妇女以血为本，肝血虚或肝失疏泄时，还可体现于妇女的月经来潮失衡，多数女性风湿病患者多伴有月经量少，甚至闭经等表现。在治疗上常配伍益母草（坤草）活血养血调经，并取其利水的作用以消关节之“肿”，利水以除关节腔积液。

2. 辨心虚

心虚出自《素问·脏气法时论》，是指心之气、血、阳、阴不足的各种病证。一般症状为心悸、心痛、怔忡、气短、健忘、易惊、心中闷闷不乐、睡卧不安、面色不华、自汗、盗汗、肢麻、舌淡胖嫩，或嫩红，脉虚或促或结或代等。①心气虚。心气虚是指心气虚弱所致的证候。由于老年人脏器日衰，汗下太过，或劳心过度，心气耗损，临证可见心悸、短气（活动时加剧）、自汗、胸闷不舒或痛、面色皖白、体倦乏力，舌质淡，舌体胖嫩、苔白、脉虚等。《素问·方盛衰论》中云：“心气虚则梦救火阳物，得其时则梦燔灼。”《灵枢·本神》中曰“心气虚则悲”。故临证辨治时以益气养血为主，然需牢记气为阳，心气虚常并见心阳虚，所以心气虚与心阳虚兼顾并治，方更为宜。②心血虚：多由于失血、多思多虑伤神耗血，或是由于血的生化乏源所致。临证可见心悸怔忡、易惊、失眠、健忘、眩晕、面色苍白、唇舌色淡、脉细弱等。正如《神农本草经疏》中所云：“心虚八证……惊邪，属心气虚……癫痫，属心气虚有热……不得眠，属心血虚有热……心烦，属心家有热……怔忡，属心血不足……心澹澹动……盗汗，属心血虚；汗者，心之液也……伏梁，属心经气血虚，以致邪留下去。”故临证辨治时以补血养心、宁志安神为宜。尚需注意血为阴，心血虚常与心阴虚并见，故临证应兼顾心血虚与心阴虚并治，方为适宜。③心阳虚：多因思虑过度，劳神耗血，心气不足所致。临证所见：心悸、气喘、心痛、面色苍白、形寒肢冷、心区憋闷、舌尖凉感、舌淡苔白、脉细弱或虚大无力也。此“心悸”之特点为心中空虚，惕惕而动，动则尤甚；“气喘”的特点为阵阵发作，气短而息促，动则尤甚；“心痛”则常为暴作，兼见肢冷，脉疾数而散乱，甚则可见唇青鼻暗，或面色皖白、自汗、形寒等。治宜以回阳救逆、温阳益气为主。④心阴虚：多由思虑劳心过度，耗伤营血，阴精暗耗，阴不敛阳，心阳浮越而致心悸、少寐、心嘈、舌质淡红、苔少或舌尖干赤等，此为心阴虚之主证。心阴虚之“心悸”的特点为心悸而烦、惊惕不安；“少寐”的特点为少寐多梦且梦扰不宁；“心嘈”之特点为心中灼热似饥感伴杂乱不安，甚者可见盗汗、低热、五心烦热、口干、心烦等。治宜以滋阴养心、安神清热为主。

五脏之心与风湿病的关系也是不容忽视的。血有濡养的作用，脉为血行的隧道，脉道的通利与否，营气和血液的功能健全与否，直接影响着血液的正常运行。正如《灵枢·决气》中云："壅遏营气，令无所避，是谓脉。"心主血脉，就是指心主导推动血液在脉管内循环运行的作用。正如《素问·痿论》中云："心主身之血脉。"也就是说血虽有荣养周身的作用，但必须依赖心脉的活动才能运行全身而起到荣养周身的作用。《素问·五脏生成》中云"诸血者，皆属于心"意即此。在诸多风湿病中，系统性血管炎是以血管壁炎症为主要病理改变，以组织或器官的供血不足为主要临床表现的一组疾病。又有大中小血管炎之分。大血管炎如巨细胞动脉炎、大动脉炎；中等血管性血管炎如结节性动脉炎、川崎病；小血管性血管炎如韦格纳肉芽肿病、显微镜下多血管炎；许多常见的风湿病常兼有血管炎的发生，如系统性红斑狼疮、干燥综合征。中医则多归属于脉痹范畴。我在临证辨治风湿病时，常加入益气养血、活血通络之品，如常用健脾益气之茯苓、白术，伍养血活血之赤芍、丹参；补血阳虚之地黄、当归，伍理气行气、活络通经之片姜黄、炒枳壳、郁金。换言之，我常在辨治风湿病时将养血通络贯穿始终。

3. 辨脾虚

脾虚出自《素问·脏气法时论》，主要是指脾之阴阳、气血不足的各种病证。多因饮食失调、寒温不适、忧思劳倦过度或久病尚脾所致。临证可见消瘦面黄、四肢乏力、纳减、食不消化、腹痛、肠鸣、便溏或泄泻、浮肿、便血、崩漏等。如《脉经·卷二》中云："脾虚……病苦泄注，腹满，气逆，霍乱，呕吐，黄疸，心烦不得卧，肠鸣。"又如《圣济总录·卷四十四》中云："脾虚，论曰脾象土，位处中焦，主腐化水谷，通行营卫，脾气和则可以埤诸脏，灌四旁。若虚则生寒，令人心腹胀满，水谷不消，噫气吞酸，食辄呕吐，霍乱泄利，四肢沉重，多思气结，恶闻人声。"再如《神农本草经疏》中又云："脾虚十二证……饮食劳倦，伤脾发热……饮食不消化，属脾气虚……伤食必恶食……停饮，为恣饮汤水，或冷茶、冷酒所致……水肿属脾气虚……脾虚中满，属脾气虚，兼脾阴虚……噎嗝，属气血两虚，由于血液衰少，而非痰气壅逆所成……脾泄属气虚……健忘，属气血两虚……倦怠，嗜卧，属脾气不足……脾虚腹痛，按之则止，属血虚……痞气，属脾气虚及气郁所致。"脾虚主要常见的证候：①脾气虚，出自《素问·方盛衰论》，又称脾气不足，脾胃虚弱。多因饥饱失常，忧思劳倦，脾胃受伤所致。可见饮食减少，食后不易消化，腹胀时减，大便溏薄，四肢无力，倦怠嗜卧，或消瘦，或浮肿，或面色萎黄，舌多淡白，脉多虚缓。气虚不能统血，则可致便血、崩漏等。正如《诸病源候论》中所云："脾气不足，则四肢不用，后泄，食不化，呕逆，腹胀肠鸣，是为脾气之虚也。"临证之时，则以健脾益气为主治之。②脾阳虚：又称为中阳不振、脾胃虚寒，因饮食失常、劳倦过度、久病或忧思伤脾等所致。除常见脾气虚表现外，还可见腹中冷痛、得温痛减、按之则舒，口吐清水、四末欠温、大便溏稀、肢体困重、周身浮肿、小便不利、舌淡胖、苔白滑，脉沉迟无力等。正如《备急千金要方》中所云："脾虚冷……泄注，腹满气逆，霍乱、呕吐、黄胆，心烦不得卧，肠鸣，名曰脾虚冷也。"《三因极一病证方论》："补脾汤，治脾虚寒病，泄泻腹满，气逆呕吐，心烦不得卧，肠鸣虚胀，饮食不消，劳倦，虚羸，意噫，四肢逆冷，多卧少起，情意不乐。"临证以健脾温中为主。③脾阴虚：即指脾气散精不足。脾胃为后天之本，人体各部的濡养，有赖于脾气散精输布。脾阴是指脾本脏之阴精，是水谷所化生的营血、津液等，具有凉润、宁静、抑制、沉降等特性，从而具有灌溉脏腑、营养肌肉、濡润筋骨、补益脑髓的作用。正如清代著名医家黄元御在《四圣心源•天人解•精华滋生》中云："脾以纯阴而含阳气，有阳则升，清阳上升，是以温暖而善消磨。"明清时期著名医家唐容川正式提出了"脾阴"的概念，在其撰写的《血证论》一书中云："土虚而不运，不能升达津液，以奉心化血，渗灌诸经。经云：脾主统血，血之运行上下，全赖乎脾。脾阳虚则不能统血，脾阴虚又不能滋生血脉。血虚津少，则肺不得润养，是为土不生金。盖土之生金，全在津液以滋之，脾土之义有如是者。"由此可知，脾阳固然重要，但是只有脾阴充足，才能助脾阳，共同完成运化水谷精微和水湿的功能。为此，临证应以滋脾阴、益脾阳为主治之。

五脏之脾与风湿病的关系尤为重要。脾主运化，脾为气血生化之源。脾气健运，则水谷精微充足，气血生化有源，能够正常濡养机体全身组织。风湿病形成的常见外因是风寒湿、热诸邪侵袭机体，邪气痹阻经络，气血运行不畅则肌肉、关节重着疼痛。脾喜燥恶湿，寒湿、湿热之邪，侵袭日久，内应于脾，脾气受困，脾失健运，外湿引动内湿生成，使湿气更重；或由平素脾虚，易感湿邪，内外湿邪相合为病，脾失健运，运化水液能力下降，则湿气不去；同时脾运化水谷精微的能力下降，可导致全身脏腑功能失养。因此在辨治风湿病中要兼顾脾的重要性，脾以健为补，常常在应用祛风除湿的基础上，配伍健脾益气利湿的药物，如茯苓、白术、生薏苡仁、炒薏苡仁。

但需配伍理气之品，方可使补而不滞。如临证辨治时，白术、茯苓伍陈皮，薏苡仁、莲肉伍砂仁等，然具有理气作用的药物，药量应少于健脾益气之品为宜。

4. 辨肺虚

肺虚出自《素问•脏气法时论》乃泛指肺之气血阴阳不足之病证。多由寒温不适、病久体弱、久咳伤肺所致。症见：咳嗽、气短、痰多清稀、倦怠懒言、声音低弱、畏寒怕冷、自汗恶风或潮热、盗汗、手足心热、失眠少寐、午后颧红、口干咽燥、咳而无痰或少痰，或痰中带血、舌淡嫩或嫩红，脉虚或弱或细数等，临证常见的肺虚证候主要是指肺气、肺阴不足所出现的证候。正如《脉经》中云："……病苦少气不足以息，嗌干不朝津液。"又如《圣济总录》中云："肺虚则生寒，寒则阴气盛，阴气盛则声嘶，语言用力，颤掉缓弱，少气不足，咽中干无津液，虚寒乏力，恐怖不乐，咳嗽及喘，鼻有清涕，皮毛焦枯，诊其脉浮沉缓，此是肺虚之候。"还如《神农本草经疏》中云："肺虚七证……齁喘，属肺虚有热，因而痰壅……咳嗽吐血痰，属肺热甚……聋哑，属肺热甚……咽喉燥痛，属水涸火炎，肺热之极，此证法所难治……肺痿，属肺气虚有热……龟胸，属肺热有痰……息贲，属肺气虚痰热壅结所致。"①肺气不足：又称为肺气虚，出自《素问•方盛衰论》。多由寒温不适，久咳伤气，悲伤不已，劳逸不当所致。症见：咳嗽，气短，甚则喘促或呼吸困难，痰多清稀，倦怠，懒言，声低，怕冷，自汗，面色㿠白，舌质淡嫩，脉虚或弱等。《诸病源候论》中曾云："肺气不足，则少气不能报息，耳聋，咽干，是为肺气之虚也。"临证之时当以益气补肺，理气健脾为主治之为宜。②肺阴不足：又称为肺阴虚。多由久病体弱，发汗太多，或邪热耗损肺阴所致。症见：干咳少痰、潮热盗汗、两颧潮红、手足心热、咽燥声哑、舌红干、少苔、脉细数。若兼虚火伤络则还可见痰中带血。所以肺阴不足极易化热生燥，临证之时常以肺阴不足与燥伤于肺并见。正如清代吴澄撰《不居集》中云："肺燥咳嗽，金性喜清润，润则生水，以滋脏腑。若本体一燥，则水源渐竭，火无所制，金受火燥，则气自乱而咳嗽，嗽则喉干声哑，烦渴引饮，痰结便闭，肌肤枯燥，形神虚萎，脉必虚数，久则涩数无神，法当滋润清补。"为此临证之时当以滋阴润燥、益肺清热为主治之。

五脏之肺与风湿病的关系不容忽视。肺为水之上源，肺主气而司呼吸，肺主宣发肃降，通调水道。肺失宣降，则肺气上逆则表现为咳嗽气喘；肺失宣降，体内水液输布、运行失常，停聚体内则为痰为饮，甚至发为水肿。在风湿病中，有许多结缔组织病伴有肺间质的纤维化，如干燥综合征（燥痹）、多发性肌炎与皮肌炎（肌痹）、硬皮病（皮痹），表现为咳嗽、咳痰、气短、胸闷等不适。肺以宣发肃降为主，以“气畅、气顺”为宜，故临证辨治时不忘燮理气机，使肺恢复主宣发与肃降的功能，亦不忘“补肺”之意。因此在辨治时，补肺常通过调节肺的宣降功能为辨治契机，于临证辨治时，对风湿病兼肺部损害时，常用苏子配桔梗，既降气又宽胸理气；苏子配炒莱菔子既理降肺气又消食祛痰；枇杷叶配橘红既降气止咳又和胃祛痰；百部配远志既性温祛寒止咳祛痰，又有润肺利窍之用。但值得注意的是风湿病合并肺损害，常因气及血，由脉及络，出现气血涩滞，脉络瘀阻之象。故应及早应用活血通络之品，以防或治气滞血瘀、脉络不畅。临证时我常在原方药中加入丹参，或丹参伍泽兰，既可活血养血、祛瘀通络，又可利水以祛痰湿之源矣。

5. 辨肾虚

肾虚又称肾亏，多因劳累过度，房事不节或久病亏损所致。常见证候为肾阳虚：又称为肾阳不足、肾阳不振、肾阳虚衰、肾虚寒证等。症见：形寒肢冷、精神不振、气短而喘、腰膝酸软、阳痿、滑精、夜多小便、舌淡胖、苔白厚、脉沉迟、两尺脉弱。另肾阳虚衰，气不归元，肾失摄纳的肾不纳气之咳喘证；及肾阳虚衰，不能温化水液，致水邪泛滥而上，或外溢肌肤的肾虚水泛之水肿证；肾阳虚衰严重亦可见精神萎靡，动则气喘，四肢清冷，腹大胫肿，黎明前泄泻、癃闭，尺脉沉迟等。正如《备急千金要方》中云：“病苦心中闷，下重足肿，不可以按地，名曰肾虚寒也。”《三因极一病证方论》中云：“温肾散，治肾虚寒，阴痿，腰脊痛，身重，缓弱，足腰不可以按，语音混浊，阳气顿绝。”《素问·脏气法时论》中云：“肾病者，腹大胫肿，喘咳身重，寝汗出憎风，虚则胸中痛，大腹小腹痛，清厥意不乐。”故于临证之时应以温补肾阳为主治之。

五脏之肾，先天之本与风湿病的关系至关重要。肾藏精，主骨生髓，骨的生长发育又有赖于骨髓的充盈，髓乃肾中精气所化生，肾中精气充盈，才能充养骨髓，因此肾精亏虚可以影响骨的生长发育。肾为先天之本，内蕴元阴元阳，又称真阴真阳，是机体各脏之阴阳的根本。肾阳对机体有温煦、激发、兴奋及促进机体的新陈代谢等作用，肾阳虚衰则表现为以畏寒怕冷、腰膝酸软而痛为主的证候；易受风寒湿等邪气的侵袭，痹阻气机，则气血流注不畅，不通则痛；久而久之邪气伤正，正气愈虚，内在平衡失调则内生痰浊、瘀血等病理产物，侵蚀骨骼则关节肿胀变形。督脉从脊里别出属肾，督脉总督一身之阳，其根在肾，所以督脉与肾有着密切的联系，肾虚督脉亦虚，阳虚则生寒，因此有脊背畏寒怕冷等不适。卫气是阳气的一种，具有卫外御邪之功能，其根源在于肾。肾之阳气不足，卫气亦虚，卫外不固则易感受寒湿之邪，邪气深侵，伤骨、损筋、削肉，久之则发为脊背部僵硬疼痛、活动不利、变形等，乃生大偻之疾。所以说肾虚是风湿病（如类风湿性关节炎、骨关节炎、强直性脊柱炎）的发病基础，因此在治疗上常以补肾壮骨为主，选用骨碎补、补骨脂、杜仲、川续断、桑寄生、烫狗脊、鹿角片或鹿角霜等补肾壮骨，且这类药物往往兼有祛风除湿利节的作用。肾阴对机体有滋润、宁静、成形及减慢机体新陈代谢等作用。肾阴虚衰则主要表现为腰膝酸软，以及阴虚易生内热或化燥进而伤阴等。肾阴不足，则全身滋润濡养功能减退，形体器官得不到阴液的滋润濡养而生阴伤津亏之症。肾主唾，肾阴不足，则表现为口干；肾主骨，齿为骨之余，肾阴不足，则牙齿不能得到正常的濡养，出现牙龈萎缩，牙齿干枯脱落。肾阴不足与干燥综合征（燥痹）的形成密切相关。因此辨治燥痹（干燥综合征）常以补肾育阴为主，在我的经验方补肾清热育阴汤中以三补三泻的六味地黄汤为主，加减麦冬、天冬、花粉、玄参等益五脏之阴液的养阴生津的药物治之，往往可收良效。

总而言之，风湿病的发病及疾病变化，均为正虚邪侵所致，在辨治风湿病时要详辨五脏之虚，尤以辨先后天之本，脾肾之虚为首，治法以健脾补肾为要，以调治五脏之虚，使其发挥五脏之功能。正气充，邪焉入侵焉。正盛邪却，人身则自安矣。

三、运用补法辨治风湿病要重平补，少峻补，补益“以平为期”

在确立补五脏的基础上，根据风湿病本虚及寒湿之邪易于从阳化热的特点，提出在遣方用药时宜“重平补，少峻补，补益以平为期”。峻补多用于极度虚弱或危重证候，如气血极度虚弱或阴阳暴脱。平补多用于辨治病势较缓、病程较长的纯虚证或虚实夹杂证。风湿性疾病多为慢性病，病势缠绵难愈，病程较长，因此主张在纠正风湿病本虚的特点时，应多选用药性甘缓平和的药物来补益。在温补阳气时，常选用补骨脂、川续断、骨碎补、杜仲等补肾阳之品，并配伍桑寄生补肾阴，如此平补肝肾，方可避免寒湿之邪从阳化热，少用药性峻猛的药物，如附子、干姜、肉桂大辛大热之品，减缓峻补之品助邪从阳化热；在辨治燥痹（干燥综合征）时予以清热养阴，常选用沙参、麦冬、天冬等甘寒养阴之品，不用或少用黄连、栀子、黄柏、苦参等苦寒清热燥湿之物，以防苦寒之品伤脾胃之阳，使脾胃健运失司，同时还可以避免苦寒之品助邪从阴化寒。因此在临证中选择合理的补益药物，既能够有效地缓解病情，同时能避免病邪的从化之弊。总之，在用补法辨治风湿病时，要权衡利弊，以平补为佳，避免或减少峻补，调其阴阳，和其寒热，以平为期，乃为上策。

第六讲 消　　法

第一节　消法的内涵与分类

一、消法的内涵

中医治法经历悠久的历史演化，其中影响最大的是程氏医门八法，即汗、吐、下、和、温、清、补、消八法。消法位列其中，是通过消积导滞和消坚散结的作用，使气、血、痰、食、水、虫等有形之结聚、积滞渐消缓散的一种治法。也就是说消法包含有消导、消散、消磨、消除之意，凡气滞、血瘀、痰凝、食积、痞块、癥瘕、积聚等病证均可运用消法。消法是《素问·至真要大论》的“坚者削之”“结者散之”“逸者行之”的体现和延伸；《伤寒论》在《内经》的基础上将消法运用于邪热内陷与胸中之气相搏而成的“痞证”，在《金匮要略》中主要将消法运用于消瘀法、消痈法、消痰法三法之中；清代名医程钟龄在其著作《医学心悟》中提出“消者，去其壅也，脏腑、筋络、肌肉之间，本无此物而忽有之，必为消散，乃得其平”。当代医学大家任应秋曾解释此段条文曰“就其实而言，凡病邪有所结、有所滞、有所停留、有所瘀郁，无论其在脏、在腑、在气、在经络、在膜原，用种种方法使其消散于无形，皆为消法，或名为消导，亦即导引行散的意思”，在内容上更加深化了“消法”的内涵，指出了消法所治之病位、病机及病邪的性质。日本著名医家丹波元简指出：“其类有四，曰磨积、曰化食、曰豁痰、曰利水也，善此四法，除利水外，其药应病愈，不似吐、下之有形迹，如内消然，故名之为消焉。”由此可见，消法内涵丰富，含义广泛。

究其消法，含义有二：一是消导，有消化和导引之意。应用消法可以起到消积化食和导引下行的作用，适用于饮食停滞与虫积之证。二是消散，有行消和散结之意。由于气的升降出入运动是人体生命活动的根本，脏腑经络、精血津液均依赖于气机的升降出入而保持正常的功能和运行。如有外感、内伤等致病因素侵扰人体脏腑经络，则多可形成气结、气滞的病机变化。而消法之理气、行气的作用是行消和散结的根本，故应用消法中的理气、行气之法，可以疏调气机，调理脏腑，畅通经络而恢复机体气机畅通的状态。因此消法可用于一切具有气结、气滞等气机失调的病证。另外，因人体气机失调，气结、气滞于脏腑经络，可致精血津液的运行受阻而产生瘀血、痰浊、水饮等病理产物。而消法有消和散的作用，通过理气、行气配合活血、化痰、消水等法，可起到活血祛瘀、消痰化浊、消水散饮的作用，故可用于瘀血、痰浊、水饮等有形之邪凝结积聚类病证。至此，消法的理论及应用已形成系统。

二、消法的分类

消法作为一种以消导为主的治法，其含义有广义和狭义之分。狭义消法即指消食导滞、消滞化积等，主要用于治疗饮食所致的积滞之证，立法于《素问·至真要大论》“坚者削之”和“结者散之”的原则；而广义的消法则包含消除凡是由气、血、痰、食、水、虫等邪实壅滞而成的病证，诸如气滞、血瘀、湿阻、痰凝、虫积等导致的疾病，其治法当包含消法的内涵。因此，我认为狭义的消法主要包括消“食”法；而广义的消法内容较多且含义广泛，有消坚、磨积、行气、利水、消瘀、消食导滞、消痰化饮、消水散结等不同，其主要治法包括消“气”法、消“血”法、消“湿”法、消“痰”法、消“虫”法等，不同的消法又分别包含了更加丰富的治法，在临床正确辨证的基础上发挥着指导用药的重要作用。

第二节　消法的历史沿革

中医治法，是指在一定治疗原则指导下制定的针对具体病证的治疗大法，是临床辨明证候之后，在治疗原则的指导下，针对病因病机提出的治疗方法，是中医学的特色和优势，是中医基础理论和临床实践相结合的桥梁，也是中医独特的临床思维与治疗经验相结合的产物，在理、法、方、药中起着承上启下的作用。自古以来，关于治法的著作甚多，如北宋徐之才提出的“十剂”、明代张景岳提出的“八略”、清代程钟龄提出的“医门八法”，其中尤以“医门八法”广为流传，对指导临床实践具有重要作用与意义。《医学心悟》言“论病之源，以内伤、外感四字括之。论病之情，则以寒、热、虚、实、表、里、阴、阳八字统之。而论治病之方，则又以汗、和、下、消、吐、清、温、补八法尽之”。而消法作为“医门八法”之一，含消散、消磨、消除之义，是指通过消导和散结的药物，使食、痰、气、血、湿、虫等积聚之有形实邪缓而消之的一种治疗方法。随着时代的更迭，历代医家学者对消法的认识及运用亦有着不同之处。

一、《黄帝内经》明确消法的理论依据及使用原则

消法理论最早提出可追溯至《黄帝内经》。《素问•阴阳应象大论》云“形不足者，温之以气；精不足者，补之以味。其高者，因而越之；其下者，引而竭之；中满者，泻之于内……其实者，散而泻之”；《素问•至真要大论》中又有“寒者热之，热者寒之，微者逆之，甚者从之，坚者削之，客者除之，劳者温之，结者散之，留者攻之，燥者濡之，急者缓之，散者收之，损者温之，逸者行之，惊者平之，上之下之，摩之浴之”。其中“坚者削之”，“客者除之”，“结者散之”，都是关于消法的论述，是消法的理论渊源，是通过消散积聚凝结而祛除体内有形之邪的理论先导。

二、《神农本草经》已记载消导之品

《神农本草经》又称《神农本草》，简称《本草经》或《本经》，是我国现存最早的药学专著，其中记载诸多具有消导作用的中药。《本经》首创上、中、下三品分类法，此法是根据当时人们对于药物性能、功效和临床应用而得出的，其核心思想在于重视中药的功效性和安全性。在《本经》中明确记载具有消散作用，用于癥瘕积聚的药物共有 71 种，涉及癥瘕积聚的病名共 33 个，其药物分类在上、中、下三品中数量接近，并且根据不同药物的不同临床作用进行了分类，治疗癥瘕积聚的药物依据其药性分为活血化瘀类、化痰祛湿类、软坚散结类、清热解毒类、扶正固本类。由此可见，《本经》中运用消法治疗癥瘕积聚的药物已有较为详细的论述，为后世消法理论的进一步形成提供了基础。

三、《伤寒杂病论》开消法及方剂运用之先河

汉代张仲景是东汉末年伟大的医学家，在结合《素问》《灵枢》《难经》《阴

阳大论》等著作的基础上，完成了著名的《伤寒杂病论》，书中虽然未从理论上明确提出消法，但在临床实践中创造性地将消法应用于医疗实践。其中《伤寒论》中记载了消散水气之五苓散、猪苓汤和牡蛎泽泻散，或化气利水，或滋阴利水，或软坚散结，利尿逐水，为水气病的治疗开创了临床应用之先河。还记载了消痰开结之小陷胸汤，适用于痰热互结心下，按之则痛的小结胸证。五个泻心汤、旋覆代赭汤，也均为后世消痞泻满的名方。这些都是中医消法临床应用的开始。在其论著中翔实地论述了积聚之证的证治，并且运用于临床诊治，在多个层面上诠释了消法的含义，既描述了狭义消法，又从不同的角度创立了具有广义消法概念的处方。依据《素问•至真要大论》的"坚者削之"，"客者除之"的治疗原则，张仲景制定了具有活血化瘀、缓消癥块的桂枝茯苓丸，治疗妇人宿有癥块，妊娠漏下不止之证；具有行气活血、祛湿化痰、软坚散结之效，重用鳖甲软坚消痞的鳖甲煎丸；治干血劳，缓消而补虚的大黄䗪虫丸；以及具有消痈排脓之效，治疗肠痈的大黄牡丹汤、薏苡败酱散等，都被后世广为流传运用。又如下气消痞代表方旋覆代赭汤，《伤寒论•辨太阳病脉证并治》第161条言"伤寒发汗，若吐、若下、解后，心下痞硬，噫气不除者"处方以旋覆代赭汤，功用降气消痞；此外《金匮要略》中记载泻心汤方可泻火解毒，燥湿除痞。上述两方都为后世行气消痞法奠定了根基。《伤寒论》记载的桃核承气汤、抵当汤、抵当丸等活血逐瘀的方剂，首次将瘀血作为专病论治，较为系统地总结了瘀血病证的论治规律，为后世活血化瘀、活血通络等治法开创了先河。《金匮要略•水气病脉证并治》中曰"诸有水者，腰以下肿，当利小便；腰以上肿，当发汗乃愈"，"夫水病人，目下有卧蚕，面目鲜泽，脉伏，其人消渴。病水腹大，小便不利，其脉沉绝者，有水，可下之"，"心水者，其身重而少气，不得卧，烦而躁，其人阴肿……肾水者，其腹大，脐肿腰痛，不得溺，阴下湿如牛鼻上汗，其足逆冷，面反瘦"。《金匮要略•痉湿暍病脉证治》中曰"湿痹之候，小便不利，大便反快，但当利其小便"。张仲景对于水液代谢障碍疾病的治疗可用"因势利导"四个字来概括，一方面重视发汗、利小便、攻下逐水的治标方法，另一方面则非常重视调理脏腑功能的治本之法，可见张仲景对于水湿之邪已有了较深的认识，奠定了水气病的治疗的基础。在《伤寒论》中记载了治疗寒热互结、痰热搏结的结胸证，前者处方以三物白散，后者处方以小陷胸汤，都起到涤痰化浊的作用，为后世祛痰法提供了基础。总之，张仲景将消法的应用范围拓展得更为广泛，开消导法及方剂运用之先河。

四、隋唐时期在医理上丰富了消法的含义

汉代张仲景的《伤寒杂病论》明确地把消法应用于临床实践中，创立了具有消导作用的方剂，丰富了消法的含义。隋唐时期，随着医家对消法认识的进一步加深，消法及其方剂的证治内容也有了较为详细的分类和较为详尽的叙述。

隋唐时期，逐渐有了痰证、饮证之分，巢元方的《诸病源候论》中提出“脉偏弦为痰，浮而滑为饮”的论述，分述痰与饮，并就痰病的病因、病机、证候进行总结；《诸病源候论》在消虫法中亦有着卓越的贡献，在论著中详细地描述了蛔虫、伏虫、赤虫，并详细地叙述了虫病的病因病机及并发症，大大促进了消虫法的进展；同时《诸病源候论·水肿病诸候》中提出“十水候”“十四水候”的分类方法，对津液停聚，水湿为患的水肿阐述详细，别具一格；对于“瘀血”之证，《诸病源候论》指出“血之在身，随气而行，常无停积；若因堕落损伤，即血行失度，随伤损之处即停积。若流入腹内，亦积聚不散，皆成瘀血”，提出血随气行，若血行失度则可出现瘀血之证。唐代孙思邈在《备急千金要方》中收录创立了治疗痰邪，具有消痰作用的中药及方剂，如始见于《备急千金要方》的温胆汤，治疗胆胃不和、痰热内扰引起的虚烦不宁、失眠多梦、呕吐呃逆、癫痫等证，广为后世所用；针对活血化瘀之品，孙思邈亦有着深入研究，中药如桃仁、当归、赤芍、丹参、泽兰，方剂则如丹参丸、桃仁煎、桃仁芍药汤；并且在《备急千金要方》中载有治疗水肿方49首，多守“利小便”及“发汗”之意。由此可见，隋唐时期逐渐丰富了消法在医理上的含义，并且在方剂证治上有了进一步的发展。

五、宋金元时期丰富了消法及其方剂的证治内容

宋代逐渐注重消食导滞剂的运用，其中《太平惠民和剂局方·卷十》中记载的肥儿丸影响较大，主要针对小儿容易患虫积食积之证而立，方中选用健脾消积、杀虫消疳治疗虫积或疳之证，或为数百年来临床应用经典方。针对小儿病证，宋代钱乙所著《小儿药证直诀·诸疳》中，从理论上提出了小儿乳癖为乳食不消所致，“治癖之法，当渐消磨”，首次提出应采用缓攻内消之法治疗，并从消乳法、消疳法、消痰法、消胀法四法论述了消法在小儿证

治中的临床运用，并创立了相应的方剂，始终遵循“小儿脏腑柔弱，易虚易实，易寒易热”的特性，治以扶正祛邪、补泻并用，至今指导临床运用。行气法作为广义消法的一部分，在宋代有着进一步的发展，严用和的《济生方》中收录了诸多具有行气作用的方剂，如四磨汤、橘核丸；宋代在活血化瘀方面有所进展，方如牛膝散、《三因极一病证方论》的乌金散、当归汤，均是将瘀血理论进一步发挥应用于临床的典范；宋代《太平惠民和剂局方》也广录历代之祛湿方，并且加以验证，至今沿用的有八正散和藿香正气散等，而宋代其他论著如《济生方》《类编朱氏集验医方》《增补内经拾遗方论》中都收录了大量具有祛湿作用的方剂；此外，在《太平惠民和剂局方》中首创二陈汤，具有燥湿化痰、理气和中的功用，以燥湿祛痰为主，行气健脾为辅，标本兼顾，寓收于散，为治疗湿痰之主方，后世所创香砂二陈汤、半夏白术天麻汤等方剂均是由此方加减化裁而来。金元时期对消法的发展主要体现在金元四大家及易水学派创始人张元素的学术思想及其临床实践之中。攻下派张从正在《儒门事亲》中创立木香槟榔丸，治疗饮食内伤，湿热食积重证。补土派李东垣重视脾胃，创立枳实导滞丸以行气导滞，枳实消痞丸以攻补兼施，同时在瘀血理论与活血化瘀方药的运用中也独具匠心，记载了增味四物汤、复元活血汤等；李东垣在治疗水湿病，尤其是里湿，主张从脾胃着眼，升清降浊，健脾除湿，另外李东垣善用淡渗利水法，在《脾胃论》中言“治湿不利小便，非其治也”，说明李氏治泄十分重视通过分消肠道水势而获效。朱丹溪于《丹溪心法》中创立消食之平剂保和丸、大安丸等，其中保和丸被后世广为运用，保和丸主治饮食积滞之轻证，同时可消痰积、散郁结、消各种有形之邪，有利于正气恢复，又可促进药物的吸收，促使药效的发挥；《丹溪心法》中亦提出“气血冲和，万病不生，一有怫郁，诸病生焉”，继承《内经》“百病生于气也”及《难经》“气者，人之根本也”的学术理论，创立越鞠丸以行气解郁，临证常配伍活血、燥湿、清热、消食之品，使气行则血行，气畅则痰、火、湿、食郁一并消除；朱丹溪善治杂病，对痰证阐发尤为深刻，在其著作中《丹溪心法》中列有“痰门”专篇，朱氏善治痰，认为“善治痰者，不治痰而治气，气顺则一身之津液亦随气而顺矣”。所以痰证的治则总以健脾理气、燥湿化痰为大法，使气机流畅，水津四布，则痰水饮消。论治杂病多责之于痰，并且提出“百病兼痰”的理论。金元时期对积聚证的治法理论也有所发挥，《丹溪心法》通称癥瘕积聚为“痰饮”，执言“气不能作块成聚，块为有形之物也，痰与食积，死血而成也”，强调“凡积病不可用下药，徒损真气，病亦不去，当用消积药使之融化，则根除矣”，明确提出应使用消积药物缓消积聚。张元素学古而不拘泥于古，将张仲景的枳术汤通过改变枳实与白术的用量，改为枳术丸，以健脾除满消痞治疗脾虚气滞之食积证，从而发展了消补兼施法则的应用。宋金元时期，消法的内涵得到了进一步的丰富，在具体方剂的证治内容方面有所拓展和扩充。

六、明清近代是消法理论及临床运用的鼎盛时期

明清近代对于消食导滞法的认识进一步完善，特别是在健脾与消食两方面共行消食导滞之效，如明代张景岳《景岳全书》中记载“饮食内伤，气滞而积者……宜消之逐之”，“凡伤食饱闷，痞塞不消，若脾胃素实，止因倍食暴伤而患者，宜用神曲、山楂辈消耗之”。又如《证治准绳•类方》中的健脾丸，《成方便读》中的启脾散，都是健脾与消食同用，以攻补兼施。在行气方面，叶文龄《医学统旨》柴胡疏肝散、秦景明《症因脉治》丁香柿蒂汤、张时彻《摄生众妙方》定喘汤、张景岳《景岳全书》暖肝煎等方剂的问世，都是对理气剂的发展。明代王肯堂《证治准绳》首先对积聚的初、中、末三期提出了不同的治疗大法。病之初始，宜“治其始感之邪与留结之客者，除之、散之、行之，虚者补之”；病至中期，“当祛湿热之邪，其块之坚者削之，咸以软之，此时因病邪久踞，正气尤虚，必以补泻迭相为用”；后期则应注意“补益其气，兼导达经脉，使荣卫流通则块自消矣”。

在活血化瘀方面，明代张景岳对活血化瘀有着诸多独到的见解，在《景岳全书》中言“血必由气，气行则血行”，揭示了气血的关系，为后世治疗气滞血瘀等证提供了依据；同时在《景岳全书•古方八阵》中，张景岳还选录了三棱丸、三棱散、桃仁煎等消散瘀血的方剂，大大推动了活血化瘀治法的进展。清代程钟龄《医学心悟》中亦言“夫积聚、癥之症……当其邪气初客，所积未坚，则先消之而后和之。及其所积日久……当祛湿热之邪，消之、软之”；“腹有块，按之而软者，痰也；先足肿，后及腹者，水也……务在明辨证候，按法而消之也”。清代王清任《医林改错》对活血化瘀法的贡献最大，提出了活血化瘀的诸多名方，认为导致瘀血的原因主要为气虚致瘀、风寒湿热致瘀、外伤致瘀、情志致瘀、误治致瘀、食积致瘀、久病久治无效从瘀血治、疫毒致瘀等，强调气虚致瘀，创立处方如通窍活血汤、血府逐瘀汤、膈下

逐瘀汤。清末唐容川对血证论治亦颇详备，提出了“瘀血不行，则新血断无生理……盖瘀血去则新血易生，新血生而瘀血自去”的论点，尤推崇擅用“大黄一味，推陈致新”，进一步发展了活血化瘀法的临床应用。近代名医张锡纯亦善用“活血化瘀”，创用了“活络效灵丹”等方剂以活血化瘀、通络止痛。

在祛湿剂的运用上，清代医家大大拓宽了祛湿剂的适应证，以王世雄、吴鞠通为代表的温病学派延伸了祛湿法在温病中的运用，如治疗温病初起的三仁汤，治疗湿热痹阻的宣痹汤；《医宗金鉴》中更是将祛湿剂运用于内、外、妇、儿等多个学科之中；此外清代程钟龄在其著作《医学心悟》中提及“湿从内生”“湿从外受”的“内湿”与“外湿”的含义，进一步指导临床用药。

清代在祛除痰邪方面亦有所进展，《医学心悟》中提出八法，并且将消法作为其中的重要一法，主要体现在所在祛除痰浊邪实积聚之证，如半夏白术天麻汤、定痫丸、贝母瓜蒌散，特别是消瘰丸的创立，为后世治疗瘰疬痰核的经典处方，临床效果颇著；清代沈金鳌在痰邪理论中深化丰富了痰病证治的内容，在《杂病源流犀烛》中提出“痰为诸病之源，怪病皆由痰而成也”，并且将痰分为内痰、外痰，有形之痰和无形之痰，具有重要的学术价值和临床意义。

近代医家则在古人对消法理解的基础上，提出对消法含义的认识，其中较为深刻的当属任应秋在《中医各家学说》中提及的“就其实而言，凡病邪之有所结、有所滞、有所停留、有所瘀郁，无论其为在脏、在腑、在气、在经络、在膜原，用种种方法使其消散于无形，皆为消法，或名消导，亦即导引形散的意思”。在内容上更加深化了消法的内涵，指出了消法所治疾病的病位、病机及病邪的性质。日本医家丹波元简亦提及“其类有四：曰磨积，曰化食，曰豁痰，曰利水是也。盖此四法，除利水外，其药应病愈，不似吐、下之有形迹，如内消然，故名之为消焉”。总之，明清及近代医家将理论与实践相结合，指导临床诊治，大大丰富了消法的内涵，可以说是中医治法之消法运用的鼎盛时期。

消法经历了较长时间的历史演变，其内涵得到了极大的丰富，在具体治则指导下的治法形式多样，对当今医疗实践有着举足轻重的作用，并且随着医家对古籍的研究以及对疾病认识的提高，消法的含义将上升到更新的层次，对消法的认识也会更加深刻，对指导临床遣药处方亦会发挥更加重要的作用。

第三节 消法的分类举隅

消法是具有消坚散结、消积导滞作用的治法，其核心是“消”与“散”，也就是说针对气、血、痰、食、水、虫等形成的有形之邪，通过消积、化滞、散结的作用，达到渐消缓散的一种治法。

一、消“食”

消法狭义的概念主要体现为消食导滞法，在中医概念中，“食”与“积”“滞”概念有别，“食”是指饮食不节或脾胃失和致饮食难化；“积”则指病邪日久而成的癥瘕积聚、癖块癞疾、重病久病难治之证；“滞”是指气、血、湿、痰、瘀造成的陈滞之证；三者虽有不同之处，但三者相互影响，可互为因果，又可相互夹杂而致病。其中“积”“滞”为多种病邪胶结致病，病因复杂多样，在消积导滞的基础上可配合理气、活血、祛痰、化瘀等法，在消法的各个方面均有体现。

消食法包含在消法狭义概念之中，是指通过运用具有消食、消积、消导作用的药物来治疗饮食过饱或者进食难以消化的脾胃运化失司的疾病，病势较为缓和，主要症状为上腹胀满、嗳腐吞酸、饮食不进、大便不通或大便不爽等，常伴有口黏、口臭，舌苔厚腻等表现。《幼幼集成·食积证治》云：“夫饮食之积，必用消导。消者，散其积也；导者，行其气也。脾虚不运则气不流行，气不流行则停滞而为积。或作泻痢，或作痞，以致饮食减少，五脏无所资禀，血气日愈虚衰，因而危困者多矣，故必消而导之……若积因脾虚，不能健运药力者，或消补并行，或补多消少，或先补后消，洁古所谓养正而积自除。”故在临床诊治过程中通过应用消导药物起到健脾、和胃、化食、导滞的作用，针对此类病证，注意辨别是“滞”为主，还是“积”为主，是否夹有郁热，治疗中才会有所侧重。临床常用的中药有焦三仙、莱菔子、枳实、焦槟榔、谷芽、鸡内金、山药、茯苓、白术等消食导滞、健脾和胃之品；方剂则有用于食积较轻的保和丸，用于食积湿热较甚的枳实导滞丸。针对食积所致积滞之证，又有肉积、谷积之分，肉积之证常用山楂，山楂具有健脾开胃、消食化积的作用，针对肉食所致食滞有效；而神曲可健脾消食、解表化湿，针对谷积可起到消食导滞的目的；莱菔子既可消食导滞又兼有降气化痰之功，主治食积气滞，脘腹胀满，咳嗽多痰，气逆喘满。另外值得注意的是，上述方剂多用于食积、食滞之实证，若因病邪日久，或脾胃素弱、胃肠受纳运化失司而致食物积滞不化，症见胃脘胀满而软，食欲不振，口淡无味，并见身体乏困，倦怠无力，大便稀溏等，须注意应予攻补兼施，处方则可予以健脾丸加减化裁，且勿因审证不清，妄投之以攻邪重剂。

二、消“气”

中医治疗因“气”致病的治法可统称为理气法，即运用具有行气解郁、降气调中、补中益气作用的药物，治疗气滞、气逆、气虚的方法。亦即通过药物调畅气机，使得气机升降有序。如气滞者宜疏、气逆者宜降，此多为实证，宜用“消法”治之。针对实证的理气法又包含有行气和降气之分，行气法主要用于气机郁滞为主的病证；降气法则主要用以治疗冲逆之证。在行气法中又包含用于治疗郁滞较重或伴肠胃积聚之证的破气之法。消“气”法主要用于消除气滞或者郁滞成积的病证，因此消气法当包含理气法之行气法及降气法，以调畅气机，升降如常，气滞消除矣。而气虚则与之不同，多用补益中气之品治之，不在此赘述。

消气法属于广义消法的范畴，是根据《素问·至真要大论》的“坚者削之”“结者散之”“逸者行之”以及《素问·六元正纪大论》“木郁达之”等理论而设立的。《丹溪心法》中的越鞠丸行气解郁，主治气、血、痰、食、湿、火六郁证；《金匮要略》中的半夏厚朴汤行气解郁、降逆化痰，主治痰气互结咽喉，肺胃宣降失常所致的梅核气，都属于消法。“百病皆生于气”，气的“升降出入、无器不有”使得人体的一切活动都离不开气机的推动，由此可见，若气机运行失常，可以导致多种疾病。行气法是针对气滞之证的主要治法，需要注意的是，在临床运用中，还要结合气滞的不同部位、兼夹因素的不同，给予不同的行气治法。临床常用的行气之品包括青皮、木香、炒枳壳、片姜黄、砂仁、豆蔻、三棱、莪术等，枳实的行气消积作用较强，在临床运用中可起到破气消滞的作用，功效较为峻猛，临证当谨慎辨别用之。常见理气法的具体治法及方剂则包括疏肝理气之逍遥散、柴胡疏肝散，用以治疗肝气郁滞之证；行气宽胸之瓜蒌薤白白酒汤，用以治疗气滞心胸、心阳不振之胸痹之证；理气散寒之良附丸，治疗胃有寒凝、胃气壅滞、和降失司之气滞寒凝之证；理气活血止痛之加味乌药丸，治疗肝气瘀滞之证；治疗气郁而致中焦升降失司之证的越鞠丸。此外，理气法除专治气滞之证外，往往配伍其他治法治疗其他病证，因凡有形之邪均可阻碍气机的运行，故临床中理气法较为常用。再者，特别强调气血之间的关系，在历代医家的论述中，气与血的关系较为密切，中医认为，气与血构成了人体的两大类基本物质，气为阳，血为阴，两者关系密切。早在《内经》就已指出："人之所有者，血与气耳。""人之血气精神者，所以奉生而周于性命者也。"明代《景岳全书》则言："人有阴阳，即为血气。阳主气，故气全则神旺；阴主血，故血盛则形强。人生所赖，惟斯而已。"气和血皆为水谷精微所化，气属阳，血属阴，两者不可分离。气与血的关系是气为动力，血为基础，两者对立统一，所以中医有"气为血帅，血为气母""气行则血行，气滞则血瘀"的说法。由此可见，机体中不存在无气之血，亦不存在无血之气，气血关系密不可分，而在中医治法中的理气活血法就是对气血密切关系的重要体现。

三、消"血"

消血法是指通过药物的运用解除血瘀、血滞的状态，在治法上属于消法的范畴。血是运行于脉中的营养物质，其循脉运行于周身发挥濡养的功能，因此血的功能正常与否首先依赖于血之运行畅通与否。其中血之运行迟缓、阻抑称为血郁；甚则出现血之瘀滞、凝结则称为血瘀。活血法就是通过调整气血关系，达到"血以畅为和"的目的，消除已经存在的瘀滞状态，同时也可防止新瘀的形成，这也是对中医"治未病"的重要体现。

在具体临床诊疗过程中，根据血液瘀滞状态的程度不同，消血法可分为行血、活血、破血等治法。行血是指用于瘀血状态较轻，或者瘀血作为病证的兼证出现时常运用的治法，常用的中药主要包含当归、川芎、片姜黄、郁金、香附、牛膝、丹参、鸡血藤等，方剂如丹参饮、佛手散；活血所治血瘀状态较甚，切中经络阻滞不通之病机，发挥宣通气血、活血化瘀作用，常用桃仁、红花、延胡索、五灵脂、凌霄花、苏木、乳香、没药等，方如桃红四物汤，达到活血化瘀的目的；破血主要用于血液瘀滞日久不愈，经络不通、脏腑失和等瘀血证候，消瘀的作用较强，常用中药如穿山甲、土鳖虫、干漆、水蛭、䗪虫、虻虫、王不留行、三棱、莪术，方剂可用下瘀血汤、大黄䗪虫丸。另外，在治疗瘀血所致疾患的过程中，应注意气之与血，血之与气，阴阳相随，互为依存的关系。在临证治疗中，气证注意调血，血证注意调气，气血同治，临证配伍中于消血中加入行气之品，方在临床中取得较好的效果。

四、消“湿”

湿为阴邪，湿邪致病，病因有外湿和内湿之分。外湿者，每因久处低湿，或淋雨涉水，湿邪侵入肌表所致，症见恶寒发热，头胀脑重，肢体浮肿，身重疼痛等，多属肌表经络之病；内湿者，每因过食生冷，酒酪过度，致脾阳失运，湿从内生，症见胸痞腹满，呕恶黄疸，泄利淋浊，足跗浮肿等，多属脏腑气血之病。但外湿重可以入侵脏腑，内湿重可以影响肌表，故外湿与内湿可相互影响。消湿法包含驱散外湿、祛除内湿。驱散外湿法亦即宣散湿邪的方法。如具有发汗祛湿之功，适用于感受湿邪，寒热体痛之证的羌活胜湿汤（羌活、独活、藁本、防风、炙甘草、川芎、蔓荆子）；具有温宣降浊之功，主治脚气早期，两脚肿重、筋脉弛缓、麻痹冷痛，任地不能、发热恶寒之证的鸡鸣散（槟榔、陈皮、木瓜、吴茱萸、紫苏、桔梗、生姜）。祛除内湿法包括：①燥湿化浊法，如具有燥湿健脾之功，主治脾胃不和、不思饮食、脘腹胀满、呕吐恶心、噫气吞酸或口淡无味、怠惰嗜卧、身重节痛、便溏不爽、舌苔白腻而厚之证的平胃散（陈皮、厚朴、苍术、甘草）；又如具有和中化湿、升清降浊之功，主治湿伤脾胃呕吐泄泻等证之六和汤（砂仁、半夏、杏仁、人参、白术、甘草、藿香、木瓜、厚朴、扁豆、赤茯苓）；再如具有解表和中、理气化浊之功，主治外感风寒、内伤湿滞、寒热头痛、胸膈满闷或呕吐泄泻之证的藿香正气散（藿香、紫苏、白芷、大腹皮、茯苓、白术、陈皮、半夏、厚朴、桔梗、甘草）。②清热利湿法，如具有清热、利湿、解毒之功，主治湿温、黄疸、泻痢、颐肿、咽痛之证的甘露消毒丹（飞滑石、绵茵陈、淡黄芩、石菖蒲、木通、川贝母、射干、连翘、薄荷、白蔻仁、藿香）；又如具有宣化畅中、清热利湿之功，主治湿温初起，未曾化燥之证的三仁汤（杏仁、滑石、通草、竹叶、厚朴、生薏苡仁、半夏、白蔻仁）；再如具有清热燥湿、理气化浊之功，主治湿热并重、霍乱、湿温等证使湿热两清之连朴饮（厚朴、黄连、石菖蒲、制半夏、香豉、山栀、芦根）；还如具有燥湿清热功之功，主治湿热下注，痿痹脚气、疮疡等证的二妙散（黄柏、苍术）；另如具有清泄湿热之功，主治湿热内结，发为阳黄之证的茵陈蒿汤（茵陈蒿、栀子、大黄）；亦如具有清热泻火、利水通淋之功，主治湿热下注，淋闭不通之证的八正散（车前子、木通、瞿麦、萹蓄、滑石、甘草、栀子、大黄）；更如具有清热利湿、补脾理气之功能，主治湿热郁聚、气机阻滞致热胀之证的中满分消丸(白术、人参、炙甘草、猪苓、姜黄、白茯苓、干生姜、砂仁、泽泻、陈皮、知母、黄芩、黄连、半夏、枳实、厚朴)。③利水化湿法,如具有化湿利水之功,主治太阳经腑同病,水蓄不能之证的五苓散(猪苓、泽泻、白术、茯苓、桂枝);又如具有滋阴利水之功,主治小便不利且兼阴伤之证的猪苓汤(猪苓、茯苓、泽泻、阿胶、滑石);再如具有健脾利水之功,主治脾虚湿胜,身面浮肿之证的五皮饮(桑白皮、陈橘皮、生姜皮、大腹皮、茯苓皮);还如具有利湿与益气并重之功,主治风水身肿、表虚湿胜之证的防己黄芪汤(防己、黄芪、白术)。④温化水湿法,如具有健脾渗湿、温化痰饮之功,主治中焦阳虚、脾失健运、气不化水、聚湿或饮生痰之证的苓桂术甘汤(茯苓、桂枝、白术、甘草);又如具有暖土胜湿之功,主治寒湿所伤,身重而腰部冷痛之证的甘姜苓术汤(甘草、干姜、白术、茯苓);再如具有温阳健脾、行气利水之功,主治阴水兼气滞之证的实脾饮(厚朴、白术、木瓜、木香、草果仁、大腹子、附子、白茯苓、干姜、甘草);还如具有温肾化气、去浊分消之功,主治阳虚血浊或小便频数之证的革薢分清饮(川萆薢、乌药、益智仁、石菖蒲)。⑤清热燥湿法,如具有清上、中、下三焦之热而燥其湿之功,主治三焦之热且湿亦胜之证的黄连解毒汤(黄芩、黄连、黄柏、栀子);又如具有清泻肝经之湿热之功,主治肝经实火、湿热下注之证的龙胆泻肝汤(龙胆草、黄芩、栀子、泽泻、木通、车前子、当归、柴胡、甘草、生地黄),值得注意的是此类方药性味多为苦寒,苦能燥湿、寒能清热,多用于湿热内蕴或湿邪化热之证,不适于津液亏耗及脾胃虚弱之人,若须使用亦要注意配伍养津益胃之品。

五、消"痰"

中医学之"痰",是指由各种因素导致脏腑气化功能失常,在人体日久累积而成的代谢产物。痰的生成是由于脾气亏虚,运化失职,水谷不能转化成精微,反而形成痰浊。痰形成以后逐渐蓄积,不仅阻滞气机,妨碍血运,还易与食积、瘀血等病邪胶结,形成多种病证,痰浊日久亦可积聚成为有形实邪,如痰核、瘰疬。

消痰法就是通过化痰、消痰、导痰、散痰等方法,祛除体内的痰浊秽物,从而达到邪祛病安的目的,因此,消痰法应隶属消法的广义范围内。常见消痰法有:①燥湿化痰法,此法是主治湿痰为病的,乃因脾阳不振,运化失司，水湿留聚，湿胜生痰。燥湿化痰是以苦温燥湿，或甘淡利湿与化痰药配合运用治疗湿病，如具有燥湿化痰、理气和中功能，主治湿痰内阻，咳嗽呕恶，眩晕等证之祛痰要方二陈汤（半夏、橘红、茯苓、甘草）；又如具有燥湿行气、消解顽痰功能，主治痰走四肢，肩臂酸痛，不利抬举之证的指迷茯苓丸（半夏、茯苓、枳壳、风化朴硝）。②润燥化痰法，如具有润肺化痰功能，主治肺燥呛咳气促，咳痰不利之证的贝母瓜蒌散（贝母、瓜蒌、花粉、茯苓、橘红、桔梗）。③清热化痰法，如具有清热化痰、下气止咳功能，主治痰热内盛、咳嗽气急之证的清气化痰丸（陈皮、杏仁、枳实、黄芩、瓜蒌仁、茯苓、胆南星、制半夏）；又如具有清热涤痰开结之功，主治痰热互结心下，小陷胸证之小陷胸汤（黄连、半夏、瓜蒌实）；再如具有降火逐痰之能，主治痰热老痰，眩晕、惊悸、癫狂等证的滚痰丸（大黄、黄芩、礞石、沉香）。④祛寒化痰法，是以辛热温阳之品与化痰药配合运用专治寒痰为病。如具有散寒涤痰作用，主治寒痰伏于肺脏发为哮喘之证的冷哮丸（麻黄、川乌、细辛、蜀椒、白矾、牙皂、半夏曲、陈胆星、杏仁、甘草、紫菀茸、款冬花）。⑤治风化痰法，此法针对辨治风痰而用。如具有止嗽化痰，兼解表邪之功，主治外感新久咳嗽之证的止嗽散（桔梗、荆芥、紫菀、百部、白前、甘草、陈皮）；又如具有补脾燥湿、化痰息风之功，主治痰饮上逆、眩晕头痛之证的半夏白术天麻汤（半夏、天麻、茯苓、橘红、白术、甘草）。⑥化痰消食法，痰之为病与脾肺关系颇为密切，又有“脾为生痰之源，肺为贮痰之器”之说，故理肺顺气、健脾化痰，实为消痰法中尤为重要之方法。年老体弱者，食少而痰多，消痰之要，理气为先，故以紫苏子、白芥子、莱菔子组成三子养亲汤，即为此类方药之代表方剂，本方具有顺气、降逆、化痰、消食之功，主治咳嗽气逆，痰多食滞之证，故消气实之痰证，三子养亲汤确为捷径之方。

另痰邪日久，化浊而聚，易形成瘰疬痰核，病情复杂，迁延难愈。临证辨治更用消痰之法。消痰常用的中药包括玄参、土贝母、夏枯草、海藻、昆布等，方剂则常用消瘰丸、海藻玉壶汤加减化裁，《医宗金鉴·外科新法要诀》言“瘰疬形名各异，受病虽不外痰、湿、风、热、气毒结聚而成然未有不兼恚怒、忿郁、幽滞、谋虑不遂而成者也”，在此段条文中可见有二，一则瘰疬痰核之病除痰浊之外可夹热、夹瘀，治疗上在消痰的基础上应当配以清热解毒，消肿散结，活血通络之品；二则提示肝气不舒为此病的重要病因，体现在具体治法上当注重疏肝理气，软坚散结。另外，脾主运化水谷精微和水湿，若脾气不足，运化失职，则“水反为湿，谷反为滞”，聚湿生痰，中医学认为“脾为生痰之源”，故临床驱散痰浊除运用祛痰药外常加入健脾之品，脾主运化，运化功能正常，一方面可以健脾化痰，另一方面也可起到减少痰浊生成的作用。

六、消“虫”

早在古代就有对虫积的论述，《灵枢·厥病》中言“肠中有虫瘕及蛟蛕……往来上下行，痛有休止，腹热喜渴涎出者，是蛟蛔也”。虫积是指虫阻肠道引起的以饮食不进，脘腹疼痛，面黄肌瘦，面有虫斑为主要临床表现的病证，常见于疳积、厥证等。消虫与杀虫两者概念有别，消虫是指过消除人体内的虫积，驱虫外出，进而达到虫消滞除的目的，而杀虫则是通过峻猛杀虫之品治疗虫疾为患的治法。因此可见，消虫的含义更为广泛，包含杀虫和驱虫的概念。

人体感受虫邪，一则与饮食不洁相关，二则是因防范不利，接触夹杂虫邪之秽物而致病。一旦虫邪进入人体，变生为虫，“依肠道之间”，盘聚不去。病程日久，可阻塞肠道，造成人体脏腑功能失调，进而出现相应病证。治当中药可予苦楝皮、川楝子、雷公藤、侧柏叶、使君子、花椒、蛇床子、地肤子，方剂则可处方以肥儿丸、乌梅丸加减化裁。另外，驱消虫之品，药性猛烈，每多险峻，在临床运用过程中一方面需要注意“中病即止”，另一方面在配伍上加用养胃益血、理中健脾之药，以防过用攻伐，克伤气血，反致虫疾难愈。

综上所述，我认为消法有狭义和广义之分，消“食”法是狭义的消法，而广义的消法主要包括消“气”法、消“血”法、消“湿”法、消“痰”法等。同时，我们应该认识到，正确的辨证是确立治法的基础，治法又是指导临床用药的关键，没有正确的辨证，治法就失去意义，确立了准确的治法，却无法给予相应的方剂亦会使得疗效欠佳，因此中医的理、法、方、药环环相扣，缺一不可。

第四节　消法的临床运用

运用中医药辨治疾病，理、法、方、药四者都是不可或缺的，“方从法出”，“法随证立”，“方即是法”。早在《内经》中就有相关记载，《素问·阴阳应象大论》云："形不足者，温之以气；精不足者，补之以味。其高者，因而越之；其下者，引而竭之；中满者，泻之于内……其实者，散而泻之。"《素问·至真要大论》又云："寒者热之，热者寒之，微者逆之，甚者从之……上之下之，摩之浴之，薄之劫之，开之发之，适事为故。"清代名医程钟龄在《医学心悟》中明确指出："论病之源，以内伤、外感四字括之；论病之情，则以寒、热、虚、实、表、里、阴、阳八字统之。而论治病之方，则又以汗、和、下、消、吐、清、温、补八法尽之。"他总结的八法颇得后世学者们的赞许并广泛应用于临证之中，其中消法是非常重要的治法之一。无论是内科、外科、妇科、儿科等，消法的运用均屡见不鲜，下面将举隅分述之。

一、消法在内科常见疾病辨治运用举隅

1. 胃食管反流病（GERD）辨治中消法的运用

胃食管反流病是胃肠道动力障碍性疾病。由于食管下端括约肌功能障碍，胃、十二指肠内容物反流入食管引起反流及刺激症状，也可伴有胸痛、背痛、呛咳等食管外的症状。中医对此尚无统一病名，仅据其发病时的不同主症，分属于"吞酸""呕吐""嗳气""胃痞""胃痛""噎膈""胸痹""咳喘"等辨证论治。我们认为本病发生与脾胃、肝胆、肺等脏腑的功能失调有着密切的关系。主要病邪为湿、痰、气、瘀，与胃气失其和降，浊物上逆反流密切相关。在发病的过程中均存在着或有形，或无形的病理产物，如食积、气滞、湿阻、痰凝、瘀血等。若情志恚郁，肝气郁滞，疏泄失常，肝气横逆乘脾犯胃；或劳倦内伤，久病不愈或饮食失宜，均可引起脾失健运、胃失和降、纳化失常、食积纳滞、水湿内生、湿久不化、聚结生痰、气机阻滞、痰湿内停、气血失和、久则生瘀。痰气、痰湿、痰瘀交阻于内，食积浊气上扰，肺气怫郁、横逆，故使反流诸症丛生。针对这些病理产物，相应地采用消食、理气、活血、消痞、化痰、祛湿等"消法"治之，均可取得疗效。临证中非单一病因病机所致单一证，故应以某种"消法"为主，兼用他法和之、佐之、助之，从而取得佳效。①消食：在临证时我常以《古今医鉴》中具有扶脾开郁、行气消食、清热化痰功能之越鞠保和丸（苍术、神曲、香附、川芎、陈皮、半夏、茯苓、枳实、黄连、当归、炒栀子、连翘、木香、炒莱菔子、山楂、白术等），然食积常伴化热之嫌，故常见胃脘烧灼、吞酸嘈杂不适，故常合用《丹溪心法》中具有清热泻火、抑酸降逆功能的左金丸（黄连、吴茱萸）为主方，酌情加减

而用之。②理气：在临证时我常以《金匮要略》中具有行气开郁、降逆化痰功能之半夏厚朴汤（半夏、厚朴、茯苓、生姜、苏叶）合具有破滞降逆，兼以扶正功能的《济生方》中的四磨饮（人参、槟榔、沉香、乌药）为主方加减用之。③活血：在临证时我常以具有活血化瘀、缓消癥块作用的《金匮要略》中桂枝茯苓丸（桂枝、茯苓、丹皮、桃仁、芍药）合《医宗金鉴》中具有调气化瘀功能的丹参饮（丹参、檀香、砂仁）为主方加减酌情用之。④消痞：临证辨治之时，我常以金代著名医家张元素之方，具有健脾消痞功能的枳术丸（枳实、白术）合《兰室秘藏》中具有消痞满、健脾胃功能的枳实消痞丸（干生姜、炙甘草、麦芽曲、白茯苓、白术、半夏曲、人参、厚朴、枳实、黄连）为主方酌情加减化裁。⑤化痰祛湿：临证辨治时我常以《太平惠民和剂局方》中具有燥湿化痰、理气和中之功能的二陈汤（半夏、橘红、茯苓、炙甘草）合《小儿药证直诀》中具有健脾益气、燥湿化痰功能之异功散（党参、茯苓、白术、甘草、陈皮）为主方酌情加减用之。总之临证时定要据邪之所重、择方主消之，但要辨其“合”邪之况，而参考“合”方之配伍应用。另胃食管反流病的辨治，要注重“通”字，即通降和胃、通达肝气、通宣肺气、通畅气血而达疏其壅塞、消其郁滞。以“通”为和，为贵。

2. 消渴（糖尿病）及其并发症辨治中消法的运用

糖尿病是一组以慢性血中葡萄糖水平增高为特点的代谢性疾病，是由于胰岛素分泌和/或功能缺陷所引起，临床所见糖尿病肾病、糖尿病视网膜病变、糖尿病心脏病、糖尿病神经病变等均为常见的并发症，也是糖尿病致死、致残的根本病因。在人体中糖、脂、蛋白均是由饮食所化的精微物质，当生成大于利用时，过剩精微则处于积滞状态，而糖尿病患者饮食精微的积滞状态，自始至终存在，且积滞的程度直接决定着疾病的转归。消法在消积导滞方面颇具特点，故可用于糖尿病及其并发症的临证辨治中。

人体中正常化生的水谷精微（糖、脂等）可运行于周身，荣养脏腑、四肢、百骸等。若生成过盛，难以充分被人体利用时，则可蓄积不化，从而滞积成浊。此浊性黏滞，易于夹痰、夹湿、夹瘀、夹热，久则酝酿为毒，而浊毒之邪，更易阻滞气机，损耗气血与阴阳。随着日久病情演变，人体五脏六腑皆可受损，故而变生诸证。①如糖脂积滞于脾胃常可见腹胀、早饱、厌食、脘腹堵闷不畅，甚则恶心欲呕或呕吐、便秘、体重减轻等症（即糖尿病引起的胃轻瘫综合征）。故在辨治时莫忘加入健脾理气、消积和胃、清热利湿之品，可择用张元素之枳术丸（枳实、白术）合《丹溪心法》一书中的保和丸（山楂、神曲、半夏、茯苓、陈皮、连翘、莱菔子）酌情加减用之，我于临证时常用乌药与陈皮相伍用以增强理气降逆、健脾消痞之效。②又如积滞浊毒伤于肾而见，尿浊、尿频、夜尿多，甚则颜面浮肿、双下肢浮肿等（即糖尿病肾病），在辨治之时莫忘加入《小儿药证直诀》中具有“三补三泻”作用的补肾要方六味地黄汤（地黄、山茱萸、生山药、茯苓、丹皮、泽泻）合异功散（人参、茯苓、白术、甘草、陈皮）和/或五苓散（白术、泽泻、猪苓、茯苓、桂枝），随证酌情加减用之。我于临证时常重用黄芪，配用泽兰、甘草以增强健脾、益气、活瘀、消水之效。

二、消法在外科常见疾病辨治运用举隅

1. 疮疡的辨治中消法的运用

疮疡是各种致病因素侵袭人体后形成的，大多发生于体表，易于诊断。每一种疮疡都有它的致病因素和发病机制，其共同点就是均能导致局部和/或全身的一系列病理反应。人体气血周流一身，循环不息，而“经脉者，所以行气血而营阴阳，濡筋骨利关节者也”。当诸致病因素侵入人体后，就会破坏这种生理功能，引起局部气血阻滞、营卫不和、经络阻塞产生以肿胀疼痛为主的症状。在此初期，如果人体抗病能力较强，正能胜邪，可拒邪于外，热壅于表，使邪热不能鸱张，渐而肿热局限、疮疡消散，即形成疮疡初期尚未化脓的消散阶段。此阶段宜用消法以祛邪为主，即用消散祛邪的药物，使初期尚未化脓的疮疡得以消散吸收，此为疮疡初期治法的总则。在临证时又须针对病因、病情择用不同的消法以尽消除致病之邪。如：①热毒盛者宜清热解毒，为疮疡最常用的法则，可择方《医宗金鉴》之五味消毒饮（金银花、野菊花、蒲公英、紫花地丁、天葵子）加减治之；②若兼气滞血瘀者，则择方《济生方》六合汤（地黄、当归、川芎、赤芍、莪术、官桂）合五味消毒饮加减治之；③若寒邪凝结者宜温通，则宜选用《外科全生集》中具有温补和阳、散寒通滞作用的阳和汤（熟地黄、白芥子、鹿角胶、肉桂、姜炭、麻黄、生甘草）加减治之。在临证之时，不论热、寒、瘀的哪种证，我常择用《医学心悟》中具有清热化痰、软坚散结之作用的消瘰丸（玄参、牡蛎、贝母）合而治之，如此寒瘀者用之，防邪郁化热之弊；热毒者用之既可加强清热、解毒之效，又可防热甚伤阴之弊。

2. 外伤血瘀证辨治中消法的运用

不同程度的外伤后，虽然没有骨折及内脏的损伤，但全身广泛的软组织损伤表现为肌肉丰富的部分如胸背、肩臂、双上下肢大片红肿、疼痛、硬感，甚则瘀斑，压痛明显，肢体感觉及关节活动功能欠佳。中医学据其病因及临床表现，将其归纳为外伤血瘀证范畴。最宜不过消法治之。《素问•至真要大论》指出“坚者削之”“结者散之”。清医家程钟龄亦在《医学心悟》中指出“消者去其壅也，脏腑、经络、肌肉之间，本无此物。而忽有之，必有消散，乃得其平”。当代医家任应秋又指出“就其实而言，凡病邪之有所结、有所滞、有所停留、有所瘀郁，无论其为在脏、在腑、在气、在经络、在膜原，用种种方法使之消散于无形，皆为消法，或名为消导，亦即导引行散的意思”。故在临证之时有“行气益气”消之，可择方具有“健脾益气、理气散结”功能之《医学正传》中的六君子汤（人参、茯苓、白术、甘草、半夏、陈皮、生姜、大枣），具有“调补脾胃、升阳益气”功能之《脾胃论》中的补中益气汤（黄芪、甘草、人参、当归、橘皮、升麻、柴胡、白术）酌情加减治之；活血散瘀可择方具有活血养血功能之《医宗金鉴》中的桃红四物汤（当归、赤芍、生地黄、川芎、桃仁、红花）酌情加减治之；通络清热可择方具有活血通络功能之《医林改错》中的血府逐瘀汤（当归、生地黄、桃仁、红花、枳壳、赤芍、柴胡、甘草、桔梗、川芎）合具有解毒泻火功能之《外台秘要》中的黄连解毒汤（黄连、黄芩、黄柏、栀子）以清其热毒，防其伤阴损血，酌情加减治之。外伤血瘀之证，病初多属于邪实，治之以“实者消之”为佳，若平素体弱气虚血少或病久情志恚郁，肝木克伐脾土，中焦健运失司，气血化生乏源，此时更宜“消中兼补”，即用“消法”时不忘益气、养血、护津，使之归于平衡。消中寓补，两者合之，概括为一个“通”字，即“通达、宣通”，意即“气血通畅、脾胃通和、脏腑通达”，此时更要权衡其主次轻重，从而达到标本缓急，辨证施治。

三、消法在妇科常见疾病辨治运用举隅

1. 妇科癥瘕辨治中消法的运用

癥瘕乃指下腹内胞中长结块，并伴有胀满，或疼痛，甚或阴道出血等。癥者，有形可征，坚硬不移，痛有定处，多属血病；瘕者聚散无常，推之可移，多属气病。两者不可截然分开，故每以癥瘕并称。消法在妇科癥瘕中应用相当广泛，临证辨治亦颇显成效。消法可用于一切具有气郁、气结、气

滞等气机失调的病证。另外，因人体气机失调，气结、气滞于脏腑经络，可致精血、津液运行受阻而产生瘀血、痰浊、水饮等病理产物。而消法有消和散的作用，通过理气、行气配合活血、化痰、消水、通络等可起到活血祛瘀、消痰化浊、消水散饮、行气通络的功效。“冲为血海”“任主胞胎”，冲任二脉与妇人生理、病理的关系最为密切。妇科癥瘕的产生往往是因为素体虚弱或因病致虚，或经期产后感受外邪，或内伤七情，或饮食、房事不节，致使脏腑功能失常，气血失调，必致冲任二脉的损伤，累及胞宫、胞脉，因阴血亏虚，胞宫、胞脉失于濡养，则瘀血、痰饮、热邪互结，停聚胞宫，滞塞胞脉，影响气血运行，日积月累，胶凝不解，逐渐形成癥瘕。病理机制是以气滞、血瘀为主，但尚易有虚、痰、湿、寒、热之别。消法治疗妇科癥瘕，早在《内经》就有记载，继之则在东汉张仲景的《金匮要略•妇人妊娠病脉证并治》中，宋代医家陈自明著的《妇人大全良方》中，明代张景岳著的《景岳全书•妇人规》中均有记载。我们在临证辨治之时，重在辨气病、血病、新病、久病。病在气者，应以理气行滞为主，佐以理血；病在血者，以活血祛瘀散结为主，佐以理气。新病体质较强的宜攻宜消；久病体质较弱者，可攻补兼施或先攻后补，或先补后攻，辨证施治。如气滞证为主时，则可择方《济生方》中行气导滞、活血消癥功能的香棱丸（木香、丁香、三棱、枳壳、莪术、青皮、川楝子、小茴香）酌情加减用之；又如血瘀证为主时，则可择方《金匮要略》中具有活血散结、破瘀消癥作用的桂枝茯苓丸（桂枝、茯苓、丹皮、芍药、桃仁）酌情加减用之；再如痰湿为主证时，则可择方《万氏妇人科》中具有理气化痰、破瘀消癥功能的开郁二陈汤（制半夏、陈皮、茯苓、青皮、香附、川芎、莪术、木香、槟榔、甘草、苍术、生姜）酌情加减用之。

2. 痛经辨治中消法的运用

妇女正值经期或行经前后，出现周期性小腹疼痛，或痛引腰骶，甚则剧痛昏厥者，称为“痛经”，亦称“经期腹痛”。其发病机制主要是在此期间受到致病因素的影响，或气滞血瘀，或寒凝胞宫，或湿热下注，或气血虚弱，或肝肾虚损等导致冲任瘀阻或寒凝经脉，使气血运行不畅，胞宫经脉血流障碍而致“不通则痛”；或胞宫失于濡养不荣而痛。故于临证时，运用具有消坚、散结、消导作用的“消法”治之，宜也。①气滞血瘀证，可择方《医林改错》中具有理气化瘀止痛功能的膈下逐瘀汤（当归、川芎、赤芍、桃仁、红花、枳壳、延胡索、五灵脂、丹皮、乌药、香附、甘草）酌情加减用之。②寒凝胞宫证，可择方《金匮要略》中具有温经散寒祛瘀功能的温经汤（吴茱萸、当归、芍药、川芎、人参、桂枝、阿胶、丹皮、生姜、甘草、半夏、麦冬）合《傅青主女科》中具有活血化瘀、温经止痛功能的生化汤（当归、川芎、桃仁、黑姜、炙甘草）酌情加减用之。③湿热下注证，可择方《医宗金鉴•妇科心法要诀》中具有养血活血、调经止痛功能的桃红四物汤（当归、赤芍、生地黄、川芎、桃仁、红花）合《丹溪心法》中具有清热燥湿功能的二妙散（黄柏、苍术）酌情加减用之。若临证之时，遇有兼见虚证之时，运用消法切莫忘消必兼补治之。④兼见气血虚弱证，可择方《兰室秘藏》中具有益气补血、调经止痛功能的圣愈汤（人参、黄芪、当归、川芎、熟地黄、生地黄）合《金匮要略》中具有活血化瘀、缓消散结功能的桂枝茯苓丸（桂枝、茯苓、丹皮、桃仁、芍药）酌情加减用之。⑤肝肾虚损证，可择方《傅青主女科》中具有益肾养肝止痛功能的调肝汤（当归、白芍、山茱萸、巴戟天、阿胶、山药、甘草）合《医便》中具有补肝益肾功能的二至丸（女贞子、旱莲草）酌情加减用之。

四、消法在儿科常见疾病辨治运用举隅

1. 小儿疳积辨治中消法的运用

小儿病后脾胃受伤，耗伤脾胃津液发为疳积，积即指积滞而言，在《活幼心书》和《婴童百问》中分别提出“积证”和“积滞”的疾病名称。均指小儿内伤乳食，停聚不化，气滞不行所形成的一种胃肠疾患。以不思乳食、食而不化、腹部胀满、大便不调等为突出表现，积滞与乳伤、伤食、疳证等均有密切关系。若伤于乳食，经久不愈，病久致积；积久不消，治之延误，影响小儿的营养和生长发育，日渐羸瘦，转成疳。三者虽名异而源一，仅为病情轻重、深浅之不同，故于临证辨治时应互参为宜。①乳食内积证，可择方《证治准绳》中的具有消乳除积、导滞和中功能的消乳丸（香附、神曲、麦芽、陈皮、砂仁、炙甘草）酌情加减用之消其乳积；若为食积则可择方《证治准绳》中具有消食导滞、和中清热功能的木香大安丸（木香、连翘、黄连、陈皮、白术、枳实、山楂、神曲、麦芽、砂仁、莱菔子）酌情加减用之。②脾虚夹积证，可择方《医方集解》中具有健脾助运、消补兼施功能的健脾丸（人参、白术、陈皮、麦芽、山楂、枳实、神曲）酌情加减用之。③疳积证，可择方《证治准绳•幼科》之具有消疳积、清内热、利二便功能的疳积散；若轻者也可择方原上海中医学院编著的《儿科学》中具有消食、导滞、散积功能的经验方疳

积散（鸡内金、山楂、神曲、麦芽）酌情加减用之。

2. 小儿厌食辨治中消法的运用

小儿厌食证是指小儿较长时间见食不贪、纳食不馨，甚则拒食的一种常见病证。发病原因主要是由于饮食喂养不当，导致脾胃不和，受纳与运化失健。一般情况下，患儿的精神状态均较正常。虽病久患儿也出现面色少华、形体消瘦、精神欠佳等症状，但确与小儿疳积之脾气急躁久安、精神萎靡等证候有别。在小儿时期“脾常不足”，饮食不能自调，不知饥饱。而家长又过于强调给予高营养的滋补食物，超过了脾胃的受纳、腐熟、健运的能力，更有甚者溺爱有余、乱投杂食，或恣意投其所好，养成偏食失度、进食不定时、生活无规律等均可造成脾失健运、胃失纳降、脾胃失和的厌食证。故临证辨治之时要辨清厌食证之三种证候，即脾失健运证、胃阴不足证、中气不足证。三者均以厌食、拒食为主证，然又以“运脾”“养胃”“健脾”三种方法而辨治。①脾失健运证，可择方《医学正传》中具有健脾助运功能的曲麦枳术丸（白术、神曲、麦芽、枳实）酌情加减治之。②胃阴不足证，可择方《温病条辨》中具有增液润燥功能的增液汤（玄参、麦冬、生地黄），《金匮要略》中具有生津养胃功能的麦门冬汤（麦冬、人参、甘草、半夏、大枣、粳米），《伤寒论》中具有酸甘化阴功能的芍药甘草汤（芍药、甘草）三方，随证酌情加减用之。③中气不足证，可择方《太平惠民和剂局方》中的具有健脾益气、振运中州功能的参苓白术散（人参、白术、茯苓、甘草、薏苡仁、桔梗、山药、扁豆、莲子肉、砂仁、大枣）酌情加减用之。

第五节　辨治风湿病运用消法的体会

中医风湿病即原称“痹症”“痹证”“痹病”，系指人体的营卫失调，感受风、寒、湿、热之邪，合而为病；或日久正虚，内生痰浊、瘀血、毒热，正邪相搏，使经络、肌肤、血脉、筋骨，甚至脏腑的气血痹阻、失去濡养，而出现的以肢体关节及肌肉疼痛、肿胀、酸楚、麻木、重着、变形、僵直及活动受限等症状为特征，甚至累及脏腑的一类疾病的总称。从中不难看出，“邪实”为特点之一，无论是外感的风、寒、湿、热等邪，还是内生的痰浊、瘀血、毒热等邪，均是风湿病发生及病情发展的重要因素。而中医的消法富含消导、消散、消磨、消除之义，其立法于《素问·至真要大论》的“坚者削之”“结者散之”“逸者行之”。凡病邪有所结、有所滞、有所停留、有所瘀郁，无论其在脏腑、在经络、在肢节、在膜原，均使其消散无形。故风湿病的临证辨治采用“消法”是非常适宜的治疗大法之一。值得关注的是消法在临证应用时，往往兼用他法合用之。正如清代吴谦《医宗金鉴•外科心法要诀•内消治法歌》中记载“若脉证俱虚，便宜兼补”。又如明•汪机《外科理例•内托》中指出“内托以补药为主，活血驱邪之药为臣，或以芳香之药行其郁滞，或加温热之药御其风寒”。

一、运用消法辨治风湿病要熟知并掌握五脏之生理功能

1. 肝主疏泄、主藏血生血、主筋

肝主疏泄，是指肝具有疏通、舒畅、条达以保持全身气机疏通畅达，通而不滞，散而不郁的作用，与自然界春气的生发之气相应。在生理状态下，肝气虽不宜抑郁，但也不宜过亢。若肝气太过，肝阳上亢，则会使人性躁善怒。反之，肝气不足而失其刚强之性，则使人恐惧胆怯。总之肝气疏泄正常，是保证机体多种生理功能正常发挥的重要条件。肝主疏泄在人体生理活动中的主要作用有六个方面：一则调畅气机，肝主疏泄的生理功能关系到人体全身的气机调畅。肝的疏泄功能对全身各脏腑的气机升降出入之间的平衡协调起着重要的疏通调节作用，故言“凡脏腑十二经之气化，皆必藉肝胆之气化以鼓舞之，始能调畅而不病”。因此，肝的疏泄功能正常，则气机调畅、气血和调、经络通利，脏腑的活动也就正常协调。二则调节精神情志，肝通过其疏泄功能对气机的调畅作用，可调节人的精神情志活动。在正常生理情况下，肝的疏泄功能正常，肝气升发，既不亢奋，也不抑郁，舒畅条达，则人就能较好地协调自身的精神情志活动。三则促进消化吸收，胃主受纳，脾主运化，肝主疏泄是保持脾胃正常消化吸收的重要条件。肝对脾胃消化吸收功能的促进作用，是通过协调脾胃的气机升降和分泌、排泄胆汁而实现的。肝可协调脾胃的气机升降，胃气主降，受纳腐熟水谷以输送于脾；脾气主升，运化水谷精微以灌溉四旁。肝的疏泄功能正常，是保持脾胃升降枢纽能够协调不紊的重要条件。四则维持气血运行，肝的疏泄能直接影响气机调畅，只有气机调畅，才能充分发挥心主血脉、肺助心行血、脾统摄血液的作用，从而保证气血的正常运行。所以肝气舒畅条达，血液才得以随之运行，藏泄适度，“血随气行，周流不停”。血之源头在于气，气行则血行，气滞

则血瘀，若肝失疏泄，气机不调，必然影响气血的运行。五则调节水液代谢，水液代谢的调节主要是由肺、脾、肾等脏腑共同完成的，但与肝也有密切关系。因肝主疏泄，能调畅三焦的气机，促进上中下三焦肺、脾、肾三脏调节水液代谢的功能，即通过促进脾之运化水湿、肺之布散水津、肾之蒸化水液，以调节水液代谢。肝的疏泄正常，气机调畅，则三焦气治，水道通利，气顺则一身之津液亦随之而顺，故曰“气行水亦行”。六则调节性与生殖，调理冲任，妇女经、带、胎、产等特殊的生理活动，关系到许多脏腑的功能。

肝主藏血，是指肝脏具有贮藏血液、防止出血和调节血量的功能。肝贮藏血液，血液来源于水谷精微，生化于脾而藏受于肝，既可以濡养自身，以制约肝的阳气亢奋而维持肝的阴阳平衡、气血和调，又可以防止出血。肝可调节血量，人体各部分的血液，常随着不同的生理情况而改变其血量，所谓“人动则血运于诸经，人静则血归于肝脏”。因肝脏具有贮藏血液和调节血量的作用，故肝有“血海”之称。肝藏血功能发生障碍时，可出现两种情况：一是血液亏虚。肝血不足，则分布到全身各处的血液不能满足生理活动的需要，可产生血虚失养的病理变化，出现如多梦易惊，卧寐不宁，所谓“魂不守舍”之证等。二是血液妄行。肝不藏血可发生出血倾向的病理变化，如吐血、衄血、月经过多、崩漏。肝主生血，是指肝参与血液生成的作用，肝不仅藏血，而且还能生血。“肝……其充在筋，以生血气”，“气不耗，归精于肾而为精。精不泄，则归精于肝而化清血”。可见，肝参与血液的生成。

肝主筋，即指筋附于骨节，筋的收缩弛张，使骨节运动自如。若运动过久、过剧，则筋力衰弱而疲劳，甚至筋伤不能屈伸。正如《素问·宣明五气》有“久行伤筋”之说。然当人体正气虚弱，风寒湿热之邪客于筋脉，或外伤于筋，或痰湿流注筋脉，致气血闭阻，而致筋痹。临证可见筋急拘挛、抽掣疼痛、关节屈伸不利、腰疼脊强，或屈曲步履艰难等。正如《中藏经》所论及“筋痹者，由怒叫无时，行步奔急，淫邪伤肝，肝失其气，因而寒热所客，久而不去，流入筋会，则使人筋急，而不能行步舒缓也，故曰筋痹”。《诸病源候论》归其主要症状为“凡四肢拘挛不得屈伸候”，故临证辨治时则以“消疾舒筋”治愈筋痹，被后世医家沿用至今。

2. 心主血脉、主神明

心主血脉是指心有主管血脉和推动血液循行于脉中的作用，包括主血和主脉两个方面。心主血脉的生理作用有二：一是行血以输送营养物质。

心气推动血液在脉内循环运行，血液运载着营养物质以供养全身，使五脏六腑、四肢百骸、肌肉皮毛，整个身体都获得充分的营养，藉以维持其正常的功能活动。二是生血，使血液不断地得到补充。胃肠消化吸收的水谷精微，通过脾主运化、升清散精的作用，上输给心肺，在肺部吐故纳新之后，贯注心脉变化而赤成为血液，故有“心生血”，“血生于心”之说，所以《素问·五脏生成》云：“诸血者，皆属于心。”

心主神明，又称心藏神。心藏神，为人体生命活动的中心，其生理作用有二：其一，主思维、意识、精神。在正常情况下，神明之心接受和反映客观外界事物，进行精神、意识、思维活动。这种作用称之为“任物”。任，是接受、担任、负载之意，即是心具有接受和处理外来信息的作用。有了这种“任物”的作用，才会产生精神和思维活动，对外界事物作出判断。其二，主宰生命活动。“心为身之主宰，万事之根本”。神明之心为人体生命活动的主宰。五脏六腑必须在心的统一指挥下，才能进行统一协调的正常的生命活动。心为君主而脏腑百骸皆听命于心。心藏神而为神明之用，正如《灵枢·邪客》所云：“心者，五脏六腑之大主也，精神之所舍也。”又如《素问·灵兰秘典论》云：“心者君主之官也，神明出焉。故主明则下安，主不明，则十二官危。”总之，无论心主血脉功能失司还是心主神明功能失职，均可造成气郁、气滞、血瘀、脉阻等证候。

3. 脾主运化、主生血统血、主肌肉、主四肢

脾主运化，指脾具有将水谷化为精微，并将精微物质转输至全身各脏腑组织的功能。脾的运化功能，统而言之曰运化水谷，分而言之，则包括运化水谷和运化水液两个方面。脾运化水谷，是指脾对饮食物的消化吸收作用，脾主运化水谷，包括了消化水谷、吸收转输精微并将精微转化为气血的重要生理作用。食物经过消化吸收后，其水谷精微又靠脾的转输和散精作用而上输于肺，由肺脏注入心脉化为气血，再通过经脉输送全身，以营养五脏六腑、四肢百骸，以及皮毛、筋肉等各个组织器官。“饮食先入于胃，俟脾胃运化，其精微上输于肺，肺气传布各所当入之脏，浊气下入大小肠，是脾胃为分金炉也。”总之，五脏六腑维持正常生理活动所需要的水谷精微，都有赖于脾的运化作用。脾主运化水湿又称运化水液，是指脾对水液的吸收和转输，调节人体水液代谢的作用，即脾配合肺、肾、三焦、膀胱等脏腑，调节、维持人体水液代谢平衡的作用。在人体水液代谢过程中，脾在运输水谷精微的同时，将人体所需要的水液（津液），通过心肺而运送到全身各组织中去，以起到滋养濡润作用，此亦称为“脾主升清”的作用。脾之升清是和胃之降浊相对而言，脾宜升则健，胃宜降则和，脾气主升与胃气主降形成了升清降浊的一对矛盾，它们既对立又统一，共同完成饮食物之消化吸收和输布。而脏腑之间的升降相因、协调平衡是维持人体内脏位置相对恒定的重要因素。脾气之升可以维持内脏位置之恒定而不下垂，脾的升清功能正常，水谷精微等营养物质才能正常吸收和输布，气血充盛，人体的生机盎然。脾居中焦，为人体气机升降的枢纽，故在人体水液代谢过程中起着重要的枢纽作用。

脾主生血统血。脾主生血，指脾有生血的功能；脾主统血，指脾具有统摄血液，使之在经脉中运行而不溢于脉外的功能。正如《难经·四十二难》云脾“主里血，温五脏”。脾主生血，脾为后天之本，气血生化之源，脾运化的水谷精微是生成血液的主要物质基础。故张景岳说：“血……源源而来，生化于脾。”脾统血的作用则是通过气摄血（里血）作用来实现的。脾为气血生化之源，气为血帅，血随气行。脾的运化功能健旺，则气血充盈，气能摄血；气旺则固摄作用亦强，血液也不会逸出脉外而发生出血现象。脾统血，实际上是气对血作用的具体体现，所谓“脾统血者，则血随脾气流行之义也”。此外脾不仅能够生血，而且还能摄血，具有生血、统血的双重功能。所以说“脾统血，脾虚则不能摄血；脾化血，脾虚则不能运化，是皆血无所主，因而脱陷妄行”。

脾主肌肉就是指饮食入胃，通过脾的运化吸收以营养肌肉。营养充足，则肌肉丰满。若脾病，运化障碍，肌肉失养，就会逐渐消瘦，所以《素问·痿论》说“脾主身之肌肉”。脾主肌肉的情况，常反映于口唇，凡营养不良，脾虚久病者，口唇的色泽多萎黄不华。所以《素问·五脏生成》说：“脾之合肉也，其荣唇也。”《素问·六节脏象论》也说：“其华在唇四白，其充在肌。”由于脾与唇有此内在的联系，所以观察口唇的色泽状态，可以测知脾的生理或病理变化，也可以推断疾病预后的好坏。

脾主四肢是指四肢所赖以活动者，乃来自饮食物所化生之阳气。所以《素问·阳明脉解》说：“四肢者，诸阳之本也。”四肢既为“诸阳之本”，为何又说“脾主四肢”呢？《素问·太阴阳明论》说：“脾病而四肢不用，何也？岐伯曰：四肢皆禀气于胃，而不得至经，必因于脾，乃得禀也。”这就是说，手足赖以活动的清阳之气，虽然源于胃中饮食所化，但必经脾之转输乃得。所以，四肢既为诸阳之本，又属太阴脾土所主。

4. 肺主气、主宣发与肃降、主通调水道，肺朝百脉，主治节

气是人体赖以维持生命活动的重要物质，其来源有二：一是饮食水谷之精气，一是吸入人体内的自然之气。肺主气，即指全身的气均由肺来主导，肺主气包括主呼吸之气与主一身之气两个方面。肺主气，与呼吸功能有关，即肺主呼吸之气。呼吸功能是人体重要的生理功能之一。人体一生中，都在不断地进行着新陈代谢，在物质代谢过程中，要消耗大量的清气，同时又不断地产生大量的浊气，清气需不断地进入体内，浊气需不断地排出体外，都要依靠肺的生理功能。肺主一身之气，是指肺有主持、调节全身各脏腑经络之气的作用，正如《素问·五脏生成》所云“诸气者，皆属于肺”，肺主一身之气这一功能主要体现在气的生成，特别是宗气的生成方面。宗气是由脾胃化生的水谷精气与肺从自然界吸入的清气相结合，积于胸中而成。因此，肺的呼吸功能正常与否，直接影响到宗气的生成，宗气出喉咙以行呼吸，贯心脉以布散周身，而宗气通过心脉布散到全身也要靠肺气的协助。所以肺通过宗气的生成与布散，起到主持一身之气的作用。其次，肺主一身之气还体现在对全身的气机具有调节作用。实际上，肺的一呼一吸运动，就是全身之气的升降出入运动。肺主气的功能正常，气道通畅，呼吸就会正常自如，若肺一旦丧失呼吸功能，则清气不能吸入，浊气不能排出，宗气不能生成，人的生命也随之告终。

肺主宣发，即肺脏具有向上、向外升宣布散的生理功能。这种功能主要体现在以下三个方面：其一是通过肺的气化，使体内浊气不断排出体外；其二是使气血、津液输布至全身，以发挥滋养濡润所有脏腑器官的作用；其三是宣发卫气，调节腠理之开合，通过汗孔将代谢后的津液化为汗液排出体外。人体各组织内水液的运行与排泄，不但与脾之健运有关，与肺之肃降也有着密切的关系。所谓肃降，即清肃下降之意，清肃又包含有肃清的意思，即肃清、排出肺内毒邪与异物的作用。肺为娇脏，属清虚之器官，异物不容，毫毛必咳，肺内不能容有任何水湿痰浊和异物停留。由此可见，肺的清肃功能，乃是机体自卫功能的表现。肺主肃降作用主要体现于三个方面：一是吸入自然界清气；二是把肺吸入的自然界清气和脾转输来的水谷精微下行布散；三是肃清肺和呼吸道内产生的废物，以保持呼吸道的洁净。

肺气的宣发和肃降功能是肺的生理功能相辅相成的两个方面，在生理情况下，两者相互依存、相互配合、相互制约，使呼吸保持平稳状态；在病理情况下，它们经常相互影响，没有正常的宣发，就没有正常的肃降；没有正常的肃降，也就不可能有正常的宣发。

肺主通调水道，正如《素问·经脉别论》所言“饮入于胃，游溢精气，上输于脾，脾气散精，上归于肺，通调水道，下输膀胱”。人体的水液代谢在生理活动中具有十分重要的作用，它主要包括水液的摄入、在体内的转输利用和代谢后水液的排泄等几个环节，这些环节是在多个脏腑参与下共同完成的。肺调节水液代谢的作用称为通调水道，主要体现在下述两个方面：一是肺主宣发，调节汗液的排泄。排泄汗液，是人体水液代谢的一部分。在生理情况下，肺的宣发功能正常，则汗孔的开合有度，其司“散气”之作用则正常，故《素问·生气通天论》称汗孔为“气门”，后世医家也有“遍身毛窍，俱暗随呼吸之气以为鼓伏”的理论，汗的排泄适度，起到调节水液代谢的作用；在病理情况下，如果肺气虚弱，宣发失司，不能行气以温皮毛，皮毛之营养不足，就会憔悴枯槁。正如《灵枢·经脉》云“手太阴气绝则皮毛焦”。二是肺气主肃降，可使水道维持通畅。水道的通行畅达，流通无阻，是维持水液代谢平衡的重要条件。肺的肃降功能失常就会引起水肿、小便不利等病变，因此，有“肺主行水”“肺为水之上源”的说法。

肺朝百脉，即全身血液都朝会于肺。肺朝百脉的生理意义在于全身血液通过肺脉流注于肺，通过肺的呼吸功能，进行气体交换，然后再输布全身。肺主一身之气，调节全身之气机，而血液的正常运行，亦赖于肺的敷布和调节，故有血非气不运之说。主治节是指脏腑能在肺的主宰之下，保持正常的生理活动而言。肺的治节作用主要体现于四个方面：一是肺主呼吸；二是肺有节律地呼吸运动，协调全身气机升降运动，使脏腑功能活动有节；三是辅佐心脏，推动和调节血液的运行；四是通过肺的宣发与肃降，治理和调节津液的输布、运行与排泄。因此，肺的治节功能，实际上是代表着肺的主要生理功能，若肺主治节的功能失常，则既可影响到宗气的生成与布散，又因肺气虚衰，影响到血液的正常运行，既可影响到津液的调节与排泄，又可影响到气机的升降运动。

5. 肾藏精，主水液，主纳气，主一身阴阳

肾藏精是指肾具有贮存、封藏人身精气的作用。在中医学中，气与精虽同属于生命物质系统范畴，但精是除气之外的精微物质的总称，是一个极其重要的具有多层含义的概念。一般而言，精的含义有广义和狭义之分。广义之精是构成人体的维持人体生长发育、生殖和脏腑功能活动的有形的精微物质的统称，包括禀受于父母的生命物质，即先天之精，以及后天获得的水谷之精，即后天之精。狭义之精是禀受于父母而贮藏于肾的具有生殖繁衍作用的精微物质，又称生殖之精。肾中精气不仅能促进机体的生长、发育和繁殖，而且还能参与血液的生成，提高机体的抗病能力。总之，藏精是肾的生理功能，不论人体本身的生长发育，以及繁衍后代，均与肾藏精的作用有关。肾所藏之精足则肾气盛，藏精不足则肾气衰，因此肾气之盛衰与人体发育有着密切的关系。正如《素问·上古天真论》云："女子七岁，肾气盛，齿更发长；二七而天癸至，任脉通，太冲脉盛，月事以时下，故有子；三七，肾气平均，故真牙生而长极；四七，筋骨坚，发长极，身体盛壮：五七，阳明脉衰，面始焦，发始堕；六七，三阳脉衰于上，面皆焦，发始白；七七，任脉虚，太冲脉衰少，天癸竭，地道不通，故形坏而无子也。丈夫八岁，肾气实，发长齿更；二八，肾气盛，天癸至，精气溢泻，阴阳和，故能有子；三八，肾气平均，筋骨劲强，故真牙生而长极；四八，筋骨隆盛，肌肉满壮；五八，肾气衰，发堕齿槁；六八，阳气衰竭于上，面焦，发鬓颁白；七八，肝气衰，筋不能动，天癸竭，精少，肾脏衰，形体皆极；八八，则齿发去。肾者主水，受五脏六腑之精而藏之，故五脏盛，乃能泻。今五脏皆衰，筋骨解堕，天癸尽矣，故发鬓白，身体重，行步不正，而无子耳。"

肾主水液，水液是体内正常液体的总称。肾主水液是指肾为水脏，泛指肾具有藏精和调节水液的作用，肾主水的功能是靠肾阳对水液的气化来实现的。肾脏主持和调节水液代谢的作用，称作肾的"气化"作用。人体的水液代谢包括两个方面：一是将水谷精微中具有濡养滋润脏腑组织作用的津液输布周身；二是将各脏腑组织代谢利用后的浊液排出体外。这两方面，均赖肾的气化作用才能完成。经肾的气化作用将水谷精微分为清浊两部分，清者，再通过三焦气化上升于肺，归于肺而布散于周身；浊者变成尿液，下输膀胱，从尿道排出体外，如此循环往复，以维持人体水液代谢的平衡。人体的水液代谢与肺、肾、脾胃、小肠、大肠、膀胱、三焦等脏腑有密切关系，而肺的宣肃，脾的运化和转输，肾的气化则是调节水液代谢平衡的中心环节。肾的气化作用贯穿于水液代谢的始终，居于极其重要的地位，所以有“肾者主水”“肾为水脏”之说。

肾主纳气，是指肾与人体呼吸功能有着密切关系。由于肾合命门，命门为元气之所系（见《难经》），肾上连肺，其脉上贯膈，入肺中（见《灵枢•经脉》），呼吸出入之气，其主在肺，其根在肾。《景岳全书•传忠录》：“肺出气也，肾纳气也，故肺为气之主，肾为气之根也。”所以，只有肾气充沛，摄纳正常，才能使肺的呼吸均匀，气道通畅。如果肾的纳气功能减退，摄纳无权，吸入之气不能归纳于肾，就会出现呼多吸少、吸气困难、动则喘甚等肾不纳气的病理变化。所以，咳喘之病，“在肺为实，在肾为虚”，初病治肺，久病治肾。肾主纳气，是肾的封藏作用在呼吸运动中的体现。故曰化精，为封藏之本。

肾主一身阴阳，肾精，即肾所藏之精气。其来源于先天之精，赖后天之精的不断充养，为肾功能活动的物质基础，是机体生命活动之本，对机体各种生理活动起着极其重要的作用。肾气，肾精所化生之气，实指肾脏精气所产生的生理功能。气在中医学中，指构成人体和维持人体生命活动的最基本物质，是脏腑经络功能活动的物质基础，气有运动的属性，气的运动表现为人体脏腑经络的功能活动。精化为气，故肾气是由肾精而产生的，肾精与肾气的关系，实际上就是物质与功能的关系。肾气包含肾阴和肾阳。肾阴，又称元阴、真阴、真水，为人体阴液的根本，对机体各脏腑组织起着滋养、濡润作用。肾阳，又称元阳、真阳、真火，为人体阳气的根本，对机体各脏腑组织起着推动、温煦作用。肾阴和肾阳，两者之间，相互制约、相互依存、相互为用，维持着人体生理上的动态平衡。从阴阳属性来说，精属阴，气属阳，所以有时也称肾精为“肾阴”，肾气为“肾阳”。这里的“阴”和“阳”，是指物质和功能的属性而言的。肾阴肾阳为脏腑阴阳之本，肾为五脏六腑之本，为水火之宅，寓真阴而涵真阳。命门附于肾，命门之火寓于其中。正如《难经》的记载，命门是“诸神精之所舍，原气之所系”，故曰“命门为元气之根，为水火之宅。五脏之阴气，非此不能滋；五脏之阳气，非此不能发”。“命门水火，即十二脏之化源。故心赖之，则君主以明；肺赖之，则治节以行；脾胃赖之，济仓廪之富；肝胆赖之，资谋虑之本；膀胱赖之，则三焦气化；大小肠赖之，则传导自分”。肾阴充则全身诸脏之阴亦充，肾阳旺则全身诸脏之阳亦旺盛。所以说，肾阴为全身诸阴之本，肾阳为全身诸阳之根。

二、运用消法辨治风湿病要注重脏腑辨证

人体的生命活动正常运行，依赖于脏腑的功能正常与否，气、血、精、津液是脏腑功能活动的基本物质，这些物质在脏腑功能活动下不断地消耗与资生。脏腑辨证，是指根据脏腑的生理功能及病证表现，对疾病所呈现的特点进行归纳总结，进而判断病变的病因、病机、病位、病性等情况的一种辨证方法。在辨治风湿病的过程中，重视脏腑辨证，通过审明脏腑的不同生理功能和病理特点，对临床出现的征象予以有所侧重的辨证施治。我认为，风湿病之发病，多为脏腑功能紊乱而出现的人体功能活动异常，或体虚以致外感之邪乘虚而入，或内生痰浊、瘀血、毒热而致病，因五脏主藏精气，为里、为阴；六腑主传化物质，为表、为阳，一表一里、一阴一阳相互配合，五脏与六腑之间通过经络相互联系，脏脉络于腑，腑脉络于脏，在生理、病理上互相影响，但彼此相互依存、相互制约、相互促进。同时，风湿病的发病常多脏器受累，并且往往表现为某一脏腑的过盛或不足，从而产生各种病理现象及产物，如“瘀血”“气滞”“水湿”“痰饮”“食积”。此正是“消法”所宜也。因此，在辨治风湿病的过程中要重视脏腑与病理产物的关系，善用消法辨治之，举隅如下：

1. 肝脾与“瘀血”

肝主藏血，具有储存血液，调节血量的功能，使血行脉中，血藏于肝，阴充阳涵，阴阳平和，气固血调；另一方面，肝主疏泄，调畅气机，气能行血，血能载气，气行则血行，肝的疏泄功能正常发挥，可以使气机畅达，使血液正常运行，或藏于肝，或输注于诸经之中。脾运化水谷精微化生气血，并能协调脾之统血功能，若气血虚弱，都会导致气不摄血而出现各种出血证或瘀血证，如《灵枢•天年》云“血气虚，脉不能”。又如张景岳所言“人之气血，犹源泉也，盛则流畅，少则壅滞，故气血不虚则不滞，虚则无有不滞者”。因此生血可以祛瘀，而祛瘀也可以生血。肝藏血，主疏泄，脾统血，可生血，两脏的正常生理功能有助于血液的正常运行，故治疗瘀血之证时，常配伍行气之品，方如血府逐瘀汤、活络效灵丹；血虚而瘀证则加入健脾之品，以促进血液化生，养血活血，方如黄芪桂枝五物汤、生化汤、当归芍药散。

2. 肝肺与“气滞”

肝为风木之脏，主疏泄而藏血，其气升发，喜条达而恶抑郁，肝以血为

体，以气为用，体阴而用阳，集阴阳气血于一身，成为阴阳统一之体，肝为罢极之本，肝的疏泄的功能一方面可以调畅脾胃的气机，另一方面还可以调节人体之气的运行；肺主气，主治节、朝百脉，古人云“气聚则生，气散则死”，“百病皆由气生”。孙思邈言“若气息得理，即百病不生；若调息失宜，则诸病尽起”。可见气是人体中维持生命活动的重要物质，肺中之气为水谷精微与自然之气相合而成，亦言之“宗气”，宗气是促进和维持人体功能活动的动力，也是推动血液循环的动力。肝向周身各处输运血液的功能，必须依靠肺气的推动，若肺气虚弱，肝的调节与疏泄功能不能正常进行，可出现气滞之证；肺主气，如果肝气壅滞，出现气滞之证的同时也影响到肺气的肃降，而出现咳嗽、咳痰等肺气上逆之证，肝与肺在生理上相互支持，病理上相互影响。临床针对气滞之证，可予越鞠丸、柴胡疏肝散、半夏厚朴汤、金铃子散、四磨汤、五磨饮子、天台乌药散等加减化裁。

3. 脾肾与水湿

脾主运化，一方面运化水谷，另一方面则为运化水液，调节水液的代谢，将入胃之“饮”夹化生之精微上输到肺，进而输布于全身，这两种运化的特点都是上升的，亦言之脾主“升清”；肾为先天之本，主人体之生长发育是其主要的生理功能，肾亦主水液，依靠肾气的开阖作用，维持体内水液代谢平衡，肾主气化，气化是肾精的运动表现，肾所藏之精既是气化的物质基础，又是气化的产物，肾通过气化作用，将下降之津液复上输于肺，浊者由膀胱排出体外，以维持正常的水液代谢平衡。即唐容川于《中西汇通医经精义》云“水入膀胱，化气上行，则为津液，其所剩余质，乃下出而为溺，经文所谓气化则能出者，谓出津液，非出溺也”。肾为先天之本，脾为后天之本，在水液代谢整个过程中，脾是主纳入和转输，肾主水液，主气化，命门之火的温煦蒸化作用可以促进脾之运化正常进行；反之，脾所运化之水谷精微又可滋养命门之火，两者相互依存，相互促进，相互协调，若脾虚失运，则水湿停蓄，会影响肾的气化，而出现水湿之证。临床治以真武汤、术附姜苓汤加减化裁以温肾健脾。

4. 肺脾与“痰饮”

肺主气司呼吸，主肃降，通调水道，维持水液代谢的正常功能；脾主运化水谷精微，亦运化水液，与肺之布散津液的功能共同调节水液代谢，古人云“脾为生痰之源，肺为贮痰之器”，脾肺两脏相互影响，脾失健运，水湿不化，聚而生痰，进而影响肺气机的运行，水液停滞生痰而见咳嗽、咳痰；肺病日久，又可累及脾，脾失于运化，水液代谢失调，从而痰从内生，另外脾生之痰包含有形之痰和无形之痰之分。脾肺两脏为调节水液代谢的重要器官，脾之运化水湿需要依赖肺气的宣降，肺之宣降依靠脾的运化，脾肺两脏相互配合，保证人体正常的生理功能。临床常见脾肺气虚之证，治宜补气，气虚的根源在于脾，故当健脾益气，使脾肺相合，处方以四君子汤、理中丸之类补气健脾或温补中焦，此种疗法亦称为“培土生金法”；若见脾虚气弱之证，予四君子汤、参苓白术散、归脾汤等；若见中焦虚寒，治当温中健脾，予理中丸、小建中汤、大建中汤；若见寒湿困脾，治当运脾除湿祛痰，处方以平胃散、胃苓汤、甘草干姜茯苓白术汤；脾郁生痰当以燥湿化痰，以二陈汤、茯苓丸加减；寒痰为患，治当以苓桂术甘汤、桂附二陈汤温化寒痰。

5. 脾胃与“食积”

脾为后天之本，脾主运化，结合条文《内经》云“饮入于胃，游溢精气，上输于脾，脾气散精，上归于肺……水精四布，五经并行”，其含义有二，一是将胃所腐熟受纳的食物进行消化，运化为精微物质后通过心肺的输布作用散布全身发挥濡养作用；二是脾具有运化水液的生理功能，调节水液代谢。脾所吸收和输布的营养精微物质为营血生化之源，是脏腑功能得以正常运行的基础；胃为受纳之官，为脾之腑，为水谷之海，其主要的生理功能为受纳、腐熟食物，故胃有“太仓”“水谷之海”之称，其生理特性是生性主通降、喜润而恶燥，通过胃气的通降以及腐熟作用后，脾依靠其主运化的生理功能将水谷所化生精微物质吸收，进而营养全身，其中胃气的作用受到历代医家的重视，胃气被视为一切营养来源的“后天之本”，维持人体生命活动的正常运行，故古人有“有胃气则生，无胃气则死”的说法。脾与胃两者经络上互为络属，构成表里；生理上互相联系，互相依赖，互相协调，分工合作，共同完成消化功能。脾胃功能失调，胃失受纳，脾失运化，饮食受纳失司，运化无力，饮食停滞胃肠而导致食积之证。临床可予消食化积法，方如保和丸、大安丸、枳实导滞丸、木香槟榔丸；消补兼施法，方如健脾丸、启脾散、枳术丸（汤）、失笑丸。

值得提出的是，心为君主之官，主血脉，主神明，故君主“明”则他脏“安”，君主“不明”则他脏“危”矣。因此以上举隅中各脏的生理功能异常所产生的病理之物，又皆与“君主”之官的功能异常密不可分。

三、辨治风湿病要擅用消法，莫忘融汇诸法

具有消导、消磨、消散等作用的消法在风湿病的辨治中运用颇广。风湿病病因病机复杂而多变，病情缠绵难愈，病程反复发作，常杂合气滞、血瘀、湿浊、痰饮等邪实之象，故辨治中药擅用消法，并将消法与其他诸法有机结合，注重行气导滞、活血通络、运湿除水、消痰散结、健脾消食等。如：消“气”之时，则宜根据气滞程度的不同，予以“行气”“破气”等不同的治法；消“血”之时，则宜根据血液瘀滞的程度不同，予以“行血”“活血”“破血”等不同的治法；消“湿”之时，则宜根据湿邪形成的程度和所居之位不同，予以“化湿”“渗湿”“利湿”等不同的治法；消“痰”之时，则宜根据痰邪形成及所居之位不同，予以“涤痰”“化痰”“导痰”“消痰”“散痰”等不同的治法；消“食”之时，则宜根据食之性质、程度不同，予以“消食”“消滞”“消积”等不同的治法，尤宜注重辨别谷积与肉积之异。举隅如下：

（一）内治法

1. 消法之行气法

行气法是指针对气机郁滞而拟定的治疗大法。

气的基本运动形式是升降出入，是脏腑、经络、阴阳气血矛盾运动的基本过程。《素问·六微旨大论》云“故非出入，则无以生长壮老已；非升降，则无以生长化收藏。是以升降出入，无器不有”，由此可见气机调畅是人体正常生理功能的前提。若气机升降失司，导致气机不畅、气血不和，则见脏腑功能失调，出现气滞血瘀等病理变化。《素问·痹论》中记载“风寒湿三气杂至，合而为痹也，其风气胜者为行痹，寒气胜者为痛痹，湿气胜者为着痹也”。患者因季候变化或者季节变迁感受风、寒、湿、热诸邪，留滞于经络、筋骨、关节致使气血痹阻而为痹证（风湿病），与外邪致病相类似，内邪亦有风、寒、湿、燥、火之分。除内外病邪致病所表现的病证之外，痹证（风湿病）的发病过程中亦存在着较重要的标证，气机郁滞之证即是痹证（风湿病）发生、发展过程中常见的伴随证候，其产生可由脾虚、肝郁等导致。

我在临证辨治运用消法之行气法治疗风湿病时注重燮枢调肝法以调畅气机，其中“燮”意为协调、调理之意，“枢”即为门之枢纽、枢机之意，燮枢调肝法即指在风湿病的辨治中通过调理肝胆枢机，斡运正气，使得肝之气血充盈、气机舒畅，进一步促进阴阳平衡，使得阴平阳秘，邪祛病除。古人

以木气的冲和条达之象来类比肝的疏泄功能，在五行中将其归属于木，故于《素问》中云“肝者，将军之官，谋虑出焉”，“肝者，罢极之本，魂之居也”。若厥阴枢机畅达，人体气血、津液方能正常输布，进而则无水湿、痰浊、瘀血等内生之邪，正如清代唐容川撰《血证论》所谓“肝属木，木气冲和条达，不致遏郁，则血脉得通”。此外，厥阴为枢，对于维持人体五脏六腑之间的阴阳平衡至关重要，且肝主疏泄，调畅情志，对患者气机的正常运行起着至关重要的作用。

在治疗上用药常注重疏肝行气之品，恢复气机正常的升降出入，达到行气活血，祛邪外出的目的。常用白芍、郁金、片姜黄、佛手、川芎、香附、白蒺藜等，能有效调畅气机，对于患者气机郁滞较重或者气滞导致积聚之证时，我在用药上常加用行气行滞散结之力较强，具有破气行滞之功的枳实、香橼、枳壳、焦槟榔、乌药、川楝子等；此外也常顺肝之性，兼顾肝藏血，主疏泄的生理功能，注意养肝、柔肝，常在疏肝之品基础上加用滋养肝血、护肝养肝的药物，如当归、地黄、山茱萸、白芍、赤芍，使肝血充，肝体柔，令肝条达。同时，根据经脉循行的理论，循经辨治，择药用之，如对于发生于腹股沟、大腿根部等肝胆经循行部位的疼痛多用郁金、泽兰，伴有髋关节疼痛者多用香附、沙苑子等以疏肝理气、活血止痛。同时注意选药之时，注重气机升降有序，注重气血调畅，注重能补能行药物的配伍应用。

又如在临证辨治之时常用药对，炒川楝子配制延胡索，川楝子性寒味苦，亦名金铃子，能入肝经疏肝气，常用于治疗肝气郁滞之证；制延胡索辛苦温，活血行气止痛。《本草纲目》云“能行血中气滞，气中血滞”。两药合方，称为金铃子散，用于气滞血瘀之脘腹胸胁诸痛，痛甚时可加用活血祛瘀的郁金以助延胡索，疏肝理气的香附以助川楝子，从而加强止痛之功。姜黄配枳壳，姜黄辛苦温，可破血行气，兼理血中气滞，枳壳味苦性微寒，可行气消痞，二药相合为推气散，我常用此二药治疗痹证之胸肋、胁肋胀痛，气血并治，功能调和肝经气血、化瘀解郁、疏散肝风。苏梗配藿梗，苏梗性温味辛，醒脾胃、理气滞，善走气分，善于理气宽中；藿梗辛微温，温而不燥，功效化湿醒脾，化湿止呕，二药相合，分司运化痰湿、行气消滞之功，共奏行气宽胸之效。

2. 消法之活血法

活血法是指应用活血药物消散瘀血、清除瘀滞的治法。

《杂病源流犀烛·诸痹源流》曰“痹者，闭也。三气杂至，壅蔽经络，血气不行，不能随时祛散，故久而为痹”；《类证治裁》曰“久痹，必有湿痰、败血，瘀滞经络”；王清任亦云“久病入络为瘀”，可见经阻血瘀是痹证发生、发展的重要病因。而血瘀可由以下四方面因素引起：一则气滞致血瘀；二则因寒邪内侵而致“寒凝血瘀络阻”；三则因热邪灼炼津斑，致血脉淤阻：四则病程缠绵，迁延难愈，病久入络，使得瘀血内生。气血瘀滞，不通则通，而风湿病患者中常以疼痛症状为甚，因此我在治疗风湿病时，将活血通络贯穿始终。

在具体临床诊疗过程中，我常根据血液瘀滞状态的程度不同，分为给予行血、活血、破血等治法。行血常用当归、丹参、鸡血藤等以养血活血；活血常用桃仁、红花、乳香、没药等；治疗血液瘀滞日久不愈，经络不通、脏腑失和等瘀血证候常给予破血之品，如穿山甲、土鳖虫。在临床诊疗过程中，我在补肝肾、强筋骨的基本上，常用活血通络的药物达到血行畅通的目的，遣药善用藤类药物，如桑枝、忍冬藤、络石藤、海风藤、青风藤，一方面能以蔓达节、祛风除湿，另一方面能达四肢通经络，宜适当伍用。常用药对，络石藤与鸡血藤相伍为用，络石藤味苦、性微寒，有祛风通络、凉血消肿之功；鸡血藤味苦微甘而性温，归肝肾经，功能补血行血，舒筋活络。两药相合，均入肝肾经，相须使用而舒经通络之力大为加强，且能互牵寒热之偏；地鳖虫配炙山甲，地鳖虫性寒味咸，入肝经，可活血逐瘀，炙山甲味咸、性微寒，行散走窜功效较强，具有较强的活血通络之功，地鳖虫配炙山甲两药相合，共奏活血通络、除痹止痛之功，同时穿山甲还可引药入经入络，使药效直达病所，故常将此药对运用于关节肿胀疼痛较著，关节变形伴活动不利者，取得了满意的临床效果；乳香配没药，乳香辛苦温，功效活血理气，适用于气滞血瘀之证，没药苦平，可活血止痛，二药相须为用，可共同起到活血通络、行气止痛的目的，但莫忘配伍健脾和胃之品以顾护中州，免乳香、没药辛苦碍胃之弊；当归配丹参，当归补血行血，丹参专走血分，有祛瘀生新的功效，前人云“一味丹参功同四物”，可见其活血功效，当归与丹参相配二用，共同起到补血、活血、行血、生新血之效。

活血通络法在治疗风湿病的过程中起着至关重要的作用，并且常结合其他治法应用于临床。临证时我常将活血与补气相结合，《灵枢·刺节真邪》云“虚邪偏客于身半，其入深，内居营卫，营卫稍衰，则真气去，邪气独留，发为偏枯”，气虚则血无力推动，造成血瘀络阻，故症见气虚血瘀证时常补气与活血相结合；活血与行气相结合，《诸病源候论•小儿杂病诸候》云“血之在身，随气而行，常无停积”，故气行受阻，血流不畅，气血瘀滞，盖“气有一息之不通，则血有一息之不行”，瘀不去则气易滞，故临证常气血双调，行气与活血并行；活血与驱寒相结合，《素问•痹论》“风寒湿三气杂至，合而为痹也，其风气胜者为行痹，寒气胜者为痛痹，湿气胜者为着痹也”，《素问•举痛论》“寒气客于脉中，则血泣脉急”，可见寒邪为风湿病发病的重要因素，常出现血瘀寒凝之证，治以驱寒与活血相结合；活血与祛痰相结合，《景岳全书》引王节斋云“津液者血之余，行乎脉外，流通一身，如天之清露，若血浊气浊，则凝聚而为痰，痰乃津液之变，如天之露也，故云痰遍身上下，无处不到，盖即津液之在周身者”，由于痰邪为浊阴之邪，痰盛则气滞，经脉壅遏，血凝成瘀，临证治以祛痰散瘀之法。

3. 消法之除湿法

除湿法是指通过化湿、利湿、渗湿等消除体内湿邪的治疗方法。

风湿病发病多以肾虚为主，但肾、脾两脏，分别为人之先天与后天之本，病程日久，肾虚之疾必殃于脾，加之外湿伤脾困脾，脾失健运，湿从内生，使得中州受困于湿，加之湿性重浊黏滞，迁延难去，病程日久，缠绵难愈，加之长期服药，定有伤脾碍胃之嫌。清代汪昂《医方集解》云：“盖脾为中枢，使中枢运转，则清升浊降，上下宣通，而阴阳得位也。”后天之本的脾胃健运，机体方能抵御外邪，使得阴阳气血调和，进一步滋养五脏六腑、筋脉肉皮骨，从而祛邪扶正，治痹证之顽疾。另外，风湿病多为外感风寒湿邪而致病，湿邪困于肌肉关节，症见关节肿胀疼痛，且湿邪可与寒邪、热邪相合致病。在辨治风湿病过程中，我运用除湿法多体现在健脾渗湿、温化寒湿以及清热利湿之法。健脾渗湿常用茯苓、焦白术、陈皮以健运脾胃，且可防方中滋阴养肾之药败胃，使中土不滞，则生化无穷。对于脾肾两虚便溏患者，可加用健脾益肾固肠之炒扁豆、莲子肉，及渗湿除痹、健脾止泻之炒薏苡仁。温化寒湿常用五苓散及苓桂术甘汤进行加减化裁。在此需要注意的是，清代叶天士《外感温热论》云“通阳不在温，在于利小便”，临床中我们在辨证论治需要明确，湿胜则阳微，湿邪困阻阳气可出现类似阳虚的表现，此时禁予患者温阳补阳，应祛湿以解困阻阳气之邪。在风湿病患者中多见湿热互结之证，采用清热化湿法，湿为阴邪，其性重浊黏滞，易阻碍气机，困耗阳气，而热为阳邪，易耗气伤津，湿热互结，热处湿中，“如油柔面”，缠绵胶着，难解难分，临床可分湿重于热、热重于湿、湿热并重等多样的临床表现，临证可见髋、膝、踝关节有或红或肿等关节屈伸不利之症状，热重于湿者注重“苦泄法”，即运用苦寒降泄之品引热下行，此法适用于病邪在中下焦。若邪在上焦，可用向上发越清解之。湿重于热者，则注重“开泄”法。如临证辨治邪在上焦者，可用淡豆豉、栀子、杏仁、豆蔻、橘红、枳壳等；邪在中焦，则多用厚朴、藿香；邪在下焦则用枳实、槟榔等。在运用祛湿法治疗风湿病时，我常主张“给邪以出路，从汗及二便出”，此即《素问·汤液醪醴论》曰“去菀陈莝，开鬼门，洁净府”。“开鬼门，洁净府”指用发汗、利小便的方法治疗水肿病证，通过汗和二便使湿浊之邪得以排出体外，从而达到消除湿浊、水肿的治疗目的。

常用药对，连翘配青风藤，连翘苦、微寒，可清热解毒，消肿散结，而青风藤苦、平，祛风湿、通经络、利尿消肿，二药配对，增强了祛邪利节、通络散结的作用。白术配苍术，白术苦甘温，功偏于补气健脾，为治脾虚证之要药；苍术辛苦温，功偏燥湿健脾，为治疗中焦湿困之要药，二药相合补脾健脾，除湿祛浊，且走守兼备，补而不滞，脾气渐旺，痰湿渐消，应用于多种湿浊阻滞中焦之风湿疾病。苍术配茯苓，苍术辛苦而温，有芳香化浊、燥湿健脾，祛风除湿之功，用于湿阻脾胃之证；茯苓甘淡而平，功效补益心脾、渗利水湿，两药相伍，补而不峻，利而不猛，相辅相成，加强升降之功，除三焦之湿阻。茯苓配猪苓，茯苓味甘淡，可淡渗利湿，健脾补中；猪苓味甘淡，性平，入肾经，利湿功能较茯苓较强，则利水渗湿之功更峻，两者相伍增强祛湿又不失健中之效，多用于治疗痹证（风湿病）所见之脾虚湿盛所致的水肿、泄泻等。

4. 消湿之祛痰法

祛痰法属于中医消法范畴，是指通过涤痰、化痰、导痰、消痰、散痰的方药祛痰邪外出人体的治法。

“百病多由痰作祟”，中医中“痰”的含义丰富，不仅仅指有形之痰邪，也包括无形之痰邪的概念，具体含义为多种因素导致机体脏腑功能气化失常而产生的病理产物。人体水液代谢由肺、脾、肾三脏所主，水谷入胃后，输注于脾，脾主运化，布散津液到全身，其中部分津液上输于肺，肺主宣发肃降，使三焦水道通调，水液得以下输至膀胱；同时又通过肺气的宣发作用，以三焦为通道将津液布散于周身，下输至膀胱中的水液，通过肾的气化，使浊中之清上注于肺，润养肺金，浊中之浊化为尿液，排出体外。痰则是因为水谷精微生化之津液输布障碍，凝聚变化而成，其生成与肺、脾、肾三脏脏腑功能失调关系密切，故前贤曾云“脾为生痰之源，肺为贮痰之器，肾为生痰之本”。痰形成之后逐渐在体内蓄积，可阻碍气机，导致气滞病证；同时可与食积、瘀血、湿浊相结致病。在风湿病中，痰邪被视为主要的病理产物，其表现方式多种多样，治疗上祛痰法常常与其他治法相结合运用于临床，从而恢复肺脾肾三脏功能，使机体水液代谢恢复正常。我在辨治湿邪困脾或脾失健运致水液聚而成痰，或过食肥甘厚味，体内湿聚成痰之时，常用白术、茯苓、厚朴、豆蔻、砂仁以健脾燥湿；若见病程日久，损伤脾肾之阳，脾阳不足则水液失于健运，进而生成痰浊，常予苓甘五味姜辛汤或苓桂术甘汤加减化裁以温阳化痰；症见痰瘀气郁结所致之痰核或瘰疬，我常选兼具软坚散结、行气化痰之品，如《医学心悟》之消瘰丸配连翘，治以软坚化痰；在治疗关节肿胀病程日久，缠绵难愈之证时，又常用白芥子用以温化散结、通络止痛，尤以祛皮里膜外痰浊之邪功效显著，治疗关节肿痛兼有积液时具有很好的临床效果。

5. 消食法之消食导滞法

消食导滞法是具有消食导滞、消痞化积等作用，用于治疗积滞之证的治疗方法，它是根据《素问•至真要大论》“坚者削之”和“结者散之”的原则立法的。

在诊治风湿病患者的过程中，部分风湿病患者可伴有脾胃失和、食滞胃肠等疾患，我认为原因可有如下几点：一则因风湿病多由诸因所致，肾气不充，先天之肾精不能补养后天，脾胃为后天之本、气血生化之源，主运化水谷精微，先天不充则后天失养，气血生化无源，亦使得先天之肾不能得到滋养，如此恶性循环而致脾肾两虚；二则可因患者素体脾胃之气本虚，加之饮食不洁，过食肥甘厚味而致饮食积滞，胃失受纳，脾失运化；三则因患者长期服用非甾体抗炎药、免疫抑制剂等，损伤脾胃，导致脾胃受损、受纳失司；四则因风湿病患者多为感受风寒湿热之邪致病，湿邪黏腻重浊，湿邪困阻中焦，致脾失健运；五则因服用苦寒之品，损伤脾胃。以上原因均可导致患者出现脾胃功能障碍，可出现胃肠积滞之证。值得注意的是，我在辨治风湿病患者出现胃肠积滞之证时，常常以攻补兼施为主，因风湿病患者病程日久，迁延难愈，且多为体虚之人，若单行消导而不扶正固本，则易伤正气；若单行培本而不予消导，则已停之积不能去，须健脾消食并举，因此在辨治风湿病时予以攻补兼施的治法。

在辨治风湿病过程中我反复强调要重视脾胃，一方面因为风湿病患者易出现积滞等病证，另一方面风寒湿热诸邪致病之时极易同时伤及中焦脾胃，脾胃失和，致脾不能为胃行其津液，而出现脾主肌肉，主四肢失司，而出现“脾病而四肢不用”的病变。如果脾胃失司，则不能生化营卫气血，而致营卫失和，卫外不固，外邪易越人体之藩篱致病。另外，调和脾胃，注重脾胃正常的生理功能，也是对《素问·痿论》提出“治痿者独取阳明”原则的体现。

秉承历代医家对脾胃的认识，我认为脾胃为后天之本，气血生化之源，脾土旺盛则能健运，常用药物如茯苓、苍术、白术、砂仁、薏苡仁，可直接调理脾胃；并通过补肾间接调理脾胃，如用补骨脂、菟丝子补肾阳益脾阳，以达间接调理脾胃之功；在针对老年患者出现的食滞胃肠，大便秘结之证时，常用大量生白术起到缓消积滞、通便润肠的作用；治疗脾肾两虚之风湿病时常用熟地黄，因其性滋腻，为避免碍胃滞脾之弊，常加入砂仁或木香配合使用，滋补的同时通行脾胃之滞气，可醒脾开胃，有助于脾胃正常生理功能的发挥，此亦体现“未病先防”“治未病”的内涵。

此外，临证时常善用对药——焦三仙，即焦麦芽、焦山楂、焦神曲，三味药都可以起到消积化滞的效果。而三味药各自发挥着不同的作用，山楂健脾开胃、消食化积，针对肉类、油腻食物引起的食滞有效；神曲可健脾消食、解表化湿，对大米、面类食物引起的积滞有一定疗效；麦芽行气消食、健脾开胃，常用于治疗食积不消、脾虚食少之证，三药相合，互相增加其消食导滞的能力。如再加焦槟榔则称“焦四仙”，消积导滞的能力更强。焦白术配砂仁，焦白术味苦、性温，健脾补气，砂仁辛温芳香，行气健脾，两者一行一补，一胃一脾，二药相配，相辅相成，白术得砂仁则补脾之不足而化湿浊之有余，砂仁得白术，则泻湿之有余而益脾之不足，故使燥湿与健脾互为促进，使得脾阳得以升清，胃浊得以通降。徐长卿配千年健，徐长卿味辛性温，入胃经，可祛风止痛，健脾和胃，千年健性温味苦，入肾经，兼补肾之效，二药相合，一温一辛，一祛湿健脾补养后天，一温肾阳滋先天，共奏温肾健脾之功效。

（二）外治法

在长期辨治风湿病患者中，我深深地体会到诸邪侵及患者的筋、脉、肉、皮、骨、关节为患乃其重要特点之一，故强调外治的重要性和内外同治的必要性，于20多年前提出了“五连环”及“综合强化序贯治疗”理念，坚持内外同治风湿病。2015年的美国风湿病学会年会提出的相关治疗方案中也特别推荐了在风湿病的治疗中强调“物理治疗”。所以“内外兼治”均可采用消法消除致病之邪及病理产物，使邪祛身安矣！

1. 消法之寒证外治法

中药熏蒸疗法又称蒸汽疗法，早在《黄帝内经》中就有“摩之浴之”的说法，是借助药力和热力通过皮肤而作用于机体的一种治疗方法，根据中医辨证论治的原则，依据疾病治疗的需要，选配一定的中药组成熏蒸方剂，通过药物的熏蒸使药力迅速渗入腠理、脏腑和筋骨，通透关节，温经通络，可直接起到活血通络、化瘀止痛、祛风除湿、培补肝肾的功效。此外熏蒸出汗可使邪毒排出，从而达到扶正固本、舒筋活络的作用。西医学认为药物熏蒸疗法指通过药物蒸汽的作用，将中药的有效成分煎煮成离子状态，以离子的特性渗透皮肤，进入体内。运用中药熏蒸疗法，充分利用热效应改善给药途径，扩张毛孔，使蒸汽的药物成分通过皮肤吸收，引起患处皮肤血管扩张，使局部药物浓度升高，并有促进血液循环、改善局部代谢、促进炎性物质排泄等作用，能增强人体体液免疫和细胞免疫能力，解除肌肉痉挛，从而达到缓解疼痛的目的。药物产生的热量可降低神经末梢的兴奋性，提高痛阈，增加关节活动度，关节功能明显改善。中药离子导入疗法是一种中药与电疗相结合的新疗法，以特有的非对称中频电流产生的电场，对药物离子产生定向的推动力，使药物中的有效成分透过皮肤黏膜快速进入人体，作用于患处。我的经验方寒痹外用方（川乌、桂枝、透骨草、刘寄奴等）具有通络消肿，化瘀止痛的作用。此法不可应用于临床表现为关节明显的红肿热痛患者。推拿按摩疗法是通过作用于人体体表的特定部位而对机体生理、病理产生影响。通过手法作用于经络腧穴，可以疏通经络，行气活血，散寒止痛。同时手法对人体体表的直接刺激作用，促进了气血运行。正如《素问•血气形志》中说：“形数惊恐，经络不通，病生于不仁，治之以按摩醪药。”穴位贴敷疗法最早见于《五十二病方》中，是指将经过制作的药物直接贴敷在人体体表特定穴位以治疗疾病的一种外治疗法，是通过药物的药理作用及对穴位的刺激作用来治疗疾病的方法，具有药物和穴位双重作用，是针灸与方药巧妙结合的产物。

2. 消法之热证外治法

湿包裹技术以“寒热辨证为纲”的学术思想为指导，使用我的经验方热痹外用方浓煎后浸泡纱布包裹于患处，热痹外用方是由黄柏、知母、桑枝、忍冬藤、大黄等组成，具有清热消肿、祛风除湿、化瘀止痛的作用。另外，也可以用激光照射，同时敷药；或将“新癀片”“冰硼散”用温水调敷患处。总之均可适用于湿热痹阻所致的皮肤、肌肉、关节等处的红、肿、热、痛的热性证候。

总之，消法在辨治风湿病时颇为适宜，并应用广泛。针对风湿病外在皮、肉、筋、脉、骨、关节等表现，内在殃及相对应的脏腑等表现，均强调了辨治风湿病运用“消法”不仅用“内治法”治之，更不可忽略积极采用“外治法”治之，内外合治则疗效颇优。还要特别强调的是，不论内治还是外治，必须先辨“寒热”，继以“精准治之”。

第七讲 补肾壮骨法

第一节 补肾壮骨法的内涵与分类

补者，补养、滋养之意；壮者，加强、使强大之意。因此可知，补肾壮骨法就是通过补养、滋养肾脏，加强牢固骨的结构，增强骨的支撑、运动等功能的治法。补肾壮骨法的核心源于肾主骨的理论。马王堆汉墓帛书《天下至道谈》中讲："凡彼治身，务在积精……虚实有常，慎用勿忘，勿困勿穷，筋骨隆强。"第一次指出了精气的充盛对于筋骨强健的重要。而以"肾藏精主骨生髓"为核心的肾主骨理论真正形成，则源于《内经》。

《素问·五脏生成》"肾之合骨也，其荣发也，其主脾也"。《素问·宣明五气》"五脏所主，心主脉，肺主皮，肝主筋，脾主肉，肾主骨，是谓五主"。《素问·解精微论》"髓者骨之充也"，《素问·阴阳应象大论》云"北方生寒，寒生水，水生咸，咸生肾，肾生骨髓，髓生肝"。《素问·六节脏象论》说肾"其充在骨"。《素问·阴阳应象大论》指出"肾生骨髓"，"在体为骨"。《素问·上古天真论》指出"女子七岁，肾气盛，齿更发长；二七而天癸至，任脉通……四七，筋骨坚……七七，任脉虚，太冲脉衰少，天癸竭，地道不通，故形坏而无子也。丈夫八岁，肾气实……二八，肾气盛，天癸至……四八，筋骨隆盛……七八，肝气衰，筋不能动，天癸竭，精少，肾脏衰，形体皆极……令五脏皆衰，筋骨解堕，天癸尽矣"。这些论断都明确指出了肾"主骨""生髓"的生理特点。肾主骨理论的发生与"肾藏精"密不可分。肾藏精，精生髓，而骨者乃髓之府，故髓居骨中而滋养骨骼。从而不难看出，《内经》奠定了"肾主骨"的基础理论。另外，骨之疾病的病理及临证表现，则又从另一角度证实和完善了这一理论。《素问·痿论》中云："肾者水脏也，今水不胜火，则骨枯而髓虚，故足不任身，发为骨痿。"又云："肾气热，则腰脊不举，骨枯而髓减，发为骨痿。"《素问·上古天真论》中云："肝气衰，筋不能动。"《素问·长刺节论》云："病在骨，骨重不可举，骨髓酸痛，寒气至，名曰骨痹。"《素问·痹论》亦云："骨痹不已，复感于邪，内舍于肾。"后世医家对这一理论亦颇多论述，从而于各个方面加以完善这个理论。巢元方撰《诸病源候论·五脏六腑病诸候》中云："五谷五味之津液悉归于膀胱，气化分入血脉，以成骨髓也。"《诸病源候论·腰背病诸候》中又云："肾主腰脚。肾经虚损，风冷乘之，故腰痛也。"《诸病源候论·腰背病诸候》中还云："凡腰痛有五：一曰少阴，少阴肾也，十月万物阳气伤，是以腰痛。二曰风痹，风寒着腰，是以痛。三曰肾虚，役用伤肾，是以痛。四曰臂腰，坠堕伤腰，是以痛。五曰寝卧湿地，是以痛。"华佗撰《中藏经·论肾藏虚实寒热生死逆顺脉证之法第三十》中云："阴邪入肾，则骨痛，腰上引项脊背疼，此皆举重用力，及遇房汗出，当风浴水，或久立则伤肾也。"均明确指出在骨的损害中肾虚与外邪侵害都起到了重要的作用。孙思邈撰《备急千金要方·卷十九肾脏·骨极》中云"论曰：骨虚者，酸疼不安，好倦。骨实者，苦烦热。凡骨虚实之应，主于肾膀胱，若其脏腑有病，从骨生，热则应脏，寒则应腑。"又云："骨极者，主肾也，肾应骨，骨与肾合。……若肾病则骨极，牙齿苦痛，手足痟疼，不能久立，屈伸不利。"《诸病源候论》中云："肾主腰脚。肾经虚损。风冷乘之。故腰痛也。又邪客于足少阴之络。令人腰痛引少腹，不可以仰息。"宋代陈直撰《养老奉亲书·春时摄养》中云："缘老人气弱、骨疏，怯风冷，易伤肌体。"《养老奉亲书·冬时摄养》中又云："高年阳气发泄，骨肉疏薄，易于伤动，多感外疾，惟早眠晚起，以避霜威。"均指出了肾虚可导致人体畏寒、乏力，易受外邪侵犯的特点。《诸病源候论·虚劳病诸候·虚劳伤筋骨候》中云："肝主筋而藏血，肾主骨而生髓。虚劳损血耗髓，故伤筋骨也。"《诸病源候论·虚劳病诸候·虚劳惊悸候》："夫风寒湿三气合为痹。病在于阴，其人苦筋骨痿枯，身体疼痛，此为痿痹之病。"《诸病源候论·注病诸候·骨注候》亦云："注者住也，言其病连滞停住，死又注易傍人也。凡人血气虚，为风邪所伤，初始客在皮肤，后重遇气血劳损，骨髓空虚，遂流注停滞，令人气血减耗，肌肉消尽……柴瘦骨立，故谓之骨注。"均指出了肝肾不足、肾精亏虚、血液骨髓空虚而致筋骨、肌肉受损的病理病机。

窦材辑《扁鹊心书》中云"骨缩病，此由肾气虚惫，肾主骨，肾水既涸则诸骨皆枯，渐至短缩"，指出肾虚可致骨缩、骨枯。李东垣在《脾胃论·脾胃胜衰论》中云："脾病则下流乘肾，土克水，则骨乏无力，是为骨痿，令人骨髓空虚。”李东垣在《活法机要•虚损证》中云：“虚损之疾……自下而损者，一损损于肾，故骨痿不能起于床；二损损于肝，故筋缓不能自收持；三损损于脾，故饮食不能消克也。故心肺损则色弊，肝肾损则形痿，脾胃损则谷不化也。”均明确提出肾、肝、脾损皆可致筋骨不利。叶天士《临证指南医案》中云：“肾藏精，精血相生，精虚则不能灌溉诸末，血虚则不能营养筋骨。”薛己撰《正体类要•主治大法》中谓：“筋骨作痛，肝肾之气伤也。”王肯堂撰《证治准绳•杂病》中云：“肾虚不能生肝，肝虚无以养筋，故机关不利。”唐容川撰《中西汇通医经精义•下卷•全体总论》中云：“诸筋皆属于节。节者，骨节也。骨属肾水，筋属肝木，水生木，故骨节之间亦生筋，而筋又为骨之使也。凡病骨节，皆责于筋，西医详骨与髓，而于筋甚略，因彼但以运动属之脑气，不以为筋所主也。然使无筋，则骨不联属，又乌能运动哉。”以上论述阐明了肝、肾、筋、骨的关系。龚廷贤撰《寿世保元》中云：“痿者，手足不能举动是也，又名软风……此症属血虚。血虚属阴虚，阴虚生内热，热则筋弛。步履艰难，而手足软弱，此乃血气两虚。”陈士铎撰《石室秘录•痿病证治》中云：“痿废之证，乃阳明火证，肾水不足以滋之，则骨空不能立……久卧床席，不能辄起……骨中空虚……无怪经年累月愈治而愈惫也。”《道医秘本》中云“在骨内髓足则骨强，所以能作强耐力过人也”，否则“肾衰则形体疲极也”。说明骨的生理病理受肾所支配，肾之精气的盛衰决定骨的强弱。而唐容川撰《中西汇通医经精义》在总结前人论述的基础上指出“肾藏精，精生髓，髓生骨，故骨者肾之所合也”，“髓者，肾精所生，精足则髓足，髓在骨内，髓足则骨强”则是对肾主骨理论最精辟的概括。

第二节　补肾壮骨法的渊源与发展

对后世影响极大的肾气丸出自《金匮要略》，见诸条文共5处：《痰饮咳嗽病脉证并治》篇中：“夫短气有微饮，当从小便去之，苓桂术甘汤主之，肾气丸亦主之。”《消渴小便不利淋病脉证并治》篇中云：“男子消渴，小便反多，以饮一斗，小便亦一斗，肾气丸主之。”《中风历节病脉证并治》篇中云：“崔氏八味丸，治脚气上入，少腹不仁。”《妇人杂病脉证并治》篇中云：“问曰：妇人病，饮食如故，烦热不得卧，而反倚息者，何也？师曰：此名转胞，不得溺也。以胞系了戾，故致此病。但利小便则愈，宜肾气丸主之。”《血痹虚劳病脉证并治》篇中云："虚劳腰痛，少腹拘急，小便不利者，八味肾气丸主之。"药用熟地黄、山药、山茱萸、泽泻、茯苓、丹皮、附子、桂枝。配伍特点为补肾助阳，功专于"温阳补肾"，为温补肾阳的代表方剂，主要用于治疗肾虚腰痛、畏寒喜暖、不便不利之症。后世医家在此基础上多有发挥，隐然成为补肾法演进史的一个缩影。华佗《中藏经•疗诸病药方六十道》载灵乌丹治一切冷疾疼痛麻痹风气，药用川乌、牛膝、何首乌；肾气丸亦是早期温补肾阳的著名方剂。

孙思邈撰《备急千金要方•卷十九肾脏•补肾》中载："治诸虚劳百损，无比薯蓣丸方：薯蓣（二两），苁蓉（四两），五味子（六两），菟丝子、杜仲（各三两），牛膝、山茱萸、干地黄、泽泻、茯神（一作茯苓）、巴戟天、赤石脂（各一两）。上十二味，末之，蜜丸如梧子，食前以酒服二十丸至三十丸，日再。无所忌，惟禁醋蒜陈臭之物。服七日后，令人健，四体润泽，唇口赤，手足暖，面有光彩，消食，身体安和，音声清朗，是其验也。十日后长肌肉，其药通中入脑鼻，必酸疼，勿怪。"比之肾气丸补肾阳气以恢复肾之"主水液"功能，该方温阳益精，补肾固摄，则是着眼于肾的"主生殖、发育"功能。

钱乙撰《小儿药证直诀》中在肾气丸中去附子、桂枝，创立了滋补肾阴的代表方，即著名的六味地黄丸，用以治疗小儿肾怯失音、囟开不合、神气不足、目中白睛多、面色㿠白及肾疳、骨疳、筋疳等。《医方论》中云："此方非但治肝肾不足，实三阴并治之剂。有熟地之腻补肾水，即有泽泻之宣泄肾浊以济之；有萸肉之温涩肝经，即有丹皮之清泻肝火以佐之；有山药之收摄脾经，即有茯苓之淡渗脾湿以和之。药止六味，而大开大合……洵补正之鹄也。"多用该方治疗肾阴不足而引起的腰膝酸软、头目眩晕、耳鸣耳聋、自汗盗汗、遗精梦泄等症。同时在六味地黄丸的基础上，加减变化出众多方剂，广泛运用于临床，如归芍地黄丸、七味都气丸、麦味地黄丸、知柏地黄丸、杞菊地黄丸、耳聋左慈丸。

南宋医家严用和重视脏腑、强调肾中命门真火的作用，在其撰写的《济生方•五脏门》中提到"古人云，补肾不如补脾，余谓调补脾不如补肾。肾气若壮，丹田火经上蒸脾土，脾土温和，中焦自治，膈能开矣"，实为脾肾关系的一大创见。他在肾气丸基础上加鹿茸、五味子，名十补丸，补肾阳，益津血；加鹿角、五味子、沉香，名加减肾气丸，治劳伤肾经而虚弱甚者；加车前子、牛膝，名济生肾气丸，治肾虚腰重脚肿、小便不利，极大丰富了该方的适用范围。明末医家李中梓撰《医宗必读》中云："未有此身，先有两肾，故肾为脏腑之本，十二脉之根，呼吸之本，三焦之源，而人资之以为始者也。故曰先天之本在肾。"清代医家冯楚瞻撰《冯氏锦囊秘录》云："人之有脾胃，犹兵家之有饷道也，饷道一绝，万众立散，胃气一败，百药难施。""谷入于胃，洒陈于六腑而气至，和调于五脏而血生，而人资之以为生者也。故曰后天之本在脾。"李氏主张脾肾并重同治，又云："而独举脾肾者，水为万物之元，土为万物之母，二脏安和，一身皆治，百疾不生。"故在虚劳辨治时要重在脾肾同治。

刘完素撰《黄帝素问宣明论方》中云："喑痱证，主肾虚。内夺而厥，舌喑不能言，二足废不为用，肾脉虚弱，其气厥不至，舌不仁。《经》云喑痱，足不履用，音声不出者，地黄饮子主之。"地黄饮子为肾气丸去茯苓、泽泻、山药，加麦冬、五味子、石斛、薄荷、生姜、大枣、远志、菖蒲、巴戟天等，为"外风"学说逐渐发展到"内风"学说的代表方剂："所以中风瘫痪者，非谓肝木之风实甚而卒中之也，亦非外中于风尔，由乎将息失宜而心火暴甚，肾水虚衰不能制之，则阴虚阳实，而热气怫郁，心神昏冒，筋骨不用，而卒倒无所知也。"此是脏腑辨证的一大创举，也是补肾法的应用扩展。

张景岳认为"阳常不足，阴本无余"。基于"阴阳互根"的理论，对阴阳虚损的辨治提出了"阴阳相济"的法则。《景岳全书•新方八阵》说"善补阳者，必于阴中求阳，则阳得阴助而生化无穷；善补阴者，必于阳中求阴，则阴得阳升而泉源不竭"，实为振聩新论。张氏在肾气丸方中去茯苓、泽泻、丹皮，加杜仲、枸杞子、甘草，名右归饮，正如原书中记载之意"凡命门阳衰，或阴盛格阳，感邪不可攻者宜此"。若肾气丸去茯苓、泽泻、丹皮、桂枝、附子，加菟丝子、枸杞子、牛膝、鹿角胶、龟甲胶，名左归丸，治肝肾精血亏引起的形体消瘦、腰膝酸软、眩晕、遗精等症。清代医家王泰林赞之"此为壮水之正法。不用苦寒泻火，独任甘温补阴，可师，可师"。张景岳诸方，不论左归丸、右归丸、左归饮、右归饮或是金水六君煎、六味回阳饮、大温中饮，都体现了他"阴阳相济"的学术思想。张氏又倡二纲、六变，筑八纲之基：在《内经》中无八纲一词，但有散在的论述。张仲景虽未言八纲，但他在《伤寒杂病论》中已具体运用八纲对疾病进行辨证论治。到明代，八纲辨证的概念内容已逐步被许多医家重视和接受。张景岳在总结前人经验的基础上，提出"二纲六变"之说，并以两纲统六变，奠定了八纲辨证的坚实的基础。他认为阴阳为八纲之冠，“凡诊病施治，必须先审阴阳，乃为医道之纲领；阴阳无谬，治焉有差？医道虽繁，而可以一言蔽之者，曰阴阳而已。故证有阴阳，脉有阴阳，药有阴阳。以证而言，则表为阳，里为阴，热为阳，寒为阴”。“阴阳既明，则表与里对，虚与实对，寒与热对；明此六变，明此阴阳，则天下之病，固不能出自八者”。临证辨治运用脏腑辨证之时，莫忘应用八纲辨证，深入细辨之，辨证精准，择方用药针对性强，方收佳效。所以张氏的“二纲”“六变”则成为了脏腑辨证的不二法门。而后世运用补肾法治疗临床内科病证，大都遵循此意。

《内经》对于骨伤科疾病论述甚略，但诸如“肾主骨”“肝主筋”等理论在中医骨伤学理论中却占有重要地位，虽然缺少理法方药的系统阐发，但先秦汉唐时期方书中记录了大量的损伤类疾病的药物治疗经验和基本病的分析，而以补肾壮骨立法的骨伤科经典名方也有很多，如蔺道人《仙授理伤续断秘方》中的大红丸：“治扑损伤折，骨碎筋断，疼痛痹冷，内外俱损，瘀血留滞，外肿内痛，肢节痛倦，应诸损痛……赤蔹（一斤，即何首乌，培干），川乌（一斤七两，火煨坼），天南星（一斤，焙），芍药（一斤，焙），土当归（十两，焙），骨碎补（一斤，姜制焙），牛膝（十两，酒浸焙），细辛（八两，去苗叶，焙），赤小豆（二斤，焙），自然铜（煅，存性），青桑炭（五斤，煅，醋淬。欠此一味亦可其上俱软制焙后方秤斤两）。上蔹、星、芍药、归、补、膝、辛七味，并用当土者。同余药罗为末，醋煮面糊为丸。如梧桐子大，朱为衣。”

至明代，内科理论已然成熟，此时的骨伤科医家也在此基础上真正创立了伤科辨证论治的药物治疗方法，强调损伤病机为脏腑气血阴阳失调。而至清代，大量骨科的专著出现，形成了理法方药兼备的完善的辨证用药方法，补肾壮骨法的应用也更加成熟。如清代名医钱秀昌撰《伤科补要》载健步虎潜丸：“龟胶（蛤粉炒成珠）、鹿角胶（制同上）、虎胫骨（酥油炙）、何首乌（黑豆拌，蒸、晒各九次）、川牛膝（酒洗，晒干）、杜仲（姜汁炒断丝）、锁阳、威灵仙（酒洗）、当归（酒洗，晒干）各二两，黄柏（酒洗，晒干，盐水拌少许酒炒）、人参（去芦）、羌活、白芍（微炒）、云白术（土炒）各一两，熟地二两，大川附子一两五钱（童便、盐水各一碗，生姜一两切片，同煮一日，令极熟，水干再添盐水，煮毕取出。剥皮切片，又换净水，入川黄连五钱、甘草五钱，同煮长香三炷，取出晒干，如琥珀色，明亮可用）。”另载补肾壮筋汤，药用熟地黄，当归，川牛膝，山茱萸，云茯苓，续断，杜仲，白芍，青皮，五加皮，主治肾经虚损，常失下颏。清代医家赵濂撰《伤科大成·应用诸方》中载方生血补髓饮："当归（二钱），熟地（三钱），白芍（一线），丹参（三钱），杞子、杜仲、淡苁蓉（各一钱），阿胶（一钱五分），虎骨（一钱），鹿角胶（炖化，冲服，一钱），龟板（四钱），鱼线胶（三钱），猪脊髓（一两）。"又载补肾活血汤："熟地（三钱），杜仲、杞子（各一钱），破故纸、菟丝子（三钱），归尾、没药、萸肉、独活、淡苁蓉（各一钱），红花（五分）。"

第三节　补肾壮骨法分类举隅

补肾壮骨法在临床应用颇广，无论是内科、外科、妇科、儿科、骨科、风湿科等。临证辨治应用此法是多且广的，这与肾在人体生命代谢中的重要作用分不开的，换言之，与肾的生理功能是密不可分的。①肾最重要的一个功能就是"肾藏精"。精是人体生命的基本物质。它是由生育繁殖的根本之男女媾精之精和主维持人体生命的营养物质之饮食水谷化生之精，共同构成而藏于肾。前者又称"先天之精"，后者称为"后天之精"。先天之精受之于父母，从胚胎开始，一直到老死为止，不断地发挥它的作用，不断地滋生发育。但先天之精的形成，特别是在出生之后，更有赖于饮食水谷化生之精的营养；而饮食水谷之所以能化生为精，又须依靠先天之精的活动能力，从而可知两者之间有着密切而不可分割的关系。两者密切结合而组成肾中精气。肾所藏之精足则肾气盛；肾所藏之精不足则肾气衰，故肾气盛衰与人体生长发于亦有密切关系。如《素问·上古天真论》中云："女子七岁，肾气盛，齿更发长；二七而天癸至，任脉通，太冲脉盛，月事以时下，故有子；三七，肾气平均，故真牙生而长极；四七，筋骨坚，发长极，身体盛壮；五七，阳明脉衰，面始焦，发始堕；六七，三阳脉衰于上，面皆焦，发始白；七七，任脉虚，太冲脉衰少，天癸竭，地道不通，故形坏而无子也。丈夫八岁，肾气实，发长齿更；二八，肾气盛，天癸至，精气溢泻，阴阳和，故能有子；三八，肾气平均，筋骨劲强，故真牙生而长极；四八，筋骨隆盛，肌肉满壮；五八，肾气衰，发堕齿槁；六八，阳气衰竭于上，面焦，发鬓颁白；七八，肝气衰，筋不能动，天癸竭，精少，肾脏衰，形体皆极；八八，则齿发去。"此段经文明确地告诉我们人体的生、长、壮、老、已的自然规律与肾中精气的盛衰密切相关；另外本段经文也启迪我们在临证辨治时根据不同时期（年龄段)肾气盛衰之不同程度予以不同程度的补肾。肾中精气概括为肾阴与肾阳两个方面。肾阴与肾阳又称为元阴与元阳,真阴与真阳,是人体各脏阴阳的根本,两者相互制约,相互依据,相互为用,维持着各脏阴阳的相对平衡。如果因某些因素使平衡遭到破坏,而又不能自行恢复时,即会产生肾阴虚和肾阳虚的不同证候。进一步则会导致各脏之阴阳失衡。②肾另外一个重要的功能是生髓主骨,其华在发。肾藏精,精生髓,髓藏于骨腔之中,以充养骨骼。如《素问•阴阳应象大论》中云“肾生骨髓”;《素问•六节脏象论》中云“其充在骨”,即为肾中精气充盈,才能更好地充养骨髓之意。故《素问•四时刺逆从论》中又云“肾主身之骨髓”。发之营养来源于血,故有“血余”之称谓。然发之生机在于肾气,于是有“发为肾之外华”之说。正如《素问•五脏生成》中云:“肾之合骨也,其荣发也。”③肾的第三个主要功能是肾为“作强之官”出伎巧。作强是指动作轻劲多力。伎者技也,伎巧即精巧灵敏。肾之所以能主作强出伎巧,实际仍是肾藏精、生髓、主骨的效果。故肾气旺盛,精盈髓充者,不但精神健旺,机敏多智,而且筋骨强壮,动作有力。《素问•灵兰秘典论》中云“肾者,作强之官,伎巧出焉”,意即如此。④肾的第四个主要功能为肾主水液。即肾中精气的气化功能使人体内津液正常的输布和排泄,维持体内津液代谢的平衡。津液者泛指一切体液及其代谢产物。此重要的津液调节作用为肾所主。正如《素问•逆调论》中云:“肾者水脏,主津液。”综上所述,不难看出肾与骨的不可分离的密切关系。故于临证辨治时一定要酌情补肾,肾气足、肾精充、骨髓满,骨方能荣、能养、能健、能壮矣。于是就有了“补肾壮骨法”的辨治之法则。常见的补肾壮骨法的分类有针对肾阳虚为主的温阳补肾壮骨法和针对肾阴虚为主的滋阴补肾壮骨法。

一、温阳补肾壮骨法

温阳是温法之一,是指温补阳气的治法,当然在温阳补肾壮骨法中是以温补肾阳为主,即指用温性补益肾阳的药物,辨治肾阳虚寒证的治法。

1. 证候特点

肾阳虚寒证的证候特点:腰膝酸痛痿弱、疲惫乏力、形寒肢冷、纳谷欠馨、小便清长或不利或遗尿失禁、腹痛便溏或五更泻,或见阳痿早泄、精冷滑泄、气喘水肿、舌淡胖、白或白滑苔、脉沉细无力尺弱等。

2. 治法

温阳补肾，益髓壮骨。

3. 方药

肾气丸（《金匮要略》）或右归饮（《景岳全书》）为主方加减用之。①肾气丸：本方以六味地黄丸壮水之主，加肉桂、附子补水中之火，以鼓舞肾气，通过水火并补，阴阳协调，邪祛正复，肾气自健。本方仅用少量温肾药于滋肾药中，取“少火生气”之义，故名“肾气丸”。唐代医家王冰云“益火之源，以消阴翳”意即于此。《医方论》中又云：“附桂八味为治命肾虚寒之正药，亦导龙归海之妙法，然虚阳上浮，火无所附者，必于脉象细参，或脉洪大而重按甚弱，或寸关洪大，而两尺独虚细者宜之。”②右归饮：本方亦为“益火之源”的方剂，系由肾气丸变化而成。方中熟地黄为君，甘温滋肾以填精，此本阴阳互根，于阴中求阳之意；附子、肉桂以温补肾阳而祛寒，山茱萸、枸杞子养肝血，助君药以滋肾养肝，山药、甘草温中养脾，杜仲补肝肾、壮筋骨，以上诸药共为辅佐。临证辨治应用两方时，虽均有温阳补肾壮骨之用，然前者健脾渗湿活络作用力更专，而后者养肝荣筋之作用似更著。

4. 温阳补肾壮骨法之我见

温阳补肾壮骨法，意在温肾阳以达到补肾壮骨之目的。我认为：第一，不仅要温肾阳还要注意温脾阳，故临证辨治时要以温脾肾之阳为宜。因为人体出生后的生长发育和维持生命活动所需的物质和能量，要靠脾胃之气，尤其是脾阳的温煦来吸收运化水谷精微以滋养供给脏腑及全身的需要，故脾胃为后天之本，《医宗必读》中云“谷入于胃，洒陈于六腑而气至，和调于五脏而血生，而人资之以为生者也。故曰：后天之本在脾”意即如此。肾为先天之本，先天是指人体出生之前的孕育状态，肾精在胚胎的种植、发育以及出生后身体的生长发育过程中起着重要的作用。同时人体的生殖功能强弱与肾精盈亏关系密切。正如《医宗必读》中所云：“先天之本在肾。”故又有肾主先天之说，肾主藏精是藏先天之精与后天之精之合，精生髓，髓养骨，骨方荣、方健、方壮。故温阳则必脾肾之阳双温补为宜。第二，补肾之意，既要应以温脾肾之阳为主，又要兼顾滋养肾阴，由于肾阴和肾阳均是以肾中精气为其物质基础的，肾的阴虚或阳虚，实际上均是肾中精气不足的表现形式。所以肾阴虚到一定程度时，可以累及肾阳，发展为阴阳两虚，称作“阴损及阳”；肾阳虚到一定程度的时候，也可累及肾阴，发展为阴阳两虚，称作“阳损及阴”。因此，在脾肾阳虚之时莫忘滋其阴，一则防其补阳之时有从化为热之嫌，二则防其“阳损及阴”之弊。第三，遵以上的理念，在长期的临证辨治的实践中总结出我的经验方“温阳补肾壮骨汤”。其方药组成：骨碎补、补骨脂、续断、锁阳、桑寄生、地黄、女贞子、山茱萸、益智仁、砂仁。方中骨碎补、补骨脂、续断、锁阳温阳补肾、益精壮骨；桑寄生、地黄、女贞子补肾养阴；益智仁、砂仁补肾健脾；更用山茱萸酸涩微温而补肾气，秘精气，共奏补脾肾阳、养肝肾阴、益精填髓、强壮筋骨之功效。在诸多补益之品中加入砂仁除温阳健脾外，意在其气香性温，能醒脾调胃，快气宽中，补中有“动”、有“行”，防治补而易“壅”易“滞”之弊。

二、滋阴补肾壮骨法

滋阴又称补阴、育阴、养阴、益阴。是补法的一种，是辨治阴虚证的治法。所以在滋阴补肾壮骨法中是以滋补肾阴为主，即指用具有养阴、润燥、增液作用的药物，辨治肾阴亏虚证的治法。

1. 证候特点

肾阴亏虚证的证候特点：腰膝酸软、疲乏少力、形体虚弱、头晕目干、耳鸣耳聋、夜热盗汗、五心烦热、健忘少寐、口干咽燥、遗精早泄、舌质红少苔少津，脉沉细兼数等。

2. 治法

滋阴补肾，益精壮骨。

3. 方药

以六味地黄丸或左归丸为主方加减。①六味地黄丸：此方是钱乙以《金匮》肾气丸减桂附而成，为补肾阴的代表方剂。本方补中有泻，寓泻于补，为通补开合之剂。《医方论》中云：“此方非但治肝肾不足，实三阴并治之剂。有熟地之腻补肾水，即有泽泻之宣泄肾浊以济之；有萸肉之温涩肝经，即有丹皮之清泻肝火以佐之；有山药之收摄脾经，即有茯苓之淡渗脾湿以和之。药止六味，而大开大合，三阴并治，洵补方之正鹄也。”清代高鼓峰撰《医宗己任编》中亦云：“此纯阴重味，润下之方也……。宋钱仲阳治小儿行迟齿迟、脚软、囟开，阴虚发热诸病，皆属肾虚，而小儿稚阳纯气，无补阳之法，乃用此方，去桂附，用之应手神效。”此正是唐代王冰“壮水之主，以制阳光”之意也。②左归饮：本方为纯甘壮水之剂。方中用熟地黄、枸杞子、山茱萸滋补肝肾之阴，使水旺足以制火；茯苓、山药、甘草滋养脾胃之阴，使土润可以养肺滋肾，阴平阳秘，共奏补益肾阴，生髓壮骨之用。本方源于六味地黄丸，但两者又有不同之处。六味地黄丸寓泻于补，适用于阴虚火旺之证；而本方为纯甘壮水之剂，且证属纯虚，故无取泽泻之泻，丹皮之凉。

4. 滋阴补肾壮骨法之我见

滋阴补肾壮骨法，意在滋阴以达到补肾壮骨之目的。我认为：第一，滋阴之时，莫忘伍入理气之品，如于临证辨治滋补肾阴之时，我常常加入砂仁醒脾调胃，宽中快气；加陈皮理气健脾；加姜枣辛甘相合，行阳宣肺，益气生津。从而使方药补而不滞，避免腻中伤脾之弊，利于气机的疏达。第二，滋补肾阴时莫忘温补肾阳。肾阴与肾阳同寓肾中，貌似是相互对立的两个方面。既是互相矛盾着，互相牵制着的；又是相互联系、相互依存、相互为用、相互转化的。因此，肾阴与肾阳之间有着相反相成、对立统一的关系。总之，阴是阳的物质基础，阳是阴的功能作用和力量的表现。故而肾阴虚时常可殃及于肾阳，于是在辨治之时滋其肾阴治其肾阴虚之证，莫忘伍入温阳之品，以助其功能之发挥且防单纯滋阴易生腻滞之弊。第三，滋阴莫忘补血，切记“精血同源”。精血是维持人体生命活动的营养物质的总称。血来源于先天之精，而生成于后天饮食水谷；精的形成亦靠后天饮食所化生，故有“精血同源”之说。精血的盈亏决定人体的健康与否。由于肾主藏精，肝主藏血，故于临证辨治肾阴虚证时，莫忘精血同源，补肾阴之际还要补养肝血。故于滋阴之方药中我常酌情加入养肝补血之芍药，补血和血之当归，补血滋阴之熟地黄等。第四，切记关注脾胃，补肾阴之品多味厚性黏腻，故易滞伤脾胃，故于方药中应加入健脾和胃、消食导滞之品，如陈皮、砂仁、焦三仙、炒莱菔子等以确保中焦脾胃之健运如常。第五，精不足者，补之以味，要关注充髓壮骨。精不足者是指人体的精髓亏虚，应补之以厚味之品，使精髓逐渐充实。厚味即“味道浓”之意，指富于营养的动物、植物食品，也指厚味的药物，如熟地黄、肉苁蓉，以及血肉有情之品，如鹿角胶、炙鳖甲、醋龟甲、紫河车、腽肭脐、蛤蚧、冬虫夏草。前四味偏于补阴，后三味偏于补阳。精不足者补之以厚味之品，致使精血充、骨髓满，骨荣则健壮矣！第六，遵上述之理念，于长期临证辨治的经验体会中总结出了我的经验方“滋阴补肾壮骨汤”。其方药组成：地黄、山茱萸、山药、女贞子、旱莲草、桑寄生、杜仲、黄精、炙鳖甲、醋龟甲。方中地黄、山茱萸、女贞子、旱莲草、桑寄生滋阴补肾，杜仲偏于补肾阳，以助补肾阴之品功能之动力，达到动与静、阴与阳的双调作用；炙鳖甲、醋龟甲为血肉有情之品，补肾填精、充髓壮骨，更有山药、黄精健脾益气，顾护中州；妙在山药既能健脾益气、培补中土，更能益脾肾之阴，助填精生髓，而黄精正如《名医别录》中云："补中益气，除风湿，安五脏。"《日华子诸家本草》中云："益脾胃，润心肺。"《本草纲目》又云："补诸虚……填精益髓。"他不仅益中州更可填精益髓，壮骨健骨矣！诸药合用，共奏滋阴补肾、填精生髓、壮骨强腰之效。

第四节　补肾壮骨法的临床运用

补肾壮骨法源于《内经》"肾主骨"的理论。肾藏精，精能生髓，髓能充养骨骼，促进骨骼生长，使骨强壮之用。《灵枢·本脏》中云："视其外应，以知其内脏，则知所病矣。"故骨之荣与枯、健与痿皆反映了肾气之盛衰，肾阴阳之盈亏。清代唐容川在《中西汇通医经精义》中亦有此相关论述。因而又有"肾合骨""肾主骨"之说。本着"虚者补之""损者益之"，所以当肾气虚、肾之阴阳不足，骨之受损、痿软无力、失荣失健时，则予以补肾壮骨法治之为宜。补肾壮骨法临床应用颇广，它既可单独运用，又可伍入其他治法或寓于其他治法之中。

一、补肾壮骨法在内科常见疾病辨治运用举隅

1. 骨质疏松症

骨质疏松是以骨量减少、骨的微观结构退化为特征的，致使骨的脆性增加以及易于发生骨折的一种全身性骨骼疾病。目前全世界有超过 2 亿人患骨质疏松症，50 岁以后发生骨质疏松症的女性在未来 10 年内出现髋部、脊柱、前臂或肱骨近端骨折的可能性高达 45%。大于 65 岁老人在无意识跌倒时，有 87% 会造成骨质疏松性骨折。骨质疏松发病多缓慢，个别较快，以骨骼疼痛、易于骨折为特征，生化检查基本正常。病理解剖可见骨皮质菲薄，骨小梁稀疏萎缩，类骨质层不厚。骨质疏松是多种原因引起的一组骨病，骨组织有正常的钙化，钙盐与基质呈正常比例，以单位体积内骨组织量减少为特点的代谢性骨病变，在多数骨质疏松中，骨组织的减少主要由于

骨吸收增多所致。骨质疏松分为原发性和继发性两大类。原发性骨质疏松又分为绝经后骨质疏松症（Ⅰ型）、老年骨质疏松症（Ⅱ型）和特发性骨质疏松（包括青少年型）三类骨质疏松。中医认为骨质疏松的病因病机关键在于肾虚，肾虚是根本，同时还兼有脾虚和血瘀，是以脾肾虚衰为本，血瘀阻络为标的虚实夹杂的证候。临证辨治常见证候：①肾阳虚衰证，其主证为腰膝酸痛，畏寒肢冷，尤以下肢为甚，头晕目眩，精神萎靡，面色㿠白或黧黑，纳差，伴浮肿，泄泻及小便清长，舌淡胖苔白，脉沉弱等。治以温阳补肾，填精壮骨。方药选用桂附八味丸（即《金匮要略》之肾气丸）加淫羊藿、仙茅等酌情加减用之。当然也可选用我的经验方温阳补肾壮骨汤酌情加减用之。②肝肾阴虚证，其主证为腰膝酸痛，眩晕耳鸣，失眠多梦，五心烦热，咽干颧红，溲黄便干，舌质略红，黄白少津苔，脉细数等。治以补益肝肾、滋阴清热。方选知柏地黄丸（知母、黄柏、地黄、山茱萸、山药、茯苓、丹皮、泽泻）合二至丸（旱莲草、女贞子）酌情加减用之。当然还可以应用我的经验方滋阴补肾壮骨方汤酌情加减治之。③脾胃虚弱证，其主证为腰背酸痛，腰弯背驼，纳少腹胀，大便溏薄，肢体倦怠，少气懒言，面色萎黄，舌淡苔白，脉缓弱无力等。治以健脾益气、温阳补肾。方选异功散（党参、茯苓、白术、甘草、陈皮）加减用之，若见脾虚便溏、便频者，可合用参苓白术散（扁豆、人参、白术、茯苓、山药、甘草、莲肉、砂仁、薏苡仁、桔梗）；若见鸡鸣泻伴见完谷不化者可合四神丸（补骨脂、吴茱萸、肉豆蔻、五味子）酌情加减用之。值得关注的是无论哪种证候的辨治，补肾壮骨法均贯穿于辨治的全过程。

2. 再生障碍性贫血

再生障碍性贫血简称再障，系由多种病因、多种发病机制引起的一种骨髓造血功能衰竭症，主要表现为骨髓有核细胞增生低下、全血细胞减少以及由其导致的贫血、出血和感染。目前认为T淋巴细胞异常活化、功能亢进造成骨髓损伤、造血细胞凋亡和造血功能衰竭在原发性获得性再障发病机制中占主要地位。其年发病率在我国为0.74/10万人口，可发生于各年龄组，老年人发病率较高，男、女发病率无明显差异。中医并无“再障”病名，根据其发病特点将其归属于“虚劳”范畴。虚劳是由脏腑亏损，元气虚弱而致的多种慢性疾病的总称，亦称虚损。凡禀赋不足，后天失调，病久失养，过劳内伤，渐至元气亏耗，久虚不复，而表现为各种虚损证候者，皆属于虚劳范畴。《素问•通评虚实论》中提出“精气夺则虚”的理论，说明了人体的阴血与阳气的消耗不复，可形成虚损。《难经》以“五损”（损于皮毛、血脉、肌肉、筋、骨）立论，在《内经》的基础上进一步从证的表现，观察内损的程度及演变，以预测转归，进而提出治疗大法。《金匮要略》立“虚劳”为专篇，列举本病的证因脉治，包括亡血失精、阳虚寒盛、阴虚阳浮、百气百疾、瘀血内结等，重在阳虚温补治疗，并提出了扶正祛邪和祛瘀生新的治法。《诸病源候论》提出了五劳、七伤、六极等各类证候。李东垣长于甘温补中，从脾胃立论辨治劳倦内伤证候。朱丹溪则善于滋阴降火从肝肾论治。嗣后元代、清代又有许多医家撰写了不同的书，提出了对虚劳的认识及辨治方法。综上所述，不难看出，在虚劳之证的辨证上，应首先分清在阴阳、在气血。本着《内经》的“损者温之”“劳者温之”“形不足者，温之以气；精不足者，补之以味”为基本法则，酌情辨治为宜。再生障碍性贫血临证表现为面色苍白不华、心悸怔忡、惊惕头晕、目眩耳鸣、倦怠懒言、腰膝酸软、失眠多梦、舌淡脉细或细弦等。血虚致虚劳之象，虽与心血虚损，肝血不足有关，但与脾和肾的关系尤为密切。血虚的形成，不外两途：一是来源不足；二是消耗太过。血之生源于水谷，全赖脾胃的健运生化。脾气虚衰，化源告竭而致血虚矣。本病与“肾”之关系密切，当从“精血同源”理解与领悟。肾主藏精，肝主藏血，精与血相互资生，在正常生理状态下，肝血依赖肾精的滋养，肾精依赖于肝血的不断补充，肝血和肾精相互资生、相互转化。精与血都化源于脾胃消化吸收的水谷精微，故称之为“精血同源”，又称为“肝肾同源”。肝肾同源的理论源于《内经》。在先天，肝肾共同起源于生殖之精；在后天，肝肾共同受肾所藏的先后天综合之精的充养。《灵枢·经脉》云：“人始生，先生精，精成而脑髓生。”《素问·阴阳应象大论》云：“肾生骨髓，髓生肝。”明代医家吴昆注曰：“髓生肝即肾主肝，水生木也。”综上均说明了肝肾同源之内涵。可见《内经》认为，“肾”是通过“髓”生养“肝”而体现“母子”关系的。再生障碍性贫血患者的骨腔中的精血化生的骨髓已被黄色痰浊样的脂肪髓所代替，失去了化生、滋养、不断补充肝血的功能。故而产生了血虚的虚劳诸证候，常见证候：①脾虚肝肾不足证：其主证在共同证候表现的基础上，突出了四肢倦怠、少气懒言、四末欠温、纳谷欠馨、便溏腹胀等脾虚证的表现，故应予以健脾益气、补肝肾、填精髓、壮筋骨治之，可择方异功散《小儿药证直诀》合肾气丸《金匮要略》为主方酌情加减用之。异功散方中以参苓术草甘温益气、健脾养胃；藿香伍半夏可芳香化湿，和胃调脾；砂仁配陈皮温脾调中、理气健脾共奏温中益气健脾和胃之功。本方为补脾益气之良方，特点为“补而不滞”“活补而不呆补”。肾气丸方中以六味地黄丸壮水之主，加肉桂、附子补水中之火以鼓舞肾气，水火并补、阴阳并调，合以异功散共奏健脾益气、补肾填精、养肝血、壮筋骨之效。②肝血虚，脾肾不足证：其主证亦是在共同证候的基础上，突出了面色不华少荣、动则心悸、惕惕不安、疲乏少力、少寐多梦、指(趾)甲淡白等肝血虚的表现，故应予以补血养肝、健脾补肾以治之，可择方人参养荣汤(《太平惠民和剂局方》)合龟柏地黄汤(《重订通俗伤寒论》)为主方酌情加减用之。人参养荣汤方中以八珍汤去川芎加黄芪补益生血、滋养肝血；加肉桂温补肾阳、益火之源，且防滋阴养血之品易生阴翳之嫌；更加陈皮、姜枣以健脾和中；再加五味子滋肾涩精；又加远志安神益智，共奏滋养肝血、健脾补肾、充精髓、壮筋骨之功。③肾气虚，肝脾不足证：其主证还是在共同证候表现的基础上，突出了倦怠疲惫不耐劳、腰膝酸软无力、手足厥冷或手足心热、五更泄泻、少寐多梦等肾气(肾阴、肾阳)虚的表现。故应以补肾益精、健脾养肝、荣筋壮骨治之。可择方大补元煎(《景岳全书》)合八珍汤(薛己撰《正体类要》)为主方酌情加减用之。大补元煎方中重用人参大补元气(即原气，包括元阴、元阳之气)；杜仲、地黄、枸杞子、山茱萸、当归补肾填精、滋养肝血；山药、甘草调补中焦脾胃共奏补肾填精、充髓健骨、补脾养肝之功。综上所述，“证”虽三种，然不可决然分开，临证之时，理应详辨其证，细分主次，酌情治之，方可收效。亦即遵“圆机活法”之旨意也。

3. 类风湿关节炎(尪痹)

类风湿关节炎(RA)是一种病因不明的、异质性、系统性的自身免疫性疾病。它的主要临床表现为对称性、慢性、进行性多关节炎。关节滑膜的慢性炎症，增生形成血管翳，侵犯关节软骨、软骨下骨、韧带和肌腱等，造成关节软骨、骨和关节囊破坏，最终导致关节畸形和功能丧失。类风湿关节炎是一种比较常见的疾病，分布在世界各民族。西方报道患病率为0.2%～5.3%，而我国报道为0.3%左右，性别和发病关系密切，女性约为男性的3倍。女性高发年龄为45～55岁。类风湿关节炎的骨破坏在发病2年时发生率达70%，所以早发现、早诊治是非常必要的，这样还可以减缓病情的发展，降低关节畸形、功能丧失的发生率。中医学中并没有类风湿关节炎的病名，但根据其发病特点和临床特点可将其归属于“痹病”“痹证”“骨痹”“肾痹”“顽痹”“历节风”“鹤膝风”“鼓槌风”等范畴。我的恩师焦树德教授在学习、继承前人论述的基础上，谨遵仲景先师“诸肢节疼痛，其人尪羸”之意，参考近代文献，结合多年临床体会，反复推敲创立了“尪痹”病名，把关节变形、骨质受损、筋挛肉倦、屈伸不能、活动受限、几成废人的痹病，冠之以“尪痹”病名。在 1981 年 12 月武汉召开的“中华全国中医学会内科学会成立暨首届学术交流会”上正式提出“尪痹”病名。尪痹的发病是因肾亏阳虚，寒湿之邪深侵入肾，致骨损、筋挛、肉削、形尪。尪痹的病位在经络血脉，与肾、肝、脾密切相关，可累及肺、心、皮、肉、筋、脉、骨、关节等，遍及全身多个部位和脏腑。尪痹的病变性质是本虚（如：肾督脾阳虚、肝肾阴血不足等）标实（如：风寒湿热之邪瘀阻脉络，加之湿聚为痰为浊，邪郁日久或从阳化热等）。尪痹之病变，病初在表（如：皮、肉、筋、脉、骨、关节等），久则由表入里，殃及相合脏腑（如：肺、脾、肝、肾、心等）。本病在临床上大致分为活动期和缓解期。活动期多以畸形发作或慢性活动、复发等形式表现之。缓解期即疾病的稳定状态，相对静止状态。中医治疗尪痹总的原则是“扶正”与“祛邪”相结合，补肾壮骨法必常贯穿病之始终。在活动期急性发作时，风寒湿热诸邪深侵，故以邪实为主；在活动期的慢性活动，邪势渐退，正虚渐现，故宜祛邪扶正并施为宜。若邪衰大半，正虚为著，则已至缓解期，故治宜辅助正气为主，但莫忘祛除余恋之邪。临证常见证候：活动期以寒热辨证为纲，分为寒性证候和热性证候。寒性证候为肾虚寒盛证，其证候特点是关节疼痛肿胀，疼痛剧烈，痛发骨内，入夜尤甚，关节变形，晨起关节僵硬不舒，甚则僵直蜷挛，屈伸不能，畏寒喜暖，易疲倦不耐劳，腰膝酸软，或腰腿疼痛，舌苔较白，脉多沉细略弦，尺脉多弱。治宜补肾祛寒、化湿祛风、活瘀通络、强筋壮骨。方宜补肾祛寒治尪汤为主方酌情加减用之。方中：续断、骨碎补、补骨脂、淫羊藿、制附片、牛膝补肾壮骨、温阳祛寒；桂枝、赤芍调和营卫，御邪祛邪；防风、麻黄、伸筋草、威灵仙祛邪利节；威灵仙伍用山甲，引药通行十二经直达病所；苍术燥湿以健脾；炙山甲伍地鳖虫，活血通络，利于祛邪利节，诸药合之，共奏补肾壮骨、祛邪利节、健脾活络之功。热性证候为：①肾虚标热轻证：其证候特点是关节肿胀疼痛，甚则拘挛僵硬，入夜关节痛重时，喜将患处放到被外，似感痛减轻，然而时稍见痛反加重，又速放入被内，手足心时觉发热，痛剧则关节处微有发热，但皮肤不红，倦怠乏力，口干便涩，舌质微红，舌苔微黄，脉沉弦细略数等。治宜补肾壮骨，祛邪利节，活络清热。方宜加减补肾治尪汤为主酌情加减用之。方中桑寄生、续断、制附片、生地黄、补骨脂补肾壮骨；桂枝、赤芍调和营卫，以御邪祛邪；羌活、独活、络石藤、伸筋草、威灵仙祛邪利节；生薏苡仁渗湿、健脾、除僵；知母、黄柏配生地黄以清热育阴；地鳖虫清热活血通络，共奏补肾壮骨、祛邪利节、活络清热之功。②肾虚标热重证：相对而言，本证候的特点是热象比较严重。可见关节肿胀疼痛，甚则屈伸不能，并有热感，局部皮肤略发热、发红，喜将患处放于被外，然放久受凉疼痛加重，又收回被内，如此反复。伴有口干咽燥、五心烦热、小便黄、大便干、舌质红、苔黄厚而腻、脉滑数或弦滑数等。治宜急则治其标，补肾清热，缓则治其本，补肾祛寒。方宜补肾清热治尪汤为主方酌情加减。因尪痹发病肾虚为本，方中桑寄生、续断补肾治本；知母、黄柏、地骨皮、赤芍清热护阴；忍冬藤、桑枝、豨莶草、秦艽配性温平的透骨草、威灵仙既清热利节，又防药性过凉；制乳香、没药、地鳖虫活血通络止痛，共奏补肾清热、祛邪利节之功。待热象减退逐步转向缓则治其本之法，而增加补肾壮骨之中药，加杜仲、狗脊、熟地黄、骨碎补、补骨脂等，减量、减少清热之品，酌加温阳利节祛邪之品。③湿热伤肾证：本证候的特点是或久居湿热之乡，或寒湿之邪久，则从阳化热而致湿热内蕴，证候可见关节肿痛，用手扪之发热，皮色微红，或下午潮热，久久不解，腰膝酸痛乏力，关节蒸热疼痛，痛发骨内，关节有不同程度的变形，伴见脘闷纳呆、口黏不爽，大便黏滞不畅，小便黄，舌苔白腻微黄或黄腻，脉滑数，或沉细数，尺脉多小于寸关脉。治宜清热化湿，补肾壮骨，祛邪利节，健脾通络。方宜补肾清化治尪汤为主方酌情加减用之。方中黄柏配苍术清热燥湿；黄柏配知母清热护阴；青蒿退虚热；骨碎补、续断、怀牛膝补肾壮骨；络石藤、忍冬藤、威灵仙、秦艽、豨莶草、羌活、独活祛邪利节；茯苓、薏苡仁、泽泻、砂仁健脾化湿；炙山甲活络引药直达病所。诸药合之共奏清热化湿、补肾壮骨、利节健脾之功。本方特点，在于一则清热；二则通过燥湿、渗湿、利湿达到除湿之目的，热清湿除则证缓矣！

二、补肾壮骨法在骨科常见疾病辨治运用举隅

1. 股骨头缺血性坏死

股骨头缺血性坏死又称股骨头无菌性坏死，是一种常见病，与外伤、服用激素及酗酒等多因素有关，是不同原因造成股骨头血液供应破坏或骨细

胞变性导致骨的有活力成分死亡的病理过程。本病的病因虽是多种多样，但其共同的病理机制是骨组织缺血，即是由于各种骨内、外致病因素引起骨组织营养血流减少、骨内血管网受压或流出静脉阻塞，造成局部血流障碍，严重者可引起骨组织缺血性坏死。最终导致股骨头力学强度下降，塌陷变形，患侧髋关节出现疼痛、活动障碍等。中医学中并无股骨头坏死的病名记载，但根据本病的发病部位、证候特点和发病机制来看，股骨头坏死应属于中医学中的“骨痹”“骨蚀”“骨痿”等范畴。中医认为，引起本病的外邪以寒、湿、热邪为主。患者素体先天之本主骨之肾不足，后天之本主水谷化生、主肌肉之脾虚弱，又值髋部劳损，导致局部抗病能力降低，致使寒、湿、热之邪深侵入肾入骨，留滞关节；或长期久卧，久坐湿地，致使寒湿深侵，久则湿聚凝结为痰，阻塞经络，气血不通，瘀血乃生，痰瘀互结，致使股骨头失去濡养而发本病。另外，对长期使用肾上腺皮质激素的患者，常表现为“热盛”之象，而此热为“无根之热”，常伴伤阴之象，热与湿搏结，而成湿热内蕴，致使阴血被劫，气耗血凝。骨失濡养而枯死。故在临证辨治本病时，一则要补先天之本肾以固本填精；二则要补后天之本脾以充气血之源；三则要活血通络贯穿辨治始终；四则莫忘循经辨证引药直达病所；五则要以阴阳、寒热为纲辨治；六则以补肾壮骨为核心。临证辨治法则应以补肾壮骨、健脾益气、养血填精、活血通络为宜。常见证候：①阳虚寒盛证：证候特点为腰臀疼痛，且疼痛牵及大腿根部等，畏寒喜暖、得热则舒、倦怠乏力、四肢欠温、纳食欠佳、大便溏薄、小便清长、舌淡白苔、脉沉细尺弱等。治宜温肾壮骨、健脾填精、活络止痛。可择方右归饮(《景岳全书》方由熟地黄、山药、枸杞子、山茱萸、甘草、肉桂、杜仲、制附子等组成)合虎潜丸(《丹溪心法》方由黄柏、龟版、知母、熟地黄、陈皮、白芍、虎骨、干姜等组成)为主方酌情加减用之。前方重在温补肾阳，后方重在强健筋骨。②阴虚火旺证：证候特点为腰臀疼痛，痛牵及大腿根部等，潮热盗汗、五心烦热、消瘦易饥、大便偏干、小便偏黄、舌红少苔、脉细弦略数等。治宜滋阴降火、补肾填精、活络止痛。可择方龟柏地黄汤(《重订通俗伤寒论》方由生龟版、白芍药、山药、朱茯神、熟地黄、丹皮、黄柏、山茱萸、陈皮等组成)合《丹溪心法》之虎潜丸为主方酌情加减用之。前方重在滋阴降火，后方重在强壮筋骨。值得关注的是，一则无论寒证、热证均要加入治臀部深处(足少阳胆经所行之处)疼痛之川楝子、香附等引经药；加入治大腿根部(足厥阴肝经所行之处）疼痛之郁金、没药等引经药；加入治臀部背侧（足太阳膀胱经所行之处）疼痛之羌活、独活等引经药。二则，无论在寒证或热证中均要加强活血通络之品的运用，如加制延胡索、姜黄、鸡血藤、泽兰、川牛膝。

2. 骨折

骨折西医定义为骨或软骨的完整性或连续性中断时，称为骨折。骨折的概念，前贤早有认识和记载。甲骨文中已有“疾骨”“疾胫”“疾肘”等病名；《周礼•天官》记载了“折疡”。书中云疡医“掌肿疡、溃疡、金疡、折疡之祝、药、劀、杀之齐”是也；《灵枢•邪气脏腑病形》记载了“折脊”；马王堆出土的汉代医籍也记载了“折骨”；骨折这一病名，出自唐代王焘撰《外台秘要》的卷二十九。西医“骨折”相对应的病名亦为“骨折”“骨折病”。骨折发病的原因分外因及各种外力造成的骨损伤，这种外力有直接暴力、间接暴力、筋肉牵拉、持续性劳损等。外力作用于人体，还可由于年龄、健康状况、解剖部位、结构、受伤姿势、骨骼是否有原发病变等因素的差异，而产生各种不同类型的损伤。所以致伤外力是外因，而不同的易致伤的内因也是不可忽视的。故而受伤机制则应是外因和内因综合作用的现象。骨折发生的内因与骨的质量和支撑功能健全与否有很大的关系。肾主骨而内有骨髓的充养；肝藏血主筋，精血同源，精生成与荣养骨的作用又依赖血之化生，同时肝主筋，筋牵连骨之关节等助其完成支撑及运动等功能，故肝血足，肝筋荣，骨方能更好地完成功能作用；脾主健运，主肌肉、主四肢，脾气健运，气血生化盈足，则可筋荣骨壮，同时肌肉之收缩与舒缓强健有力，则骨与筋得肌肉相助能更好地完成支撑和运动之作用。不难看出，肾、肝、脾在骨的健壮及骨功能的正常发挥中起着非常重要的作用。其中任何一脏的亏虚、功能失健均会直接影响到骨的质量及功能，这是骨折易发生的基础及重要的内在原因。关于辨治骨折，首先要掌握骨折愈合和治疗的分期原则。一般来说，根据骨折的愈合过程，可分为初期、中期、后期三个阶段。①初期又称为消瘀退肿期。其证候特点为新伤骨折后，疼痛剧烈，肢体内部筋骨、络脉均受损伤，血离经脉，瘀积不散，经络受阻，气血之道不得通畅，外部瘀血肿胀，断骨症状显著，内则气血瘀滞，还可有发热等症状。治宜行气消瘀法为主。《素问•至真要大论》云：“结者散之。”故择方复原活血汤（《医学发明》方由柴胡、瓜蒌根、当归、红花、甘草、穿山甲、大黄、桃仁等组成）为主方，佐以补肾壮骨之品酌情加减用之。②中期又称为接骨续筋期。其证候特点为经初期诊治后，损伤症状改善，肿胀瘀阻渐趋消退，疼痛逐渐减轻，然断骨动则作痛，骨未连接，瘀阻虽消而未尽，治仍宜活血化瘀、和营生新、濡养筋骨为主，促使断端迅速连接。择方接骨紫金丹（《杂病源流犀烛》方由地鳖虫、乳香、没药、煅自然铜、骨碎补、大黄、血竭、硼砂、归梢、红花等组成）为主方，佐以大量补肾壮骨之品酌情加减治之。③后期又称为坚骨壮筋期：其证候特点为断骨初步愈合，而尚未坚实，功能尚未恢复，必致筋肉痿软无力，俯仰受阻，关节屈伸不利。治宜补益肝肾、益气养血、强壮筋骨。择方虎潜丸（《丹溪心法》方由黄柏、龟版、知母、熟地黄、陈皮、白芍、虎骨、干姜等组成）和肾气丸（《金匮要略》方由干地黄、山药、山茱萸、泽泻、茯苓、丹皮、桂枝、附子等组成）为主方酌情加减用之。

三、补肾壮骨法在妇科常见疾病辨治运用举隅

1. 产后痹

产后痹系指产妇在产褥期内受到风寒等邪，引起肢体关节麻木、疼痛活动不利，伴见腰酸膝软、倦怠乏力、汗出恶风、舌淡胖苔白，脉沉细等症状。产后痹之发病不外正虚邪侵。正虚者，乃因妊娠期间胎形之骨长、精充、髓填、气血之盈荣等皆赖于母体之供给，加之产时出血较多，故产后肾气亏虚、气血不足必为产后痹发生的内在原因；另营卫为人体之藩篱，御邪祛邪，为邪入邪出必由之路，卫气之根在肾，荣血之源在脾生血统血，肝藏血，故产后肾虚血亏，必易致营卫失和，御邪祛邪无力，易使外邪侵入人体致产后痹的发病。故宜补肾健脾、养血益气、祛邪利节。方宜：①偏于阳虚寒盛者，择用独活寄生汤（《备急千金要方》方由独活、桑寄生、秦艽、防风、细辛、当归、芍药、川芎、干地黄、杜仲、牛膝、人参、茯苓、甘草、桂心等组成）合桂枝加附子汤（《伤寒论》方由桂枝、芍药、甘草、生姜、大枣、附子等组成）酌情加减用之。前方重在益肝肾、补气血、祛风湿、止痹痛；后方重在温经散寒、调和营卫。②偏于化热、湿热内蕴者，择用独活寄生汤（《备急千金要方》）合清热宣痹汤（阎小萍经验方，方中知母、黄柏清热燥湿；防己、滑石、薏苡仁甘寒淡渗以助清热利湿之力；杏仁宣肺利气，白蔻仁畅中利气，使之气化则湿亦化；连翘、栀子清泄郁热；因湿为阴邪宜温燥之，故加用蚕沙燥湿祛邪，且蚕沙又有化胃肠湿浊之功，故能使湿祛脾健胃和，诸药合之，共奏清热化湿、除邪利节之效）为主方酌情加减用之。

2. 更年期综合征

更年期综合征又称为围绝经期综合征，是指妇女绝经前后，出现性激素波动或减少所指的一系列的自主神经系统功能紊乱为主，伴有神经心理症状的一组症候群。多发生于45～55岁。最典型的症状是潮热、潮红，90%的妇女可出现轻重不等的症状。有人在绝经过渡期症状开始出现，持续到绝经后2～3年，少数人可持续到绝经后5～10年症状才有所减轻或消失。人工绝经者往往在术后2周即可出现更年期综合征，术后2个月达高峰，持续2年之久。更年期综合征主要表现为：一则是月经的改变，周期改变是最早的症状：月经周期延长，经量减少至绝经；或月经周期不规则，经期延长，经量增多，或崩或漏，然后逐渐减少至停止；或月经突然停止，但是此种情况比较少见。二则是血管舒缩的症状：主要表现为潮热、出汗，是血管舒缩功能不稳定的表现，是绝经期综合征最突出的特征性症状，约3/4的自然绝经或人工绝经妇女可出现。潮热起自前胸，涌向头颈部，然后波及全身，少数妇女仅局限在头、颈和乳房。在潮红的区域，患者感到灼热、皮肤发红，紧接着爆发性出汗，持续数秒至数分钟不等，发作频率达每天几次或几十次不等，夜间或应激状态易促发，此种血管舒缩功能不稳定可历时1年，有时长达5年或更长。值得关注的是妇女有更年期综合征，男性也有吗？有！不过因为男性雄激素的下降不像女性雌激素下降那样快速，也就是说男性过渡时间较女性为长，有慢慢适应的过程，所以表现症状亦不像女性那么剧烈。更年期年龄多发生在55～65岁之间，其实在《黄帝内经》中早有相关论述。《素问•上古天真论》中说：女子七岁，男子八岁左右，肾气渐充，就有齿更发长的变化；女子十四岁，男子十六岁左右，肾气旺盛，生殖功能开始成熟，于是女子有月事以时下，男子有精气溢泻的变化，阴阳相合，就能生育子女。女子三十五岁，男子四十岁以后，肾气渐衰，生气日减而五脏六腑的精华日损。女子四十九岁，男子六十四岁，天癸竭，月经闭止，精少，不能在生育子女，同时形体也随之逐渐衰老了。由此可以看出人体的生长、发育与肾藏精之盈亏，肾气之盛衰有着极为密切的关系，更年期综合征一方面意味着肾精将亏枯，肾气将衰败，故临证辨治时应治以补肾填精、充髓壮骨、育阴清热为宜。然此热是阴虚而生之热，故宜以甘寒之品清之，不宜用苦寒。另一方面又意味着阴精亏虚欲竭的同时，肾阳亦将损亏欲衰，所以患者常于烘热汗出后有畏寒喜暖、倦怠乏力、喜覆衣被等，或是潮热、烘热汗出，不甚明显，反而以倦怠乏力，易疲劳，畏寒喜暖等多见，故临证辨治时应治以温阳补肾、填精充髓、壮骨劳筋。所以我认为辨治更年期综合征应阴阳双调并补为宜，临证时视其阴阳、寒热之程度，酌情辨治。我在辨治更年期综合征时，常以肾气丸（《金匮要略》）为基础方，阴虚热盛为著时，合以大补阴丸（《丹溪心法》）为主方酌情加减治之；阳虚寒盛时，合以右归丸（《景岳全书》）为主方酌情加减治之。

四、补肾壮骨法在儿科常见疾病辨治运用举隅

1. 五迟五软

五迟五软是小儿生长发育障碍的常见病证。五迟是指立迟、行迟、发迟、齿迟、语迟；五软是指头项软、口软、手软、足软、肌肉软，均属于小儿发育障碍，成长不足的疾患。如西医学中的脑发育不全、智力低下、脑性瘫痪、佝偻病均可见到五迟五软的证候。五迟是以发育迟缓为特征；五软是以痿软无力为主症，两者既可单独出现，也常并见。多数患儿由先天禀赋不足所致，病情较重者常预后欠佳；少数由后天因素引起者，若症状较轻，治疗亦及时者，预后则良好。对于五迟五软证的病因病机，早在隋代著名医家巢元方撰《诸病源候论·小儿杂病诸候》中就有论述，如“齿不生”“数岁不能行”“头发不生”“四五岁不能语”诸候。明代薛铠撰，薛己增补《保婴撮要》书中云：“五软者，头项手足肉口是也。夫头软者脏腑骨脉皆虚，诸阳之气不足也。项软者，乃天柱骨弱，肾主骨，足少阴太阳经虚也。手足软者，脾主四肢，乃中州之气不足，不能营养四肢，故肉少皮宽，饮食不为肌肤也。口软者，口为脾之窍，上下龈属手足阳明，阳明主胃，脾胃气虚，舌不能藏，而常舒出也。夫心主血，肝主筋，脾主肉，肺主气，肾主骨，此五者，皆因禀五脏之气虚弱，不能滋养充达，故骨脉不强，肢体痿弱，源其要总归于胃。盖胃水谷之海，为五脏之本，六腑之大源也。治法：必先以脾胃为主，俱用补中益气汤以滋化源。头项手足三软，兼服地黄丸，凡此症必须多用二药。仍令壮年乳母饮之，兼慎风寒，调饮食，多能全形。”另《医宗金鉴·幼科心法要诀》中亦云：“小儿五迟之证，多因父母气血虚弱，先天有亏，致儿生下筋骨软弱，行步艰难，齿不速长，坐不能稳，要皆肾气不足之故，先用加味地黄丸滋养其血，再以补中益气汤调养其气，又足少阴为肾之经，其华在发，若少阴之血气不足，即不能上荣于发，苣胜丹（当归、生地黄、白芍、苣胜子、

胡粉）主之。又有惊邪乘入心气，至四五岁尚不能言者，菖蒲丸主之。”故五迟五软的病因病机可概括为正虚与邪实两个方面。正虚是五脏不足，气血虚弱，精髓不充，导致生长发育障碍。邪实是因产伤、外伤等因素，痰瘀阻滞心经脑络，心脑神明失司而致。故治宜补肾壮骨、养肝荣筋、健脾充肌、滋养心血为主，酌情辨治。常见证候：①肾肝亏虚证：主证可见肢体软弱，届期站立不能、行走不能、齿生不能，且多见颅裂开，前囟宽大等。治宜补肾壮骨，养肝荣筋，健脾充肌。方宜加减六味地黄丸（《医宗金鉴》方由熟地黄、怀山药、山茱萸、丹皮、茯苓、泽泻、鹿茸、五加皮、麝香等组成。方中六味地黄丸益肝肾之阴，填精以充髓，且不忘用鹿茸补肾督、壮元阳、生精髓、强筋骨；伍入五加皮强筋壮骨；妙在加用麝香以开窍活瘀）合补中益气汤（《脾胃论》方由黄芪、甘草、人参、当归、橘皮、升麻、柴胡、白术等组成）为主方酌情加减治之。②心脾不足证：主证可见智力不健、神情呆钝、过期尚不能言语、头发生长迟缓，发稀萎黄。治宜健脾补气、养血益神、补肾壮骨。方宜归脾汤（《济生方》方由白术、茯神、黄芪、龙眼肉、酸枣仁、人参、木香、甘草、当归、远志等组成）合六味地黄丸（《小儿药证直诀》）为主方酌情加减用之。③脾肾双虚证：主证可见头项软弱倾斜，不能抬举，口软唇弛，咀嚼无力而流涎。手软下垂，不能握举；足软无力，不能站立；肌肉虚软，皮肤松弛，形体瘦削，智力迟钝；唇舌淡白，脉沉软无力，即以五软为突出表现的证候。治宜健脾养胃、补益肝肾、壮骨荣筋。方宜补中益气汤（《脾胃论》）合补肾地黄丸（《证治准绳》由熟地黄、泽泻、丹皮、茯苓、山茱萸、牛膝、山药、鹿茸等组成）为主方酌情加减用之。总之，辨治五迟五软要注意肝、肾、脾、心等脏的调节，但更要重视补肾壮骨法之定要贯穿辨治的全过程。

2. 鸡胸、龟背

鸡胸、龟背是小儿生长发育障碍以致变成畸形的一种疾患。胸廓向前突出如鸡胸的，称为鸡胸；脊骨弯曲隆起，状如龟背的，称为龟背，亦称为凸胸龟背。鸡胸、龟背主要因先后天俱感不足，脾肾亏损骨质柔弱所致。鸡胸为主者主证可见胸廓向前畸形突出，形如鸡胸，体质羸瘦，精神萎靡，倦怠乏力，气短懒言等。以龟背为主者，主证可见脊柱弯曲，背高如龟，行走伛偻，形体羸瘦，骨质软弱，步履维艰等。故治宜补肾填精、充髓壮骨、健脾益气、丰肌荣筋。方宜大造丸（又名河车大造丸，出自明代吴旻编，明代王来贤续编的《扶寿精方》。方中有紫河车、醋龟甲、黄柏、杜仲、牛膝、麦冬、天冬、生地黄、砂仁、茯苓、人参等）合参苓白术散（《太平惠民和剂局方》）为主方酌情加减用之。值得关注的是本病一般来说是因为缺钙导致的佝偻病的一个表现，故应酌情补充钙及维生素D，并注意适宜晒太阳及运动。

第五节　辨治风湿病运用补肾壮骨法的体会

一、阴阳协调，补肾壮骨

风湿病的发病内因为正虚邪侵，发病的特点为累及皮、脉、肉、筋骨、关节，甚至内在脏腑。其中尤以肾虚为本，风寒湿热诸邪深侵入肾，伤骨、损筋、削肉，以致关节功能受损，形体羸弱，甚或变形。故在辨治风湿病时，补肾乃为首当其冲，不可偏补肾之阴阳，而应阴阳兼顾，协调并补，酌情轻重补之为宜。肾主藏精，包括了男女媾精之精、生育繁殖之精，即先天之精，还包括了饮食水谷化生之精，维持人体生命之精，荣养补充先天之精的后天之精。两者藏于肾称肾精，即肾阴，是生命的基本物质。另命门是人体中极为重要的脏器，命门附于肾，与肾相通相连，并与脏腑功能活动密切相关。根据《难经》记载，命门是“诸神精之所舍，原气之所系”。“男子以藏精，女子以系胞”，其气与肾通。而“肾间动气”，即生气之原，乃是“五脏六腑之本，十二经脉之根，呼吸之门，三焦之原”。所以说命门关系到生命之存亡。总之，肾与命门元阴元阳寓于其中，即一般所说的肾之真阴真阳。原气所系，元阳为先天之真火，元阴为先天之真水。肾与命门的相互联关系，就是水火相济、阴阳互根的关系。它与骨髓的生成，与生殖、生长发育的功能均密不可分。命门之气与肾相通，所以命门通过肾对这方面起着重要的作用。所谓“男子以藏精，女子以系胞”，亦是此意。故在临证运用补肾壮骨法辨治风湿病时应注意阴阳协调并补为宜。如我在临证辨治大偻（强直性脊柱炎）时，因本病是因肾虚，肾督阳气不足，风寒湿之邪深侵肾督，致伤骨、损筋、削肉、形尫、脊强，故辨治大偻应以补肾壮督为本，为基础。因而在大偻的辨治过程中补肾壮骨之法贯穿于病程的始终，补肾阳与补肾阴协调并用，不可偏及一方，而忽略对方。我常用补肾阳之狗脊、续断、杜仲、骨碎补、补骨脂等；与补肾阴之地黄、桑寄生、女贞子、旱莲草、龟甲等。再根据阴阳亏损之轻重而决定择药之种类和用量。

二、动静结合，补肾壮骨

补肾壮骨是治疗风湿病的基本法则，但补养之法最忌呆补、滞补，故用滋补之时应不忘疏通，补中有通，方可补而不滞，滋而不腻；而“痹病”为邪气阻滞，经络不通，故治疗中更加重一个“通”字；大凡滋补之品多滋腻碍胃，脾胃乃人体升降之中枢，气血生化之源，如中焦阻滞，则正气生化无源，气机升降失常，故补益时应特别注重调理气机、升降脾胃之气，正如张从正所云：“善用药者，使病者而进五谷者，真得补之道也。”故我在临证辨治用药时注重“动静结合”。所谓“静药”乃指滋阴补血填精之物，如地黄、何首乌、白芍、枸杞子、龙眼肉、阿胶、桑椹、玉竹、紫河车、龟甲、鳖甲；“动药”乃指理气活血化湿之品，如陈皮、青皮、炒川楝子、佛手、郁金、片姜黄、炒枳壳、木香、香橼、檀香、沉香、砂仁、薤白、荔枝核。用静药必佐以动药，或动静相合之药，使滋阴而不腻，填精而不壅，益气而不滞，养血而不留。另有些药物为“补”与“动”于一身，如狗脊苦能燥湿，甘能益血，温能养气，补益肝肾，除风湿，利关节，强腰膝。《神农本草经疏》言之：“是补而能走之药也。”骨碎补，补肾而又可活血；补骨脂，益肾固精，又可升脾胃之气；杜仲滋肾温阳，亦入肝经气分；续断补肝肾，行血脉，补而不滞，此均为动静结合之药也。总之，在辨治风湿病择用补肾壮骨法时，切记要动静结合。如熟地黄滋阴补血，静而不走，故多配以砂仁和胃醒脾，温中调气，动静结合，以滋而不腻，并舒脾胃之气，令气血生化有源。又如，阿胶配陈皮，阿胶系脊椎动物马科驴的皮去毛后熬制而成的胶块，其气味俱阴，既入肝经养血，又入肾经滋水，具有很好的补血滋阴之效。因其性阴滋腻，故内有瘀滞、脾胃虚弱、消化不良及有表证者，均不宜用之。故用阿胶时常伍入理气健脾且燥湿化痰之陈皮，使动静结合，使补而不滞，祛除阿胶滞中腻膈之弊。姜黄、制延胡索活血理气，并能行血中之气滞、气中之血滞；地鳖虫、白僵蚕化瘀血、劫痰湿；川楝子、炙山甲行气止痛，贯彻经络，透达关窍，引药达病所等。此皆为动药，使补而不滞，并增通络利节、祛邪通痹之功。

三、顾护脾胃，补肾壮骨

《灵枢•决气》曰：“谷入气满，淖泽注于骨。”肾为先天之本，脾胃为后天之本，故补肾壮骨，莫忘健运脾胃。若脾胃失健，湿从内生，又外受风寒湿邪，内外之湿相合困脾，更致黏滞之湿邪久羁不除，病程缠绵，而肾虚日久，病变必殃及于脾，加之长期服药，定有伤脾胃之嫌。故于应用补肾壮骨法辨治风湿病时莫忘加入健脾和胃之品以顾护中州，如：可加用砂仁、陈皮健脾开胃、理气兴中，又可防方中滋阴养肾之药败胃，使中土不滞，则生化无穷。若风湿病患者先天不足，又后天失养，纳谷不馨，肌肉不丰，形体消瘦，疲劳倦怠者，应在辨治风湿病方药中加入益脾阳、补中除湿的白术，正如《本草求真》中云："白术味苦而甘，既能燥湿实脾，复能缓脾生津，且其性最温，服之能健脾消谷，为脾脏补气第一要药也。"同时可加入滋脾阴、补脾胃、益肺肾的山药。正如《神农本草经》中云："山药，主伤中，补虚羸，除寒热邪气，补中益气力，长肌肉，强阴。"又如《医学衷中参西录》中云："山药，色白入肺，味甘归脾，液浓益肾……宁嗽定喘，强志育神，性平可以常服、多服。"所以在脾胃失健、肌软骨弱的风湿病患者的方药中，我常用白术配山药以益脾阳、滋脾阴、健中州。而脾肾两虚便溏患者，可加用健脾益肾固肠之莲子肉配伍渗湿除痹、健脾止泻之炒薏苡仁以达健脾益肾、渗湿止泻之功效。在除风湿的药物中确有兼能健脾和胃之品，如千年健味苦、辛，性温，入肝、肾经，除祛风湿、壮筋骨外，因含芳香性挥发油，故又有芳香健脾开胃之用，性味辛温暖中散寒而治寒性胃痛，故对脾胃失健虚寒胃痛之风湿病患者常可用之。又徐长卿辛温，入肝、胃经，且有较强的止痛作用，既可祛风寒、止痹痛，又可健脾温胃。肾的精气有赖于水谷精微的充养，有赖于脾的运化，若一味狂补，不顾脾胃，则易补肾乏源，滞补碍脾胃，故于补肾壮骨法时莫忘健脾和胃，如此脾胃康健，后天得养，则气血充实，肾气不衰。

四、补肾壮骨可调和营卫、顾护藩篱

营卫乃人体之藩篱，营卫和调，卫外御邪，营卫不和，邪气方可乘虚而入以致脏腑阴阳内伤。而脾肾不足亦可导致营卫失和、气血亏乏。肾既藏精又蕴命门之火，精与血同源，营与血同生，故精盈、血满、营方充。命门之火简称命火，亦即肾阳，是生命本元之火，气化之根，能温养五脏六腑。脏腑得命火温养方能发挥正常的运化功能。尤其是脾胃，需有命火的温煦才能发挥正常的运化功能，故命火旺、气机畅、卫方固，因而有"卫出于下焦"及"肾为卫之本"之说。如《灵枢·营卫生会》云："营出于中焦，卫出于下焦。"张景岳《类经·经络类》云："卫气者，出其悍气之慓疾，而先行于四末分肉皮肤之间，不入于脉，故于平旦阴尽，阳气出于目，循头项而下行，始于足太阳膀胱经而行于阳分，日西阳尽则始于足少阴肾经而行于阴分，其气自膀胱与肾，由下而出，故卫气出于下焦。”因而温阳补肾，壮骨荣筋，调理气机是从根本上来调和营卫。换言之，肾之阴阳得补、精充、髓足、骨健，则营卫调和、藩篱顾护。从而御邪则邪不得内侵致病，祛邪则邪除身自安。在临证辨治风湿病的方药中我都加用调和营卫之旗舰方桂枝汤中的君臣二药即桂枝和芍药以配合补肾壮骨法助调和营卫之功，共奏营得和、卫得固、肾得补、精得充、骨得壮之效也。

五、运用补肾壮骨法辨治风湿病莫忘活血通络

风湿病的病机为正虚（尤其是肾虚）邪实（风、寒、湿、热诸邪）；风湿病大多为慢性进行过程，冗长难愈。如此病邪由表入里，由轻而重，导致脏腑的功能失调、气机升降失调、气血运行不畅，则会发生血瘀停聚，脉道阻塞而生瘀血。我们对近些年来发表的类风湿关节炎的文献进行了研究分析，结果显示，在气血津液辨证方面，血瘀阻络证的频率最高，提示瘀血为本病病理演变中常见的病理产物，常贯穿于疾病的整个过程之中。如类风湿关节炎患者，无论证候表现的是寒是热，是虚是实，都是表现为关节的肿胀疼痛、麻木重着、功能障碍，且病程漫长，病势缠绵，都存在久病气血不通、瘀血阻络的情况，所以治疗中除针对病因辨证论治外，还要强调活血通络贯穿类风湿关节炎病程的始终。在这个问题上，我的研究生梯队既往做了大量相关研究，结果表明：活血通络法及相关药物的选用，能够显著改善患者的临床症状、体征、血瘀证候、血流变，及纤溶六项中交联纤维蛋降解产物D-聚体（DD）、纤维蛋白降解产物（FDP）、抗凝血酶Ⅲ（AT-Ⅲ）、组织型纤溶酶原激活物活性（TPA）等。所以在临证辨治时，于方药中我常酌情加入片姜黄、郁金、香附、制延胡索、丹参、泽兰、桃仁、红花、炙山甲、地鳖虫等。另外，豨莶草与鸡血藤均为“一箭双雕”之药物，既除风湿利关节又活血通络，但豨莶草偏于苦寒，更宜用于偏热性的证候，而鸡血藤苦温更宜用于偏寒性的证候，两味药均为苦味，胜湿之力均强些。

六、运用补肾壮骨法辨治风湿病莫忘加入“血肉有情之品”

血肉有情之品即是动物药（食）（以脊椎动物有血动物为主）中具有滋

补强壮、填精益血的不同功效的药食部分。动物类补益药食的产生，首先基于药食同源、医食同源的动物食物来源的使用与发现。明清时代后，血肉有情之物更引起医家的广泛重视。叶天士特别强调应用“血肉有情之品”，其在《临证指南医案》中对阿胶、鹿角、鹿茸、鹿胶等多种动物类补益药研究颇深，善施广用，大收殊效。中医对血肉有情之品的认识是严格规范在生存食养、补虚药治、康复食疗的“扶正补益”的范畴之内的。“精气夺则虚”，凡见素体虚弱，疾病后期及多种慢性病过程中的正气不足，机体气、血、津、液和经络脏腑等生理功能减弱，表现出的虚弱、不足、衰退、久疾难愈。从阴阳学说来看，表现为功能不足或物质亏耗，以及阴阳互损的虚惫状态，用其扶助正气，增强体质，提高抗病能力，起到药物补益及食物营养的作用。体现了《内经》中“虚则补之”“损者温之”“形不足者，温之以气；精不足者，补之以味”的精神。因此血肉有情之品的概念是除有补益作用的草木金石药物外，运用的动物有血、有肉、有骨、有髓，有与人体脏腑组织结构相似、相近的传统动物补益药（食）物，如“羊肉有形之物，能补有形肌肉”“有情之属填精：牛骨髓、羊骨髓、猪脊髓、麋角胶（疗虚等）”“龟胶、人乳皆血肉有情”“鹿茸壮督脉之阳，鹿角霜通督脉之气，鹿胶补肾脉之血”“盖鹿乃纯阳，龟、虎属阴，血气有情，各从其类，非金石草木比也”。所以血肉有情之品的定义应为：具有补充人体五脏的物质亏损，增强功能活动，改善衰弱状态，治疗多种虚证（气血阴阳）的动物类补益药（食）物，而且侧重于“补益精气”。临证常见的风湿病皆因脏腑虚弱、肾虚为要，诸邪乘虚而入深侵入骨，伤骨、损筋、削肉等。故临证辨治时，补肾壮骨法贯穿疾病始终。补肾之阴阳的目的在于补益气血、化生精髓，充养骨、关节，使骨强、体健、节利、病消矣。因而于补肾壮骨之中药中加入血肉有情之品，以助填精、充髓、荣骨，是非常必要的，所以我在临证辨治各种常见风湿病时，均不忘于方药中加入血肉有情之品。如辨治大偻（强直性脊柱炎）都酌情加用鹿角镑（片）、鹿角霜、醋龟甲等；辨治尪痹（类风湿关节炎）都酌情加用炙鳖甲、醋龟甲、蕲蛇、乌梢蛇等；辨治产后痹常酌情加用羊肉、炙鳖甲、阿胶等；辨治燥痹都酌情加用炙鳖甲、醋龟甲、鹿角胶、鸭肉、鸭汤等。总之，加入血肉有情之品可增强滋补肾阴、填精、生髓、荣骨、壮骨之效。

第八讲 健脾和胃法

第一节 健脾和胃法的内涵与分类

一、健脾和胃法的内涵

脾主运化、主升清，为后天之本。胃主受纳、主降浊，为水谷之海。脾胃同居中焦，为气机升降之枢纽，共同完成饮食物之消化、吸收及精微的输布而滋养全身。脾胃病是以脾胃的受纳、运化、升降、统摄等功能失常为病理表现的一类病证。或因饮食所伤，或因情志失调，或因劳倦过度，或因外感六淫等，使脾胃失降失司、气机郁滞、湿浊困阻、病邪犯胃等而致病。临证常见胃脘疼痛、痞满不舒、呕吐呃逆、嘈杂反酸、腹胀腹痛、泄泻、痢疾、便秘等病证。针对脾胃功能失常而产生的诸证，而采用的辨治方法，我们称之为健脾和胃法。

中医学认为，土为万物之母，人体脏腑的生理活动无不赖脾土以生化，故脾胃又有"中央土"之说。清代高士宗撰述之《医理真传》云："五行之要在中土，火无土不潜藏，木无土不植立，金无土不化生，水无土不停蓄。"清代陈修园之《时方妙用》云："五脏皆受气于脾，故脾为五脏之本。"可见脾胃与心、肝、肺、肾四脏之间密切相关。《景岳全书•脾胃》云："能治脾胃，而使食进胃强，即所以安五脏也。"清代沈金鳌撰《杂病源流犀烛》亦云："盖脾统四脏，脾有病，必波及之，四脏有病，亦必待养于脾，故脾气充，四脏皆赖煦育，脾气绝，四脏不能自生。"因此，辨治脾胃，使之和健，则五脏安矣。反之，辨治五脏之疾，必调脾胃矣。

二、健脾和胃的分类

健脾和胃法，包括了健脾与和胃两个方面。

1. 健脾

健脾之法包括了益气健脾——适用于脾气虚弱、健运失司之证；除湿健脾——适用于湿邪困脾、脾运失司之证；补肾健脾——适用于肾虚不足、脾运失司之证；疏肝健脾——适用于肝气郁结、克伐脾土之证；温阳健脾——适用于脾阳不足、健运失司之证；滋阴健脾——适用于脾阴亏虚、健运失司之证等等。

2. 和胃

和胃之法包括了降气和胃——适用于胃气滞逆、失其和降之证；清热和胃——适用于过食辛辣及热性药物致热滞于胃，和降失司之证；滋阴和胃——适用于阳明热滞伤及胃阴，胃失和降之证；温中和胃——适用于恣食生冷、饮饱无度，损及中阳，胃失和降之证；暖肾和胃——适用于肾阳亏虚，温中不能，中阳不健，胃失和降之证；疏肝和胃——适用于肝气恚郁，克伐中土，胃失和降之证；活络和胃——适用于胃病日久，气滞血瘀，互结于中，胃失和降之证等。

健脾和胃法虽有健脾及和胃之分，但脾与胃同居中焦、同司中土之责，共同完成主升降之职。故于临证辨治之时，要细观证之表现、探究证之病因病机、谨察证之从化与转化，思之、辨之、择之、治之。为此，方能在临证之时，灵活运用好健脾和胃法。

第二节　健脾和胃法的渊源与发展

一、《黄帝内经》是脾胃学说形成的基础，是健脾和胃法之源头

脾胃学说思想最早见于《黄帝内经》（简称《内经》），书中虽未有专篇论述，但对于脾胃的生理、病理、诊断、治疗及预防都有较详细的论述。如对脾胃功能之论述《素问•灵兰秘典论》曰“脾胃者，仓廪之官，五味出焉”；又如对脾胃生理功能的论述，《素问•太阴阳明论》曰“脾者土也，治中央，常以四时长四脏，各十八日寄治”；《素问•玉机真脏论》曰“中央土以灌四傍”；《素问•五脏别论》曰“胃者，水谷之海，六腑之大源也”。另《素问•经脉别论》中亦云“饮入于胃，游溢精气，上输于脾，脾气散精，上归于肺，通调水道，下输膀胱，水精四布，五经并行”，较早地描述了脾胃对饮食的转运作用。《灵

枢·脉度》曰："脾气通于口，脾和则口能知五谷矣。"《灵枢·本神》亦曰："脾藏营，营舍意，脾气虚则四肢不用，五脏不安，实则腹胀，经溲不利。"

二、《伤寒论》与《金匮要略》确立了脾胃病的辨证论治方法

张仲景在继承《内经》学术思想的基础上将证与治相结合，提出了"见肝之病，知肝传脾，当先实脾"的既病防变思想，及"四季脾旺不受邪"启迪众学者及后人平素注意保护脾胃，使脾胃旺健而不受邪侵，在辨治脾胃之疾时，要祛邪更要扶正，要辅助脾之升，胃之降，使脾健胃和更易祛邪外出。仲景先师在《伤寒论》中就有很多临证脾胃之疾辨治之论述，如"胃家实"，此为阳明经病和腑病的统称。《伤寒论·辨阳明病脉证并治》云："阳明之为病，胃家实是也。"阳明经病亦称阳明经证，后世医家深悟其理，清代医家陈尧道撰《伤寒辨证·六经证治》云："传至阳明，则目痛、鼻干、不眠，宜升麻葛根汤。此证有在经在腑之别，如目痛，鼻干，微恶寒，身热，脉浮洪，病在经也。"阳明经病又有在标在本之说。在标宜辛凉解肌，在本宜清热保津。明代医家陶华撰《伤寒全生集·足阳明经见证治例》云："其证目痛、鼻干、不眠、头额痛、身微热、恶寒，此是阳明经之标病，不拘日数多少，便宜解肌；如身热，烦渴欲饮水，汗出恶热者，此阳明经本病也，当清解邪热。"阳明腑病又称阳明腑证。《伤寒辨证·六经证治》曰："潮热、自汗、谵语、发渴、大便闭、揭去衣被、扬手掷足、发斑发黄、狂乱恶热、脉沉数，病在府也。"治宜攻下燥实为主。清代医家程钟龄撰《医学心悟·阳明经证》中曰："假如邪已入腑，发热转为潮热，致有谵语、燥渴、便闭、腹胀等症是为邪气结聚，则用承气汤下之。"清代医家吴谦主编的《医宗金鉴·订正伤寒论注》中曰："其治阳明腑病，虽均为可下，然不无轻重之分。故或以三承气汤下之，或麻仁丸通之，或蜜煎、胆汁导之，量其病而治之可也。"总之，使邪祛、气降、胃和也。又如"脾家虚"即指脾虚证，系指脾气、脾阳、脾阴不足所出现的各种证候。西晋医家王叔和撰《脉经·卷二》中曰："脾虚，……病苦泄注，腹满，气逆，霍乱，呕吐，黄疸，心烦不得卧，肠鸣。"宋徽宗时由朝廷组织人员编撰的《圣济总录·卷四十四》中云："脾虚，论曰脾象土，位处中焦，主腐化水谷，通行营卫，脾气和则可以埤诸脏，灌四旁。若虚则生寒，令人心腹胀满，水谷不消，噫气吞酸，食辄呕吐，霍乱泄利，四肢沉重，多思气结，恶闻人声。"明朝医家缪希雍撰《神农本草经疏》中云："脾虚十二证……饮食劳倦，伤脾发热……

饮食不消化，属脾气虚……伤食必恶食……停饮，为恣饮汤水，或冷茶冷酒所致……水肿属脾气虚……脾虚中满，属脾气虚兼脾阴虚……噎膈属气血两虚，由于血液衰少，而非痰气逆气所成……脾泄属气虚……健忘属气血两虚……倦怠、嗜卧，属脾气不足……脾虚腹痛，按之则止，属血虚……痞气，属脾气虚，及气郁所致。”由此不难看出，脾家虚是以太阴虚寒为主要病机，临证之时常以理中汤、四逆汤、建中汤温脾为主要治法。其中理中汤主治中阳不足，脾胃虚寒之证。方中干姜温中祛寒，白术健脾燥湿，人参补气益脾，甘草和中补土，共奏温补脾胃之功。采用本方温运中焦，补益脾胃，则中土有权，升降复常，诸证自愈。又如四逆汤是回阳救逆法中的主要方剂，所谓四逆是指阳气式微，四肢厥逆而言。方中生附子大辛大热，为回阳祛寒之要药，配干姜温中散寒，则其力益大，佐甘草和中益气，有补正安中之功。还如小建中汤，本方是由桂枝汤倍芍药加饴糖所组成。饴糖合桂枝，甘温相得，能温中补虚。饴糖、甘草合芍药，苦甘相须，能和里缓急。又以生姜之辛温，大枣之甘温，辛甘相合，能健脾胃而和营卫。共奏温中补虚、和里缓急的作用。方名“建中”，实乃建复中气之意。若本方再加具有春令升发之性，味甘气温色黄之黄芪，名为黄芪建中汤，其功效更能补益中土，温养脾胃，凡中气不振，脾土虚弱，清气下陷者最为适宜。两建中汤均突显补脾益气之效。

仲景先师在《金匮要略》中对常见的脾胃内伤杂病从病因病机、辨证立法、处方用药及预后护理等方面都进行了较系统的论述。如麦门冬汤，本方以大量之麦门冬为君，滋肺胃之阴以生津液益脾阴；佐以人参、甘草、大枣、粳米，大补中气、健脾运以生津液；于大队甘寒生津药中增此一味辛温之半夏以防寒凉伤脾阳，湿不运化生痰及气降不利之弊。诸药合之达生津益脾之阴，降气散结和胃之效。又如大建中汤，本方实为中阳虚弱，阴寒之气上逆之证而设。方中蜀椒温中下气、降逆止痛；干姜温中祛寒、和胃止呕；人参补益脾胃、扶持正气；重用饴糖建中缓急，并能调和椒、姜之燥烈，共奏温中补虚、降逆止痛之效。

综上所述，仲景先师的《伤寒论》及《金匮要略》确实为脾胃病的辨证原则，择方用药的辨治方法，提出了规范，并为健脾和胃法奠定了雄厚的基础。

三、金元时期是脾胃学说系统发展的鼎盛时期

经历了魏晋南北朝至唐宋时期，众医家助力于医学理论的发展，如唐

代医家孙思邈在其撰写的《备急千金要方》中提出“五脏不足，求于胃”，认为调理脾胃是治疗五脏不足的根本，调治脾胃恢复脾健胃和可使“气得上下，五脏安定，血脉和利，精神乃治”，充实和完善了脾胃学说的内容。到了金元时期，各民族医药学交流融合，届时正值频繁的战乱、惊恐、饥饿、流离失所等，致使脾胃之疾遍扰民众，为此医家们广为关注脾胃疾病的辨治，极力寻求、总结辨治脾胃的经验，使脾健胃和，恢复常态，故而使脾胃学说更系统、更发展了，从而使健脾和胃之法的内容更加丰富充实了。如金代著名医学家张元素（字洁古）根据脾喜温运，胃宜润降的特点，分别确定了治脾病宜守、宜补、宜升；治胃病宜和、宜攻、宜降等治则，其创制的枳术丸，充分体现了“养胃气”的治疗理念。方中以白术用量重于枳实一倍，是以补养脾胃为主兼治痞消食，深寓“养正积自除”之意。张元素以脏腑辨证指导脾胃虚实病证的辨治及制方遣药上对辨治脾胃病的贡献，至今还具有重要的意义。又如：金代名医李杲（字明之，号东垣老人）拜名医张元素为师，学术上受其影响较深。当时正处在战乱纷纷的年代，人们的生活动荡不安，常遭受饥饿、寒冷和精神刺激，这些因素引起了诸多种疾病，但应用治“伤寒”的方法治之，往往无效。李东垣则从自己长期临证辨治中体会到，这些因素最易耗伤人体元气，于是提出了“内伤学说”，认为“内伤脾胃，百病由生”。正如《脾胃论·脾胃虚实传变论》中指出“若胃气之本弱，饮食自倍则脾胃之气既伤，而元气亦不能充，而诸病之所由生也”。所以，无论是饮食所伤，还是劳倦所伤；是外邪所伤，还是情志所伤，以及胆气不升，脾胃中谷之气下流，既脾胃已伤则难以化生气血，气血不足，则内伤俱虚，内不足则难以维持身心活动，外不足则难以抗御病邪之侵袭，故百病皆由脾胃衰而生也。因而在临证辨治脾胃之疾时重在“健脾”以恢复脾主升、主运化之职；“和胃”以恢复胃主降、以和为顺之能。李东垣虽主张调理脾胃，偏于温补以助脾升，但他并无忽视辨证论治，还强调“分经用药”“随证加减”等。东垣老人还提出了“阴火”。所谓“阴火”者，是相对于“得之风雨寒暑”等外感之“阳火”而言，而“阴火”非外感，而属内伤。阴火是指由于饮食劳倦、房室不节、七情不和等内伤因素导致的一种“火热”的病理现象。这是广义的阴火，它可涉及心、肺、脾、胃、肝、肾、膀胱、大小肠等脏腑和经络。另外，东垣老人更为注重狭义阴火即“气虚发热”之论述。所谓“狭义阴火”即指由于饮食劳倦，损伤脾胃，运化失职，谷气（湿浊）下流，扰动肾间所产生的离位的相火而致，即主要与脾胃有关。东垣老人在辨治用药时主张益气泻火、升清降浊，以辛甘温升养益胃为主剂，避开苦寒伤脾胃之品，倡导“补脾胃”“泄阴火”“升发脾阳”“甘温除热”等治法。其“甘温除热”理论和所创的补中益气汤等方剂开辟了内伤发热辨治之蹊径，为后世医家所效法。再如元代著名医学家朱震亨（丹溪）师承刘完素再传弟子罗知悌，旁通李东垣、张从正。朱丹溪将其重要的学术观点“阳常有余，阴常不足”用于脾胃病的治则与组方用药中，养胃气、益阴精，补阴以配阳，强调胃在阴气生成中的重要作用。李熙等通过数据挖掘技术对《丹溪心法》中有关脾胃病的方剂进行分析，纳入处方 105 个，涉及中药 150 种，其中炙甘草、陈皮、白术、人参、茯苓等 17 种中药是治疗脾胃病的常用药物，可见朱丹溪对脾胃在疾病治疗中的重视。在其辨治“痰病”时提出“实脾土、燥脾湿，是治其本也”。又指出“大凡治痰，用利药过多，致脾气虚，则痰易生而多”。朱丹溪辨治“郁证”时，仍重在中焦脾胃，提出“凡郁皆在中焦”，创制了辨治六郁的代表方剂越鞠丸及左归丸、保和丸等。即使在养生保健方面，他也主张“脾得温则易化而食味进”，并提出“补肾不如补脾”的学术观点，对后世产生了很大的影响。

四、明清时期脾胃学说更加充实和完善

明清时期中医临床学科发展迅速，脾胃病在生理与病理特点的阐述和辨证论治的规律探讨等方面，日趋充实和全面。如明代医家薛己在脾的生理功能上具有独特的见解，提出“人得土以养百骸，身失土以枯四肢”，并明确“脾统血”的观点，“血藏于脾土”，故云“脾统血”。薛己受张元素、李东垣等人的影响，主张治病务求其本原，提倡用补真阴真阳的方药。薛己身处刘完素、朱丹溪之学盛行之际，多寒凉攻伐，于是他针砭时弊，主张温补脾胃与肾命，此学术之见对后世温补学派影响颇大。又如明末医家缪希雍（字仲淳）临证辨治时主张“注重养护胃津”，认为“阳明多气多血，津液所聚，而滋养百脉，故阳明以津为本”，进而又提出“益宜远苦寒”“法当用甘寒”的治法。正如其所言“世人徒知香燥温补为治脾虚之法，而不知甘寒滋润益阴之有益于脾也”。故于临证之时，缪希雍擅用甘寒之品如生地黄、麦冬、天冬、石斛等治疗脾阴不足，奠定了育养脾阴大法。再如明末医家李中梓（字士材）对《内经》《伤寒论》等医古籍，以及宋元名家之说研读较深，在

他撰写的《医宗必读》中有“肾为先天本，脾为后天本论”之说。李氏在继承了前贤及名家对脾肾问题的论述基础上，又作了进一步的发挥，提出“未有此身，先有两肾，故肾为脏腑之本，十二脉之根，呼吸之本，三焦之源，而人资之以为始者也。故曰先天之本在肾”。“人之有脾胃，犹兵家之有饷道也，饷道一绝，万众立散，胃气一败，百药难施”。“谷入于胃，洒陈于六腑而气至，和调于五脏而血生，而人资之以为生者也，故曰后天之本在脾”。李氏主张脾肾同治，正如《医宗必读》中曰“独举脾肾者，水为万物之元，土为万物之母，二脏安和，一身皆治，百疾不生”，并认为脾肾两脏有相赞之功能，先天可济后天，后天可助先天，肾安则脾愈安，脾安则肾愈安。如此，则肾充、脾健、胃和，则人安矣。还如清代著名医家叶桂（字天士）在学术上重视脾胃在人体中的重要作用，更十分重视脾胃病证的辨证和治疗。如《叶氏医案存真》一书共载医案1100余案。其中属脾胃病者达179案，占总数的15.2%。叶氏撰写的《临证指南医案·虚劳》书中云“上损及脾，下损及胃，皆在难治之例”，对“上下交损”之证，叶氏则强调“当治其中”。由此是以看出叶氏对脾胃病证的重视程度。叶氏更详细地阐述了“脾胃分治”之理，强调了脾升胃降，及脾胃不可采用温热治脾之法，在降胃和胃的辨治之时强调重视胃阴的作用，倡导以甘平或甘凉濡润为主的濡养胃阴之法。从而弥补了李东垣重在温补、略于治胃、不及养阴的不足，纠正了以往治脾之药笼统治胃，甚至阴阳不辨的弊病。同时还指出“所谓胃宜降则和者，非用辛开苦降；亦非苦寒下夺以损胃气，不过甘平或甘凉濡润，以养胃阴，则津液来复，使之通降而已矣”，其创立的养胃生津益胃汤一直沿用至今。

总之，经过几千年的继承与发展，形成了较为完善的脾胃病理论体系，多角度、多方面地体现了中医调治脾胃病的特色，即达到“脾健胃和”之目的，从而使健脾和胃法的内容得到不断地充实和发展。

第三节　健脾和胃法分类举隅

脾与胃在消化食物、吸收、输布津液方面，虽各有所主，却又是相互合作，彼此影响着的。因为脾为阴土，其性湿而主升；胃为阳土，其性燥而主降。故胃燥脾湿相互作用，饮食乃能消化。胃性主降故水谷得以下行；脾性主升，故津液赖以上输。燥与湿，升与降，既相反，又相成，所以脾胃相互合作，才能完成运化水谷的整个过程。所以在临证辨治脾胃之疾时，必须从“健脾”“和胃”两个方面去全面思考之。

一、健脾

健脾实为补法之一，亦称为补脾、益脾，是治疗脾虚、主运化功能失于健全的方法。常用于面色萎黄、倦怠乏力、纳谷欠馨、食后腹胀、大便溏稀、舌淡苔白、脉沉弱等脾气虚弱证候。健脾之法，分类较多，常见者如益气健脾，益气又称补气，是辨治气虚之法。益气与健脾是相辅相成的。气之生化充盈，方能保障脾主运化健旺，反之脾之运化旺盛，气之生化方能缓缓不断。为此临证之际，益气健脾乃为常用之法，而补中气助健运之“四君子汤”(《太平惠民和剂局方》)又为最常用、最基本的方剂，方中人参甘温，扶脾养胃，补中益气，为君药；白术苦温，健脾燥湿，扶助运化，为臣药；茯苓甘淡，合白术健脾渗湿，为佐药；炙甘草甘温益气，补中和胃为使药，共奏甘温益气，健脾养胃之效。脾胃为后天之本，是气血营卫的源泉，故补气必从脾胃着手。明代医家吴昆曾云：“夫面色萎白，则望之而知其气虚矣；言语轻微，则闻之而知其气虚矣；四肢无力，则问之而知其气虚矣；脉来虚弱，则切之而知其气虚矣。如是则宜补气。”四君子汤是补益脾气之基本方、常用方。很多补气之剂皆从此化裁而成。若兼食欲不振、恶心欲呕，伴见泄泻者可加陈皮，即“异功散”(《小儿药证直诀》)，重在健脾益气；若脾胃不健、饮食不思，或兼胸膈不利，或膨胀呕吐吞酸、大便不实加半夏、陈皮、姜枣煎，即“六君子汤”(《医学正传》)，重在里脾和胃，若再加木香、砂仁，则为“香砂六君子汤”，重在理气醒胃；若脾胃虚弱、津气不足、纳食减少、虚乏身热，则于四君加扁豆、黄芪、姜、枣，即为六神散(《奇效良方》)，为中气虚馁，食少虚热证候所设。又如除湿健脾，除湿又名祛湿，即祛除湿邪，又分为化湿、燥湿、利湿等。“化湿”是指脾居中央主运化，既运化水谷，又运化水湿，脾健失司，水湿不化，湿浊中阻；脾既运湿又恶湿，湿邪困脾，更失运化之职。此时及时投以芳香化湿之品，则可化湿悦脾。芳香化湿药正适用于湿浊内阻，脾为湿困，运化失职而引起的胸腹痞满、呕吐泛酸、大便溏薄、少食体倦、口甘多涎、舌苔白滑等证。李时珍曾曰：“土爱暖而喜芳香。”芳香化湿之品，多属辛温香燥之性，不但可以祛湿，可以悦脾，且因其辛香辟秽，尚能除四时不正之气，故亦用来治暑湿、湿温及霍乱、痧胀等证。常用代表方为“不换金正气散”(《太平惠民和剂局方》)。方中藿香芳香化湿、和中止呕、解暑辟浊为君药；苍术气香辛烈、性温而燥、除湿健脾，厚朴化湿导滞、下气降浊共为臣药；半夏降逆下气、燥湿祛痰，以除湿阻饮停于中，陈皮理气健脾、燥湿化痰，共为佐药；使以甘草补脾益气、调和诸药共奏芳香化湿、健脾理气之效，适用于湿浊困脾，气滞痰蕴之证。“燥湿”，此是指“燥湿化浊”而言，即是用苦温燥湿与芳香化浊合而用之，以达到湿祛浊化、气机畅通、醒脾、健脾之作用。适用于湿浊内盛，困脾失运而见湿温、泄泻、湿积等证。常用代表方剂平胃散(《太平惠民和剂局方》)。方中苍术为君，燥湿健脾、运脾为上；厚朴为臣，温燥下气、运脾散满；陈皮为佐，苦温燥湿，理气健脾；甘草为使，调和脾胃与诸药，共奏燥湿健脾之功。适用于脾胃湿胜、健运失司、积滞胃呆、土气敦阜之证。临证辨治时尚须抓住本证之特点：舌苔白腻而厚、口和不渴、心下痞满、倦怠恶食等。投以此方，运用辛香温燥，祛其湿滞，理气脾胃，使中运得复，则诸证自除矣！“利湿”是指用利水化湿的药物使湿邪从小便排出的方法。又有淡渗利湿、温阳利湿、滋阴利湿、清暑利湿、清热利湿、温肾利水等不同。湿之与水，异名同类，湿为水之渐，水为湿之积，故临证辨治时，化湿之剂有利水之效，利水之剂又有除湿之功。值得提出的是健脾之时莫忘化湿利水之品的伍用；而利水化湿之时更莫忘伍入健脾之品。常用代表方剂五苓散(《伤寒论》)。方中重用泽泻为君，取其甘淡性寒，直达膀胱，利水渗湿；臣以茯苓、猪苓之淡渗，增强利水蠲饮之功；更佐白术健脾气而运化水湿，桂枝温阳通经，内助膀胱气化。五药合用则水行气化、表解脾健，水湿留饮诸疾自除矣！再如温肾健脾，肾为先天之本、阳气之本，脾为后天之本、气血之源。脾主健运，化生精微，须借助于肾阳的温煦，故有“脾阳根于肾阳”之说。肾中之精气又有赖于脾化生之水谷精微的充养和培育，方能不断地充盈和成熟。如此脾与肾在生理上是后天与先天的关系，是相互资助、相互促进的。在病理上也是相互影响、相互制约的。温肾即是用温性药物补肾助阳。温肾健脾又称之“补火生土”，也就是借五行相生的埋论运用壮肾阳的药物以温补脾阳、脾气的方法，适用于倦怠、纳呆、泄泻、腹痛、肠鸣、四肢不温、舌质淡胖、苔白润、脉沉迟等脾肾虚寒的证候。常用代表方剂四神丸(明代薛己《内科摘要》)。本方温肾暖脾、固肠止泻，适用于脾肾虚寒、五更泄泻或久泻，不思饮食，食不消化，或腹痛肢冷等症。方中补骨脂喜补命门之火，以温养脾阳；

肉豆蔻暖脾涩肠；吴茱萸温中散寒；五味子酸敛固涩；生姜助吴茱萸以温肾散寒；大枣补养脾胃。诸药合用，以使脾肾得以温养，大肠得以固涩，诸证可愈。还如疏肝健脾，疏肝亦为和法之一，又称“疏肝解郁”“疏肝理气”，是疏散肝气郁结的方法。肝与脾关系颇为密切，肝藏血而主疏泄，脾统血、主运化，而为气血生化之源。肝脾两脏的关系，首先在于肝的疏泄功能与脾的运化功能之间的相互影响。脾的运化有赖于肝的疏泄，肝的疏泄功能正常，则脾的运化功能健旺。若肝失疏泄，就会影响脾的运化功能，从而引起“肝脾不和”的病理表现，可见精神抑郁、胸胁胀满、腹胀腹痛、泄泻便溏等症。此时当及时予以疏肝健脾治之，常用代表方剂为逍遥散(《太平惠民和剂局方》)，本方具有疏肝解郁、健脾养血之功。适用于肝郁血虚、肝脾不和而致两胁作痛、头痛眩晕、口燥咽干、神疲纳呆、脘闷腹胀，或见寒热往来、月经不调、乳房作胀等症。方中当归、白芍养血柔肝；柴胡疏肝解郁，助少许薄荷以增强其疏散条达之功；茯苓、白术、甘草培补脾土，煨姜与归、芍相配，以调和气血。诸药合用，以使肝郁得解、血虚得养、脾虚得补，诸症自愈。

二、和胃

和胃又称和中，是辨治胃气不和之证的方法。胃气不和系胃的受纳，腐熟水谷功能失调而产生的病变。可见胃脘胀闷、嗳气吞酸、泛恶欲呕、纳呆少食、坐卧不安、大便失调、舌淡苔白等证候。正如《素问·厥论》曰：“胃不和则精气竭。”及《素问·逆调论》云：“胃不和则卧不安。”

和胃之法，分类颇多。常见如降气和胃。降气乃理气法之一，又称“下气”，是治气上逆之法。胃又称胃脘，其主要生理功能：一则主受纳和腐熟水谷。《素问·平人气象论》云：“人以水谷为本。”《素问·玉机真脏论》又云：“五脏者皆禀气于胃，胃者五脏之本也。”说明胃气之盛衰有无，关系到人体生命活动之正常与否。正如李东垣在《脾胃论》中所说：“元气之充足，皆由脾胃之气无所伤，而后能滋养元气。若胃气之本弱，饮食自倍，则脾胃之气既伤，而元气亦不能充，而诸病之所由生也。”张景岳在《景岳全书》中曰：“凡欲察病者，必须先察胃气；凡欲治病者，必须常顾胃气。胃气无损，诸可无虑。”与《素问·玉机真脏论》所云“有胃气则生，无胃气则死”同也。为此，于临证辨治疾病之时，重视胃气，顾护脾胃是不能缺少、不可忽视的治疗原则。二则胃主降，以和为贵。若因饮食所伤、胃火冲逆，或痰湿中阻等引起胃气不降即胃失和降，则可产生胀满疼痛、嗳气呃逆，甚则呕吐、纳呆少食、大便失调等。应及时予以和胃降逆、理气健脾治之。常用代表方剂为旋覆代赭汤（《伤寒论》）。方中旋覆花“除水、下气”（《神农本草经》），善治“唾如胶漆，胸胁痰水”（《名医别录》），可见其消痰行水、降气止噫之功，本方用之，一则凡花皆升，唯旋覆花独降，取之降气，与胃之主降相合，使胃和也；二则取其消痰行水，若水湿内停、痰浊中阻，则胃气不降，上逆失和矣！若再与重以镇逆止呕除噫的代赭石相伍用，对胃气失降上逆为患之疾增强了疗效。方中还用生姜、半夏降逆化痰、下气散结、散水止呕；更以人参、甘草、大枣扶脾益气、强中和胃，诸药合之，可收扶正降逆、和胃健脾之效。

又如清热和胃。清热系指用寒凉药物以清解火热证的治法。热为火之渐，火为热之极，同以“清”治之，然程度不同而已。胃热者指热邪犯胃，或过食煎炒炙煿以致胃中燥热之病证，可见口渴口臭，易饥嘈杂，甚或呕逆，恶心纳呆，脘部不舒，小便短赤，大便秘结等。若胃热化火，则可见口腔糜烂，牙龈肿痛等。《素问·至真要大论》云“治热以寒”“温者清之”。故临证之时，应采用药性寒凉之品清其胃热、胃火为宜。常用代表方剂，胃虚热轻者用橘皮竹茹汤（《金匮要略》）。本方能补虚清热、降逆和胃，适于久病胃虚，或饮食无度伤胃，致胃失和降之胃虚夹热之证。方中橘皮理气和胃、降逆止呕；竹茹清胃热、止呕逆；人参益气和胃；生姜和胃止呕；甘草、大枣补虚安中。诸药合用，补虚理气，清而不寒，气顺热轻，胃得和降。胃有积热重者用清胃散（《兰室秘藏》）。本方具有清胃凉血之功，适用于胃有积热、失其和降，热沿足阳明胃经，火郁炎上所致之症。适用于牙痛牵及头脑，面颊发热，其牙喜寒恶热，或牙龈红肿溃烂，牙宣出血，或口气热臭，或唇颊腮肿痛，口干舌燥，舌红少苔，脉滑大而数者。方中黄连苦寒，直折胃腑之火，为君药；生地黄、丹皮凉血清热为臣药；当归养血活血，可助消肿止痛，升麻散火、解毒，并为阳明引经药，共为佐药。诸药合用，共成清胃火、凉血热之效。另胃为多气多血之腑，胃热每致，血分亦热，易患牙宣出血，口中热臭干燥之胃热、胃火上冲之证，运用清胃散治之，使上攻火热从泻火而解，血热从甘凉滋润而除，胃气自和矣！于《医方集解》记载本方有石膏（生），则清胃之功更显著。

再如温中和胃。温中即温中祛寒，乃属温法之一，是辨治中焦虚寒的方法。脾胃属土，位处中州，职司运化，若脾胃阳虚有寒，就会出现肢体倦怠、手足不温、纳谷不旺，或食谷欲吐、呕吐泻利、脘痞腹胀、吞酸吐涎、舌苔白、口不渴等证。则应及时予以温中健脾、和胃降逆之品治之。常用代表方剂为理中丸（亦名“理中汤”“人参汤”出自《伤寒论》）。本方主治中阳不足、脾胃虚寒之证。若脾胃阳虚有寒，则运化无权，清浊升降之机受阻，吐利腹痛等证随之而起。运用本方治之，则温运中焦，补益脾胃，则中土有权，升降复常，诸症自愈。正如清代医家程应旄所云：“理中者，实以燮理之功，予中焦之阳也。”此方中干姜性味辛热，温中焦脾胃而祛里寒，白术健脾燥湿，人参补气益脾、大补元气，助运化而正升降，甘草和中补土，四药合用，中焦之寒得辛热而去，中焦之虚得甘温而复，清阳升而浊阴降，运化健而中焦治，正是本方名为“理中”之意也。然理中丸以蜜为丸，属于缓调之剂，宜于病情较轻，病程较长者；若病情较急，宜改丸为汤，以收速效。

还如活络和胃。络者，络脉也，有沟通经脉，运行气血，反应和治疗疾病的作用，活络即指活血通络而言。瘀指血液停滞、瘀积而言，络脉中运行的血液，因气虚鼓血无力、寒凝气滞、血热妄行、跌仆损伤等致血行不畅，滞而成瘀血，使气机阻滞，更使脉络血行滞阻，不通则痛，若阻于胃络则胃痛不已。再者，胃气主降，以和降为顺，若胃失和降，气机不畅，必加重胃络瘀阻。故辨治胃失和诸证时莫忘行气活血、祛瘀止痛。常用代表方剂为丹参饮（清代陈修园撰《时方歌括》）。本方具有活血祛瘀、行气止痛之效。适用于气滞血瘀、互结于中所致的胃脘疼痛。方中重用丹参活血化瘀通络为君；檀香理气散寒、止痛开胃为臣；砂仁调中理气、温脾止泻为佐使。三药合用，共奏行气化瘀之功。如此气血通畅、胃气和顺，脘痛自消。然值得重视的是气滞血瘀之因，尚有虚、实、寒、热等不同，故于临证辨治时，需酌情加减为宜。

第四节 健脾和胃法的临床运用

一、思之悟之，健脾和胃法之精髓

健脾和胃法在临床辨治各种疾病时运用颇为广泛，尤其在辨治脾胃病时更是“无处不到”。长期的临床实践中使我深深体会到“健脾和胃法”在诸种疾病及疾病发生、发展和演变过程中贯穿始终。要很好地掌握运用健脾和胃法，则应思之、悟之其精髓所在。

1. 要突出“以和为贵”

和者，具有调和、和解、缓和之意。脾胃病以慢性疾病多见，同时因为脾胃升降相因、燥湿相济、纳运相助的生理特点，易形成寒热错杂、虚实相兼、升降失和、润燥失调等诸种病证。而健脾和胃法，即是通过和解与调和的方法，使机体的“失和”状态恢复到“和合”状态。正如清代医家戴天章所云：“寒热并用之谓和，补泻合剂之谓和，表里双解之谓和，平其亢厉之谓和。”可见健脾和胃法实为和法之一，既能祛除病邪，又能调整脏腑脾胃之功能。如和解少阳。少阳与厥阴为表里，如《素问·阴阳离合论》所说“厥阴之表，名曰少阳”，因位于半表、半里，有转输内外的枢纽作用，故有“少阳为枢”之说。少阳之为病乃邪在半表、半里所致。本病特征是口苦、咽干、目眩、往来寒热、胁肋胀满、心烦喜呕、嘿嘿不欲饮食、脉弦等。清代张璐撰《张氏医通》云：“若交少阳之经，则往来寒热、口苦胁痛，以其经居表里之半，邪欲入则寒，正与争则热，所以只宜和解，而有汗、下、利小便三禁。”少阳病常见“喜呕”“不欲饮食”，此乃枢机不利，胃失和降所致，所以辨治少阳之为病，法当和解，则可收和调胃气之功。为此，运用健脾和胃法时，一定要突出“以和为贵”。

2. 要注意安调五脏，辨治五脏之疾莫忘健脾和胃

根据中医之整体观念，五脏是一个整体，它们在生理情况下相互联系，相互制约。在病理情况下，相互影响。《素问·太阴阳明论》云“土者生万物而法天地”，“脾者土也，治中央，常以四时长四脏”。四时之气的生、长、收、藏皆得“土”助益，心肝肺肾的生理活动无不赖脾胃的生化。如清代医家何梦瑶撰《医碥》中云脾与心的关系，“脾之所以能运行水谷者，气也，气虚则凝滞而不行，得心火以温之，乃健运而不息，是为心火生脾土”；又云脾与肝的关系，“木能疏土，而脾滞以行”；再云脾与肺的关系，“脾为生气之源，肺为主气之枢”。清末医家张乃修（字聿青）撰《张聿青医案》中脾与肾的关系：“脾胃之腐化，尤赖肾中一点真阳蒸变。”由此不难看出，脾胃与各脏之间的密切关系。所以我在临证辨治脾胃病时，强调要安调五脏，而在临证辨治五脏之疾时，更强调健脾和胃、调和脾胃。

3. 健脾和胃，旨在燮理枢机维持脾升胃降和合之状

脾为阴脏，其气主升，胃为阳脏，其气主降。脾升则健，胃降则和。两者互为表里，为气机升降出入之枢纽，正如《医碥》中所云：“脾胃居中，为上

下升降之枢纽。”在脾升、胃降之中，两者均具有“运”之意。运者搬运、运输也。从生理角度看，脾为中土之脏，运藏而不泻，脾气散精，输布水谷之精微，使人身之五脏六腑以至四肢百骸、皮毛、筋肉、骨等均受到荣养而完成各自的功能。从病理角度看，脾主升之势又有可助胃升浊上逆之嫌；或不升则致壅食或积阻滞中焦。另从生理角度观胃腑，其主降，纳泻而不藏，承顺胃气之降，而降食滞、排糟粕，助脾散精下输于胃肠。从病理角度观之，胃不降，脾乃滞，精不疏散，邪滞胃腑肠内。所以在临证辨治运用健脾和胃法时，一定要抓住燮理枢机为纲，保持脾升胃降和合之状，以使脾胃完成“运”之功能。

二、健脾和胃法在内科常见疾病辨治运用举隅

1. 糖尿病性胃轻瘫

糖尿病性胃轻瘫又称糖尿病胃麻痹，是糖尿病常见的消化道慢性并发症，是指继发于糖尿病基础上因胃自主神经功能紊乱而引起的以胃动力低下为特点的临床症候群。临证时除可见到糖尿病本身的固有症状外，还有早饱，餐后上腹部饱胀、恶心、呕吐、嗳气等。本病有较高的发病率，而且影响着患者原发病的治疗。糖尿病相对应的中医病名为消渴，而本病中医病名没有统一，多依据其证候归入“胃胀”“痞满”“呕吐”“反胃”等辨治。清代李用粹《证治汇补》中云：“呕吐哕俱属脾胃虚弱，或寒热所侵，或饮食所伤，致气上逆而食不得下。”此段论述指出了中焦脾胃虚弱，升降乖戾，胃不受纳降浊，脾不升清运化，气滞、食积滞留而致脘腹饱胀、恶心、呕吐、嗳气不畅等，而消渴之疾特点为“阴虚燥热”“阴虚阳亢”。若病久迁延，阴损及阳，导致肾阳亦虚，脾土失于温煦，则气机之升降更为失司，诸症必作且加重矣。故临证时要及时运用健脾和胃法。我常用异功散（《小儿药证直诀》）合半夏泻心汤（《伤寒论》）加减治之。异功散乃四君加陈皮而成，具有四君健脾益气作用，更加陈皮理气健脾，又取半夏泻心汤中黄连、黄芩苦降泄热以和阳，干姜、半夏辛开散痞以和阴，从而达到寒热互用以调和阴阳，苦辛并进以顺其升降之目的。如此与异功散健脾补中相合，使得中焦得和，升降得复，则痞胀、恶心、呕吐等证则除。

2. 功能性消化不良

消化不良是指一组表现为上腹部疼痛或烧灼感，餐后上腹饱胀或早饱

感的症候群，可伴有食欲不振、嗳气、恶心和呕吐等。可分为器质性消化不良和功能性消化不良。而功能性消化不良患者的症状源于上腹部，血生化及内镜等检查无异常发现，临床表现难以用器质性疾病解释。本病是消化科最常见的疾病之一，据报道西方国家的发病率为40%～60%，而在我国的发病率为23.5%。相关研究发现精神心理因素与功能性消化不良发病密切相关。本病在中医学中无统一明确病名，而将其隶属于中医的“痞满”“胃脘痛”“嘈杂”“呕吐”“泄泻”等病的范畴。其病因病机：其一为脾胃虚弱、运化失司。正如金代李东垣撰《兰室秘藏》中云：“或多食寒凉，及脾胃久虚之人，胃中寒则胀满，或脏寒生满病。”其二为肝气郁结，气滞不行。本病的病位在脾胃，但与肝亦密切相关，《素问·灵兰秘典论》云：“肝者，将军之官，谋虑出焉。”肝性喜条达而恶抑郁，虽不宜抑郁，但也不宜过亢。若肝气太过，肝阳上亢，则会使性躁善怒；若肝气不足而失其“将军”刚强之性，则使人恐惧胆怯。由此不难看出，肝与精神情志之调节密切相关。七情内伤，肝气郁结，失于疏泄，无以助脾之升散，胃之和降，则致“木不疏土”；反之，脾胃升降失常也能影响肝之疏泄功能，导致“木壅土郁”。正如清代名家叶天士所云：“凡醒胃必先制肝。”若使肝之疏泄正常，得以条达舒畅，则脾气得以升发、胃气得以通降，全身气机调畅，则痞满胀痛、嗳气不舒，肠鸣泄泻自除矣。此与西医研究发现的精神心理因素与功能性消化不良密切相关之内涵同也。所以于临证辨治本病时，我常用六君子汤（《医学正传》）合逍遥散（《太平惠民和剂局方》）加减治之。六君子汤以参、苓、术、草四君益气健脾，加半夏、陈皮、姜、枣同煎以降逆止呕、理气健脾、调和中州；逍遥散以当归、白芍养血柔肝，柴胡疏肝解郁，助方中可加入的少许薄荷以增强疏散条达之功，茯苓、白术、甘草培补脾土。共奏健脾和胃、疏肝理气之效。

3. 慢性心力衰竭

慢性心力衰竭为临床常见各种心血管疾病的终末阶段，有研究认为胃肠道对于心衰发生后血流动力学变化具有高度的敏感性，在心衰发展中具有重要的作用。因而慢性心力衰竭者的胃肠道系统的变化，是越来越多的医学研究者关注重视的问题。确实有研究也发现干预治疗心衰患者胃肠道发生的变化，对改善心衰症状、延缓心衰进展有良好效果。慢性心力衰竭属于中医学中“水肿”“心悸”“怔忡”“胸痹”“喘证”等范畴。由此不难看出，五脏功能失调均可引起本病发生。然五脏之中心属火、脾属土，心脾为母子关系，故在本病的病理演变中，脾和心得关系尤为密切。《灵枢•决气》云："中焦受气取汁，变化而赤是谓血。"明代皇甫中撰注之《明医指掌》中云："血者，水谷之精也……生化于脾，总统于心。"唐容川亦曾云："食气入胃，脾经化汁上奉心火，心火得之，变化而赤，是之谓血。"由此可见，心血之充盈又常由脾胃来供给，若脾胃功能失司，化源不足，血不养心，则会导致心脉不利，从而会诱发胸闷、心悸、怔忡等。慢性心功能不全存在胃肠道的症状，常伴见腹胀、纳差、恶心、呕吐、泛酸等，还有研究指出部分老年慢性心衰的患者，临床中常会出现以消化系统症状为主要的表现；又有研究表示：心衰发生后，胃肠道持续低灌注，可造成胃肠黏膜缺血缺氧，因而导致肠道屏障功能障碍和心肌细胞损害，又可加重心衰的进展；再有研究认为，胃肠道既是心衰过程中易损伤的靶器官，又是诱发心衰进展的始动器官。因此于临证之时，及早并始终坚持运用中医药，运用健脾和胃法辨治慢性心力衰竭的患者，便可通过改善心衰患者的脾胃功能，以消除腹胀、纳差、恶心欲吐等症状，且利于改善心衰程度。临证辨治我常用六神散（《奇效良方》）合苓桂术甘汤（《伤寒论》）加减治之。六神散即是由四君（参、苓、术、草）甘温益气、健脾益胃；加黄芪、扁豆益气健脾、和中化湿；加生姜温中止呕，大枣补中益气，专为中气虚馁之证而设。苓桂术甘汤以茯苓为君，健脾利水；桂枝为臣，温阳化气；佐以白术运湿健脾；使以甘草调和脾胃，共成健脾渗湿、温阳化饮之剂。两方合用以达健脾和胃、益气温阳、淡渗利湿之效。如此慢性心力衰竭合并的腹胀纳呆、恶心欲呕、气短心悸、尿少水肿等主要表现则会减轻，甚或消失矣。

三、健脾和胃法在外科常见疾病辨治运用举隅

1. 皮肤病

皮肤病虽然在皮肤外表，但与整个身体都密切相关，皮肤和内脏也是相互联系密不可分的，是通过经络相连的，即经络外应皮肉，内应脏腑。《内经》云"肺之合皮也，其荣毛也"，故称"皮毛属肺""肺主皮毛"。《内经》还云"脾之合肉也，其荣唇也"，故称"肌肉属脾""脾主肌肉"。《内经》又云"诸痛痒疮，皆属于心"，因此可以说，皮肤与肺、脾、心三脏关系密切。皮肤包围着整个人体，是最先与外界接触的部分。也是抵御外邪侵袭的最外一层，犹如人体之藩篱，所以皮肤与疾病有着重要的关系。正如《内经》

中曾云："肌肉解利，皮肤致密……故能长久。"又云："人之有常疾者，亦因其……皮肤腠理之不坚固。"临证时可经常看到皮肤病的患者伴有脾胃不和的症状，同时往往又因饮食不节与不洁而致皮肤病变的产生。所以脾胃功能健全与否会直接影响皮肤病变。所以我们要首先明确脾胃与皮肤的关系。李东垣在《脾胃论•脾胃胜衰论》中云"饮食入胃，阳气上行，津液与气，入于心，贯于肺，充实皮毛"，"百病皆由脾胃衰而生也"。脾胃运化功能正常，才能将水谷化成精微，生化气血，则肌肤得养。反之，若脾失健运，气血生化不足，肌肤不得濡养而为病。如《素问•至真要大论》云："诸湿肿满，皆属于脾。"脾主运化，脾不健运，湿热内生，在皮肤发为红斑、丘疹、水疱、湿疹、脱屑等。在辨治各种皮肤病时，尤其又合并脾胃之疾，或防其出现脾胃之疾时，均应加用健脾和胃法之相关方药为宜。如皮肤疾患者，偏于脾胃气虚、面色萎白、食少便溏等，可合用异功散（《小儿药证直诀》）加强健脾益气；又如皮肤病患者，平素多面色淡黄，肢体倦怠、胸脘满闷、便溏泄泻者可合用参苓白术散（《太平惠民和剂局方》）以增强补气健脾、和胃渗湿之力；再如皮肤病患者兼见纳少腹胀、口淡无味、嗳气吞酸、肢体困重、面黄易倦等，可合用胃苓汤（《丹溪心法》）加减用之，本方系平胃散与五苓散合方，以期增强祛湿和胃、健脾利水之功。

痈与疔皆为中医外科常见疾病。"痈"是一种发生于皮肉之间的急性化脓性疾病。其特点是局部红肿热痛（少数初起白肿），范围多在 2～3 寸左右，发展迅速，易肿易脓、易溃、易敛。其多因外感六淫，及过食膏粱厚味，内郁湿热火毒，或外来伤害、感受毒邪等，引起毒邪壅聚，致使营卫不和，经络阻塞，气血凝滞而成痈肿。正如《内经》中云："营气不从，逆于肉理，乃生痈肿。"既然痈是气血为毒邪壅滞而成，故于辨治时予以清热解毒、活血通络之法，择用苦寒清热、祛邪解毒之品。"疔"又称"疔疮"，是发病迅速而危险性较大的疾病。随处可生，但多发于颜面和手足等处。若辨治不及时常易发生"疔疮走黄"或"损筋伤骨"，均会影响生命或功能。本病乃由于火热之毒为病。其毒或以内发，或由外感和染毒所得，蕴蒸肌肤，以致气血凝滞，因而发为本病。疔疮乃火毒之证，故治疗原则以清热解毒为主，择用苦寒清热、祛邪解毒之品治之。由此不难看出，无论是"痈"还是"疔"的原发病辨治中都要投以大量苦寒清热解毒之品；且其病因又皆有平素膏粱厚味、饮食不节与不洁，有伤脾胃；使脾胃运化、升降失和，湿滞、热蕴、湿热中阻更伤脾胃，如此在辨治“痈”“疔”之疾时，切莫忘及时运用健脾和胃之法，尽早并持续选用健脾利湿、和胃降逆之品，预防及减缓湿热内蕴、化毒壅滞气血而生“痈”“疔”之疾。于临证辨治之时，于治原发病的方药中加入资生丸（明代缪希雍撰《先醒斋医学广笔记》）。方中以参苓白术散去大枣，加藿香、白豆蔻芳香化湿、和胃止呕；加泽泻利水渗湿；加芡实补脾肾；加山楂、麦芽消食导滞、和胃健脾；加黄连清热燥湿，共奏调理脾胃之功，适用于脾胃虚弱、升降失和，兼有湿热的证候。

2. 外科手术后

手术后确实很多患者会出现脘闷、纳呆、脘腹胁肋胀痛、大便异常等脾胃病之症状。思其因，一则术前的紧张、焦虑，术后的担忧、思虑都可“过思伤脾”“肝郁气滞，克伐脾胃”“脾失健运”，出现脾胃失和之证；二则手术必有不同程度的耗气伤血，更损气血生化之源中焦脾胃的功能，致升降失司，脾胃失和之证；三则手术，尤其是腹部手术后，“排气”则是尤为重要，特别值得关注的，如果脾胃不和，胃失和降，则“排气”必不畅矣！故手术后的患者必须及时予以健脾和胃治之。如忧思伤脾、脾胃失和者，可予逍遥散合保和丸酌情加减治之。逍遥散（《太平惠民和剂局方》）为“肝郁证”所致，肝为将军之官，属木而性喜条达，为藏血之脏，体阴而用阳。若情志不遂、肝木失于条达、肝体失于柔和，必会致肝气横逆，克伐脾胃。故此时应顺其条达之性，发其郁遏之气。故方中使用了疏肝解郁之品，用当归、白芍养血柔肝；柴胡疏肝解郁，助少许薄荷以增强疏散条达之功。这正符合了《内经》所云“木郁达之”之旨。但肝木为病，易于横侮脾土，所以又配伍补脾健运之品，实土以御木侮，本方中的茯苓、白术、甘草培补脾土，且肝气有余，肝血不足，所以肝郁易致血亏，本方即更伍养血和营之品，方中当归、白芍养血；煨姜温中，三药合用，意在调和气血，宜于术后修复。所合之方保和丸（《丹溪心法》）为食滞于中，脾胃失和而设，本方为消导食滞之轻剂，所见之症，无上逆之势，又无坚结之形，故不适宜吐与下两法。唯以平和之品，消而化之，故予“保和”之称。方中山楂、神曲、莱菔子均能消食，其中山楂酸温，消肉食最佳；神曲辛温，蒸窨而成，又能醒酒悦胃、除陈腐之积；莱菔子善消面积，更兼豁痰下气，宽畅胸膈。再配以半夏、陈皮、茯苓和胃利湿；连翘芳香，散结清热。诸药合之，共奏和胃消食之功。故可于术后进补以利恢复时防其食滞之用。又如术后脘腹胀满，排气不畅时，可用枳术丸加减（《脾胃论》引张元素方）改为汤剂，频频饮服，气排胀消为宜，再改服枳术丸，渐减停之。方中白术苦温，健脾化湿，枳实苦寒下气消痞满，而白术量重于枳实一倍，则寓消于补，不为峻厉，确有补不碍滞、消不伤正的作用。为增强“破气滞”“助排气”之力，可酌加砂仁、木香、陈皮、炒莱菔子等。故术后予以健脾和胃之法时用本方既理气行滞又不伤正，尤宜矣！

四、健脾和胃法在妇科常见疾病辨治运用举隅

1. 经闭

发育正常的女子，一般在14岁左右，月经即应来潮。如超龄过久而月经未来，或曾来而又中断，以及经行如常，突然又数月不至，同时出现其他症状的，都称为“经闭”。其发病的主要原因，虽有虚实不同，但以脾胃虚弱、气血生化乏源者并不少见。临证可见经闭数月，面色淡黄，精神疲倦，四肢不温，甚则浮肿，心悸气短，食少便溏，腹胀口淡，舌质淡，苔白腻，脉缓弱。治以益气养血、健脾和胃。择方参苓白术散（《太平惠民和剂局方》）加当归、川芎。方中四君为治疗脾胃气虚的基本方，又加补脾的山药、扁豆、莲肉，和胃理气的砂仁，理脾渗湿的薏苡仁，载药上行的桔梗，从功效来说，较四君原方更泛应曲当，而且药性中和，无寒热偏盛之弊。若再加活血行气之川芎，补血和血调经之当归，共奏补气健脾、和胃渗湿、活血补血之效，则经闭可愈也。

2. 经行先期

月经周期提前八九天，甚或一月两至，均为“经行先期”，又称“经期超前”或“经早”。究其产生的机理，虽然主要是血热和气虚所致，但因脾胃失健、气虚所致者颇为多见。临证可见月经超前、量多、色淡、质清稀、精神疲倦、气短心悸、小腹有空坠感，舌质淡，舌质淡，苔薄而润，脉虚大无力。治宜调补脾胃、升阳补肾、养血止血。可择方补中益气汤（《脾胃论》）加杜仲、续断、阿胶、艾炭治之。方中黄芪益气为君；参、草补中为臣；白术健脾，当归补血，陈皮理气为佐；更用升举清阳的升麻、柴胡为使。再加杜仲、续断补肾；阿胶养血补血止血；艾炭温经止血，共奏益气健脾、和胃补肾、温经止血之效。经行先期则愈。

3. 妊娠肿胀

妊娠三四个月至六七个月间，肢体发生肿胀，称为“妊娠肿胀”，古称

"子肿"。究其原因，本病主要是脾肾阳虚所致。患者素体阳虚，妊娠期间，阴血聚以养胎，有碍肾阳温化、脾阳健运，而致水湿不行，泛溢而为肿胀。此外，亦有因气机不畅，滞而为肿的。故临证又有脾虚、肾虚、气滞之别，然因脾虚失健、胃降失和者，临证颇为多见。可有妊娠数月面目四肢浮肿，或遍及全身，肤色淡黄，皮薄而光亮，胸闷懒言，四肢不温，口淡无味，纳谷欠馨，大便溏薄，舌淡，苔薄白而润，脉缓滑无力等表现。此系脾虚中阳不振，水湿停聚，浸渍四肢肌肉所致。治宜健脾利水，可择方白术散（《全生指迷方·卷四方》），又名全生白术散。方中白术、茯苓皮健脾渗湿行水，生姜皮温中理气，大腹皮下气宽中以行水，陈皮调气和中，共奏健脾理气行水之功。故脾健、胃和、气畅、水消，肿胀自除。如于妊娠七八个月之后，只是脚部浮肿，无其他不适症状出现，此为妊娠后期常有的现象，不必治疗，产后自消。

五、健脾和胃法在儿科常见疾病辨治运用举隅

1. 泄泻

凡脾胃失调，排便次数增多，粪便稀薄，或如水样，称为泄泻。小儿脾胃薄弱，而本病又最易耗伤气液，发病之后若不及时辨治，易转为慢性，甚或气脱液竭而死亡。泄泻的病理机转，主要责之于脾胃，胃主受纳水谷，脾主运化精微，脾胃失职，则受纳运化水谷之功能失调，这是构成本病的基本因素。若加上感受外邪，或内伤饮食等，影响脾胃的功能，致水谷不分，并走大肠，而成泄泻。临证辨治时必予健脾和胃法治之。可择方启脾丸（《医学入门》）酌情加减治之。方中四君益气健脾；山药、莲肉补肾健脾、固肠止泻；陈皮、泽泻理气健脾、淡渗利湿；山楂消食积、健脾胃，共奏理气和胃、健脾止泻之功。适用于脾胃不和，气不升降而致脘腹胀满不适，肠鸣泄泻，不思饮食等。症著可改为汤剂调服，疗效更佳。

2. 疳积

疳证，是指小儿脾胃虚损，运化失宜，以致气液耗损，饮食不为肌肤，外形干枯羸瘦，气血不荣，或腹部胀大，形体虚惫，缠绵难愈，甚至严重影响生长发育，导致不良后果的一种慢性疾病。"疳"的含义古人有两种解释：一则认为小儿恣食肥甘生冷等食品，严重伤害脾胃功能，形成积滞，日久成疳；二则认为疳证主要是气液干涸，身体羸瘦，形成干疳。前者着重言其病因，后者着重言其病机、症状。综合两者，概括了疳积的含义。正如宋代佚

名撰《小儿卫生总微论方》中云“小儿疳者，因脾脏虚损，津液消亡”，把疳证的主要发病机理，作了扼要的简述。究其病因病机，与饮食不节、喂养不当、脾胃损伤强相关。小儿乳贵有时，食贵有节，喂养方法，必须定时、定质、定量，一切饮食的调配，必须与脾胃受纳运化之机相适应。古人有“无积不成疳”之说，故疳证与积有着密切关系。小儿因脾胃薄弱，对各种食物不易消化吸收，乳食停积，壅聚中州，阻滞气机，吐泻等证则易随之而现。吐泻既多，津液愈耗，渐至形神虚惫，体力不支，内则痰食积滞，外则易感时邪，因此导致不良后果者，亦非罕见。既然疳积病机主要是脾胃虚弱，但病因往往是由于有形之邪蕴积中焦的结果。故临证辨治必以扶脾养胃、健脾消导治之。可择方扶元散（《医宗金鉴》）酌情加减治之。方中四君益气健脾；黄芪补气升阳，以防中气下陷；归、芎、芍、地四物补血调血；石菖蒲芳香和中；茯神宁心安神，共奏益气和中、补血安神之效。

3. 咳嗽

咳嗽在小儿疾病中常见。有声无痰为咳，有痰无声为嗽，有咳有痰的称为咳嗽。正如清代陈复正撰《幼幼集成》中所云：“凡有声无痰谓之咳，肺气伤也；有痰无声谓之嗽，脾湿动也；有声有痰谓之咳嗽，初伤于肺，继动脾湿也。”两者虽含义不同，但可相提并论之。小儿形气未充，肌肤柔弱，故卫外功能较差，且小儿又寒暖不知自调，不能自行，及时增减衣服，适应外界气候的变化。故很易遭受外邪侵袭，肺卫受邪，肺气郁闭不宣，失其肃降之职，反而上逆为咳嗽。另外小儿脾胃薄弱，易因喂养不当，饮食所伤，导致脾失健运，水谷不能化生精微，反而酿成痰浊，上贮于肺，阻塞气道，致使肺气不得宣降，上逆为咳。故有“脾为生痰之源，肺为贮痰之器”之说。故临证辨治之时，既要治肺，使其恢复宣降之职，更要治脾，健脾和胃，使其恢复升降之能，使湿祛痰除，避免痰湿阻肺，则咳嗽除矣！可择方桑菊饮（《温病条辨》）合二陈汤（《太平惠民和剂局方》）酌情加减治之。吴鞠通曾指出桑菊饮立方之意：“盖肺为清虚之脏，微苦则降，辛凉则平，立此方所以避辛温也。”方中桑叶、菊花、薄荷疏风解表宣肺；桔梗、甘草、杏仁清咽利膈、止咳化痰；连翘、芦根清热生津，共奏疏风清热、宣肺止咳之功。与之合用之二陈汤，是一首应用广泛的化痰和胃、健脾化湿的方剂，方中半夏辛温性燥，功能燥湿化痰，和中止呕，消痞散结；气机不畅则痰凝，痰凝则气机更为阻滞，故用橘红理气化痰，使气顺则痰降，气化则痰消。痰由湿生，湿祛则痰除。故以茯苓健脾利湿；益以甘草和中补土，使脾健则湿化痰消，以达燥湿化痰，理气和中。两方合用，肺脾同治，咳嗽自平。

第五节　辨治风湿病运用健脾和胃法的体会

在临证辨治风湿病时要着重强调脏腑辨证，脏腑辨证是根据脏腑的生理功能、病理表现，对疾病证候进行分析归纳，借以探究病机，判断病变的部位、性质、正邪盛衰情况的一种辨证方法。脏与脏之间，五脏与六腑之间通过经络联系在生理上相互协同，在病理上相互影响。正如清代张志聪撰《侣山堂类辨》中云："五脏之气，皆相贯通。"这也就体现出了风湿病是多系统、多功能、多脏腑的表现特点。脏与脏、脏与腑彼此之间在生理活动和病理变化上有着必然的内在联系，因而形成了脏与脏之间相互资生、相互制约的关系。

一、重视脾与他脏和风湿病的关系

（一）脾与肾和风湿病的关系

脾为后天之本，肾为先天之本，脾与肾的关系是后天与先天的关系，后天与先天是相互资助，相互促进的。脾与肾在生理上的关系主要反映在先后天相互资生和水液代谢方面。

1. 先天后天，相互资生

脾主运化水谷精微、化生气血，为后天之本；肾藏精，主命门真火，为先天之本。《医述》云"先天为后天之根"。脾的运化，必须得肾阳的温蒸化，始能健运。所以《张聿青医案》说："脾胃之腐化，尤赖肾中这一点真阳蒸变，炉薪不熄，釜爨方成。"《傅青主女科•妊娠》曰："脾为后天，肾为先天，脾非先天之气不能化，肾非后天之气不能生。"

肾精有赖脾运化水谷精微的不断补充，才能充盛。故《医门棒喝》曰："脾胃之能生化者，实由肾中元阳之鼓舞，而元阳以固密为贵，其所以能固密者，又赖脾为生化阴精以涵育耳。"这充分说明了先天温养后天，后天补养先天的辩证关系。总之，脾为水谷之海，肾为精血之海。《景岳全书•杂证谟》说中："人之始生，本乎精血之源，人之既生，由乎水谷之养。非精血无以立形体之基，非水谷无以成形体之壮。"《景岳全书•脾胃》中说："水谷之海本赖先天为之主，而精血之海又赖后天为之资。故人之自生至老，凡先天之不足者，但得后天培养之力，则补天之功，亦可居其强半。”

辨治大偻（强直性脊柱炎）时以补肾壮督、扶正祛邪为治疗总则，而健脾利湿法是重要的辅助治疗方法。健脾利湿意即以健脾化湿、和胃理中之品，通过运脾或健脾的方法，可使内湿得以祛除，外湿难侵，脾胃之水谷精微生化有源，而从祛寒、除湿方面增强补肾壮督的效果，达到补肾壮督、扶正祛邪的最终治疗目的，因此，健脾利湿应该贯穿治疗的始终，健脾利湿也可补虚扶正，而不致使“复感三邪”而使病邪渐深侵入人体。此外，风湿病的病程较长，往往要长时间的药物治疗，因此，从脾肾论治可顾护肾之先天之本，又顾护脾胃后天之本，以保证患者应用药物治疗的顺利进行。

2. 制水主水，相互协作

风湿病中，如强直性脊柱炎、类风湿关节炎、骨关节炎、骨质疏松症等发病的病因病机主要是肾虚督寒、寒湿深侵、病久而累及肝脾使骨损筋伤肉削，临床以可见骨骼变形、肌肉萎缩、筋脉挛急为特点，而脾肾相关理论在风湿病的形成、治疗和预后中都具有特别重要的意义。

从脾与肾的生理病理关系来看，肾精是人体元阴元阳之名，为人的先天之本；脾主运化，为后天之本，脾主运化水谷精微，主要是借助于肾中元气的温煦；肾之精气也有赖于水谷精微的生化和补充。因此，脾与肾的关系是后天与先天，是相互促进，相互资助的密切关系。在病理上也常相互影响，互为因果，如果肾阳不足，不能够正常温煦脾阳或脾阳久虚，进一步损及肾阳，则可导致腹部冷痛，下利清谷，水肿，五更泄泻等肾阳虚证候的发生。

反之，如果脾之阳气不足，进而导致脾失健运，水谷精微不能转化为精血以充养肾之精气，则导致肾气亏虚，两者最终均可导致脾肾阳虚，临床上出现水液代谢紊乱、先后天失养等表现，可导致风湿病的发生和发展，不利于风湿病的康复。

脾主运化水湿，须有肾阳的温煦蒸化；肾主水液，司关门开阖，但这种开阖作用，又赖脾气的制约，即所谓“土能制水”，脾肾两脏相互协作，共同完成水液的新陈代谢。

（二）脾与心和风湿病的关系

在辨治风湿病时，非常关注心与脾的关系，心主血而行血，脾主生血又统血，所以心与脾的关系，主要表现在血的生成和运行，以及心血养神与脾主运化方面的关系。

1. 血液生成

脾气健运，化源充足，则心血充盈；心血旺盛，脾得濡养，则脾气健运、心主血脉而又生血，脾主运化为气血生化之源，心血赖脾气传输的水谷精微以化生，而脾的运化功能又有赖于心血的不断滋养和心气的推动，并在心的统率下维持其正常的生理活动。《医碥•五脏生克说》曰：“脾之所以能运行水谷者，气也。气虚则凝滞而不行，得心火以温之，乃健运而不息，是为心火生脾土。”

2. 血液运行

血能正常运行而不致脱陷妄行，主要靠脾气的统摄，所以有“诸血皆运于脾”之说。血液在脉中循行，既赖心气的推动，又靠脾气的统摄，方能循环运行而不溢于脉外。

3. 神志活动

心生血而主血脉，脾为气血生化之源，生血而又统血，血为水谷之精气，总统于心而生化于脾。血之于气，一阴一阳，两相维系，气能生血，血能化气，气非血不和，血非气不运。气血冲和，阴平阳秘，脾气健旺，化源充足，气充血盈，充养心神，则心有所主，心血运于脾，心神统于脾，心火生脾土，脾强则能主运化，而生血统血。

心与脾在病理上的相互影响，主要表现在血液的生成和运行功能失调，以致脾主运化水湿不能，形成水气，水气上逆凌心，出现心神不安等症状，这是风湿病发病的重要原因之一。

（三）脾与肺和风湿病的关系

在治疗风湿时，非常关注肺与脾的关系，因脾主运化，为气血生化之源；肺司呼吸，主一身之气，脾主运化，为胃行其津液；肺主行水，通调水道。所以，脾和肺的关系，主要表现于气的生成和津液的输布两个方面，风湿病常由于日久伤及肺脾两脏而导致其升降失司，宣降失调，如干燥综合征常见口干、咽干、大便干燥等。

1. 气的生成

肺气的盛衰在很大程度上取决于脾气的强弱，常遵循“肺为主气之枢，脾为生气之源”之说，肺司呼吸和脾主运化功能是否健旺与气之盛衰有密切关系。肺主气，脾益气，肺司呼吸而摄纳清气，脾主运化而化生水谷精气，上输于肺，两者结合化为宗气（后天之气）。宗气是全身之气的主要物质基础。脾主运化，为气血生化之源，但脾所化生的水谷之气，必赖肺气的宣降才能敷布全身，肺在生理活动中所需要的津气，又要靠脾运化的水谷精微来充养，故能助肺益气。

2. 水液代谢

脾失健运，水湿不化，聚湿生痰而为饮、为肿，影响及肺则肺失宣降而喘咳，其病在肺，而其本在脾，故有“脾为生痰之源，肺为贮痰之器”之说。反之，肺病日久，又可影响于脾，导致脾运化水湿功能失调。肺主行水而通调水道，肺主运化水湿，为调节水液代谢的重要脏器。人体的津液由脾上输于肺，通过肺的宣发和肃降而布散至周身及下输膀胱。脾之运化水湿赖肺气宣降的协助，肺之宣降靠脾之运化以资助。脾肺两脏互相配合，共同参与水液代谢过程。

肺脾二脏在病理上的相互影响，主要在于气的生成不足和水液代谢失常两个方面，常表现为脾肺两虚、痰湿阻肺之候等，导致风湿病的发生与发展。

（四）脾与肝和风湿病的关系

在辨治风湿时，要特别关注肝与脾的关系。肝主疏泄，脾主运化，肝藏血，脾生血统血。因此，肝与脾的关系主要表现为疏泄与运化、藏血与统血之间的相互关系。具体体现在消化和血液两个方面。

1. 消化

脾主运化，为气血生化之源，脾气健运，水谷精微充足，才能不断地输送和滋养于肝，肝才能得以发挥正常的作用。总之，肝之疏泄功能正常，则脾胃升降适度，脾之运化也就正常了，所谓“土得木而达”，“木赖土以培之”。肝主疏泄，分泌胆汁，输入肠道，帮助脾胃对饮食物的消化，脾得肝之疏泄，则升降协调，运化功能健旺，所以《医碥·五脏生克说》说：“木能疏土而脾滞以行。”

2. 血液

脾气健运，血液的化源充足，则生血统血功能旺盛，脾能生血统血，则肝有所藏，肝血充足，方能根据人体生理活动的需要来调节血液。此外，肝血充足，则疏泄正常，气机条畅，使气血运行无阻，所以肝脾相互协作，共同维持血液的生成和循行。血液的循行，虽由心所主持，但与肝、脾有密切的关系。肝主藏血，脾主生血统血，脾之运化，赖肝之疏泄，而肝藏之血，又赖脾之化生。

肝与脾在病理上的相互影响，也主要表现在饮食水谷的消化吸收和血液方面。肝脾不调，可导致中气壅塞不通，脾胃生化不足，气血资源虚乏，而导致脾痹，或肝气逆乱，气病及血，肝脉气血痹阻，则可形成肝痹。

二、重视脾肾双调

历代医家有“补脾不如补肾”与“补肾不如补脾”两种不同的论述，我临证中强调辨治风湿病时，应重视脾肾双调，才能达到最好的治疗效果。“补脾不如补肾”与“补肾不如补脾”是两种具有不同临床应用价值，却又相互对立的学术观点。脾为中宫之土，也是万物之母；肾为脏腑之本，也是十二经之根，无论是在生理或者病理上，脾与肾都息息相关。在生理上，相互促进，相互资助；在病理上，脾与肾可以共同致病，相互影响，甚至存在一定的因果关系。故在风湿病治疗中，脾肾在生理上相互促进，相互资助，在病理上则相互影响，互为因果。临床立法，孰者益肾，孰者脾肾并济，皆在根据具体病情相机择用，不可偏执一端，即需要“脾肾双调”。脾之健运，化生精微，须藉以肾阳温煦；而肾之温煦、推动全身脏腑功能依赖所藏精气，精气又有赖于脾胃转输的水谷精微以充养和培育。

由于历代医家所处的社会环境与当时的社会背景不同，所以其临床辨证论治经验积累不一，对于补脾补肾两者的观点难免有差异，但是若结合其当时的实际情况，还是有一定的临床和学术意义的。在临床上，风湿病的发生发展是错综复杂的，为此不能固守拘泥于补肾或者补脾。

我于临证时提倡应灵活变通，将患者的体质盛衰、证候特点以及年龄差异相结合辨证施治，以达先天济后天，后天助先天之功。应将四诊收集所得的资料在中医理论的指导下，通过针对性的分析、综合，分辨清楚风湿病的原因、性质、受累部位及邪正之间的侧重以及关系，概括判断是以脾虚为主、肾虚为主抑或是脾肾两虚。我在临证辨治强直性脊柱炎时，每遇脾肾两虚，脾气亏虚为主的患者，每日腹泻达十余次，精神萎靡不振，少气懒言，形体消瘦，腰背僵痛困重，每每只要服食中药则腹泻，治以健脾和胃，补肾强督。患者服药后虽腰背僵痛困重稍减，但是腹泻次数不减反增，后考虑患者由于脾胃俱虚，应先注重扶助脾胃之气，待脾胃之气复苏后再酌情加量补肾强督、祛风利节之药，效果显著。

故于临证辨治时，首先要辨清脾肾两虚孰轻孰重；再者要抓住根本，采取或补脾为主兼补肾，或补肾为主兼补脾的治法。

三、辨治风湿病要注重调理气机之枢纽

在辨治风湿病中，非常强调调理气机的枢纽，主要包括调理脾胃气机和肝脾气机，认为气机运行的条达对机体具有重要意义，治疗风湿病时遵循李东垣《脾胃论》“调理脾胃，治验治法用药若不明升降浮沉差互反损”，我认为调理脾胃，如果不明升降浮沉之理，当升反降、当浮反沉，就会出现相互间的差误，对机体无益反损。因而在治疗脾胃病时，十分重视升降浮沉之理，并且强调脾胃是人体精气升降运动的枢纽，在临证时非常重视升降浮沉原理，治法用药强调升降。

（一）调理脾胃气机

脾胃为后天之本，在饮食物的受纳、消化、吸收和输布的生理过程中起主要作用，脾与胃之间的关系，具体表现在纳与运、升与降、燥与湿几个方面。脾与胃在五行属土，位居中焦，以膜相连，经络互相联络而构成脏腑表里配合关系。

1. 纳运相得

我认为许多风湿病患者由于饮食不当，日久伤脾，而见有脾胃升降失调。胃的受纳和腐熟，是为脾之运化奠定基础，脾主运化，消化水谷，转输精微，是为胃继续纳食提供能源，两者密切合作，才能完成消化饮食、输布精微，发挥供养全身之用。所以在《诸病源候论·脾胃诸病候》中说：“脾者脏也，胃者腑也，脾胃二气相为表里，胃受谷而脾磨之，二气平调则谷化而能食。”

2. 升降相因

治疗风湿病如果不明脾胃升降浮沉之理，当升反降、当浮反沉，就会出现相互间的差误，对机体无益反损，而患者服药后亦难以吸收、消化。脾胃居中，为气机上下升降之枢纽。脾的运化功能，不仅包括消化水谷，而且还包括吸收和输布水谷精微。脾的这种生理作用，主要是向上输送到心肺，并帮助心肺的作用以供养全身，所以说“脾气主升”。胃主受纳腐熟，以通降为顺，胃将受纳的饮食物初步消化后，向下传送到小肠，并通过大肠使

糟粕浊秽排出体外，从而保持脾胃虚实更替的生理状态，所以《临证指南医案•卷二》说“胃气主降”，“纳食主胃，运化主脾，脾宜升则健，胃宜降则和”。故脾胃健旺，升降相因，是胃主受纳、脾主运化的正常生理状态。

3. 燥湿相济

燥湿相济，脾胃功能正常，饮食水谷、所服食的药物才能消化吸收；胃津充足，才能受纳腐熟水谷，为脾之运化吸收水谷精微提供条件；脾不为湿困，才能健运不息，从而保证胃的受纳的腐熟功能不断地进行。由此可见，胃润与脾燥的特性是相互为用，相互协调的。脾为阴脏，以阳气用事，脾阳健则能运化，故性喜温燥而恶阴湿。胃为阳腑，赖阴液滋润，胃阴足则能受纳腐熟，故性柔润而恶燥。故《临证指南医案•卷二》曰：“太阴湿土，得阳始运，阳明燥土，得阴自安。以脾喜刚燥，胃喜柔润故也。”

风湿病的治疗中，必须时时关注脾胃气机的纳运失调、升降反常和燥湿不济等病理变化，条达气机，方可获效。

（二）调理肝脾气机

在临证时要关注肝脾气机不调，肝失疏泄，脾失健运，痰瘀内停，情志不舒等致使风湿病缠绵难愈，影响疾病预后的因素。

1. 肝脾失调是风湿病的发病基础

肝属木，主风，风以动之，性喜升发条达；肝又主筋，而诸节者皆属于筋。脾属土，主湿，湿以润之，湿性为重着趋下；脾又主四肌肉。脾胃气机的升降，运化水湿，皆有赖于肝气的疏泄，一旦出现肝经风火妄动、木旺乘土或肝气郁结、木不疏土都将导致脾失健运，升降失司。因“肝之系下连气海，兼有相火寄生其中”。若肝气郁结则易从热化，而肝经之风火妄动，本为火热之证，因而最终的结局均为湿热蕴积。反之，若脾失健运，湿蕴化热，也可引起肝气疏泄不利、升发无常而郁遏，是谓土壅木郁。故无论是疏泄太过或者是肝气疏泄不及，抑或脾的运化失常，皆可形成肝脾失调、湿热内阻，从而导致湿热蕴结的病理状态。

由此，肝脾失调所导致的风湿病湿热内蕴，气机失调的发病机理有二：

其一，肝经风火妄动，肝木旺乘脾土，风湿热之邪窜犯人体经络。肝与脾原本为制胜之脏，但若其人素禀脾虚肝旺，则症见急躁易怒，胸闷心烦；肝经风阳火动，下陷于脾土之中时，则致脾失健运，升降失司，湿邪内侵，积湿蕴热。每遇暴怒之时，则肝经风火夹湿热窜犯经络，侵袭人体各关节而使痰浊内生，热邪阻络由之而生。临床上不仅可见两胁灼痛，胸闷懊恼、胃痛吞酸、头痛耳鸣诸症，常可见到肢体关节走窜疼痛、红肿灼热诸症。正如《脾胃论•脾胃胜衰论》中曰："肝木旺则挟火势，无所畏惧而妄行也，故脾胃先受之，或身体沉重，走疰疼痛，盖湿热相搏，而风热郁而不得伸，附着于有形也。或多怒者，风热下陷于地中也……或生痹……皆风热不得升长，而木火遏于有形中也。"

其二，肝木不疏脾土，导致肝气都结，湿热内蕴经络，若其人平素性情抑郁少话，郁郁寡欢，情志不遂，则令肝气郁结，木气不达，疏泄不及，失却春升之令，此时，脾原本已失于健运，倘若又兼嗜食辛辣肥甘、醇酒厚味，贪凉冷饮，则更致湿热内蕴，湿热蕴结阻于经络终致风湿病加重或迁延难愈。临床上不仅见两胁胀痛、食欲不振、脘痞之证候，经常亦能见到湿热蕴结阻于经络，气机痹阻而致四肢肌肉、关节红肿热痛。

2. 情志因素影响风湿病病情发展

风湿病患者由于长期反复的关节肿胀或疼痛、僵硬，关节活动受限、不利甚至畸形导致生活不能自理，严重影响患者的情绪，由于心理上的负担，类风湿关节炎的患者往往迫切希望得到有效的治疗，并且以最短的时间控制病情，出现盲目求医，失去了最佳治疗的时间，延误病情，致使疾病迁延难愈、反复发作，导致病情逐渐加重；或者患者往往自觉病情好转而自行停药；惧怕疼痛，关节活动受限，终日躺床，不去锻炼；同时又畏惧形象受损，加之经济、社会以及工作压力，广泛存在的多种内在和外在因素导致了不良的心理健康状况。临床常表现为心情抑郁、焦虑及恐惧。

在日常生活中，在反复性、持久性的情志刺激之下，极易影响肝的疏泄功能，导致肝气升降失调，肝气郁结，气机郁滞，气血运行不畅，痰瘀互结，不通则痛——加重了关节的肿胀和疼痛。肝郁乘脾，肝气犯胃，从中影响脾的升清和胃的浊降，患者常出现胃酸、胃痛、胃胀等不适。久之则脾胃受纳运化不足，引起气血生化乏源，致使气血亏虚，抵御外邪能力下降，病情则容易反复发作。朱丹溪在《金匮钩玄》中说："七情伤气，郁结不舒……发为诸病。"从肝脾失调所导致风湿病的发病机理可知，情志因素在发病当中起着很重要的作用，它是肝脾失调的重要的发病与复发的诱发因素。

3. 重视顺畅气机，关注痰瘀阻络

肝脾功能失调，气机不畅则久郁成痹，气滞则津停而为痰，气滞则血瘀内停，痰浊瘀血是风湿病的重要病因，痰浊瘀血阻滞人体关节经络这一病机贯穿于风湿病的整个病程。我在临床上发现，其实并非久病才导致痰瘀阻滞经络，只是其痰瘀互结阻滞经络的轻重深浅程度有所不同，轻者无关节变形，关节皮肤颜色正常，重者则肌肉麻木不仁，关节肿大变形，难以屈伸，关节一般颜色较深呈黑色，为血瘀的表现，而且舌质偏黯红，舌下络脉迂曲，脉弦涩等，皆为瘀血内阻证的表现，痰瘀阻络证也并非仅仅是肝脾失调所致风湿病之独有，其他类型的风湿病迁延不愈，也会出现痰浊瘀血阻滞经络之病理。

4. 调理肝脾气机运用举隅

类风湿关节炎的发病与情志和季节密切相关。类风湿关节炎患者多半都是在每年的春分和秋分节气前后发病，或者病情加重，而这和中医认为的肝、脾所主的时节是相同的。而类风湿关节炎的患者性格多属于内向型，心思较为敏感并且常伴有情绪抑郁、焦虑、发怒后加重的临床发病特点，尤其多见于女性者，其情志因素在此更为突出。临证发现类风湿关节炎患者于患病或病情复发之前都和生活上的变故相关联，如亲人的丧亡、经济上的困难、生活上发生意外事故、人际不和、事业不顺遂。患者对于事件的情绪体验主要以紧张焦虑为主，并且抑郁对类风湿关节炎的患者影响更为明显，因此情志与类风湿关节炎的发病与复发密切相关，说明肝郁不舒亦是类风湿关节炎发病潜在的重要因素之一。另外，由于肝脾之间的关系密切，肝气失于疏泄，无以助脾，从而导致脾失健运，湿郁内阻，土反侮木，皆可出现肝脾不调的病变。

总之，肝脾失调对类风湿关节炎的发生有重要影响。

四、辨治风湿病重在“健脾胃、益气血”以滋养营卫之源

风湿病属于本虚标实，本虚主要涉及脾胃、肝、肾，而标实主要有风、寒、湿、热、痰、瘀之邪等，脾胃是“后天之本”，又为气血生化之源，四季脾旺而不受邪，百病皆由脾胃虚弱而生，同样，脾胃与风湿病的病因、病机、转归、预后等的关系非常密切。

风湿病早期常见有脾虚湿困之证，症见：倦怠、四肢僵硬、麻木、关节肌肤肿胀、关节积液、胃脘胀痛、恶心欲吐、纳差、便溏、沉重、酸困汗出而濡、身热不扬；后期则常表现为脾胃虚弱、气血不足之证，症见：贫血、面色

萎黄、爪甲黏膜色淡、身体羸瘦、少气懒言等，这些均为脾胃与风湿病相关的证候。

（一）脾主运化，为气血生化之源，化生生命之物质基础

脾主运化水谷精微，为气血化生之源，为脏腑功能活动之动力，化生人体生命之物质基础。所以在临证辨治时无论是何时何种病都莫忘“健脾胃”，在择方用药时都要或多或少酌情加入健脾和胃之品，尤其是风湿病，病程缠绵，长期服用药物，无论是非甾类、激素类、慢作用药类及过于苦寒、辛热之中药等，都会不同程度地损伤脾胃，故应及时及早地加入健脾、和胃之品，以顾护中州。如此方能使脾胃发挥健脾之升，和胃之降的功能，利于疾病的缓解与祛除，利于身体的康复。如果我们忽略了这些，只顾治病祛邪，不顾健中扶正，脾胃便会虚弱致使气血化生乏源，营卫失和，更易复感外邪，导致病情易于反复；风湿病反复缠绵，病痛折磨，情志恚郁，必伤及肝脾，致使病情加重；脾虚湿滞，内外之湿合邪，伤人则如油入面，难以祛除，经久不愈；再者，脾胃虚弱，则直接影响药物的吸收、输布，从而影响药效和疗效。由此可见，临证辨治疾病尤其是风湿病，莫忘健脾胃、益气血、扶正气。

（二）脾主运化全身水湿之气，维持人体水液代谢平衡

脾不仅能输送胃中津液到全身各部分，供给各脏腑、人体各部分的营养，又能运化全身水湿之气，促进水液的环流和排泄，以维持人体内水液代谢的平衡。若使脾虚不能健运，则水湿潴留，就会发生水肿、痰饮等疾患。虽然脾不健运，不是水湿停贮的唯一原因，但水湿停贮，反过来又影响脾的功能，这就是常言的“湿困脾土”，亦即《素问·宣明五气》所谓“脾恶湿”之根据。所以在辨治诸疾，尤其是风湿病时，都应在择方用药时莫忘“健脾胃，利水湿”之治法。如：风湿病中关节的肿痛、压痛为常见之症。尤其是关节液，若量少而清稀者，具有营养关节软骨及关节活动时润滑的作用。但若关节液量超过正常，且增加较剧或积液性质变浓浊时则为病理现象。此时中医认为水湿积聚而生痰化浊所致，故在临证辨治时要更加健脾渗湿、利湿，祛痰化浊，可于治原发病的方药中加入茯苓、泽泻、白术、猪苓、滑石、甘草、薏苡仁、防己、冬瓜子、炒白芥子、半夏、南星等以增加淡渗利湿、健脾利水、燥湿祛痰、散结消肿之效。如此，脾健湿祛，水利痰消则积液自然除矣！

（三）脾胃健旺，则营卫调和

营卫之气主要是由脾胃所化生，而营卫之气又与风湿病的发生有着直接的关系。所谓“营气之道，内谷为宝”。营行于脉中，而内注脏腑，外濡人体的四肢百骸；卫则主脉外，“而先行四末分肉皮肤之间”。两者均是化生于水谷精微，并且将营养物质输转至人体全身，营卫的生成、运行、会合与功能的正常，正是脾主运化具体的表现，亦是维持人体筋骨、肌肉关节活动的重要物质基础。“从其气则愈，不与风寒湿气合，故不为痹”。如果“逆其气”则导致“脉道不利，筋骨肌肉皆无气以生”。显然，风湿病与脾主运化功能失调，营卫气血生化乏源有密切关系。另外，更值得提出的是营卫运行于人体之表，有如“藩篱”之卫外功能，若营卫不和，卫外失能，则外邪易于入侵致病。营卫乃邪入邪出必由之路，若人体正气及药物祛邪外出时，亦会因营卫失和，“门”之开合不利，碍于邪之祛除。所以在辨治诸疾尤其是风湿病时，调和营卫切勿忽视只有脾胃和健，营卫调和才可御邪侵入及祛邪外出。

（四）脾胃旺盛，则肌肉得养

肌肉是人体的重要组成部分，从整个人体而言，形体之有余不足的变化在于肌肉有余与不足的变化，这是很容易观察到的。其皮、脉、筋、骨之形体相对变化不明显。因此常常形体之有余与不足就是指肌肉而言。脾之于肉，在生理上，脾运化水谷，化生气血，以充养肌肉，肌肉健壮而活动有力。肌肉赖以脾化生的气血充养，所以脾脏功能的健壮与否，往往关系到肌肉的壮实和衰萎，若脾失健运，气血乏源，营养不足以致肌肉痿软、四肢倦怠无力。《素问•痿论》中曰“脾主身之肌肉”，全身的肌肉都是由脾所主，即脾主宰温煦肌肉和濡养肌肉的功能。

肌肉不仅赖脾气之充养，而且肌肉运动对脾的功能亦有影响，如肌肉的适当运动可促进气血运行，可有利于脾之运化，使食欲增加，故适宜的运动对慢性脾胃疾患能起到一定的治疗作用，若肌肉有疾，复加外邪，则易传之于脾，如《素问•痹论》说：“肌痹不已，复感于邪，内合于脾。”

由此可见脾合肌肉的意义在于强调脾的运化功能，与五体中的肌肉之间的密切关系。脾化生气血以充养肌肉，肌肉充则运动健。正因为脾与肌肉密切相关，因此肌肉在五体中占有重要地位。一方面，肌肉充养正常则其他四体（皮、筋、脉、骨）的充养亦正常，反映了脾为后天之本，气血生化之源。另一方面，肌肉有节律性地运动又能促进脾胃的运化，这即是脾胃为“中土之枢”在五体协调运动中的体现。

五、辨治风湿病不忘“健脾胃，益精髓，充肝肾”

在辨治风湿（痹）病时，考虑其病因错综复杂，而且病程迁延难愈，所以临床从多方面考虑，风湿病的发生常可累及多脏腑，因此不能从单方面考虑，而是从多方面入手。其中，又与肾督亏虚，精气真髓亏虚，脾胃虚弱，肝失濡养息息相关。人是一个总体，而中医又讲求阴阳平和，只要人体循环功能环节当中的某一脏腑气机升降失调，便会累及全身脏腑之失调，从而衍生百病。因此在辨治风湿病之时，提倡健脾胃，益精髓，充肝肾。在治标之时，更注重固本。而当中，风湿病与脾气亏虚的关系甚为密切。由于人体的筋肉皮毛、四肢百骸均依赖脾运化的水谷精微来充养，才能够进行其正常生理活动，并抗御外邪；若脾虚，便不能正常运化精微以化生精、气、血，人体的筋肉皮毛、四肢百骸则无以充养，导致筋骨不健，腠理疏松，肌肉不坚，则极易感受风、寒、湿、热等外邪，导致邪气由外入侵，闭阻经络气血而发生风湿病，正如《灵枢•五变》所云：“粗理而肉不坚者，善病痹。”

肝肾之间关系极为密切，有“肝肾同源”之说，肝藏血、主筋，肾藏精、主骨，藏血与藏精之间的关系，实际上即是精和血之间存在着相互资生和相互转化的关系，而筋与骨又是共同构成机体的组织结构，起到“内安五脏六腑”，外联节肢，维护机体的整体统一及活动功能的作用。肝藏血，血的化生有赖于肾中精气的气化；肾藏精，肾中精气的充盛亦有赖于血液的滋养，所以说精能生血，血能化精，称为“精血同源”“乙癸同源”；在病理上，精与血的病变亦常相互影响，如肾精亏损，可导致肝血不足，不能濡养筋脉；反之，肝血不足，也可引起肾精亏损，而导致骨失所养，从而衍生各种风湿（痹）病。

肝血与肾精均依赖脾运化之水谷精微而化生，以使筋骨得以强壮健康；肌肉四肢也依赖脾化生之气血以充养而使之丰满结实，以达到维持其正常的生理功能的目的。肝藏血以养筋、肾藏精以充骨，脾主运化以充养肌肉四肢。故脾运健旺，是肝血和肾精是否充盈，肌肉筋骨四肢功能是否正常的保障。如果脾虚失运，则不仅导致肾精肝血亏虚，筋骨失于濡养、关节活动不利，还必然会导致四肢肌肉瘦削，软弱无力，甚至痿弱不用。在《素问·太阴阳明论》中曰："今脾病不能为胃行其津液，四肢不得禀水谷气，气日以衰，脉道不利，筋骨肌肉皆无气以生，故不用焉。"意即是说明脾的升清功能和运化水谷精微是否健旺，与肌肉筋骨四肢的功能正常与否息息相关。

随着人的年龄的逐渐增长，肝脾肾的生理功能逐渐由盛转衰，人体的肌肉、韧带、筋膜、骨骼等亦均会随之发生由坚渐衰的相应改变。《素问·阴阳应象大论》中曰"年四十，而阴气自半也"，即现代医学所述的退行性改变，从而出现四肢关节肌肉疼痛、屈伸不利、麻木、重着、无力等风湿病的临床表现（因虚致痹）；长年积累性劳损和长期由于职业性的某种姿势体位等因素，也可以加速这种退行性改变而出现上述风湿病表现（因损致痹）。这两种情况下出现的以虚损为主的风湿病，除了见有肝肾不足，筋骨不健的因素外，脾气亏虚致使肌肉失充亦是其重要因素。人体主要是由筋、骨、肉所组成，筋与骨和肉相连接，骨之上又依附着肉与筋，三者在解剖学上虽相对独立，其实在人体实际活动中又是相互协调、紧密联系的，共同配合完成人体正常的生理活动，筋与肌肉的弛张和收缩带动了骨，即是关节、肢体运动的转侧或屈伸。

因此，在辨治风湿病时，临证非常重视补肝肾强筋骨，与此同时，亦重视脾与筋骨、脾与肝肾、脾与肌肉四肢之间的关系，应该将健脾、益气、和胃放在与补益肝肾、强壮筋骨同等重要的位置，因为脾胃健运不仅能使肾精肝血化生有源，而且能令脾胃运健而肌肉丰满、机体强健，外邪亦不容易入侵人体；同时，脾胃运健则筋骨肌肉、四肢百骸得充，人体退行性改变亦自然得以延缓，即使感受外邪或出现虚损也相对容易康复。

六、辨治风湿病运用健脾和胃法用药体会

辨治风湿病时，一定要将顾护脾胃贯穿始终。湿病的形成多与脾胃有关，而风湿病又与湿息息相关，相互影响，有不可分割的关系。《脾胃论·用药宜禁论》中指出："人禀天之湿化而生胃也，胃之与湿，其名虽二，其实一也。"

（一）常用风药——胜湿以健脾

临证若见风湿病而湿浊较重者，常提倡应用风药，胜湿以健脾。"风药"具有升阳、渗利、解郁、开动、宣散、通行、透达等特性，风能胜湿，可使湿浊之邪祛除、外风疏散、内风平息。而"风药"之名首见于李东垣所著之《脾胃论》，曰："如脉弦者，见风动之证，以风药通之。"

临证使用“风药”祛风散邪以治风湿病，更取其“轻灵”“善行”“主动”之性。由于其具疏通经络、调节脏腑、鼓舞正气之功，故或疏肝健脾，或活血化瘀，或除湿利水，或助他药增效，或作佐使收奇功，而妙用于各种疾病的治疗。祛风胜湿法多用于风湿之邪在表，并且见一身尽痛者，或由于手足太阳经为风湿之邪所侵，而见头痛、项强、腿酸等证候。李东垣从《素问•阴阳应象大论》“风胜湿”当中得到了启示，认为“诸风药皆是风能胜湿也”。在《兰室秘藏•腰痛门》中曰：“风湿相搏也，以升阳发汗，渐渐发之。”而此说法在临床中亦常常用之。

1. 适应证候

肥人多见痰湿，痰湿既是浊邪的病理产物，又是导致风湿病并发症的重要因素。湿邪弥流氤氲，胶着黏滞，缠绵难愈。临床上治疗时常以温化、淡渗等法，但是温化易伤阴，淡渗容易滞脾，治疗时颇为棘手。《兰室秘藏》说：“盖风气上冲，以助胜湿。”风药轻扬善行，走窜发散，散湿最速。且风药常兼辛香之气，辛能散湿，香可醒脾，燥可化痰。《脾胃论》曰：“湿寒之胜，助风以平之。”风湿病无论是由于外湿困脾，或湿自内生，皆可选择应用独活、秦艽、防风、蚕沙、木瓜、老鹳草等祛风胜湿，舒筋止痛。痰浊易随气升降，气壅则导致痰聚，气顺则可使痰消。朱丹溪曾说：“善治痰者，不治痰而治气，气顺则一身之津液亦随气而顺矣。”风药辛香，流通走窜，行气力强，气行则水行，既可以防水湿积聚，使痰难成，亦宣散湿浊，促痰易消之。故应用风药治疗风湿病对于除湿化痰大有裨益。

2. 临证体会

临证时提倡循经辨证，因此常于辨证论治时辨别疼痛所在的经络或受累部位而加引经药：若兼见浑身浮肿，以肩背部为甚者，且兼有麻木不仁之症，加羌活、陈皮、青皮、葛根等以宣痹止痛；若兼有热邪郁于上焦者，加苏梗、藿梗；若下焦有湿热，见腰腿疼痛或脚膝无力沉重者，加苍术、黄柏、知母等清热燥湿。“湿之为病最多，人多不觉湿来，但知避风避寒，而不知避湿者，因其害最缓最隐而难觉查也。”羌活、独活、防风等风药祛风胜湿。若见大便不调，则配白术、苍术等以祛风散湿，使经气通畅。举例如下，可供参考。

（1）苍术

苍术辛苦而温，归脾、胃、肝经。具有芳香化浊、燥湿健脾，祛风湿之功；用于证见脘腹胀满、寒湿白带、食欲不振、倦怠乏力、足膝肿痛、痿软无力、舌苔白腻厚的湿阻脾胃之痹证等。《珍珠囊》曰："能健胃安脾，诸湿肿非此不能除。"用于风寒湿痹所见的湿邪阻滞、脾失健运之胸膈痞闷，脘腹胀满、呕恶泄泻、下焦湿热痿痹等。

(2)防风

防风味辛，可祛风解表，遍行周身，祛风于肌腠之间，性微温不燥，是风药中之润剂，走表祛风并御风邪，固表而不恋邪，祛风散邪而不伤正。

(二)常用芳香之品——化湿以健脾

脾恶湿，芳香之品可以化湿，因而功能悦脾。在治疗风湿病时常用芳香类药物。芳香类药物能芳香醒脾、辛散利气、温燥化湿，有宣化中焦湿浊、健运脾胃、消胀除痞、化湿醒脾、开胃进食、疏通气机的作用，部分药还有散寒解表、和胃止呕、降气平喘、理气安胎、祛暑除湿、除痰截疟等作用。现代研究表明，芳香化湿的药物有不同程度的健胃作用，并且能促进消化液分泌、制止肠内异常发酵、增进肠蠕动、排除胃肠积气，且能止呕。

在临证辨治中，由于考虑到风湿病患者大多数需要长期服用药物治疗，或者有些患者由于求医心切，常常寻求偏方，长期服食清热苦寒之药，而导致伤脾败胃，因此在治疗风湿病中，常酌情加减使用芳香化湿的药物。

1. 适应证候

芳香化湿药主要用于风湿病所引起的湿犯中焦，脾为湿困，运化失司的食少纳呆、胸闷脘痞、关节疼痛、重浊酸困、口甘多涎、倦怠乏力、便溏、苔腻等症。正如李时珍所言"土爱暖而喜芳香"。但亦要切记芳香化湿药多为辛温香燥之品，对于阴虚血燥及气虚者用之宜慎。

2. 临证体会

临证之时，常用的芳香化湿药有砂仁、佩兰、紫苏梗、藿梗等。使用芳香化湿药时常须辨证加减，由于湿浊为阴邪，其性重浊黏腻，若兼有气机壅滞，则配伍行气药，以宣畅中焦，消胀除满。为速去湿邪，广开去路，从而增强化湿之效，可配伍宣肺利湿药、淡渗利湿药以及苦温燥湿药。在风湿病中，须辨别清楚其湿是否夹杂寒或者热。因湿有寒湿和湿热之分，若为寒湿并存当配温里散寒药，若见湿热合邪当与清热燥湿药同用之。若脾胃虚弱、水湿内停，则须配伍益气健脾药，以扶正祛邪，达到标本兼顾。芳香化湿药多为辛温香燥之品，若过用则易于伤阴耗气，当慎用。此外，芳香辛烈之品多含挥发油类，所以不宜久煎，以免有效成分散失。举例如下，可供参考。

（1）苏梗与藿梗

苏梗性辛温，归肺脾经。开胸膈、理气滞、醒脾胃，善走气分，以行气宽中，辛散温通。《药品化义》谓其“能使郁滞上下宣行，凡顺气诸品，惟此纯良……宽胸利膈，疏气而不迅下”。藿梗辛微温，善化湿止呕，《本草正义》载“藿香清芬微温，善理中州湿浊痰涎，为醒脾快胃、振动清阳妙品”，本品禀清和芳香之气，馨香而不猛烈，微温而不燥热，入脾胃以化湿醒脾，和中止呕。二药相合，一药长于化痰湿，一药长于理滞气，用于风湿病患者因脾胃不和，湿滞中焦，气郁痰阻而见胸部满闷、纳食不化、嗳气、反胃、呕吐等症，共奏宽胸利膈、行气畅中、芳化痰湿、醒脾快胃、降逆止呕之效。

（2）砂仁

砂仁味辛，性温。以其辛散调理脾胃，在治疗风湿病时应用如熟地黄滋腻之品，能克服其碍胃滞脾之弊，两者合用使其纳气归阴。

（三）常联用“滋脾阴，益脾阳”药物

辨治风湿病要注意“滋脾阴”“益脾阳”的配伍运用。世界上任何事物都有“阴阳体用”的属性，而中医讲究“阴阳体用”互制互用，人体才能发挥正常功能，胃体阴用阳，而脾也是体阴用阳，脾阳之用，是依赖于脾阴之体。如黄元御在《素灵微蕴》曰：“脾以阴体而抱阳气，阳动则升。”在《灵枢·玉版》谓：“人之所受气者，谷也。谷之所注者，胃也。胃者，水谷气血之海也。”胃的“磨谷”是以胃腑阳气的推动、温煦以及阴液的濡润为基本条件，阳气与阴液相互为用，使纳于胃中的饮食得以腐熟、润降。脾阳是脾气中阳的活力部分，表现为温煦、动力、向上、向外的作用，在脾气中起主导作用；脾阴就是脾气中阴的活力部分，表现为濡润、滋养、向下、向内的作用。

1. 适应证候

益脾阳是针对脾阳虚之证而言，主要表现为：畏寒喜暖，形寒肢冷，纳食欠佳，腹泻便溏，甚至完谷不化，舌淡苔白滑，脉沉迟无力等。滋脾阴是针对脾阴虚之证而言，主要表现为：食少纳呆，进食后腹胀，痞满不舒，形体消瘦，口干不欲饮，舌红少津，脉细数等。

2. 临证体会

清代著名医家黄元御在其撰写的《四圣心源》（又名《医圣心源》）中云“脾以纯阴而含阳气，有阳则升，清阳上升，是以温暖而善消磨”，指出了升清有赖于脾阳的温煦。叶天士则提出了“太阴湿土，得阳始运”的说法。在临证辨治脾胃阴亏时，不单关注胃阴一门，而要同时兼顾脾阴。明代薛己提出“阴虚乃脾虚也，脾为至阴”的思想，强调在虚损证的辨治中，尤以脾土之阴为要。晚清著名医家唐容川撰《血证论》中云“土虚而不运，不能升达津液，以奉心化血，渗灌诸经。经云：脾统血，血之运行上下，全赖乎脾。脾阳虚则不能统血，脾阴虚又不能滋生血脉。血虚津少，则肺不得润养，是为土不生金。盖土之生金，全在津液以滋之。脾土之义有如是者”，由此不难看出，脾阳固然很重要，但滋生血脉的脾阴也必须充足，方能使脾更好地完成主运化之功能。所以于临证辨治时，应将温运中土的“益脾阳”与甘平滋润的“滋脾阴”相伍为用，有机地结合，才能达到最佳的健脾和胃效果。举例如下，可供参考。

（1）山药

山药性味甘温，入脾、肺、肾经，能补脾气、和胃气、益肺肾。《神农本草经》（又称《本经》）中云：“主伤中，补虚羸，除寒热邪气，补中、益气力，长肌肉，强阴。”清代黄宫绣撰《本草求真》中云：“山药……气虽温却平，为补脾肺之阴，是以能润皮毛，长肌肉……不似黄芪性温能补肺阳，白术苦燥能补脾阳也。且其性涩，能治遗精不禁。味甘兼咸，又能益肾强阴，故六味地黄丸用此以佐地黄。”

（2）白术

白术性味苦甘温，入脾、胃经，能温中补脾，燥湿利水。元代王好古撰《汤液本草》中云：“（白术）味厚气薄，阴中阳也。”金代张元素撰《珍珠囊》中云：“（白术）除湿益气，补中补阳，消痰涎。”李东垣撰《珍珠囊补遗药性赋》中亦云：“（白术）味甘，性温，无毒。可升可降，阳也。”白术气芳烈而悍，存阳之物也。对于脾胃气虚，脾阳下陷之证，可振脾阳之气。若白术制熟，则更加强燥湿和中、补益脾胃的作用。正如《本经逢原》所云：“白术……生用除湿益燥，消痰利水……制熟则有和中补气，止渴生津，止汗除热，进饮食。”

（四）常用理气之品，以助“脾气主升、胃气主降”

临证辨治时，要特别重视升发脾之阳气、降胃之浊气的治疗法则。脾胃气机的升降作用是非常重要的，人体的气机枢纽主要在于中焦脾胃。而脾主升、胃主降，脾阳之升清，皆有赖于胃阴之降浊；而胃阴之降浊，又必附于脾阳之升清，脾与胃一阴一阳，互为表里，相为辅用。升清降浊的有序运动，是脏腑生理功能的基本表现形式。如果脾中清阳不升，则如《素问·阴阳应象大论》中曰“清气在下，则生飧泄”。倘若胃中浊阴不降，则发为“浊气在上，则生䐜胀”。升降之中，主次分明，升清是主要方面，而降浊是次要方面，只有通过升清，浊气才得以下降。

1. 适应证候

风湿病见脾胃不和，呕哕恶心、嗳气吞酸、常多自利者，多为脾胃气弱，饮食不消、完谷不化，或伤饮伤食，脾不运化，饮食积滞等；此外，心下有忧恚郁结之事，气滞太甚而见胸闷气短等亦可用之。正如李东垣所说：“如脉缓，体重节痛，腹胀自利，米谷不化，是湿胜，以平胃散主之。”（《内外伤辨惑论·四时用药加减法》）

2. 临证体会

临证常用葛根、陈皮、青皮、枳实、枳壳等升提清阳、降浊气的药物以调理脾胃气机，举例如下，可供参考。

（1）葛根

葛根味甘、苦，性温平。入肝、脾、肾三经。《重庆堂随笔》：“葛根，风药也，风药皆燥……以风药性主上行，能升举下陷之清阳。”治疗里湿者，常宜从脾胃着眼，斡旋中气，升清降浊，醒脾健脾，使脾气得复、湿邪易除，即里湿者治脾为要。葛根具有健脾之功，调整和恢复脾胃升降功能，可使气机调畅，又可祛风除湿，宣痹止痛，可解脊背僵痛之感。

（2）陈皮

陈皮辛苦温，辛行温通升浮，入肺脾气分，有健脾和中之功，主归肺、脾经。《药性赋》云：“橘皮开胃去痰，导壅滞之逆气。”脾胃居于中焦，通连上下，是升降运动的枢纽，其升则上输心肺，降则下归肝肾，然其又有赖于肝气的疏泄和条达，即《内经》云“土得木而达”。陈皮具有疏肝和胃、理气止痛、调中快膈之效，乃肝脾同治之常用药。

（3）青皮

青皮苦辛温，入肝胆气分，辛散温通，苦泄下行而奏疏肝理气之功，主入足厥阴肝经。《本草图经》云：“主气滞，下食，破积结及膈气。”若情志抑郁，肝失疏泄则影响脾之运化，多致木郁土壅；或脾失运化，湿阻气机，进而影响肝之疏泄，而成木郁土壅之势，虽发病之源不同，但风湿（痹）病时临证每见肝脾同病，患者多表现为两胁不舒，胸腹满闷，胃脘胀痛，纳谷欠馨，每遇恼怒或不顺之事则加重。可疏木与和中同施，既可畅肝气，又可调脾胃，青皮其量临床可据发病之源灵活运用。

（五）常用补肾健脾“一箭双雕”之药物

在临证时重视脾胃运化在风湿病中的发生、发展及治疗转归中的重要作用。擅于从患者纷繁错杂的主诉及体征中把握病机，并进行诊治，强调医药并重；对于慢性疾患，久病正衰，强调扶正固本；对于邪盛正实，亦主张“衰其大半而止”，不可过剂，以免损伤胃气。风湿病为难治之疾，其本在肾，肾藏精，生髓、主骨，为先天之本，亦离不开脾，脾主藏血、生精，主肌肉四肢，为后天之本，两者在生理上相互资生，相互制约，病理上相互影响，相互转变。故在辨治风湿病时，常从脾肾论治，收效显著。风湿病之发生虽然以肾虚作为前提条件，但肾与脾分别为人之先天与后天之本，肾虚日久，病变必殃及于脾。脾胃失健，湿从内生，又外受风寒湿邪，内外之湿相合困脾，更致黏滞之湿邪久羁不除，病程缠绵，加之长期服药，定有伤脾碍胃之嫌。因此，在药物中配伍应用健脾益肾、理气和胃之中药，可起到事半功倍之效果，且可防方中滋阴养肾之药败胃，使中土不滞，则生化无穷。

1. 适用证候

临床表现多为肛门有下坠感，兼见头晕，耳鸣，动则气促，神疲困倦，腰膝酸软无力，夜晚尿频，小便清长，大便溏泄或秘结不畅，白带不止等，舌质淡，脉沉弱。若见脾、肾阳虚所致之内寒，尤以肾阳虚衰为关键，而其病理表现多为阳虚内寒之本虚证，并可致阳气不足、水湿内停之标实证。若见寒湿之邪在外，多有肢节疼痛、身体沉重、周身浮肿（面上及腹部尤甚）、周身麻木等表现。

2. 临证体会

补肾为治疗风湿病的基础，无论在初期、活动期等，虽以祛邪治标为主，仍不忘“治本”之根，注重培补脾肾，顾护中焦脾胃之气。在生理上脾与肾是后天与先天相互资助、相互资生的依赖关系，也反映了它们在本质上的一致性，风湿病患者往往病势缠绵，情志不遂，久之则损伤脾胃，且多久服非甾体抗炎药、糖皮质激素、金制剂，或雷公藤等伤脾碍胃之药，都可引起中焦的受损。而脾胃为后天之本，气血生化之源，肾之精气、肝之阴血均有赖于水谷精微的不断腐熟生化和输布，同时药物的吸收也有赖于脾胃的运化。临床上常喜欢用一箭双雕的中药，既可以顾护先天之本，又可兼顾后天之本，临证常用补骨脂、砂仁、淫羊藿、仙茅等，举例如下，可供参考。

（1）补骨脂

补骨脂味辛、苦、涩，性温，归脾、肾经。具有补肾助阳，固精缩尿，纳气平喘，温脾止泻之功，可治疗下元虚冷所致尿频、遗尿、阳痿、遗精；肾不纳气所致虚喘不止；以及腰膝冷痛风湿病所见的脾肾两虚证。

（2）砂仁

砂仁性味辛温芳香，归脾胃经，色黑入肾，可行气化湿健脾，温中止泻，而且更入肾经，《医林纂要》曰“润肾，补肝，补命门，和脾胃，开郁结”，使脾阳得以升清，胃浊得以通降，湿化气调，中州固守，兼以益肾。无论素体脾胃不足，还是邪伤正气，抑或药用日久所致的脘痞胀满、纳呆、湿滞便溏均能配用，且可防方中滋阴养肾之药败胃，使中土不滞，则生化无穷。

（六）莫忘桂枝、芍药调和营卫达健脾和胃之功

营卫之域犹如人身之藩篱，营卫调和，后天之本的脾胃才能充裕，才能使机体抵御外邪，又不导致津液外泄。气血旺盛，阴阳调和，肌肉筋骨、五脏六腑得以荣养。另营卫又是祛邪外出的必经之路，营卫调和则毛孔开合有度，祛邪通畅，有利于扶正祛邪。风湿病之形成，主要是由风与湿合邪，侵袭人之体表，则卫气受遏，营卫之气不和；侵袭人之经脉，则经络不畅，气血运行发生障碍。而祛风除湿可以通过消除风湿邪气，达到治疗风湿病的目的。

脾胃位居中焦，乃气血生化之源，同时也是斡旋气机之中枢。《灵枢·营卫生会》曰：“人受气于谷，谷入于胃，以传与肺，五脏六腑，皆以受气，其清者为营，浊者为卫。”《黄帝内经》把脾胃功能的调整作为调控营卫组织系统的重要措施，在脏腑理论体系中把脾胃推崇到至高无上的地位。《灵兰要览·腰痛》曰：“腰为肾府，若肾气虚，随六淫之邪为转移则痛作，调其荣卫，损有余，补不足，究其致痛之由而治之为得也。”《灵枢悬解·营卫》曰：“营卫二气皆水谷所化，故营卫之道，以内谷为宝。”可见营卫皆生于脾胃运化之水谷。营卫失调时，无论是卫弱、营虚或营卫俱损，欲调、欲补、欲和都须旺其化源，以求其本。顾护脾胃，健运中土就是从根源上来调和营卫。强直性脊柱炎实属痼疾、顽病，病情迁延、缠绵难愈，久必损及中央脾土，且其用药攻邪者或多燥热，或多寒凉；扶正者或多滋腻，或多温热，久服必伤

中央脾土。所以顾护脾胃实不可缺，只有调养脾胃，健运中州，化源充足、营充卫固、各司其职而邪不得犯，病无由生，方能邪祛身健。在辨治风湿病时，营卫不和是引起风湿病的重要因素之一。

1. 适应证候

"卫气"护外于表，司腠理之开阖，是人体抵御邪侵的第一道屏障。当风邪或风邪夹湿、寒、热等外邪由表而入时，首伤于卫。由于卫气不能抵御外邪，腠理开阖失司，导致营阴外泄，必致营卫失调。临床表明，风湿病多见自汗、盗汗、恶风寒等营卫不和的证候。

2. 临证体会

桂枝和芍药是桂枝汤的君药与臣药，乃桂枝汤组方之灵魂、精髓，桂芍相得其意义有二：一则桂枝辛温，温能通阳，辛能发散；白芍酸寒，酸主收敛，寒亦能清热和营，两者相为配伍，于发汗中寓敛汗之功，于和营中又有调卫之能。二则桂枝为阳药，主要走表，辛温通阳而且有活血之功；白芍为阴药而走里，酸寒敛阴而和营。两药相互配伍能够通肌表、调脏腑、活血脉，此一温一寒、一走一守、一散一收，调和营卫，相得益彰。通过长期的临床实践，风湿病中诸种证候中多见恶风寒、肢酸、自汗、身痛等营卫不和的表现，故在辨治风湿病时注重用桂枝与芍药调和营卫，从而使机体能抵御外邪，又能够使津液不外泄，气血调和，肌肉筋骨得以荣养，还能利于祛邪外出，从而有利于祛邪扶正，以防外邪由营卫而入而伤及脾胃，疾病则向愈。

（七）常用健脾祛湿与除痹利节"一箭双雕"之药物

湿为阴邪，常缠绵不懈，重着难除。尤其当湿邪与其他邪气相合为病时，医者治疗起来感到非常棘手，因此在长期的医疗实践中体会到，同时使用健脾祛湿与除痹利节之品在临床常达到满意的效果，故辨治风湿（痹）病时注意中土健旺，服药后的疗效，关注饮食营养及药物的吸收，以及脾胃功能是否有所改善，以求取得良好效果。

1. 适应证候

对于患者有纳呆、困倦乏力、大便次数增多、身体困重、少言，又同时关节酸胀、疼痛和麻木不仁，皆可用之。

2. 临证体会

常用徐长卿、千年健、老鹳草、石楠藤等既有芳香健脾，又能除痹利节之品，常用药举例如下，可供参考。

（1）徐长卿

徐长卿性温，味辛，主入肝胃经，功效祛风散寒止痛。可治疗各种风湿、寒凝、气滞、血瘀所致的痛证。多用于风寒湿邪客于筋骨肌肉，而致肢体关节疼痛、屈伸不利并兼见胃脘不适者。《素问·太阴阳明论》曰“四肢皆禀气于胃，而不得至经，必因于脾，乃得禀也”。

（2）千年健

千年健味苦辛，性温，主入肝肾经，《本草纲目拾遗》云：“壮筋骨，浸酒……止胃痛。”宣通走窜，擅于祛除客于经络之风湿，能活血止痛，常用于脾虚泄泻，脘腹不舒，无明显寒热之象的风湿痹痛。因此，寒痹、热痹均宜，可祛风寒、止痹痛，又可健脾温胃，对于脾肾两虚便溏患者，可配用渗湿除痹、健脾止泻之炒薏苡仁。

（3）老鹳草

老鹳草辛苦平，归肝肾脾经，主要可祛风湿，通经络，止泻利。用于风湿痹痛，麻木拘挛，筋骨酸痛，泄泻痢疾。《现代实用中药》曰：“止久痢，厚肠胃，调中健脾。”有祛风湿、止痹痛之功，又可壮筋骨补虚弱，尤其适用于素有脾胃病又兼见风湿病的患者，抑或长时间脾胃素虚的老年人，需久服药物者尤为合适，是药性和缓，调护脾胃，邪正兼顾的佳配。

（八）常用补先天、壮后天“一箭双雕”之药物

肾为先天之本，脾为后天之本，两者有密不可分的关系，调补脾肾是探本穷源之治，盖病为因，痰为果。但痰饮停聚，又可生诸病，所谓倒果为因，因此先宜蠲饮化痰为利。在生理上，先天与后天相互资生，对化生气血、温煦脏腑、营养全身起着十分重要的作用；在病理上，脾虚日久必伤及肾，而肾虚命门火衰、脾土失于温煦可致脾虚愈甚。肾处下焦，为真阴真阳之寓所，生生之本也，气化之动力，源于阴阳一气之消息，补肾以激发气化，既可排泄蓄积之水液，又可防湿邪之复萌。故我认为许多风湿（痹）病之发病原因以肾虚为主，但许多患者不仅肾气虚，因病程长久，导致正虚邪恋，而致各脏器功能都衰退，特别是吸收功能减退，单一补而不吸收也是徒劳的，所以临证采用补肾健脾法辨治风湿病尤为多见。如果一味地只注重温补，则必生燥化火，酿生湿毒；反之，如果一味地清热，必碍脾胃而伤及后天之本。

1. 适应证候

患者出现腰、臀、胯疼痛，僵硬不舒，畏寒喜暖，得热则舒，俯仰受限，

活动不利，甚至腰脊僵直，或后凸变形，行动坐卧不能，或男子阴囊寒冷，女子白带寒滑，舌苔薄白或白厚，脉沉弦或沉弦细者，均可配伍用之。

2. 临证体会

风湿病发病的根本内因在肾。肾虚，加之风寒湿诸邪入侵，损及筋、脉、肉、皮、骨等而发病。脾主运化水湿，脾虚湿盛，内外湿相合致病且可加重病情。脾主运化水谷，脾胃失于和健，运化水谷失职，气血化生乏源，筋、脉、肉、皮、骨失荣，脏腑失养，则可助风湿病的发生发展，亦可影响服用之药物发挥作用。为此在辨治风湿病时，既要注意补养先天，又要注意强壮后天。可以尽量用既有补肾又有健脾之“一箭双雕”之品，也可将补肾与健脾的药物联合使用，举例如下，可供参考。

（1）益智仁

益智仁性味辛温，入脾、肾经，可补肾固精，温脾止泻。适用于肾阳虚，小便频数，遗尿、遗泄等，及脾虚寒胜，泄泻冷痛、唾涎多等证。正如前贤王好古谓益智仁乃脾家药，主君相二火，故用以“益脾胃，理元气，补肾虚滑沥”。又如《本经逢原》所述:“益脾胃，理元气，补肾虚滑精，胃虚多唾，女人崩漏。”

（2）山药

山药性味甘平，入肺、脾、肾经，能补脾胃，益肺肾，适用于脾虚胃弱，少食体倦或泄泻等脾、肺、肾虚弱不足的证候。《本经》言其“主伤中，补虚羸，除寒热邪气，补中，益气力，长肌肉，强阴”。《本草纲目》言其“益肾气，健脾胃，止泄痢，化痰涎，润皮毛”。《医学衷中参西录》又言其“山药色白入肺，味甘归脾，液浓益肾……宁嗽定喘，强志神育，性平可以常服多服”。

（3）莲子

莲子性味甘涩平，入脾、肾、心经，能益肾养心，补脾固肠，适用于心肾不交，下焦虚损，不能固密而致遗精、白浊、崩漏、带下及久痢虚泄等证候。正如《本经》中云:“主补中养神，益气力，除百疾。”又如《本草纲目》中云:“交心肾，厚肠胃，固精气，强筋骨，补虚损……止脾泄久痢，赤白浊，女人带下崩中诸血病。”再如清代王士雄撰《随息居饮食谱》一书中载:“藕实，鲜者甘平，清心养胃，治噤口痢，生熟皆宜。干者甘温，可生可熟，安神补气，镇逆止呕，固下焦，已崩带、遗精，厚肠胃，愈二便不禁。”

（4）其他补肾健脾之品

补肾与健脾药物相伍为用，如补肾之续断、桑寄生、杜仲、狗脊、补骨脂、骨碎补等可酌情配伍党参、黄芪、太子参、白术、山药、黄精、陈皮、砂仁，共达补肾健脾一箭双雕之佳效。身兼健脾益肾两功者，可择一而用，若益气健脾及温阳补肾均为力专者则可伍用而达脾肾双补之功。

（九）常用“渗湿、燥湿、利湿”相结合辨治风湿病

六淫邪气是风湿病的外因，其中又以湿邪最为重要。风湿病深究其源，自当以寒与湿为主，湿邪致病之要，是绝不容忽视的。《说文解字》所说“痹，湿病也”。在辨治风湿病中，强调祛除湿邪，尤其重视渗湿、燥湿、利湿相结合，使湿邪可从三焦分消走泄，多出路祛除湿邪。在临证时，针对脾胃虚弱的特点，经常会使用白术、云茯苓、苍术、薏苡仁等健脾燥湿、渗湿化湿。处方用药时时刻关注脾胃的表现，既不过于应用辛燥之药克伐脾胃之气；也不多用滋腻之药阻滞中焦，妨碍脾胃运化。

1. 淡渗利湿

具有淡渗利湿、利水消肿功效的药物称为淡渗利湿药。该类药物味甘淡，性平或微寒，长于利水消肿，主要适用于水肿、泄泻、痰饮等。在临床上常用的药有茯苓、泽泻、生薏苡仁、炒薏苡仁、猪苓、车前子等。药物的配伍运用举例如下，可供参考。

（1）茯苓

茯苓味甘淡，性平，入心、肺、脾、肾经，味俱薄而升浮，可生津上行，又复下降，可导浊下行，淡渗健脾，其性不燥、不寒、不泄，性平和，可以扶正祛邪，标本兼顾，凡脾虚兼有湿浊者非其莫属。其功用为健脾利水，又淡能利窍，可补可利，故茯苓为淡渗利水、健脾和胃、宁心安神之要药。茯苓走气分，淡渗利湿，益脾宁心，兼有补益之性，善去脾经水湿，可治风湿病中脾肾阳虚所致湿邪不运之水肿、痰饮、食少、便溏及心神不安等证。并且还可以与多种药物配合使用，达到一剑双刃的作用。脾气虚弱者，可与黄芪、黄精配合益气健脾，黄芪补而不滞，且性平不燥，为临床常用之。若湿盛者可与生炒薏苡仁配伍健脾化湿。与泽泻配伍，可加强利水祛湿的作用，在辨证论治中与寒、热相结合而用之。总之，在临床上应用顾护脾胃、扶正祛邪的这些药物，无论是男女老幼、体质强弱者皆应关注使用。

（2）猪苓

猪苓味甘淡，性平，归肾、膀胱经，偏走肾经，虽无茯苓之补，但渗利之功大焉，如清代黄元御《长沙药解》曰：“猪苓，渗利泻水，较之茯苓更捷。”

猪苓入血分下降，利水之力大于茯苓，但无补益之性，善于去胃经水湿。多用于治疗风湿（痹）病所见之脾肾两虚所致的湿邪水肿、泄泻等。主治风湿病所见的脾胃水停之水肿、水泻等证。

（3）薏苡仁

薏苡仁甘淡微寒，归脾胃肺经，功用为利水渗湿，健脾除痹，常用于脾虚湿盛，食少泄泻，水肿胀满、脚气浮肿，风湿痹痛，经脉拘挛等证。《神农本草经》云“主筋急拘挛，不可伸屈，风湿痹，下气”。薏苡仁置锅内用文火炒至微黄色为熟薏苡仁，常用于脾虚湿困，食少便溏或泄泻，有利水消肿、健脾去湿、舒筋除痹、清热排脓等功效，熟薏苡仁健脾作用比生薏苡仁强，但利水功能却不如生薏苡仁，且炒后性平甚至偏微温。二药相配，一温一凉，无明显寒热偏向，生薏苡仁渗湿健脾，炒薏苡仁醒脾止泻，湿祛气顺，脾胃功能得复，痞胀纳呆自然得除。

2. 苦温燥湿

风湿病诸邪常损及脾胃，其中湿浊之邪尤著，因此在临床特别注重脾胃运化功能是否正常。所谓“治湿不知理脾，非其治也”。具有苦温燥湿作用，药味多辛、苦，性偏温燥的药物称苦温燥湿药，该类药物与芳香化湿药类似，但燥性较强，易伤阴液，阴虚者忌用。临床在处方用药时，针对脾胃虚弱以及湿邪为患的特点，常用苦温燥湿中药有苍术、炒白术、厚朴、陈皮等。举例如下，可供参考。

（1）炒白术

炒白术苦甘温，功偏于补气健脾，主入脾经，为治脾虚证之要药，可补脾健脾，燥湿化痰，又可化湿，使湿邪得以运化，且补而不滞，脾气渐旺，痰湿渐消。对于湿阻内滞之风湿病，强调健脾化痰。《得配本草》认为妄用白术可“令中气愈滞，胃中愈闭，肺金绝其元”。若配苍术之芳香胜湿，则可防白术“闭胃气”“绝金元”之虑。而苍术辛散，过用有耗气之弊，配白术补气守中，则可顾其耗气之虑。现代研究发现白术对于肠胃具有双向调节的作用：其一白术有增强免疫和免疫调节作用；其二又可治疗消化功能紊乱所致的脾虚证，尤其对应激性溃疡有显效。

（2）苍术

苍术辛苦温，功偏燥湿健脾，为治疗中焦湿困之要药。脾为生痰之源，喜燥恶湿，脾得健运，则痰饮可渐消，应用苍术健脾化痰实是杜绝痰源之治。《本草崇原》曰："凡欲补脾，则用白术；凡欲运脾，则用苍术；欲补运相兼，则相兼而用；如补多运少，则白术多而苍术少；运多补少，则苍术多而白术少。品虽有二，实则一也。"苍术偏于燥湿而健脾，由于其性燥，为了防止燥湿伤阴，临床用量不宜过大，一般用量为 9～12g。苍术对胃酸分泌亢进所引起的溃疡有显著疗效。

3. 祛风胜湿

凡具有祛风胜湿作用，用于治疗风湿痹病的药物，称为祛风胜湿药。该类药物兼有祛除肌肉、经络、筋骨、关节的风寒湿邪的作用，其中有些还分别具有止痛、舒筋、通络或补肝肾、强筋骨等作用，适用于风寒湿痹、筋骨疼痛、筋脉拘急、寒湿内盛诸证。常在临证选择用药如木瓜、蚕沙、秦艽、羌活、青风藤、千年健、伸筋草等，且强调需中病即止。

（1）木瓜

木瓜味酸入肝，性温，归肝、脾经，益筋和血，有平肝舒筋之功。肝平则脾胃自和，且性温化湿，故又有和中祛湿之效。现代研究发现木瓜煎剂对小鼠蛋清关节炎有明显抑制作用，并有增强机体免疫功能的作用。但本品性酸，久服此药因其酸易伤脾，而导致邪恋。

（2）秦艽

秦艽味辛、苦，性平，归胃、大肠、肝、胆经。本品辛散苦泄，既能散风除湿，通络舒筋，又能利二便而导湿热外出。多用于治疗风湿病的肾虚湿热证。

4. 清热利湿

清热利湿为治疗下焦湿热的方法，用于湿热下注，或蕴结下焦，症见小腹胀满、小便浑赤、尿频涩痛、淋沥不畅，甚则癃闭不通，舌苔黄腻。如痛风性关节炎常用之。利水渗湿药就其功效不同，大体分为清热利湿和淡渗利湿药。凡能清热利湿的药物称为清热利湿药，清热利湿药物多寒性（苦寒或甘寒），长于清湿热，通淋浊。常用的药有如泽泻、滑石、车前子、萆薢等。

（1）萆薢

萆薢归肝、胃、膀胱经。其性味苦、平。其功效为利湿，分清去浊且祛风湿。常用于治疗痛风性关节炎，以让湿浊之邪从小便而出。无论是急性期或是缓解期，亦提倡应用之。《神农本草经》曰："主腰背痛，强骨节，风寒湿周痹，恶疮不瘳，热气。"

（2）泽泻

泽泻性甘淡，寒，归肾、膀胱经，其性寒，能泄热，清相火，其功效为清热利湿，泄热。常用于证见小便不利，水肿胀满，淋浊涩痛，足膝痿软的痛风性关节炎，能渗湿、利尿、消肿。脾胃有湿热，则头重而目昏耳鸣，泽泻渗去其湿，则热亦随去，而土气得令，清气上行，天气明爽养五脏，益气力，水气除则脏安而气生也。

第九讲 活血通络法

第一节 活血通络法的内涵与分类

一、活血通络法的内涵

活血通络法又称祛瘀通络法，即运用具有活血祛瘀、疏通经络作用的方药，治疗瘀血凝滞、脉络受阻所致病证的治法。也就是说活血通络法是针对“血瘀证”的治法。《诸病源候论》中云：“血之在身，随气而行，常无停积。若因堕落损伤，即血行失度，随伤损之处即停积，若流入腹内，亦积聚不散，皆成瘀血。”指出了瘀血为血液运行不畅，瘀滞脉络之中，甚至离经而于局部瘀积的病理产物。“瘀”的文字记载最先出现在《楚辞》的“形销铄而瘀伤”上，汉代许慎撰《说文解字》中云“瘀，积血也”。《辞海》中又云瘀“指体内血液滞于一定处所”。所以说瘀即指血液停积体内，不能流通的意思。瘀血之命名首见于《金匮要略》。“血瘀证”就是指瘀血内阻而引起的证候，主要是反映血液瘀滞、血行不畅的状态。从病理角度“血瘀证”又分为“瘀血”和“血涩”。“瘀血”即指“死血”“坏血”，系凝滞积聚之血，不可能恢复成正常的生理状态，唯将其排出体外而后快。正如《内经》提出的“恶血留内……先饮利药”“血实宜决之”“留者攻之”的治法；而“血涩”是指血行涩而不畅，血液流动并未发生质的改变，尚能恢复其生理功能，即血行流畅之状，故临证只需活血通络即可。络者，络脉也。《内经》中云“经脉为里，支而横者为络，络之别者为孙”，指出了络脉是由经脉分支而出，逐级细化为孙络。《内经》中又云“中焦出气如露，上注溪谷，而渗孙脉……血和则孙脉先满溢，乃注于络脉，皆盈，乃注于经脉”，指出了血液循环于经络的途径。《内经》中还阐述了经络系统在人体中的生理功能，主要是“阴脉荣其脏，阳脉荣其腑……其流溢之气，内溉脏腑，外濡腠理”，从而濡养机体并传递营养物质。气血运行由经及络，被逐级分流，输布周身。气血在络脉中运行面积扩大，但流速减慢，这有利于气血更广泛地濡养机体的脏腑组织，并更有利于交换经脉、络脉、孙脉内外营养物质，但当络脉运行不畅之时，气血津液难以濡养脏腑组织，则脏腑功能难以发挥正常。

值得提出的是临证常用的“活血通络法”与“活血化瘀法”是有区别的。活血通络法之“通”字，含没有堵塞、可以穿过，通畅、运行无阻之意。且“通”主要作用在“经络”，以使气血运行畅通为目的；而活血化瘀之“化”字含变化、使变化，消化、消除、化除之意。且“化”字作用在“凝聚不流通的血块”上，以使瘀血块发生变化，以消除、化除瘀血块为目的。故我认为在临证运用活血通络法时要并用行气理气法或益气理气法加强理气之品的运用，同时要并用消法，以达到消散血瘀、破血消积的目的。

二、活血通络法的分类

活血通络法是针对因瘀血内阻而引起的血瘀证辨治的方法，目的就是改善血液涩滞、血行不畅的状态。根据产生这种状态的病因病机不同，便从病因病机的阴阳虚衰，气血失和寒热有别，以及辨治法则的扶正为主、祛邪为先、调和脏腑各个方面将活血通络法进一步分类。

1. 阴阳虚衰

若阳虚或因外寒入侵伤及阳气，或因脏腑功能虚弱寒自内生，均可产生阳虚生寒致气血运行涩而不畅，故宜用温阳活血通络之法治之，可择补阳汤（《兰室秘藏》方由肉桂、炒知母、当归、芍药、地黄、黄芪、人参、茯苓、白术、甘草、羌活、独活、防风、甘草、柴胡等组成）合补阳还五汤（《医林改错》方由黄芪、当归、赤芍、川芎、桃仁、红花、地龙等组成）为主方酌情加减用之。若阴虚或因恣食辛香燥热之品，或素体阴虚火旺，致使津伤血燥，络脉中气血运行艰涩难行，故宜用滋阴清热、活血通络法治之，可择方生津养血汤（《古今医鉴》本方又名生津四物汤，由当归、芍药、生地黄、川芎、黄连、知母、黄柏、麦冬、天花粉、石莲肉、薄荷、甘草等组成）合失笑散（《太平惠民和剂局方》方由五灵脂、蒲黄组成）为主方酌情加减治之。

2. 气血失和

气虚和气滞均会导致气血失和，影响络脉中气血运行而生涩滞之象，因此在临证辨治时常运用补气行气之品，以达活血通络之功，择方异功散

（《小儿药证直诀》方由人参、白术、茯苓、甘草、陈皮等组成）合通窍活血汤（《医林改错》方由赤芍、川芎、桃仁、红花、老葱、鲜姜、红枣、麝香等组成）为主方酌情加减用之；血虚则补血活血通络，择方桃红四物汤（《医宗金鉴》方由当归、赤芍、生地黄、川芎、桃仁、红花等组成）合当归补血汤（《内外伤辨惑论》方由黄芪、当归组成）为主方酌情加减用之。

3. 寒热有别

无论是寒邪凝滞阻络还是热邪灼血阻络，均可致络脉瘀滞的证候。所以寒凝阻络则治宜驱寒活血通络，方选当归四逆加吴茱萸生姜汤（《伤寒论》方由当归、桂枝、芍药、细辛、甘草、通草、大枣、吴茱萸、生姜等组成）为主方酌情加减用之。热伤阴津、灼血阻络则应治宜清热凉血、活血通络，方选犀角地黄汤（《备急千金要方》方由犀角、生地黄、芍药、丹皮等组成）合桃红四物汤（《医宗金鉴》方由当归、赤芍、生地黄、川芎、桃仁、红花等组成）为主方酌情加减用之。

4. 扶正为要、祛邪为先

正虚邪侵，往往是疾病发生的共同的病因病机。活血通络之法，针对的是血瘀证，而血瘀证的病情往往是错综复杂的，有气虚导致血涩，也有血瘀兼夹气虚的；有气滞血瘀的，也有瘀阻导致气滞的；有血瘀夹湿的，也有瘀郁化热的，还有寒凝脉涩而血瘀的；有新瘀久瘀，也有男、女、老、少患血瘀之不同，还有外伤血瘀，殃及筋骨脏腑的损伤等，所以我们临证辨治时，一定要据证灵活机动辨治，视病体之正与虚之程度、相持之权重、转化之机遇等，本着“有是证，用是药”的原则区别对待，即扶正与祛邪要适度兼顾为宜。前贤李东垣就为我们开此先河。比如他在辨治便秘时应用了养血润燥、活血通络法，拟方润燥汤（《兰室秘藏》本方又名润肠汤及当归润肠汤，方由生地黄、熟地黄、当归尾、煨大黄、生甘草、麻仁、桃仁、红花、升麻等组成）；若辨治本证之轻证气不得上下，大便难者，又拟方通幽汤（《脾胃论》本方又名导滞通幽汤，方由桃仁、红花、生地黄、熟地黄、当归、炙甘草、升麻、槟榔等组成）。

5. 调和脏腑

气血运行不畅，络脉瘀阻，可影响脏腑功能的正常。另因诸种原因致脏腑功能不能正常发挥，亦可致气血运行受阻，络脉瘀滞不畅。故临证运用活血通络法时，还应注意调和脏腑的功能。如脾失运化水湿之职，水湿内蕴，痰浊内生，有碍气血运行，络瘀不畅，则治宜健脾除湿、活血通络，方选六和方（《医考方》方由砂仁、半夏、杏仁、人参、白术、甘草、藿香、木瓜、厚朴、扁豆、赤茯苓等组成）合桂枝茯苓丸（《金匮要略》方由桂枝、茯苓、丹皮、桃仁、芍药等组成）为主方酌情加减用之。又如，肾主人身之水液代谢的平衡，如肾阳亏虚，肾失主水之职，则水邪泛滥，发为水肿；水湿阻络，气血涩行，络脉瘀滞，故治宜温肾利水、活血通络，方宜肾气丸（《金匮要略》方由干地黄、山药、山茱萸、泽泻、茯苓、丹皮、桂枝、附子等组成）合桂枝茯苓丸（《金匮要略》方由桂枝、茯苓、丹皮、桃仁、芍药等组成）为主方酌情加减用之。

第二节　活血通络法的渊源与发展

一、活血通络法的萌芽期

活血通络法作为一种治疗血瘀证的方法，可谓历史悠久，远在没有文字出现之前，广大劳动人民就在生活劳动中逐渐摸索出一些最原始而简单的治疗经验。旧石器时代，祖先即懂得拿砭石来疏通经络，例如《脉法》中提到用砭石治疗痈肿；《管子•法法》谓“痤疽之砭石”。随着火的应用而产生了熨法和灸法，《五十二病方》就有“燔小隋石，淬醋中以熨”的记载。以上都说明此阶段人民在生活劳动中造成的外伤血瘀证都是通过这些简便的方法来治疗的。

当时人们对人体已有初步的了解，受哲学“天人相应”观点的影响，将人体的血脉与自然界相结合。如《管子•水地》有言“水者，地之血气，如筋脉之通流者也”，指出地上的流水好似人体中的血气，而血气在筋脉中畅行流通。汉代董仲舒的《春秋繁露•人副天数》记载“体有空窍、理、脉，川谷之象也……”，说明当时已对脉络及其生理功能有初步的了解。战国末年，秦国丞相吕不韦组织属下门客集体编纂的《吕氏春秋》中云“饮食居处适，则九窍、百节、千脉皆通利矣”；此书又云“凡人三百六十节，九窍、五脏、六腑、肌肤欲其比也，血脉欲其通也，筋骨欲其固也，心志欲其和也”，不难看出此时人们已认识到“脉”及“血脉”的功能正常及气血流通与人体的健康密切相关。先秦医家将脉逐层细分，从而有了“经”“络”“血脉”“阴脉”“阳脉"等说法。此书还云"昔陶唐氏之始，阴多滞伏而湛积，水道壅塞，不行其原，民气郁阏而滞著，筋骨瑟缩不达，故作为舞以宣导之"，说明在此时人们就已经了解舞蹈等活动有舒筋活血通络的功效。

除活动外，人们也认识到有些方药同样可起到活血通络的作用。商代甲骨文中就记录有一种用活血通络药郁金来泡的药酒；《诗经》里曾有坤草（益母草）、芦（茜草）等活血通络药的记载；《山海经》亦记录着大量的活血药物，如桂、川芎、细辛、芍药，不乏通络之品；《五十二病方》中言桂可治疗蛊病；《养生方》有下闭血的"牛腮燔"；《治百病方》还有"治金创内漏血不出方""治痹手足壅肿方""治金创止痛方"等方剂治疗瘀血，并且还注意到"以淳酒和饮"来使疗效增强，更记载了活血通络药物，如䗪虫。

二、活血通络法的形成期

1.《黄帝内经》对活血通络法的贡献

《黄帝内经》对血、脉的结构及功能有了一些看法，初步认识到瘀阻脉络的病因病机并提出了活血通络的思想，实为活血通络理论形成的初期阶段。

（1）提出了"血"正常流动的意义

中医自古即重视气、血、津液的正常周布运行。《素问•举痛论》曰："经脉流行不止，环周不休。"此处指出血液在脉中循行不止，永不停留。《素问•五脏生成》更谓"诸血者，皆属于心……故人卧血归于肝，肝受血而能视，足受血而能步，掌受血而能握，指受血而能摄"；《灵枢•经水》云"经脉者，受血而营之"，指出五脏之功能，四肢之动用，七窍之灵动，以及发得血而生等，都说明血运正常对机体功能活动的维持及生命活动之充盈起着重要的作用。正如《灵枢•本脏》又云"血和则经脉流行，营复阴阳，筋骨劲强，关节清利矣"。《素问•生气通天论》还云"骨正筋柔，气血以流，腠理以密"，方得健康无疾。

（2）对血瘀证有了进一步的认识

《素问•调经论》论述："五脏之道，皆出于经隧，以行血气，血气不和，百病乃变化而生。"如在各种致病因素的影响下，导致血行不畅，血流缓慢甚至阻滞，致使血液停聚于经络脏腑，即为瘀血。《黄帝内经》虽未明确提及"血瘀证"一词，但字里行间时有血瘀证的相关描述出现，如"留血""恶血""着血""凝血""衃血""脉不通""血凝泣""血脉凝泣"，此均寓有血流涩滞，或血脉不畅之意。

《黄帝内经》对血瘀证的病因与证候有了进一步的认识与总结，认为血瘀证形成的病因有寒凝致瘀、忧怒致瘀、饮食不节、年迈久病、外伤致瘀等。①寒凝致瘀：《黄帝内经》认为六淫中寒邪是导致血瘀的主要外邪，寒邪外侵，使阳气受损，难以温煦推动血液，致血流涩滞，而为瘀血。如《素问·八正神明论》云“天寒日阴，则人血凝泣，而卫气沉”；《素问·离合真邪论》谓“夫邪之入于脉也，寒则血凝泣”；《素问·调经论》云“寒独留，则血凝泣，凝则脉不通，其脉盛大以涩，故中寒”；《灵枢·痈疽》曰“寒邪客于经络之中则血泣，血泣则不通”。②忧怒致瘀：《黄帝内经》认识到七情不畅能影响血瘀证的形成，其中焦虑与愤怒占很大一部分。血液在脉中的运行需要气的推动，气机条畅则血液正常循行，不良的情志会导致气机郁结而难以正常推动血液前行，导致血行停滞。正如《灵枢·百病始生》言及“若内伤于忧怒，则气上逆，气上逆则六输不通，温气不行，凝血蕴里而不散，津液涩渗，著而不去，而积皆成矣”；《灵枢·五变》论述“怒则气上逆，胸中蓄积，血气逆留……血脉不行”；《素问·生气通天论》记载“大怒则形气绝，而血菀于上，使人薄厥”。③年迈久病：《黄帝内经》提出年迈久病之人气虚无力难以推动血行，或脏腑功能日渐低下，而致阴阳气血不和，血行不畅久而成瘀。如《灵枢·营卫生会》曰“老者之气血衰，其肌肉枯，气道涩”，故而“年老多瘀”；《素问·痹论》谓“病久入深，营卫之行涩，经络时疏，故不通”。④饮食不节：《黄帝内经》指出饮食不节亦可形成血瘀。饮食从口到胃，酸苦甘辛咸各随其所得而走其脏，如若饮食不知节制，性嗜咸味，可破坏脉络而致血瘀。如《素问·五脏生成》云“是故多食咸，则脉凝泣而变色”；《灵枢·五味论》亦云“血与咸相得，则凝”。⑤外伤致瘀：血循行于脉内，外伤致血流于脉外，离经之血未得及时消散或排出，停聚于体内而成血瘀。《灵枢·邪气脏腑病形》曰“有所堕坠，恶血留内”；《素问·刺腰痛》亦云“得之举重伤腰，衡络绝，恶血归之”。

（3）对络脉瘀滞有了比较系统的认识

《黄帝内经》明确提出络脉的概念和循行、分布规律，并有关于络病的论述，为活血通络法奠定了理论基础。①《黄帝内经》涉及一系列络脉的结构及分类，如大络、孙络、阳络、阴络、血络、结络、十五络，这些概念是随着医学理论和临床实践的不断发展和需要逐级派生而出。络脉遍及人体周身各处，从脏腑组织到四肢百骸，如网状般交织于机体内。《黄帝内经》还论述了络脉的生理作用，其可加强经脉、脏腑和腧穴的联系，是营卫气血津液循行交流的场所。②《内经》有多处论及外邪侵犯人体而致新病传络的传变规律，如《素问·缪刺论》言“夫邪之客于形也，必先舍于皮毛，留而不去，入舍于孙脉，留而不去，入舍于络脉”;《素问·皮部论》“是故百病之始生也，必先客于皮毛，邪中之则腠理开，开则入客于络脉，留而不去，传入于经，留而不去，传入于府，廪于肠胃”，故而外邪侵犯人体，首先侵犯腠理，后及络脉，如络脉之邪不得解，会继续侵及经脉、脏腑。“久病入络”在《黄帝内经》中也已有叙述，如《灵枢·百病始生》谓“是故虚邪之中人也……留而不去，传舍于肠胃之外，募原之间……稽留不去，息而成积，或著孙脉，成著络脉”，指出虚邪日久粘连不去，脏腑功能必然紊乱，导致邪气沿脏腑、经脉而传入络脉，使络脉功能失常。故而，新病、久病皆可入络，而影响络脉的生理功能。

（4）提出了活血通络法的思路

《内经》对瘀阻络脉的治疗，强调祛除淤滞、疏通经络，提出了“刺留血”“血实宜决之”的治则，但未言及辨证论治。《黄帝内经》多用局部外治法而活血通络，包括缪刺、推拿、按摩等，直接作用于局部，或采用归经理论而远部取穴。

2.《神农本草经》对活血通络法的贡献

秦汉时期的《神农本草经》为我国目前认为历史最悠久的中药学著作，其收集整理了公元前200多年临床运用的中药。全书记载了365种药物的性能功用，其中有活血、破血、化瘀、消瘀和攻瘀作用的竟达41种，如有除癥破血作用的丹皮、丹参、乌贼骨、桃仁、水蛭、虻虫、鳖甲等；另有逐血痹的芍药、牛膝、川芎、地黄等；消瘀血的蒲黄、蛴螬等。书中较全面且真实地记载了当时所用的活血通络药，其活血功能的分类更加细化且种类多样，表明当时对活血通络的药物已有了一定的研究并相对成熟。这为张仲景对活血通络法的研究奠定了基础。

3.《伤寒杂病论》对活血通络法的贡献——活血通络法基本形成

张仲景《伤寒杂病论》中有关活血通络法的论述是对《黄帝内经》中相关阐述的进一步完善，《伤寒杂病论》里有多处关于活血通络法的论述，对血瘀证的发病机制及证候特点进行了阐释，同时也记载了很多具有活血通络功效的方剂，开拓了血瘀证论治的新篇章，为后世瘀阻络脉的理论和临证研究奠定了基础，起到了承上启下的重要作用。

（1）创建“血瘀证”病名及辨治瘀阻脉络的思路

活血通络法是针对血瘀证而设，即是解决诸因所致气血运行涩滞不畅，血瘀络阻的辨治方法。《金匮要略·惊悸吐衄下血胸满瘀血病脉证治》指出“病人胸满，唇痿舌青，口燥，但欲漱水不欲咽，无寒热，脉微大来迟，腹不满，其人言我满，为有瘀血”；“病者如热状，烦满，口干燥而渴，其脉反无热，此为阴伏，是瘀血也”。张仲景在此首次使用“瘀血”一词描述体内气血运行艰涩不畅之状况，比《黄帝内经》的描述更为形象具体，故而使此状态之名称得到统一，并沿用至今。

血瘀阻滞脉络而涩滞不前的证候为瘀阻脉络证。在《黄帝内经》《神农本草经》的影响下，《伤寒杂病论》中虽无瘀阻脉络证一词，但其集东汉以前医学之大成，阐发《内经》未尽之意，始阐述了“瘀阻脉络”病证治，如血痹、积聚、肝着、虚劳、水肿等病的病机均属络脉瘀阻之列，为后世辨治此证开辟了思路。

张仲景较为全面地阐述了络病的病因病机，其论较《内经》的“初病入络”和“久病入络”更为详尽，指出两者之间主要是“新”与“久”的不同。初病入络之络主要指皮肤肌腠之络脉，此时多为疾病的初始阶段，正气不虚，以外感实邪为主，其病情轻，病程短，病位浅，预后好，宜以祛邪为要，可按伤寒六经病论治；久病入络之络主要指脏腑深部的络脉，此时以正虚瘀阻为主，其病情较重且复杂，病程长，病位深，预后多不良，宜攻补兼施，以通络为要。但两者之间又有密切联系，初病不愈，邪气留恋不散，则病情可由浅入深，由轻至重，由皮肤腠理而深入至脏腑络脉。

（2）详述活血通络法之方药

仲景先师开辟了《内经》之后药物治疗血瘀脉络的新途径，开辨证论治血瘀证之先河，首先创立了活血通络法，以疏通气血流畅运行为要。总结出了一系列有效治疗方剂，如旋覆花汤、鳖甲煎丸、大黄䗪虫丸、下瘀血汤，较《内经》有论无方，更有了质的飞跃，实发前人所未发，从而创立了以方药治疗瘀阻脉络证的活血通络法。

在应用活血通络方药时，仲景多习惯以酒助其药效。班固的《前汉书·食货志》曾谓酒乃百药之长，《内经》亦有圣人借其治疗疾病的说法。张仲景在活血逐瘀通络的方药中，多数都注明“酒服”或“酒煎”字样，目的是取其温通善行之性而助力药物的治疗效用。其对酒的运用方式较为多样，如酒制药物、以酒煎药或酒服丸散等。

(3)首用虫蚁搜剔通络

陈病痼疾，久病入络，癥瘕胶结，难离难分，一般草木之品无力除癥，故张仲景首用虫蚁搜剔通络。虫类善于蠕动并性啖血，其走窜善行而攻冲，可将络中痼结之痰瘀搜剔而出，并使阳动之气旋转，从而气通络畅，如土鳖虫、虻虫、水蛭。而久病患者体多虚弱，如过急攻坚，只会使正气损伤，加重病情，故在临床应用时，《金匮要略》常辅以补药，并多制成丸剂服，缓攻补虚，使邪祛而正不伤，如大黄䗪虫丸、鳖甲煎丸。除此之外，应用虫类药，还要注意其炮制、用量、服法等。叶天士对《伤寒杂病论》中对虫蚁的使用高度赞赏，“考仲景于劳伤血痹诸法，其通络方法，每取虫蚁迅速飞走之诸灵，俾飞者升、走者降，血无凝著，气可宣通，与攻积除坚，徒入脏腑者有间”，并称仲景先师乃“圣人另辟手眼，以搜剔络中混处之邪，治经千百，历有明验”。

(4)擅用散结之品

仲景先师在运用活血通络法时重视散结活血通络，擅用散结之品。因气血津液并存络脉，均能成结。血行不利成瘀血、血结；津液运行不畅成痰浊、水结；气行不利成气滞、气郁、气结；一旦成结则易聚而化热，故也易成热结。故仲景先师在运用活血通络法时，根据结聚程度不同、性质不同，药物选择上也有较大差异。

散血结之药，其中虫类药物多为破血散结之品，对于瘀血日久，结聚已成，一般活血药难能力及，故用虫类破血散结。还有部分药物非虫类，如大黄，《神农本草经》中云：“苦、寒，主下瘀血、血闭……破癥瘕积聚、留饮宿食……推陈致新。”大黄一味，仲景先师应用极广，分析其用药多以“攻”法为主，实证又多以血、水、热邪致病为多，大黄能清热、凉血、逐瘀，一药三用。牡丹一药，也以辛微寒、凉血、行瘀、通脉等为著，而常用之。《素问》四乌鲗骨一芦茹丸治气竭肝伤、脱血、血枯。芦茹者，茜草也。张仲景所用新绛后世多认为是茜草所浸，散枯血之结。以上药物，能活血，能通络，但非专通于络。

散气结之药，张仲景擅用旋覆花。旋覆花一药，咸温，主结气，除水。

张仲景所创“旋覆花汤”主治气机郁滞而成结气以及由气及血而出现的血瘀诸证。葶苈,《神农本草经》认为味辛寒,主癥瘕积聚结气,饮食寒热,破坚。本药散结气,仲景亦常用之。乌扇(乃射干之别名),苦平,能散结气。

张仲景善于血水同治,故在散血结的同时,多散水结。部分药物,如水蛭、鼠妇、大黄,本身一药多效,仲景取一而奏效二,破血兼以通利水道。另有瞿麦味苦寒,清热利水,破血散结,主关格诸癃结、下闭血等。

综合得之,张仲景善用散结药物,纵观病机变化,治血为主,兼治气、水、热。选药上,以破血散结为主,兼以散气结、散水结、清热结。而如鳖甲、牡蛎咸平之药,非治气、血、水、热,但以其软坚散结之性,亦多被选用。

(5)习用理气善行之品

张仲景活血通络法中,习用理气善行之药物。虽然活血通络应以散血瘀为主,但通络者,通畅络脉,脉中有气、有血、有津液,气为血之帅,帅为领军之核心,故要血畅,也要有“气行”之领军药。理气善行之药,为通络之必备。善行之药,实分行气、行血。行血之药与上述活血通络药物无较大差异,不再赘述。现主要阐述理气行气之药物。

辛能通能行,又有“血得温行,得寒则凝”之说,故善行之药以辛温药为主。张仲景惯用善行药物为桂枝、细辛。《神农本草经》认为桂枝“辛温,主……利关节,补中益气”;细辛“辛温,主……百节拘挛,风湿……利九窍”。桂枝一药在《伤寒杂病论》中被广泛应用。张仲景用其通行经气、通行阳气。经分支为络,即经为络之源头,经气得通,则络气得行。在活血通络方鳖甲煎丸中,桂枝三分少许,以畅通阳气;桂枝茯苓丸中,桂枝通阳行气、助药消癥;黄芪桂枝五物汤治疗肌肤不仁,邪气入络等证,方中黄芪通阳气,活血脉,温阳通经,桂枝有畅行络脉之效;《伤寒论》中当归四逆汤证,为络脉损伤之证,方中以桂枝、细辛善行之品,温经通络。

旋覆花,《神农本草经》中未提及其辛性,后世认为其非辛散之药,而为转气之药。《本草求真》中也认为其旋转阴中阻格之阳升而上达。旋覆花,咸温之性,温能散能行,《本草纲目》中载其功只在利水、下气,通利血脉尔。其善行之效,与其转气、温性有关。转气,多被理解为理气,在旋覆花的分类上,将其归为理气活血通络药。

葱白一药,与桂枝功效相配,辛平善通而不助热不伤络。在《伤寒杂病论》中有多处应用,旋覆花汤中即有葱白助旋覆花通行,而在治疗重症的方剂中，如通脉四逆汤、白通汤等也借用了葱白的辛温之性。本药作为善于通行药物，在叶天士《临证指南医案》中有着相应应用，特别是治疗癥瘕病，即络病重症时，结聚日久时，相较桂枝，温阳通气不生郁热。

张仲景在活血通络法的运用中，理气善行之药物虽多不为主药，所用药味少、量小，但其仍习用此类药物。究其原因在于，张仲景紧紧抓住络脉的特点及气血关系，以通为用，通络必通行，理气善行之品不可少矣！

总之，张仲景活血通络法之见地对后世的影响是很大的。

4. 隋唐时期

在隋唐时期，中外交通日益发达，文化、商业、医药等交流更加频繁，大量的活血通络的药物丰富了中医药市场。西汉的张骞在公元前 139 年～公元前 115 年曾两次出使西域，带回了不少“西域”特产，其中包括一些活血通络药物，给祖国的中医药市场锦上添花。这些药物在一些本草学著作中均有记载：唐代《新修本草》中收录着常用而有效的活血通络药苏木、血竭、延胡索等，并有活血通络作用的降香、琥珀等。宋代赵汝适著《诸蕃志》中亦记载着在唐永徽年间，阿拉伯国家赠送的药物中就有活血通络作用的植物性树脂的乳香、没药等，由其组合而成的活络效灵丹效验甚著，至今仍被广泛应用；亦有从印度传入的活血通络复方，如补骨脂方。

隋唐时期医家论活血通络法多遵张仲景的《伤寒杂病论》，在不断地继承和发展下，使活血通络法的对应证候及方剂不断扩增和详尽。当时的代表性医书，包括《诸病源候论》《备急千金要方》《外台秘要》等，均对本法有一些研究及记录，亦对后世医家有较高的指导意义。

5. 宋金元时期

这一时期瘀阻脉络学说越来越受到重视，众多医家在前人认识的基础上不断探索，为中医学的活血通络法的发展提出自己的见解。杨士瀛的《仁斋直指方》曾论述“盖气者，血之帅也，气行则血行，气止则血止，气温则血温，气寒则血凝，气有一息之不运，则血有一息之不行”，提出了气血通畅对机体的重要性。元代的滑伯仁在遇到虚弱的患者需应用补剂治疗的时候，往往佐入一些具有活血通络作用的药物如桃仁，以期发挥更好的药效。金元四大家之李东垣撰写的《脾胃论》《内外伤辨惑论》《兰室秘藏》《医学发明》四部著作中，共载有自创方剂 300 余首，然其中具有活血通络作用者，竟达 80 余首，足以说明他对辨治血瘀证的重视。他主张补土调气血以活血通络；除络脉经隧之血以活血通络；润燥滋阴以活血通络；疏肝行气以活血通络等。同为金元四大家的朱丹溪亦对活血通络法有其独到的见解，认为中风日久、下血等均与血瘀脉络有着不可分割的关系，治之以活血通络法。朱丹溪在《丹溪心法·中风》中介绍了医治中风日久不愈需用活血通络法："治风之法，初得之即当顺气，及日久即当活血，此万古不易之至理，惟可以四物汤吞活络丹愈者，正是此义。"在《丹溪心法·下血》中又指出了其病机为"下血为内伤络脉所致"，故选用方药："枳壳一味服；又方：用黄连二两，枳壳二两，槐花八两炒上二味，去槐花不用，止以二味煎服，立效，以解络脉之结也。"故血脉条畅后下血自止。朱丹溪认识到病程日久往往痰瘀胶结，阻滞脉络，"痰夹瘀血，遂成窠囊"，故常痰瘀同治，为后世用活血通络法开启了新的思路。

6. 明清时期

活血通络法在明清时期得到了较大发展，并被广泛应用于临床，使活血通络法更加深入人心。如明代杰出的医学家张景岳重视调和脉络，保持气血的和畅，在其著作《景岳全书》中就有气血不和病机的记载，由于两者的关系为"血必由气，气行则血行""气弱而血不行""气虚而血滞""气逆而血留"，故"凡欲治血，则或攻或补，皆当以调气为先"。在此基础上，按照血虚、血涩、血结等病证的不同而随症治之，"血有虚而滞者，宜补之活之，以当归、牛膝、川芎、熟地、醇酒之属"；"血有涩者，宜利之，以牛膝、车前、茯苓、泽泻、木通、瞿麦、益母草、滑石之属"；"血有蓄而结者，宜破之逐之，以桃仁、红花、苏木、玄胡、三棱、蓬术、五灵脂、大黄、芒硝之属"等，其对活血通络药还有一定的认识，即"行血散血无如川芎""补血行血无如当归"等。明末清初名医喻昌在《黄帝内经》的基础上将络脉系统逐级分支细化，明确提示其在机体内的分布是网罗各地、无处不至的，使后世对瘀阻脉络的认识及其重要意义有着更客观的理解，即《医门法律·络脉论》所言："十二经生十二络，十二络生一百八十系络，系络生一百八十缠络，缠络生三万四千孙络。"其指出由络脉到系络，再到缠络、孙络，遍及全身，互相牵绊而易致瘀。

清代著名医家叶天士，他是四大温病学家之一。叶天士在内伤杂病方面，秉承仲景"络病证治"的辨证论治及用药经验，明确提出了"久病入络"的理论，即"经年宿病，病必在络"，更加深入地认识瘀阻脉络证，由此揭示出多种疾病发展的共同规律，使活血通络法的应用范围有了更大的发展空间。他提出了多种内伤杂病病情都随着病程的发展过程而不断进化的规律——“初为气结在经，久则血伤入络”，气血瘀滞路径“由经脉继及络脉”，即内伤杂病病程日久则血瘀脉络，故治疗时需采取活血通络法。其深得仲景之活血通络法之内涵，认为活血祛瘀时应更加注意“通络”，故多采用“攻坚垒，佐以辛香”的通络之法，即用搜剔作用的虫蚁之类伴辛香发散的牛黄、檀香之品，共同作用来搜逐血络中的凝痰瘀滞或痼浊之邪。对于这些久病入络的瘀积重症，叶天士亦善用虫类药来活血通络。虫蚁之品多性嗜啖血，可迅速飞走，升降灵动，最能搜剔胶着于气血之邪，令病基松动、脉络和畅，气血方可正常流通，如土鳖虫、水蛭、蜣螂、鳖甲、全蝎、穿山甲，代表方如“血络瘀胀丸”“周痹缓通丸”“关通方”。总之，叶天士运用仲景之理，效仲景而不泥其法，并以临床医案的方式予以佐证。他在络病的病因认识、临床表现及络病的治法认识等方面，均有心得体会。叶天士选用活血通络药物的最突出的创新点是选用藤类药以通络。因为络脉细小、曲折，网于周身，藤类纵横交错，蔓延穿行，易结不易解。而藤类药物既有通络之效，又有独特的治疗作用，在临床辨证中常用之。况且藤类药物不仅是辨治络病之药，更是引药入络之药。清代著名医家王清任在撰《医林改错》中提出了自己的独到见解，他擅于在辨证论治的基础上运用活血祛瘀通络之法，归纳了补气活血通络法等 10 个活血通络法则，创制了一系列与之对应的用之有效的方剂，比如补阳还五汤便是益气活血通络法的代表方剂，主治 50 余种瘀血病证，是对通络法的又一重大发展。尤其注重气血理论，认为产生瘀血的原因主要是气血不和，如气虚必致血瘀，在《医林改错·论小儿抽风不是风》中就有这样的论述：“元气既虚，必不能达于血管。血管无气，必停留而瘀。”故医治瘀血证应补气活血兼施，让气推动血行，血鼓舞气动，方“能使周身之气通而不滞，血活而不瘀，气通血活，何患疾病不除”。故其创立了以补气为主，活血为辅的补气活血通络法。

总之，前贤们对活血通络法的认识和临床运用对近现代及当代医家均有很深远的影响，故被广泛地应用于内、外、妇、儿等各科的临证实践中，收到了很好的临证疗效。很多的研究者，还利用现代医学，尤其是实验药理方法，对其方药的药理机制进行了大量的深入的研究，均取得一定的收获。

第三节　活血通络法分类举隅

对于活血通络法的分类方法确实比较多，我们认真学习了《伤寒杂病论》中有关活血通络法的特征性方药，谨遵仲景先师之旨意，将活血通络法分为祛邪活血通络法及扶正活血通络法两大类，举隅如下：

一、祛邪活血通络法

所谓祛邪活血通络法是将络中侵入之邪气或病理产物祛除机体之外的一种治疗方法。其目的就是要使络脉通畅，气血之运行如常。可有：①祛瘀活血通络法：本法针对瘀阻脉络证的治法，大致由祛瘀药和活血通络药相组合而成。其代表方剂为鳖甲煎丸（《金匮要略》），其消癥化积为治“疟母”之主方。本方以鳖甲软坚散结，入肝络而搜邪为主药；大黄、芍药、䗪虫、桃仁、赤硝、牡丹、鼠妇（即地虱）、紫葳破血攻瘀，行其血分之瘀结；厚朴、半夏、乌扇（即射干）、蜂房、蜣螂下气化痰，利其气分之结滞；石韦、瞿麦、葶苈利水导邪，从小便而出；柴胡、桂枝通达营卫，领邪从外而解；更以干姜、黄芩一寒一热，协调阴阳寒热；人参、阿胶益气养血，补益正气，是寒热并用，攻补兼施，理气理血，诸法兼备的大方。至于更用锻灶下灰能治癥瘕坚积，去邪恶之气，且有温中之效；再以清酒辛热走血，更能协同诸药，共成消癥化积之功。《金匮要略》中云：“病疟，以月一日发，当以十五日愈，设不瘥，当月尽解，如其不瘥，当云何？师曰：此结为癥瘕，名曰疟母。”故所谓疟母，系久疟不愈，邪着不去所致。究其原因，则为寒热痰湿之邪与气血相搏，留滞而成积，癖于左胁下，结为癥瘕。至于辨治之法，《素问·至真要大论》曾云“坚者削之”，“结者散之”，所以本方都采用了虫类灵动之物，行气逐血之药，搜剔其蕴结之邪。同时久疟不愈，结为疟母，已是正虚邪着，久而不去之病，其间寒热夹杂，虚实错综，非集大队气血之品，攻补兼施之药物，则不易获效。至于丸型制剂和服用方法，亦取其缓而化之之意。②理气活血通络法：本法针对气血痹阻络脉证而设。大致由行气药与活血通络药相合而成。因气与血关系密切，两者往往互结同病，血随气行，故应在化瘀的同时，注重理气，当气顺瘀化时，络脉才得以通畅。本法的临证运用较广，适用于气滞血瘀证，其代表方剂是旋覆花汤（《金匮要略》）。该方在《金匮要略》中出现两次，其一见于《五脏风寒积聚病脉证并治》用治肝着病；其二见于《妇人杂病脉证并治》辨治妇人半产漏下之病。肝着之病，是指胸痛时每欲蹈压，初起常喜欢热。多因邪气留着，肝脏气血滞而不畅，上逆于肺所致。《金匮要略·五脏风寒积聚病脉证并治》中云：“肝着，其人常欲蹈其胸上，先未苦时，但欲饮热，旋覆花汤主之。”有因肝虚所致者，《证治准绳·杂病》中云：“肝着则常欲蹈压其胸，经云春脉如弦，其气不实而微，此谓不及，令人胸痛引背，下则两胁胀满，此肝虚而其脉证见于春如此也，宜补肝汤。”亦有因劳怒所致，《临证指南医案·胁痛》中云：“肝着，胁中痛，劳怒致伤气血。”清代医家尤怡曾注解：“肝脏气血瘀滞，卓而不行，故名肝着。”故临证可用行气散滞、通阳活血之旋覆花汤治之。本方以旋覆花咸温，能降胸中之气，所以胸满噫气不除者，可用旋覆花；葱叶辛温，可通胸中之阳；新绛能行血散结，行络中之血而不伤络，为治肝经血着之要药，共达通则血行，瘀去则新生之效。妇人半产漏下病之病机与肝着相似，故亦可用之。晚清医家唐容川曾注解本方：“用葱白以通胸中之阳，如胸痹而用薤白之例；用旋覆花以降胸中之气，如胸满噫气而用旋覆之例也；惟新绛乃茜草所染，用以破血，正是治肝经血着之要药。”③祛寒活血通络法：本法是针对寒邪凝滞，闭阻脉络之疼痛证。气血得温则行，得寒则凝，机体受寒邪入侵，必会引起络脉之挛急，气血运行不畅，不通则痛。临证之时，必将祛寒药与活血通络药相合而用之。其代表方剂是乌头汤（《金匮要略》）。《金匮要略·中风历节病脉证并治》中云：“病历节不可屈伸疼痛，乌头汤主之。”方中以麻黄、黄芪散外表之寒湿；乌头逐寒止痛；甘草、白芍缓急止痛；蜂蜜缓和乌头的毒烈之性以达到散寒止痛的作用，共奏温经除湿、散寒通络之功效。以药测证，可知乌头汤所主的历节病为寒湿侵袭关节所致。“不可屈伸疼痛”，是言疼痛比较剧烈，关节有强直表现。正如清代尤怡纂注的《金匮要略心典》中所曰：“寒湿之邪，非麻黄、乌头不能去。”故尤在泾（尤怡）赞本方为“寒湿历节之正法也”。故痹病日久，寒湿之邪凝滞筋骨关节，痹阻经络所致的寒湿历节，可用温经散寒、除湿通络、止痛利节之乌头汤治之，宜也。④清热活血通络法：本法是针对热邪灼血阻络而致络脉瘀阻的病证。温毒深入络内，煎灼血液，凝练为瘀，脉络受损，血溢脉外而致出血。故瘀毒为瘀热型血证的又一致病因子，所以临证之时要把清热药和活血通络药相伍为用为宜。清代叶天士对温毒入血证为防其耗血动血，提出了

“直须凉血散血”之治法，一则对络中血热用清热凉血入络之品以除络中之热；二则对络脉瘀阻配合活血通络药以奏化瘀通络之效。其代表方剂为大黄牡丹汤，方中大黄、芒硝去实热，丹皮、桃仁化瘀血以通络；瓜子能消痈利气，排脓去积，共奏通腑，清热，消痈，活血通络解毒之功。如此，肠中热毒积聚得除，肠痈则愈。正如《金匮要略·疮痈肠痈浸淫病脉证并治》中云：“肠痈者，少腹肿痞，按之即痛如淋，小便自调，时时发热，自汗出，复恶寒。其脉迟紧者，脓未成，可下之，当有血。脉洪数者，脓已成，不可下也。大黄牡丹皮汤主之。”此条即论述了热毒内聚，营血瘀结肠中，经脉不通所致的肠痈初起证，治以通腑泻热祛瘀，消肿解毒止痛之大黄牡丹汤为宜。

二、扶正活血通络法

扶正活血通络法是指通过扶正、补益气血，使络脉中气血调和，运行通畅的一种治法。适用于病久体虚之人，主要取一些具有走窜攻冲之性的虫类药物，以剔除深部之瘀血，但又为防伤及正气，故谨遵仲景先师之旨意，或佐以补益之品，或采用峻药之丸剂用之，达祛邪而不伤正之目的。①益气活血通络法：本法针对气虚而致络脉中气血运行不畅产生瘀阻之病证。气可推动血液的运行。如果络中气虚，气运无力，则血行缓涩，甚则留滞成瘀痹阻络脉而致血痹之疾，仲景先师治之常用益气之品调畅气机。正如《金匮要略·血痹虚劳病脉证并治》中云：“血痹，阴阳俱微，寸口关上微，尺中小紧，外证身体不仁如风痹状，黄芪桂枝五物汤主之。”血痹者，即阴阳荣卫俱不足，邪入血分，血行涩滞，痹于肌肤而成。故以益气、温阳、行痹之黄芪桂枝五物汤治之。亦即《内经》所谓“阴阳形气俱不足，勿取以针而调以甘药”之意。辨治血痹之代表方剂黄芪桂枝五物汤，系桂枝汤去甘草，倍生姜，加入黄芪为主药以振奋阳气，气行血行，活络痹除的方剂。方中黄芪益气，通阳固卫；桂枝、芍药调和营卫、行血破滞；生姜宣胃，大枣益脾，共助桂、芍和调营卫，温阳行痹。因血痹病位在表，故倍用生姜以宣气走表，使气畅行，血不滞，则痹自除矣。清代名医魏念庭云：“五物而荣卫兼理，且表荣卫里，胃阳亦兼理矣，推之中风于皮肤肌肉者，亦兼理矣，故不必多求他法也。”隋代医家巢元方撰《诸病源候论·风病诸候》中云：“痹者，风寒湿三气杂至，合而成痹，其状肌肉顽厚，或疼痛，由人体虚，腠理开，故受风邪也。”“血痹者，由体虚邪入于阴经故也，血为阴，邪入于血而痹，故为血痹也，其状形体如被微风所吹。”②养阴活血通络法：本法针对因阴虚血瘀致络脉痹阻的病证。机体阴虚累及络道，络道失于润通，络中气血运行涩滞而瘀，或阴虚化风，扰动络脉，络中气血运行不畅而生瘀滞，瘀亦可伤阴生热，故当滋养其阴。故宜用酸甘化阴柔润络脉之品，以治络脉失润，于临证之时，常将滋阴柔润之品与活血通络之品联合配伍用之，从而达到养阴通络之目的。其代表方剂为大黄䗪虫丸（《金匮要略》）。《金匮要略·血痹虚劳病脉证并治》中明确指出：“五劳虚极羸瘦，腹满不能饮食，食伤、忧伤、饮伤、房室伤、饥伤、劳伤、经络营卫气伤，内有干血，肌肤甲错，两目黯黑，缓中补虚，大黄䗪虫丸主之。”羸瘦胀满不能食，是五劳所伤而致虚极的结果，是由于过饱（食伤）、忧郁（忧伤）、暴饮（饮伤）、房室过度（房室伤），或者过饥（饥伤）以及疲劳过度（劳伤）等形成。当人体受到这些因素的伤害后，经络的荣养和卫气的功能都受到影响，因而产生瘀血内停，继成干血。瘀血不去，则新血不生，故肌肤甲错，两目黑黯而不华。此时须用缓中补虚的方法，以大黄䗪虫丸祛瘀生新。因瘀血去而新血生，营养自能恢复，此乃“缓中补虚”之意。所以说大黄䗪虫丸专治瘀血成劳之疾，因瘀血不去，则正气永无恢复之理，正如清代医家张璐（路玉）所云：“举世皆以参、芪、归、地等为补虚，仲景独以大黄、䗪虫等补虚，苟非神圣不能行是法也。”大黄䗪虫丸中大黄、䗪虫、干漆、桃仁、水蛭、蛴螬等活血通络、消瘀破癥，这是祛邪的一面；地黄、芍药、甘草濡养血脉，和中缓急，这是扶正的一面，亦即祛邪勿忘扶正之意；杏仁、黄芩宣肺气，以解郁热，酒服以行药势，是为佐使之药。共奏祛瘀生新、缓中补虚之效。正如晚清著名医家唐容川所云：“旧血不去，则新血断不能生，干血痨人皆知其极虚，而不知其补虚正是助病，非治病也；必去其干血，而后新血得生，乃望回春。”清代尤怡谓此方“润以濡其干，虫以动其瘀，通以去其闭，而仍以地黄、芍药、甘草和养其虚”，值得关注的是本方用于瘀血停积之干血证，而元气未伤者，有很好的效果。

第四节　活血通络法的临床运用

活血通络之法是针对“血瘀证”而设，重在一个“活”字，突出一个“通”字。活者一则指有生命的，能生长的意思；二则为作动词之用即“使之活”，使之在活的状态下。所以“活血”即指使欲瘀或已瘀之血活化而恢复成在脉道内正常通畅运行之血；而“通”字即指没有堵塞、没有障碍、可以穿过之意。所以“通络”即指使络脉中血运流畅，无涩、凝之状。由此不难看出，活血通络法，实为“祛邪”的一种方法，临证运用之时，“祛邪”要适度，“扶正”要兼顾。故临证辨治时要慎辨“邪”与“正”之盛衰；细斟“扶正”与“祛邪”的力度，方可“圆机活法”获取佳效。

一、活血通络法在内科常见疾病辨治运用举隅

1. 溃疡性结肠炎

溃疡性结肠炎是一种慢性非特异性结肠炎症，病变主要位于结肠的黏膜层，且以溃疡为主，多累及直肠及远端结肠，但可向远端扩展，亦即遍及整个结肠。临床主要症状有腹泻、脓血便、腹痛和里急后重等。本病之病程漫长，病情轻重不一，常反复发作。中医学虽无慢性溃疡性结肠炎的病名，但根据其临床表现的特点，将其归属于中医学中“肠澼”及“休息痢”等范畴。“肠澼”病名出自《素问·通评虚实论》。一则指痢疾。“澼”指痢疾。“澼”者即指垢腻黏滑似涕似脓的液体，因自肠道排出，故称“肠澼”。正如《景岳全书》中云：“痢疾一证，即《内经》之肠澼也。”“澼”又指便血，如《古今医鉴》中云：“夫肠澼者，大便下血也。”“休息痢”是指痢疾时发时止，久久不愈者，是以长期或反复发作的腹部隐痛，里急后重，粪质稀烂或便中带血为特点的痢疾。《诸病源候论》对本病的病因病机做了较详细的论述。由此不难看出本病是一类常伴见因各种致病因素所导致的络脉虚损，络脉之营卫气血津液的运行、输布及渗化失常的病证。正所谓“瘀阴络脉，贯穿疾病始终”，为此在临证辨治时均可在治原发病的基础上合用活血通络法之方药治之，方可获收佳效。故本病宜清热坚肠、活血通络治之。可择方葛根黄芩黄连汤（《伤寒论》方由葛根、甘草、黄芩、黄连等组成）合桂枝茯苓丸（《金匮要略》方由桂枝、茯苓、丹皮、桃仁、芍药等组成）为主方酌情加减用之。

2. 糖尿病周围神经病变

糖尿病周围神经病变，是糖尿病的主要慢性并发症之一，以远端对称性多神经病变最为常见，早期表现为四肢远端的感觉异常，麻木，触觉敏感性下降。感觉缺失通常呈对称性的，伴有震动觉、痛觉以及温觉的减退。典型者可出现烧灼、针刺样疼痛，主要累及下肢，在安静状态下及夜间加重，有的患者述“足底如垫厚纸板”样感觉。随着糖尿病病程的进展，疼痛

逐渐减退，代之以持续性的感觉缺失。体检时可发现四肢远端手套、袜套样痛觉、冷觉减退，还有的呈现皮肤菲薄、干燥、脱屑，指/趾甲增厚失去光泽等。本病之病名在中医学中无记载，可归属于“消渴”及“血痹”的范畴。消渴发病常以阴虚为本，燥热为标，而燥热易灼伤津液，更加重阴虚血亏，故络脉中的气血运行不畅易生血涩、滞、瘀，故治宜滋阴清热、活血通络。可择方六味地黄丸（《小儿药证直诀》方由熟地黄、山茱萸、干山药、泽泻、茯苓、丹皮等组成。值得提出的是山药、山茱萸必须重用，山药能益脾阴而摄精微，山茱萸能收敛肝气，不使水谷精微下流，方使诸症渐以减轻）合补阳还五汤（《医林改错》方由当归尾、川芎、黄芪、桃仁、地龙、赤芍、红花等组成）为主方酌情加减用之。如若同时配合外治针刺、艾灸等效果更佳。

3. 慢性肾功能衰竭

慢性肾功能衰竭是指各种原发性或继发性慢性肾脏疾病患者进行性肾功能损害所出现的一系列症状或代谢紊乱的临床综合征。我国近年的统计资料显示，慢性肾脏疾病的年发病率约为2‰～4‰，尿毒症的年发病率约为100～130/百万人口，且有逐年增加的趋势。在中医学中没有“慢性肾功能衰竭”的病名记载，但根据其临床症状可见尿少、水肿、腹水、胸腔积液、神疲乏力、纳差、恶心欲呕、贫血、皮下瘀斑或出血等。故应归属于“关格”“水肿”“虚劳”“血证”等范畴。中医学认为肾为先天之本，是全身气化之根。肾之阳气具有温胞和气化蒸腾的作用，为人体阳气之根本，肾阴肾阳是各脏的阴阳之本。若肾气虚，失其对津液的固摄，津液溢于四肢，肾阳不足，温胞气化推动无力，则会出现尿少、水肿等。肾之阴阳失调，气化失常，影响了水液之代谢，必累及他脏，尤以脾为多见。《素问·至真要大论》中云“诸湿肿满，皆属于脾”，脾阳不足，失其运化水湿之职，则更会加重颜面及双下肢等的水肿；脾失健运，胃失和降，则纳呆、恶心呕吐等症必作；脾失健运之职，气血生化乏源，则见面色苍白、神疲倦怠、皮下瘀斑或出血之证。由此可见，本病是由脾肾两虚，气、血、津、液不足，导致多脏腑均失正常的温煦及营养，继则呈现脏腑功能失调之象，并伴血络涩滞之候。故扶正则以补益脾肾为主，祛邪则以除水活络为宜。临证据情可择方：①早中期，本病脾肾阳虚，水湿为患，伴见血瘀涩，络脉阻之象，故可择方真武汤（《伤寒论》方由茯苓、芍药、白术、附子等组成）合生化汤（《傅青主女科》方由当归、川芎、桃仁、黑姜等组成）为主方酌情加减用之。②中晚期，病情复杂，临证多变，此时应遵张景岳所云：“善补阳者，必于阴中求阳，则阳得阴助而生化无穷；善补阴者，必于阳中求阴，则阴得阳升而泉源不竭。”由于本病中晚期以阴阳两虚或气阴不足为多见，且伴见血行瘀滞之象及痰浊内蕴之候，故可择方济生肾气丸（《济生方》方由干地黄、山药、山茱萸、泽泻、茯苓、丹皮、桂枝、附子、牛膝、车前子等组成）合黄芪桂枝五物汤（《金匮要略》方由黄芪、芍药、桂枝、生姜、大枣等组成）为主方酌情加减用之。

二、活血通络法在外科常见疾病辨治运用举隅

1. 股骨头坏死

股骨头是骨科常见病之一，它在骨坏死中占第一位。本病的病因、病理都与局部血液循环或微循环障碍有关。即是指局部骨细胞与骨髓的死亡。这种坏死与局部缺血有关，非外伤性股骨头坏死，即与静脉阻塞引起的瘀血性坏死强相关。最近国内有骨科专家的科学研究发现股骨头坏死的易感人群中有特定的凝血和纤溶因子缺陷及基因缺陷，所以可以通过某些因子的筛查，对该病做出早期诊断及预测。还有的骨科专家科学研究表明非创伤性股骨头坏死患者的血液学各期都存在着高凝和低纤溶状态，血浆纤溶酶原激活剂抑制剂（PAI）、D- 二聚体（D-Dimer）、血浆蛋 C（PC）为非创伤性股骨头坏死患者的血液学敏感指标。总之，这与中医学的血运不畅、涩滞成瘀、络脉瘀阻的病因病机是一致的。中医学中并无股骨头坏死的病名，但根据其主要临证表现（疼痛是首发及主要的症状，表现为髋部隐痛、酸痛，牵拉及腹股沟及大腿内侧，呈痉挛性和 / 或间歇性和 / 或休息性疼痛，髋关节活动障碍，行走跛行，患肢肌肉松软无力，关节肿胀，绞锁、弹响等）归属于中医学“骨蚀”“骨痹”“骨痿”“瘀血”等范畴。其病因病机为内因先天不足，后天失养致肝肾亏虚，气血不足，加之外因邪毒、外伤等侵犯，致使气滞血瘀络脉闭阻而致，故治宜补益肝肾、益气养血、活血通络，可择方肾气丸（《金匮要略》）合桃红四物汤（《医宗金鉴》方由当归、赤芍、生地黄、川芎、桃仁、红花等组成）为主方酌情加减用之。值得注意的是本病疼痛部位在髋、腹股沟并牵及大腿内侧等，故应加入引经药郁金、姜黄、炒川楝子、鸡血藤、泽兰等，取效更佳。

2. 面神经麻痹

面神经麻痹是一种常见的疾病，是面神经受损导致面部瘫痪的一种神

经缺损症状。面神经从颅内中枢发出，最后分布在面部，支持面肌运动。根据面神经损伤部位的不同，可分为中枢性面神经麻痹及周围性面神经麻痹两大类。引起中枢性面神经麻痹的病因以卒中、肿瘤、颅内感染等为主，而引起周围性面神经麻痹的病因则以特发性面神经麻痹、感染、外伤等为主。在所有的面神经麻痹患者中，有 70% 左右是由特发性面神经麻痹所致。本病属中医学“面瘫”范畴，多因素体脾虚湿蕴、气虚血亏、风自内生，加之复感外邪与蕴湿聚生之痰及血涩血滞互结，窜于头面，致使气血运行涩滞不畅，络脉闭阻，发为面瘫，故治宜益气养血、祛风化痰、活血通络。择方八珍汤(《正体类药》方由当归、川芎、白芍、熟地黄、人参、白术、茯苓、甘草等组成)合牵正散(《杨氏家藏方》方由白附子、僵蚕、全蝎组成)伍丹参饮(《医宗金鉴》方由丹参、檀香、砂仁组成)为主方酌情加减用之。

3. 急性乳腺炎

急性乳腺炎是乳腺的急性化脓性感染，是乳腺管内和周围结缔组织炎症，多发生于产后哺乳期的妇女，尤其是初产妇更为多见。有文献报道急性乳腺炎初产妇患病占 50%，在哺乳期的任何时间均可发生。本病的发生一则因乳汁淤积，乳汁淤积有利于细菌的生长繁殖；二则是细菌的入侵，细菌感染的主要途径是经过破损和皲裂的乳头，沿淋巴管入侵，也可直接侵入乳腺管，上行而引起感染。金黄色葡萄球菌是主要的致病菌。临证突出表现为发热、寒战，乳房的红、肿、热、痛，局部肿块等。中医学无急性乳腺炎病名，属于“乳痈”范畴，俗称“奶疮”。本病形成乃因肝气郁结，胃热内蕴，加之乳汁瘀滞，气滞热蕴更致气血运行不畅，涩瘀阻络。故治宜疏肝，清热，通乳消肿，活血通络。可择方瓜蒌牛蒡汤(《医宗金鉴》方由瓜蒌、牛蒡子、天花粉、黄芩、陈皮、生栀子、皂角刺、金银花、青皮、柴胡、甘草、连翘等组成)合仙方活命饮(《外科发挥》方由穿山甲、天花粉、甘草节、乳香、白芷、赤芍、贝母、防风、没药、皂角刺、归尾、陈皮、金银花等组成)为主方酌情加减用之。

三、活血通络法在妇科常见疾病辨治运用举隅

1. 月经病

月经病是妇科最常见的疾病，是指以月经的周期、经期、经量、经色、经质的异常，或伴随月经周期而出现的症状为特征的疾病。常见的月经病

有：月经先期、月经后期、月经先后无定期、月经过多、月经过少、经期延长、经间期出血、崩漏、痛经、闭经、经行眩晕、经行泄泻、经行浮肿、经行风疹块、经行乳房胀痛、经行头痛、经行身痛、经行情志异常、经断前后诸症等。月经病的病因病机主要是七情所伤，或外感六淫，或先天肾气不足，多产房劳，劳倦过度，使脏器受损，肾肝脾功能失健，气血运行涩滞不畅，气血失和，致冲任二脉受伤发为月经病。故治之重在"调经"，即调经之本在肾。补肾以填补精血为主，并佐以助阳之品，使肾中阴平阳秘，精血充盈，则月经自调。调经之要在脾与肝。扶脾在于益血之源；疏肝在于条达肝气。总之辨治月经病均在以补肾、健脾、疏肝、调经为重点，酌情治之。但无论是哪种状况均应考虑加入活血通络之品使气行血畅、络通。以月经先后不定期为例：月经不按周期来潮，或先，或后一周以上称为"经行先后无定期"，常因肝郁及肾虚所致。因肝郁气滞、血亦涩滞而运行不畅，可兼见乳房、小腹胀满疼痛，连及两胁，胸闷叹息，若兼肝郁克脾土之状，可见倦怠少言、纳谷不馨、便溏等，此时宜以疏肝健脾、活血通络治之。择方逍遥散（《太平惠民和剂局方》方由柴胡、白术、茯苓、当归、白芍、甘草、陈皮、薄荷叶、煨姜等组成）合生化汤（《傅青主女科》方由当归、川芎、桃仁、黑姜等组成）为主方酌情加减用之。再以痛经为例：妇女在行经前后或正值经期小腹及腰部疼痛，甚至剧痛难忍，随着月经周期持续发作，称此为"痛经"，又称为"经行腹痛"。如果仅感小腹或腰部轻微胀痛不适，这是常有的现象，不作"痛经"论之。探究本病的发病机制乃为"不通则痛"所致。对于偏于实证的痛经的致病之因，主要为气滞血瘀和寒凝胞宫。因此胞宫络脉气血运行涩滞不畅表现为经前或经期小腹疼痛拒按，甚则辗转反侧，难以忍受，经色紫黯，经量少并伴有血块，块下则痛减，舌质黯或有瘀点斑，脉弦细涩或沉紧。故治宜温经散寒，活血通络，祛瘀止痛。可择方血府逐瘀汤（《医林改错》方由当归、生地黄、桃仁、红花、枳壳、赤芍、柴胡、甘草、桔梗、川芎、牛膝等组成）合温经汤（《金匮要略》方由吴茱萸、当归、赤芍、川芎、人参、桂枝、阿胶、丹皮、生姜、甘草、半夏、麦冬等组成）为主方酌情加减用之。

2. 不孕症

不孕症是指婚后2年，有规律的性生活，且未采取避孕措施，而未能受孕者；或已生育一、二胎后，而又数年未再受孕，均称为不孕。前者《千金要方》成为"全不产"，《脉经》称"无子"，后者《千金要方》称为"断绪"。中医学对不孕症病机的认识不外肾虚、肝郁、脾虚、血瘀、湿热等，临证辨治时，很多学者均提出血瘀阻络导致的不孕症在本病的发病率中占有很高比重，因此活血通络法治之确有重要意义。对于血运涩滞，瘀血阻络而致不孕症的记载，古医籍中早有之。隋代巢元方撰《诸病源候论》中云："积气结搏于子脏，致阴阳血气不调和，故病结积而无子。"即指出瘀血阻滞于体内，而致冲任气血不和，胞脉受阻而不孕。唐代孙思邈撰《千金要方》中云"瘀血内停……恶血内漏"，提示瘀血乃无子原因之一。明末清初医家傅山撰《傅青主女科》中云"疝瘕碍胞胎而外障，则胞胎必缩于疝瘕之内，往往精施而不能受"，对不孕之因作了更进一步的阐述。嗣后明清医家张璐、吴谦等则又阐述了瘀血阻滞冲任、胞脉，影响精卵的结合，此为不孕的主要原因。其实运用活血通络法辨治不孕症，可追溯到张仲景《金匮要略》中桂枝茯苓丸方证（《妇人良方》中的夺命丸即是此方）。嗣后唐代孙思邈撰《千金翼方》中云："夫人求子者，服药须有次第……女服荡胞汤及坐药，并服紫石门冬丸，则无不得效矣。"（"荡胞汤"由朴硝、桃仁、茯苓、丹皮、大黄、人参、桂心、芍药、厚朴、细辛、牛膝、当归、橘皮、附子、虻虫、水蛭等药组成；"坐药"即"坐导药方"，由皂荚、五味子、干姜、细辛、葶苈子、山茱萸、矾石、大黄、戎盐、蜀椒汗、当归等组成；紫石天门冬丸由紫石英、炮乌头、天门冬、乌贼鱼骨、牛膝、人参、丹皮、桑寄生、干姜、细辛、厚朴、食茱萸、续断、薯蓣、牡荆子、禹余粮、紫葳、石斛、辛夷心、卷柏、当归、川芎、桂心、干地黄、甘草等组成。）主张先活血通络祛瘀，以消除癥瘕瘀块，继则补肾养血。后世医家对此有较多论述，并在此基础上又有所发展。探究本病的病因病机，不外虚（肾与血）、痰（湿）、郁（肝），但均兼血瘀之象。故治宜补肾养血、祛痰除湿、疏肝解郁、活血通络。①肾虚不孕：常伴见经少色黯，倦怠乏力，腰酸膝软，小便清长，苔白而润，脉沉迟。予以温肾养血、调补冲任、活血通络治之。择方毓麟珠（《景岳全书》方由川芎、炙甘草、当归、熟地黄、菟丝子、杜仲、鹿角霜、川椒等组成）为主方酌情加减用之。②血虚不孕：常伴见月经量少而色淡，周期退后，面色萎黄，形体衰弱，神疲倦怠，头晕目眩，舌淡苔薄，脉沉细。予以养血、滋肾、活血通络治之。可择方养精种玉汤（《傅青主女方》方由熟地黄、当归、白芍、山茱萸等组成）加鹿角胶、紫河车为主方酌情加减用之。③痰湿不孕：常伴见形体肥胖、面色㿠白，头晕心悸，白带黏稠量多，苔白腻，脉滑。治宜健脾除湿，祛痰通络。可择方苍莎导痰丸（《万氏女科》方由香附、苍术、陈皮、茯苓、枳壳、制半夏、天南星、炙甘草等组成）合桂枝茯苓丸（《金匮要略》方由桂枝、茯苓、丹皮、桃仁、芍药等组成）为主方酌情加减用之。④肝郁不孕：常伴见月经先后不定期，经前乳房胀甚，平素易情志恚郁，抑郁不乐，舌质红，苔白微腻，脉弦等。治宜疏肝解郁、养血扶脾、活血通络。可择方开郁种玉汤（《傅青主女方》方由当归、白术、白芍、茯苓、丹皮、香附、花粉等组成）合失笑散（《太平惠民和剂局方》方由五灵脂、蒲黄组成）为主方酌情加减用之。总之，辨治不孕症时莫忘瘀血阻络之证，不可忽视活血通络的合理运用。

四、活血通络法在眼科常见疾病辨治运用举隅

1. 青光眼

青光眼是一组以视神经乳头萎缩及凹陷、视野缺损及视力下降为共同特征的疾病，病理性眼压增高、视神经供血不足是其发病的原发危险因素，视神经对压力损害的耐受性也与青光眼的发生和发展有关。青光眼是全球第二大致盲眼病，目前治疗青光眼主要是通过各种方法降低眼压，但是在一些眼压正常的青光眼患者中，却也发生了视神经损伤。一些研究表明，青光眼还与眼局部的血液运行状态有关，提示我们具有活血祛瘀通络的中药在辨治青光眼中起到了一定的作用。中医学认为青光眼主要是由于肝气郁结、脾湿生痰、肝胆热炽、阴虚阳亢等导致气血失和、运行涩滞、脉络淤阻、玄府闭塞，神水瘀积贯穿于青光眼病情的全过程，所以活血祛瘀通络的治法广泛地应用于青光眼的辨治中。诸多医家很早就认识到青光眼的病机可能与血瘀证有关。《龙树眼论》（简称《眼论》。撰人佚名，约隋唐间人托名“龙树菩萨”撰）一书记述了眼病的起因及各种眼病的治法。书中首次对青光眼的病机进行了探讨，并初步对青光眼进行了分类论治。嗣后，历代医家在此基础上不断完善。约宋元间人编集的《秘传眼科龙木论》一书中提出了“五风变内障”病证之名，其描述似青光眼之各证型，并有较为完善的辨证论治，并指出本病多因情志过伤，肝胆风火升扰，肝肾阴虚，阴虚阳亢，气血不和等导致神水瘀滞所致。当代医者也提出了本病多因郁而生瘀、风邪致瘀、火热致瘀、痰瘀互结、外伤致瘀、阴虚致瘀等，导致气血失和、气机阻滞、血运涩滞、目中玄府闭塞、神水积滞乃成此疾。临证辨治之时虽可见诸种证候之不同，但血瘀之证伴见本病全程，故活血通络的治疗始终贯穿

其中。①肝郁气滞证：多情志恚郁，头目胀痛，视蒙、黑睛雾浊如呵气，瞳神散大，观灯火有虹晕，眼压增高，伴见胸肋胀满，胸闷嗳气，呕吐泛恶，舌淡红苔微黄，脉弦数。治宜疏肝解郁、活血通络。可择方逍遥散（《太平惠民和剂局方》方由柴胡、当归、白芍、白术、茯苓、甘草等组成）合二泽活血通络方（阎小萍经验方，由泽兰、泽泻、丹参、红花、生地黄、赤芍、当归、川芎、黄芪等组成）为主方酌情加减用之。②风火伤目证（多见于青光眼急性发作期）：头痛如劈，目珠胀硬，视力锐减，眼压升高，眼睑红肿，白睛红赤、肿胀，黑睛雾状水肿，黄仁晦暗，瞳神中等度散大收展失灵，伴见恶心呕吐，时恶寒发热，溲赤便秘等全身症状，舌红苔黄，脉弦数。治宜清热泻火，平肝息风，活血通络。可择方绿风羚羊饮（《医宗金鉴》方由黑参、防风、茯苓、知母、黄芩、细辛、桔梗、羚羊角、车前子、大黄等组成）合二泽活血通络方为主方酌情加减用之。③痰湿阻络证：头额闷痛且重，或头痛如裹，目珠胀痛，视灯光有红晕，视力下降，瞳神散大，并见胸闷泛恶，口黏不爽，倦怠肢困，身重少力，舌苔厚腻，脉弦滑。治宜除湿化痰，和胃降逆，活血通络。可择方导痰汤（《济生方》方由半夏、茯苓、橘红、炙甘草、制南星、枳实等组成）合二泽活血通络方为主方，酌情加减用之。④肝肾不足证：已届病之晚期，表现为视物模糊，视野缺损或成管状，傍晚则视不见物，视盘苍白，头眩多梦，腰膝酸软，舌淡苔白，脉沉细弱。治宜补益肝肾，活血通络。可择方驻景补肾明目丸（《银海精微》方由五味子、熟地黄、枸杞子、楮实子、肉苁蓉、车前子、石斛、青盐、磁石、菟丝子、沉香等组成）合二泽活血通络方为主方酌情加减用之。

2. 慢性缺血性视网膜病变

慢性缺血性视网膜病变，多由眼组织的慢性灌注不良，静脉回流障碍，毛细血管异常，或血液系统疾病引起。主要病变有糖尿病性视网膜病变、视网膜中央静脉阻塞、分支静脉阻塞，其他有眼缺血综合征、血液病眼底病变、放射性视网膜病变等。而糖尿病视网膜病变，是慢性缺血视网膜病变的主要致病病种。早期的病理改变为血管基底膜增厚，内皮细胞增生，随之引起毛细血管和毛细血管前小动脉狭窄和阻塞；嗣后会发生视网膜静脉阻塞、毛细血管前小动脉闭塞，甚则较大动脉的缺血，引发小动脉闭阻，最终导致毛细血管无灌注区。由此不难看出针对慢性缺血性视网膜病变的发病机制，本病的治疗原则为行气养血，活血通络。可择方推气散（《重订严氏济生方》方由姜黄、枳壳、桂心、炙甘草组成）合葛根活血通络汤（阎小萍经验方，方由葛根、红花、生地黄、赤芍、当归、川芎、丹参等组成）为主方酌情加减用之。

第五节 辨治风湿病运用活血通络法的体会

一、铭记风湿病全程伴血瘀证，应酌予活血通络法贯穿始终

中医风湿病（原称为“痹证”或“痹病”）是指人体营卫失调，感受风寒湿热之邪，合而为病；或日久正虚，内生痰浊、瘀血、毒热，正邪相搏，使经络、肌肤、血脉、筋骨，甚至脏腑的气血痹阻，失于濡养，而出现的以肢体关节、肌肉疼痛、肿胀、酸楚、麻木、重着、变形、僵直及活动受限等症状为特征，甚至累及脏腑的一类疾病的总称。从中医风湿病的概念及其内涵中，不难看出“血瘀证”与之相伴而生。再从风湿病常见症状来看，如：①血瘀疼痛：常表现为关节、肌肉、皮肤疼痛，痛如针刺，痛处不移，夜间痛甚，疼痛局部可见皮肤呈紫黯色，甚至可见肌肤甲错，毛发不荣，可触及皮下结节，舌质黯，有瘀点斑，脉细、涩等。②血瘀肿胀：常表现为关节肿胀疼痛日久，不易消除，固定不移，伴见皮肤紫黯，皮下结节，其痛如针刺，入夜尤甚，舌脉亦现血瘀阻络之象。③血瘀麻木：四肢肌肤麻木日久，肢冷不温，遇冷加重，遇热及活动后稍减，且伴肢节冷痛，舌淡黯，有瘀点斑，脉细涩等。④血瘀晨僵：常表现晨僵伴关节疼痛肿胀日久，刺痛夜重，痛有定处，或见关节周围皮肤色黯，舌脉均显血瘀之象。⑤皮下结节：此为痰与瘀互结所致，表现为皮下结节日久，关节疼痛肿胀，甚则僵直、畸形，皮肤晦暗少泽，四肢沉重困倦，舌质黯，苔厚白腻，脉细涩伴沉滑。诸如上述等风湿病常见症状都可见血瘀证候，尤其是血瘀阻络为主时更突现。所以不难看出，风湿病的全程均可伴见血瘀证，因此我们在辨治风湿病时，切记将活血通络法酌情贯穿始终。

二、辨治风湿病要详辨“活血化瘀”与“活血通络”之异同

活血化瘀法与活血通络法是两种不同的治法，它们的共同点是都具有“活血”之作用，所谓的“活血”是指借用药物或其他的方法，促使气血恢复

畅行旺盛的状态的一种治疗方法，它们的区别在于活血化瘀法之化瘀是要通过联合八法之中的“消法”来消散经络中的瘀血、血块，破血瘀，消血积，即对体内及脉络中的瘀滞血块溶消、排除之意。故要加入散瘀止痛之品，如常加用三棱、莪术、乳香、没药、红花、凌霄花、五灵脂、苏木、刘寄奴、桃仁、泽兰、丹参。活血通络法之通络则重在于“通”，即通经活络。本法包括的范围较广，不仅包含了活血化瘀，而且还包括了气行受阻而致的血流不畅。故于临证之时要加入理气之品，如益气理气之陈皮、破气理气之青皮、散寒理气之檀香、泻火理气止痛之川楝子；因重在通经活络，故可并用通经理气之穿山甲、消肿理气之皂角刺、破血消癥通经络之水蛭、破血散结除癥活络之虻虫、破血逐瘀散癥除结之䗪虫等，从而加强活血通络之效。且临证之时亦可选既能理气，又兼活血之“一箭双雕”之品，如：破血行气之姜黄、行气破瘀之郁金、活血行气之川芎、行气破血之莪术、活血利气止痛之延胡索。正如《杂病源流犀烛》中云：“痹者，闭也，三气杂至，壅蔽经络，血气不行，不能随时祛散，故久而为痹。”清代名医何梦瑶又提出了“瘀血致痹”之理论。以上均为“活血”之治提供理论基础。总之，在临证辨治风湿病时再细辨活血化瘀法和活血通络法之异同，方可精准择药论治。

三、辨治风湿病运用活血通络法要牢记“燮理五脏功能”为要

风湿病之发病乃因正虚即五脏之气虚，复感风寒湿热诸邪致气血运行涩滞不畅，脉络瘀阻不通而发。故调理五脏，燮理气机乃辨治风湿病之要。

1. 疏肝理气、活血通络

肝主疏泄。肝之疏泄作用主要是舒畅气血，调节情志，促进胆汁的分泌与排泄，以协助脾胃消化。肝以血为体，以气为用，故疏泄功能失职皆以气分病变为主，也可波及血分，临证可表现为疏泄不及之肝气郁结与疏泄太过之肝气横逆。肝又主生发，肝的升发作用有助于肺之宣发和脾胃气机之升降，此亦为肝维持其自身生理活动的重要条件。正如《谦斋医学讲稿》中云：“正常的肝气与肝阳是使肝脏升发和条畅的一种能力，故称作‘用’。病则气逆阳亢，即一般所谓‘肝气’‘肝阳’证，或表现为懈怠、忧郁、胆怯、头痛、麻木、四肢不温等，便是肝气虚和肝阳虚的证候。”所以无论是前者的肝气升发太过还是后者的肝气升发不及，均为肝气升发功能异常的表现。肝还主藏血，《素问·调经论》中云“肝藏血”，《素问·五脏生成》中亦云“人卧

血归于肝”，均说明了肝有储藏和调节血液的功能。气血不足则肝脏之藏血量减少，调节不能则更增加了脉管内气血涩行不畅，如若藏血功能障碍则易使血溢脉外而为出血。总之，肝气疏泄失常，气血运行失畅则易于风湿病中加重血瘀之证。风湿病强直性脊柱炎常出现胸锁、胸肋关节、髋关节等处疼痛，即肝胆经气不舒之症状，所以在辨治时常常要加用疏肝理气活血之片姜黄、炒枳壳、郁金、香附、川楝子等以达疏肝理气、活血通络、祛邪利节之效。

2. 宣降肺气，活血通络

肺主宣发肃降。《素问•阴阳大论》中云“天气通于肺”，肺依赖肃降以吸入天之清气，常宣发以呼出体内浊气。宣肃配合，呼吸交替。由于这种吐故纳新的作用使体内外气体得到交换，是维持人体正常生命活动的重要条件。所以一旦肺之宣肃失司，不论是宣肃受阻，还是宣肃无权，均可致呼吸异常。还是以辨治强直性脊柱炎为例，多附着点的炎症为其病之特点，若胸廓之胸肋、胸锁关节影响到胸廓运动，累及呼吸功能受限，而见气短、胸闷等症时，我常于方中再加入苏梗、杏仁以助肺气之宣降，而达宣降肺气、活血通络之目的。再如在很多结缔组织病中，像类风湿关节炎、干燥综合征、系统性红斑狼疮、多发性肌炎、皮肌炎、硬皮病等，均可合并肺间质病变，而见咳嗽、气喘、气促、咳痰、胸闷、气短、气不足以息等肺失宣降的证候，我常在辨治原发病的方药中加入炒苏子、炒莱菔子、炒白芥子、炒葶苈子、炒枳壳、姜黄、丹参等，以助宣降肺气、活血通络之效。

3. 健运脾气，活血通络

脾为后天之本，主运化水谷精微，为气血化生之源；脾气主升，使水谷精微上输于心、肺，以滋养人身之脏腑组织，为津液代谢的重要环节；脾主升，胃主降，故脾胃气机的升降又是人身气机升降的不可缺少的支撑。值得关注的是风湿病迁延日久，服药多而杂，易伤脾胃，故于辨治风湿病运用活血通络法的同时，我常常加强健脾和胃之品的运用，几乎在每张处方中都酌情加用健脾胃之焦白术、生山药、砂仁、陈皮、茯苓、薏苡仁，或加入既能健脾胃，又能祛邪利节的“一箭双雕”的药物，如徐长卿、千年健，以达健运脾气、活血通络之目的。

4. 补益肾气，活血通络

肾为先天之本，主藏精，包括男女媾精生育繁殖之先天之精，又藏后天脾胃所化生的后天之精，精血互生，故又有“精血同源”之说；肾能生髓，髓藏于骨腔之中而能充养骨骼、关节，为此肾气旺盛，精盈髓足者，不但精神健旺，灵敏多智，而且筋骨劲强，动作有力。正如《素问·灵兰秘典论》中云：“肾者，作强之官，伎巧出焉。”而风湿病的特点是皮、肉、筋、骨、关节的病变，因此无论从风湿病之发病，至病变的过程及预后，均与肾气是否亏虚，肾之功能是否健全，有着密不可分的关系。因此我辨治风湿病时均以“补肾”作为扶正及扶正祛邪的基础，故于临证之时酌情选用：桑寄生、续断、杜仲、狗脊、骨碎补、补骨脂、旱莲草、女贞子、仙茅、淫羊藿、肉苁蓉、沙苑子、菟丝子、锁阳、龟甲、鳖甲等。常常补肾之阴阳酌情相伍为用，既双补阴阳，又酌情有所侧重为宜。另外肾主水液，在人体的水液代谢过程中，起着极为重要的作用。水饮入胃，由脾上输于肺，肺气肃降，则水液下流而归于肾，肾中之浊者，通过膀胱排出体外，肾中之清者，再经三焦气化，上升至肺，复由肺化水下降至肾。如此循环，以维持人体水液代谢之平衡。如果平衡障碍，水湿之邪（浊水成分）不能及时排出，而水湿化浊，瘀浊交结，流注经脉、关节等处，必致风湿病之疼痛、肿胀加重，病情进一步发展。故于辨治风湿病运用活血通络法时，千万莫忘“补益肾气”这一重要而必需的环节。

5. 温养心气，活血通络

《素问·灵兰秘典论》中云：“心者，君主之官也，神明出焉。故主明则下安，主不明，则十二官危。”明确指出了心是人的生命活动的主宰，在脏腑中居于首要地位。五脏六腑必须在心的统一领导下进行活动，才能相互协调，共同维持正常的生命活动。而精神意识思维活动以及聪明智慧的产生，也都与心有着密切关系。心主血脉，血有荣养的作用，脉为血行的隧道，而心与血脉是密切连属的。在推动血液的循环运行方面，心与脉是相互合作的，但起主导作用的是心。正如《素问·痿论》所说：“心主身之血脉。”血虽有营养周身的作用，但必须依赖心气的推动、心脉的活动，才能运行周身，起到营养全身的作用。“心气”是泛指心的功能活动。温养属补法范畴。即指用温性药物补养正气之治法，多用于脏腑虚弱而偏于阳虚者。所以温养心气活血通络法，实则为运用温阳益气的益气之中药以使心阳得温，心气得振，以推动气血在脉络中运行舒畅，涩滞得除，瘀血不生，血活络通则血瘀证愈矣。所以在临证辨治风湿病时，我常于治原发病之方药中择用入心经之药，如：温心阳之桂枝、附子、干姜；益心气之茯苓、甘草并伍入大补元气之人参、健脾阳之白术、补气升阳之黄芪，使心阳得温，心气得壮，鼓血有力，畅行无阻，则必血活络通矣！

四、辨治风湿病运用活血通络法要注意权衡“寓补益于祛邪之中”和“寓祛邪于补益之中”

风湿病的发病乃正虚邪侵，病变的过程实为“正虚”与“邪实”搏结与演变的过程，故临证之时详辨、慎辨正与邪的表现、程度，权衡其轻与重，酌情选用“寓补于通”或是“寓通于补”，予以精准地择方用药。一般地来说，风湿病急性期、病情发展期，无论是寒证还是热证，均以邪实为主，邪盛阻络证候较为多见，此时应本着“急则治其标”的原则，采用寓补益于祛邪之中，也就是治之以祛邪利节活络为主；若邪祛而正虚渐显时，此时应遵“缓则治其本”之意，而逐渐减少祛邪之品，酌加辨治风湿病发病之本的药味。以大偻（强直性脊柱炎）为例：在大偻的急性发作期，患者腰脊背及颈项僵硬疼痛，晨僵明显，俯仰受限，伴见髋、膝、踝、肩等关节疼痛，肿胀，活动受限屈伸不能等。若为寒性证候则兼见畏寒喜暖，得温则舒，肿痛关节尤著，且皮温正常或偏凉，皮色正常等；若为热性证候则见无或微畏寒，口干口渴，溲黄便干，肿痛关节皮色微红或红，皮温高于正常等。于是前者用祛寒活络利节之青风藤、鸡血藤、秦艽、羌活、独活、防风、片姜黄、桂枝、赤芍、郁金、泽兰、泽泻、千年健、徐长卿等，伍用补肾强督、养肝荣筋、健脾和胃之品，但此时药物种类及药量少于祛邪之品，可酌加狗脊、桑寄生、续断、鹿角片、骨碎补等；后者用清热活络利节之忍冬藤、土茯苓、络石藤、豨莶草、生石膏、寒水石、知母、炒黄柏、紫花地丁、泽兰、泽泻、金银花、连翘等，此时亦要顾其正虚而酌加补肾壮骨、养筋荣肝之桑寄生、杜仲、狗脊、鹿角霜、炙鳖甲、醋龟甲等，但其种类和药量均亦应少于清热利节活络之品。总之，临证之时一定要权衡正与邪之势，扶正与祛邪之权重，精准治之。

五、辨治风湿病运用活血通络法，多以“柔”为主，以“破”为辅

先师张仲景在活血通络的组方配伍上，更加注重对药物之刚柔性和剂型的选择。早在《内经》中就有相关记载，《素问·至真要大论》中云：“治有缓急……气有高下，病有远近……治有轻重，适其至所为故也……缓则气味薄，适其至所，此之谓也。”药性之强弱，剂型之变化，是依据疾病发病特

点所选择的，要使药达病所才是正治。络脉为病，发病时间长，损伤较重，然不能用峻药速除瘀阻，恐药不能直达病所，徒徒伤正。清代叶天士则进一步指出：“凡久恙必入络，络主血，药不宜刚。”张仲景对于络脉病变，治病缓急，有其独到见解，如对疟母、干血等的治疗上，虑其病久入络，伤及血脉或血结者，须用峻药破其血，散气结，如䗪虫、蛴螬，均做成丸药，“丸者缓也”，取其性又缓其性。又如《金匮要略·妇人产后病脉证治》中辨治产妇疼痛，枳实芍药散不效，宜下瘀血汤除腹中干血者。此处虽名下瘀血汤，而仲景于本方中以大黄、桃仁、䗪虫炼蜜为丸，以酒煎丸取效。虽血瘀于络脉甚，但仍以蜜为丸，缓和药性，以达“活血通络、和缓入络”之效。可见张仲景活血通络始终秉承着“和缓入络”的原则。后世叶天士在《临证指南医案》中讲：“仲景有缓攻通络法可宗。”故张仲景活血通络之要义在于，虽阻滞而不骤通，以和缓之药引诸药之络，缓消络脉瘀滞，通行络脉的气血。后世叶天士总结此为“病久入络，气血兼有缓图为宜，急攻必变胀病”。风湿病的生成和病变全程中均伴不同程度的血瘀证，或外邪入侵络脉致使气血运行涩滞不畅，瘀自生矣；或风湿病缠绵难愈，迁延日久，必致络脉气血运行失畅，涩滞成瘀，故活血通络法必贯穿于辨治始终。我于临证辨治风湿病时，总是在方药中并用活血祛瘀、通经活络之品，如泽兰、丹参、红花、延胡索、郁金、川芎、赤芍、炙山甲、土鳖虫，或“一箭双雕”作用的豨莶草、鸡血藤、骨碎补等。即多用性柔、和缓入络之品，以“破”为先之品如䗪虫、虻虫、水蛭、蛴螬，则较少用，常用“破”而稍缓之片姜黄、三棱、莪术、泽兰、刘寄奴、桃仁、干漆等。值得关注的是，若同时加用散结之品如连翘、玄参、牡蛎、鳖甲、葶苈子，取效更佳。

六、长期临证实践研究和实验研究均证实活血通络法在辨治风湿病中之重要和必要性

在长期的辨治风湿病的临证实践中，我带领着研究生队伍，做了大量风湿病常见病如：强直性脊柱炎、类风湿关节炎、骨关节炎、干燥综合征等的临床观察和实验研究、动物实验研究等。以大偻（强直性脊柱炎）为例，我们对大偻（强直性脊柱炎）患者和正常人的血液流变学指标进行了对比分析，结果显示：大偻（强直性脊柱炎）患者低切变率和高切变率下的全血黏度、血浆黏度、红细胞聚集指数均增高，但红细胞比容并不高，表明血液

黏稠度增高不是因红细胞数量增多引起，而是与血浆中纤维蛋白原或球蛋白含量显著升高有关。因为大偻（强直性脊柱炎）患者血液中多项免疫指标：IgG、IgM、IgA以及CRP和IL-6等炎性因子较正常人明显增高，说明在其发病过程中，这些炎性因子直接参与了炎症过程，并且诱导肝脏合成纤维蛋白原。纤维蛋白原浓度升高，造成血浆黏度增高，进而使全血黏度增高，致血涩血滞，络脉瘀阻。又如：关于凝血酶原时间（PT）、活化部分凝血活酶时间（APTT）、凝血酶时间（TT）、纤维蛋白原（Fib即凝血因子Ⅰ）的相关研究，结果显示：大偻（强直性脊柱炎）患者组的纤维蛋白原显著高于健康对照组，PT、APTT、TT与正常对照组比较差异显著（$P<0.05$），在疾病活动期与缓解期的患者之间差异极为显著，尤其是占总人数59.4%的患者有Fib升高，全部处于疾病活动期。PT、APTT、TT、Fib与全身疼痛评分、夜间痛评分、巴氏强直性脊柱炎疾病活动指数（BASDAI）、巴氏强直性脊柱炎功能指数（BASFI）、C反应蛋白（CRP）、红细胞沉降率（ESR）呈正相关，提示血浆凝血因子活性增强，血液处于易凝状态，故脉络中血涩滞瘀之血瘀证必见矣。再如纤溶系统功能变化的研究结果显示：538例大偻（强直性脊柱炎）肾虚督寒血瘀证患者中，527例患者的纤溶酶原激活物抑制物（PAI）、纤溶酶原（PIg）、D二聚体（DD）、纤维蛋白（原）降解产物（FDP）均显著增高，提示纤溶系统功能降低，其发生率高达98.5%。说明了大偻（强直性脊柱炎）肾虚督寒血瘀证患者的血液凝固性增高。若此时联合检测PT、APTT、TT、Fib、AT-Ⅲ、FDP、DD等，可以比较确切地反映“瘀血状态”，可用于大偻（强直性脊柱炎）血瘀证的早期诊断，早期予以积极精准辨治，临床疗效更佳。综上所述，不难看出“瘀血阻络”贯穿大偻（强直性脊柱炎）发病之始终；“血瘀证候”贯穿大偻（强直性脊柱炎）临证表现之始终；“活血通络”贯穿大偻（强直性脊柱炎）辨治之始终。

总之，活血通络法是辨治风湿病的重要的治法。

第十讲 循经辨证法

第一节 循经辨证法的定义与内涵

循经辨证理论是以经络学说和脏象学说为指导理论，以经络循行及生理、病理功能为主要依据的辨证方法，其主要是依据经络的循行分布（包括经络的交接、交叉、交汇）、络属脏腑、关联孔窍、生理功能、证候特点等来确定疾病的经络及脏腑归属，从而选择相应的处方用药和针刺腧穴等多种治疗方法。

经络学说是循经辨证的理论基础之一，亦是中医学理论体系的重要组成部分，与脏象学说有着不可分割的关系。生理上，经络是运行全身气血、联络脏腑肢节、沟通上下内外的通路，《灵枢·海论》曰“夫十二经脉者，内属于腑脏，外络于肢节”。病理上，经络则是外邪入侵的道路及祛邪外出的途径，《素问·皮部论》“邪客于皮，则腠理开，开则邪入客于络脉，络脉满则注于经脉，经脉满则入舍于脏腑也”。所以消灭病邪必须从通畅经脉入手，正如《灵枢·经脉》所说“经脉者，所以能决生死，处百病，调虚实，不可不通也”。此外，经络有一定的循行部位和络属脏腑，可以反映所属脏腑的病证，《灵枢·卫气》曰“能别阴阳十二经者，知病之所生，知候虚实之所在者，能得病之高下”，《灵枢·官能》曰“察其所痛，左右上下，知其寒温，何经所在”。

循经辨证理论早在《黄帝内经》就有所提及，《灵枢·经别》曰“夫十二经脉者，人之所以生，病之所以成，人之所以治，病之所以起，学之所始，工之所止也”。历代医家十分重视该理论的研究和临床运用，积累了丰富的经验，为此我们曾收集了 1998—2012 年期间的 94 篇文献，可以看出，循经辨证法运用于针灸科、内科、妇科、儿科、皮肤科、推拿科、口腔科、耳鼻咽喉科等各科。如针灸科运用循经辨证法指导针灸穴位的选取及查找病变的部位；又如内科运用循经辨证法的理论阐述疾病的病因病机及指导疾病的证候分类和择方用药，而且指导外治；另外在儿科、耳鼻咽喉科、皮肤科等也均将循经辨证法广泛运用于临证实践中。

辨证论治是中医学的精华所在，其中循经辨证法的理论为历代医家所阐述和完善，至今仍广泛地运用于各科疾病的诊治中，临床收效显著。循经辨证法运用已有相当深度，但尚有潜力，对其进行进一步的实践和研究有很大的实际意义。我坚信循经辨证理论将会得到进一步的丰富和发展及升华，并成为临床常规治疗大法之一，为广大患者解除病痛。

第二节　循经辨证法的渊源与发展

从循经辨证法的定义中不难看出，经络学说是循经辨证法的理论基础之一。而经络学说又是中医学理论体系的重要组成部分，它与脏象学说有着不可分割的关系，两者的结合，相互补充，相互印证，完整地反映了中医对人体生理病理的基本观点，成为中医学理论体系的核心。

经络学说在中医理论体系中，是一门成熟较早的学术理论，它对中医理论体系基本观点的形成具有决定性的意义。这些基本观点，如整体观点、能动观点、权衡观点，乃是辨证论治最基本的理论依据，也是中医理论体系的立足点和出发点。通过长期的医疗实践和反复的临床验证，无可辩驳地证明：经络学说不仅在学术理论上具有很高的学术价值，而且在医疗实践中，对中医临床各科均有普遍的指导意义。因此，对经络学说的理论进行深入的研究，并使之与临床实践相结合，这不仅是继承与发展中医学的需要，而且对促进中医事业的发展也具有非常重大的现实意义和深远的历史意义。

经络系统就是以经脉、络脉为气血运行散布的径路，在体内同有关各脏腑连属，在体表与筋肉、皮肤等联系，内外通贯，纵横交叉，把人体内脏和肢体各部紧密连贯起来，组成统一的不可分割的有机整体。

循经辨证理论早在马王堆汉墓出土的帛书《足臂十一脉灸经》中就有所体现，本书是现存最早的经脉学文献，为研究经络学说的形成历史提供了原始的实物依据。书中记载："臂泰阴脉：循筋上廉，以走臑内，出腋内廉，之心。其病：心痛，心烦而噫。诸病此物者，皆灸臂泰阴脉。"内容不仅包含了经脉循行，还有相关经脉的病证和治疗方法，这也是目前为止关于循经辨证理论最早的文献记载。《黄帝内经》时代已经认识到经络的重要性。《灵枢•本脏》曰:“经脉者，所以行血气而营阴阳，濡筋骨，利关节者也。”《灵枢•海论》曰:“夫十二经脉者，内属于腑脏，外络于肢节。”《灵枢•脉度》曰:“经脉为里，支而横者为络，络之别者为孙。”此外，《素问•皮部论》指出:“外邪客于皮，则腠理开，开则邪入客于络脉，络脉满则注于经脉，经脉满则入舍于脏腑也。”由此可见，经络系统就是以经脉、络脉为气血运行散布的径路，在体内同有关各脏腑连属，在体表与筋肉、皮肤等联系，内外通贯，纵横交叉，把人体内脏和肢体各部紧密连贯起来，组成统一的不可分割的有机整体。生理上，经络是运行全身气血、联络脏腑肢节、沟通上下内外的通路。病理上，经络则是外邪入侵的道路。所以，消灭病邪必须从通畅经脉入手，正如《灵枢•经脉》所说的“经脉者，所以能决生死，处百病，调虚实，不可不通也”。

因此，《黄帝内经》提出了循经辨证理论的雏形，其运用主要体现在反应和治疗所属脏腑及经络系统的疾病两方面。如《灵枢•卫气》曰“能别阴阳十二经者，知病之所生，知候虚实之所在者，能得病之高下”;《灵枢•官能》曰“察其所痛，左右上下，知其寒温，何经所在”。又如《灵枢•邪气脏腑病形》云“小肠病……若独肩上热甚，及手小指次指之间热，若脉陷者，此其候也。手太阳病也，取之巨虚下廉”,“胆病者……在足少阳之本末，亦视其脉之陷下者灸之，其寒热者灸之，其寒热者取阳陵泉”。《内经》和《难经》在很大程度上发展了《足臂十一脉灸经》中的循经辨证的内容，对于十二经脉的名称、循行走向、络属脏腑，及其所主疾病均有明确的记载，对奇经八脉亦有所论述。如《灵枢•海论》曰“夫十二经脉者，内属于腑脏，外络于肢节”;《难经•二十三难》曰“经脉者，行血气，通阴阳，以荣于身者也”。张仲景《伤寒杂病论》关于六经辨证学说的创立，又进一步发展和完善了《黄帝内经》的学术思想。金元窦汉卿《标幽赋》曰:“既论脏腑虚实，须向经寻。”明代张三锡《经络考》曰:“脏腑阴阳，各有其经，四肢筋骨，各有其主，明其部以定经。”清代深化了脏腑、经络的内在关联，丰富的络脉辨证内容无不关乎脏腑的辨识，将循经辨证与脏腑辨证日益深入地结合起来。如晚清医家江涵敦所著《笔花医镜》谈到肝部病证时不仅论述了肝部本病，还述及肝经病候，“自两胁以下及少腹阴囊之地皆其部位，最易动气作痛，其风又能上至巅顶而痛于头”；集大成的《临证指南医案》不仅理论上深化了《内经》《难经》的藏象经络学说，而且丰富了临床上络病辨证的内容，并久验于临床而不衰。《临证指南医案》言病邪“乃由经脉继及络脉，大凡经主气，络主血，久病血瘀”，“初病气结在经，久则伤血入络”，表明清代医家叶天士已经认识到，人体络脉亦存在于人体深处，病邪的深层传变还可由经入络。由此可见，循经辨证理论是前人在临床实践中不断完善发展起来的。

第三节 循经辨证法分类举隅

人体是由五脏六腑、四肢百骸、五官九窍、皮肉筋骨等组成的，它们虽各有不同的生理功能，但又共同进行着有机的整体活动，使机体内外、上下保持协调统一，构成一个有机的整体。这种有机配合、相互联系，主要是依靠经络的沟通、联络作用实现的。《灵枢•海论》曰：“夫十二经脉者，内属于腑脏，外络于肢节。”通过十二经脉及其分支的纵横交错，入表出里，通上达下，相互络属于脏腑；奇经八脉联系沟通于十二正经；十二经筋、十二皮部联络筋脉皮肉，从而使人体的各个脏腑组织器官有机地联系起来，构成了一个表里、上下彼此间紧密联系，协调共济的统一体。人体各个组织器官，均需气血以濡养，才能维持其正常的生理活动。而气血之所以能通达全身，发挥其营养脏腑组织器官，抗御外邪，保卫机体的作用，则必须赖于经络的传注。而经络有一定的循行部位和络属脏腑，人体的各种生理病理现象均可通过经络传送到外部肌肤诸窍等。

一、辨经脉所过治其所及

要临证之时一定要进行认真辨证，予以精准的治疗。这就需要我们在辨证论治之时，莫忘酌情运用“循经辨证”的方法，要细辨病痛所居之处为何经脉循行所过之地，即本病累及何经何位，从而选用“引经之药”使药到病所，治之所及！如此方可获得佳效。但若想准确、灵活地运用循经辨治之法，必须要谙知经脉之循行所过（图1～图12）。

1. 足少阴肾经

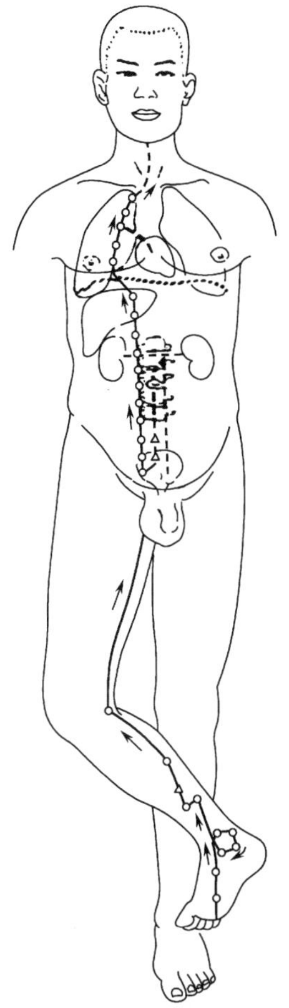

图 1　足少阴经脉循行图

《灵枢·经脉》："肾足少阴之脉，起于小指之下，邪走(《素问·阴阳离合论》王注引《灵枢》文作'斜趣')足心，出于然骨之下，循内踝之后，别入跟中，以上腨内，出腘内廉，上股内后廉，贯脊，属肾，络膀胱；其直者，从肾上贯肝膈，入肺中，循喉咙，挟舌本；其支者，从肺出络心，注胸中。"本经自足小趾的下边起始，斜行到足掌心中(涌泉)，出行到然骨(舟骨粗隆)的下面，沿着内踝后方，分布在足跟中，由此向上在三阴交处与足太阴脾经、足厥阴肝经相会，然后行至腓肠肌内，浅出腘窝内侧(阴谷)，沿大腿内侧后边向上，穿过脊柱，属于肾脏，联络膀胱。它直行的主干，从肾脏出来，向上穿过肝脏和膈肌，进入肺部，沿着气管喉咙，到舌根两侧。它的支脉，从肺脏出来，联络心，流注到胸中。脉气由此与手厥阴心包经相接。

2. 足太阳膀胱经

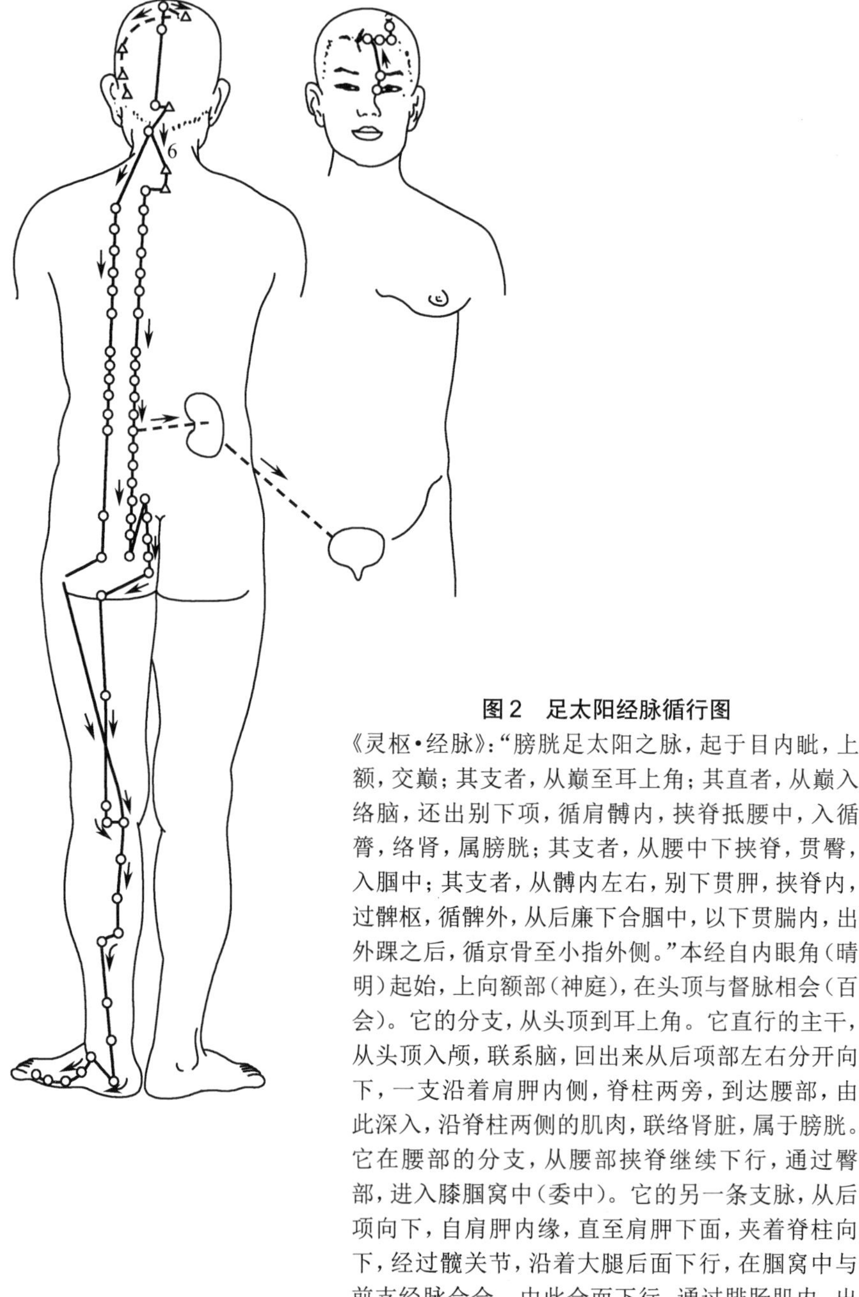

图2 足太阳经脉循行图

《灵枢·经脉》:“膀胱足太阳之脉,起于目内眦,上额,交巅;其支者,从巅至耳上角;其直者,从巅入络脑,还出别下项,循肩髆内,挟脊抵腰中,入循膂,络肾,属膀胱;其支者,从腰中下挟脊,贯臀,入腘中;其支者,从髆内左右,别下贯胛,挟脊内,过髀枢,循髀外,从后廉下合腘中,以下贯腨内,出外踝之后,循京骨至小指外侧。”本经自内眼角(睛明)起始,上向额部(神庭),在头顶与督脉相会(百会)。它的分支,从头顶到耳上角。它直行的主干,从头顶入颅,联系脑,回出来从后项部左右分开向下,一支沿着肩胛内侧,脊柱两旁,到达腰部,由此深入,沿脊柱两侧的肌肉,联络肾脏,属于膀胱。它在腰部的分支,从腰部挟脊继续下行,通过臀部,进入膝腘窝中(委中)。它的另一条支脉,从后项向下,自肩胛内缘,直至肩胛下面,夹着脊柱向下,经过髋关节,沿着大腿后面下行,在腘窝中与前支经脉会合。由此合而下行,通过腓肠肌内,出外踝后方,沿第五跖骨粗隆(京骨)到足小趾外侧末端(至阴)。脉气由此与足少阴肾经相接。

3. 足太阴脾经

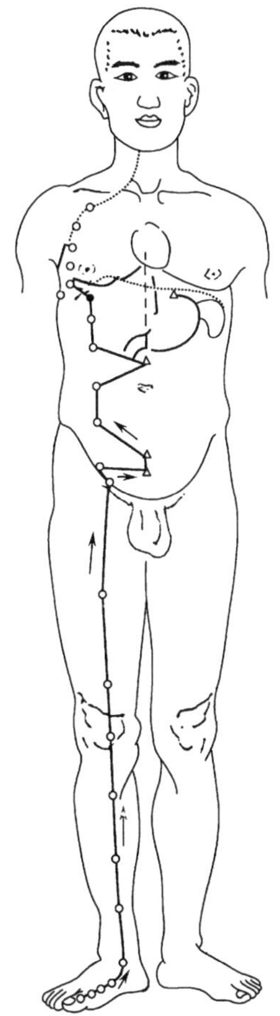

图3　足太阴经脉循行图

《灵枢·经脉》："脾足太阴之脉，起于大指之端，循指内侧白肉际，过核骨后，上内踝前廉，上踹内，循胫骨后，交出厥阴之前，上膝股内前廉，入腹，属脾，络胃，上膈，挟咽，连舌本，散舌下；其支者，复从胃别，上膈，注心中。"本经自足大趾的内侧端（隐白）起始，经核骨（第一跖趾关节）后面，向上到达内踝骨的前边（商丘），在三阴交穴处与足厥阴、足少阴两经交会，再沿胫骨内缘，向上交叉浅出于足厥阴肝经的前边，经过膝关节，沿大腿内侧前边，进入腹腔，入属脾脏，联络胃府，再向上贯穿膈肌，夹食管两旁，连系舌根，散布舌下。它的支脉从胃部分出，通过膈肌，流注心中。脉气由此与手少阴心经相接。

4. 足阳明胃经

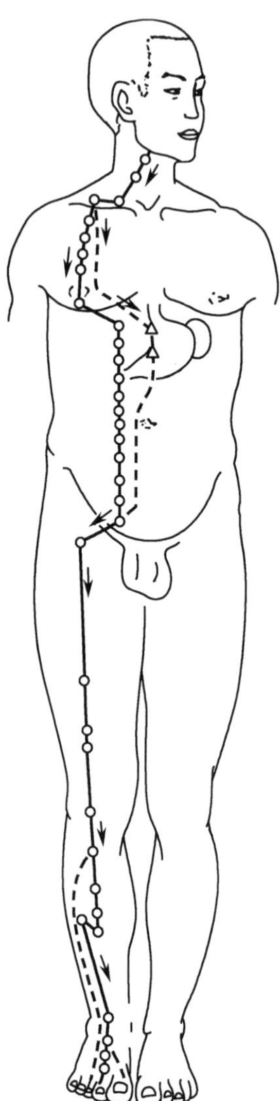

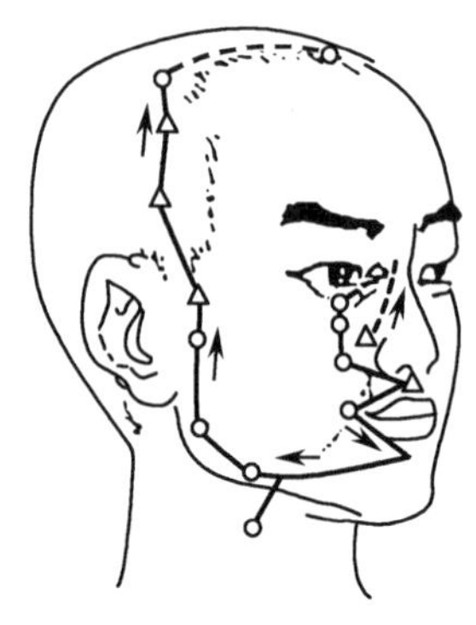

图4 足阳明经脉循行图

《灵枢•经脉》:“胃足阳明之脉，起于鼻之交頞中，旁纳(一本作约字)太阳之脉，下循鼻外，入上齿中，还出挟口，环唇，下交承浆，却循颐后下廉，出大迎，循颊车，上耳前，过客主人，循发际，至额颅；其支者，从大迎前下人迎，循喉咙，入缺盆，下膈，属胃，络脾；其直者，从缺盆下乳内廉，下挟脐，入气街中；其支者，起于胃口，下循腹里，下至气街中而合，以下髀关，抵伏兔，下膝膑中，下循胫外廉，下足跗，入中指内间；其支者，下膝三寸而别，下入中指外间；其支者，别跗上，入大趾间，出其端。”本经自鼻翼两旁起始，上至鼻根中，在内眼角处与足太阳膀胱经相交，沿鼻外侧(承泣、四白、巨髎)下行，入上齿中，回出来夹着口的两旁，环绕嘴唇，向下交会于任脉的承浆穴；然后退回来沿着下颌的后下方，浅出于本经的大迎穴，沿着下颌角(颊车)，上至耳前，经过足少阳胆经的上关穴，沿鬓发边际，上抵头角(头维)，行至额前(神庭)。它下行的支脉，从大迎穴前边直下人迎，沿喉咙，进入锁骨上窝(缺盆)。深入体腔，贯穿膈肌，入属胃府，联络脾脏。它外行的主干。从锁骨上窝向下，经乳部内侧向下夹着脐的两旁，进入到腹股沟(气街)部。它在腹内的一条支脉，从胃下口的幽门部开始，经腹至气街与外行的主干会合。自此合而下行，经大腿前边的髀关、伏兔，下至膝膑中，再向下沿胫骨外侧，走向足背，进入中趾内侧(厉兑)。另有一条支脉，从膝下3寸(足三里)处分出，向下到中趾外侧。它的又一条支脉，从足背部(冲阳)分出，至足大趾的内侧端(隐白)。脉气由此与足太阴脾经相接。

5. 足厥阴肝经

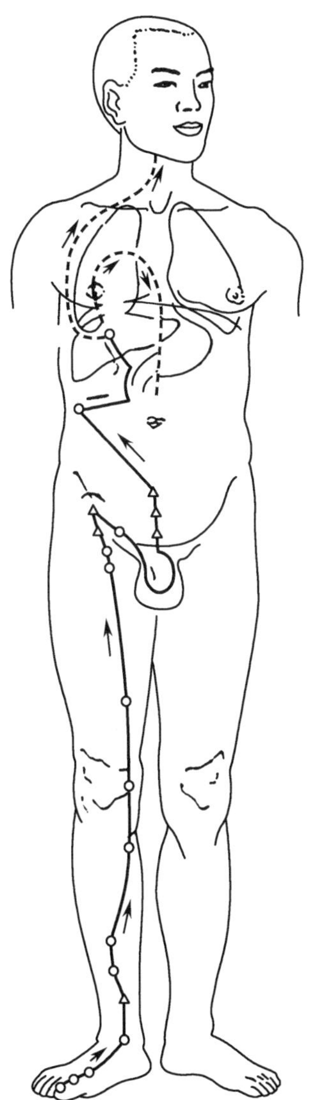

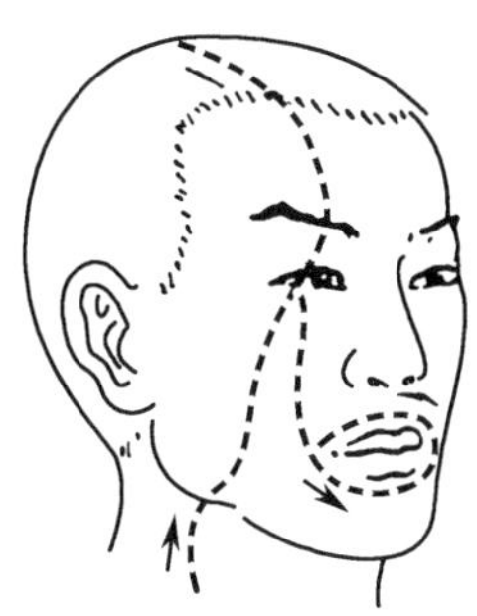

图5　足厥阴经脉循行图

《灵枢·经脉》:“肝足厥阴之脉，起于大指丛毛之际，上循足跗上廉，去内踝一寸，上踝八寸，交出太阴之后，上腘内廉，循股阴，入毛中，过阴器，抵小腹，挟胃、属肝、络胆，上贯膈，布胁肋，循喉咙之后，上入颃颡，连目系，上出额，与督脉会于巅；其支者，从目系下颊里，环唇内；其支者，复从肝别，贯膈，上注肺。”本经自足大趾背侧外际（大敦）起始，向上沿着足背内侧到达内踝前一寸（中封）的部位，再向上在三阴交穴处与足太阴脾经和足少阴肾经相会，在内踝上八寸处交叉到足太阴脾经的后面，上至腘窝内缘（曲泉）沿着大腿内侧，分布于阴毛部位，绕过阴器（外生殖器），到达小腹，夹着胃的旁边，属于肝脏，联络胆腑，向上贯穿膈肌，分布在胁肋部，沿着喉咙的后边，向上进入鼻咽部，联系目系（眼与脑相连的组织），上出额部，与督脉会于颠顶。它的支脉，从目系下行到口颊里边，环绕唇内。它的另一条支脉从肝分出，贯穿膈肌，进入肺中。肺气由此回复到手太阴肺经。

6. 足少阳胆经

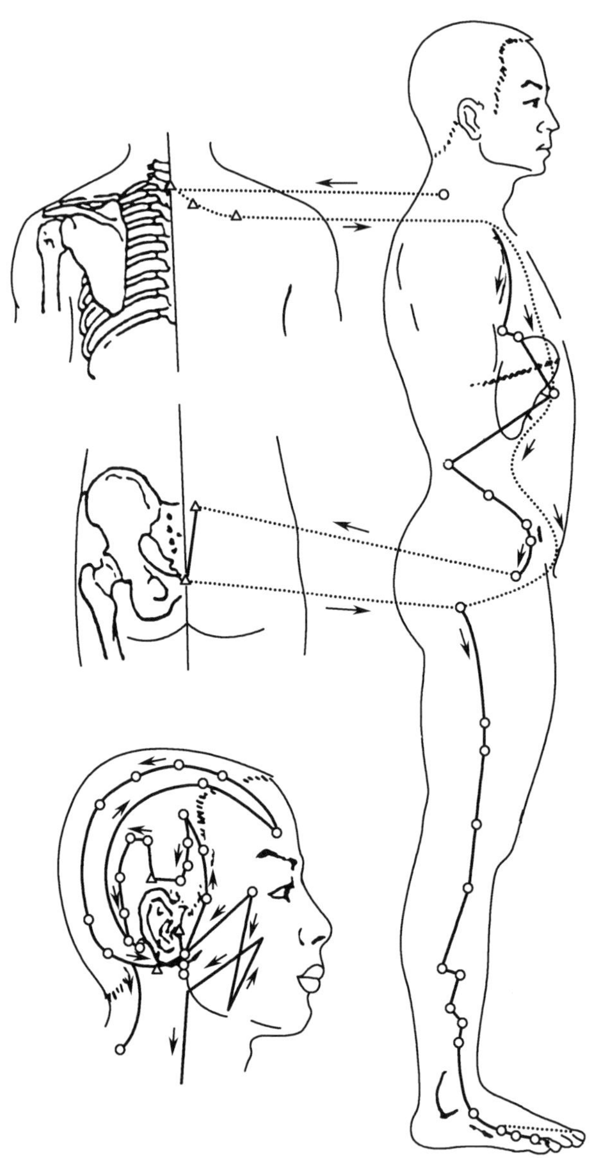

图6 足少阳经脉循行图

《灵枢·经脉》:“胆足少阳之脉，起于目锐眦，上抵头角，下耳后，循颈行手少阳之前，至肩上，却交出手少阳之后，入缺盆；其支者，从耳后入耳中，出走耳前，至目锐眦后；其支者，别锐眦，下大迎，合于手少阳，抵于䪼，下加颊车，下颈、合缺盆，以下胸中，贯膈，络肝，属胆，循胁里，出气街，绕毛际，横入髀厌中；其直者，从缺盆下腋，循胸过季胁，下合髀厌中，以下循髀阳，出膝外廉，下外辅骨之前，直下抵绝骨之端，下出外踝之前，循足跗上，入小指次指之间；其支者，别跗上，入大指之间，循大指歧骨内出其端，还贯爪甲，出三毛。”本经自外眼角（瞳子髎）起始，向上到达头角（头维），再向下行至耳后，沿着头颈，行走在手少阳三焦经的前面，至肩上，交出手少阳三焦经之后，在大椎穴处与督脉相会，然后退回向前，进入缺盆（锁骨上窝）。它的支脉，从耳后进入耳中，浅出耳前，到达目外眦后方。它的另一条支脉，从外眼角分出，下行到大迎穴部位，上与手少阳三焦经分布在面颊部的那条支脉相会，到达眼眶下边；向下经过颊车穴部位，下行到颈部，与上一条经脉在锁骨上窝处合后，由此下行胸部，贯穿膈肌，联络肝，属于胆，沿着胁肋里面，浅出于腹股沟中央的气街部，绕过阴部毛际，横行进入髀厌（股骨大转子）部。它直行的主干，从锁骨上窝下行腋部，沿着侧胸，经过季胁，下行与前支经脉在股关节部会合，由此向下，沿着大腿和膝部的外侧，向下行走在腓骨前边，直到绝骨（腓骨下端），浅出于外踝骨的前面，沿足背进入第四趾的外侧端（足窍阴）。它的另一条支脉，从足背（足临泣）分出，沿着第一、二跖骨之间，出足大趾外侧端（大敦），回过来贯穿爪甲，出行在爪甲后方的丛毛之中。脉气由此与足厥阴肝经相接。

7. 手少阴心经

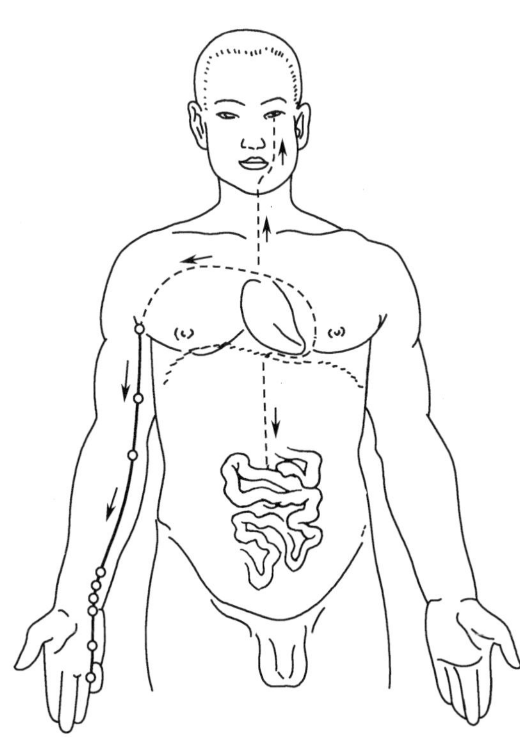

图7　手少阴经脉循行图

《灵枢•经脉》：“心手少阴之脉，起于心中，出属心系，下膈，络小肠；其支者，从心系，上挟咽，系目系；其直者，复从心系，却上肺，下出腋下，下循臑内后廉，行太阴心主之后，下肘内，循臂内后廉，抵掌后锐骨之端，入掌内后廉，循小指之内出其端。”本经自心中起始，出来属于心系（心脏周围脉管等组织），向下贯穿膈肌，联络小肠。它的分支，从心系向上，夹着食管上端两旁，连系目系（眼球与脑相连的组织）；它外行的主干，从心系上肺，斜走出于腋下（极泉），沿上肢前边，行于手太阴肺经和手厥阴心包经的内侧，下行肘节（少海），沿前臂尺侧，到手掌后豌豆骨突起处（神门），进入掌中，沿小指桡侧出其末端（少冲）。脉气由此与手太阳小肠经相连。

8. 手太阳小肠经

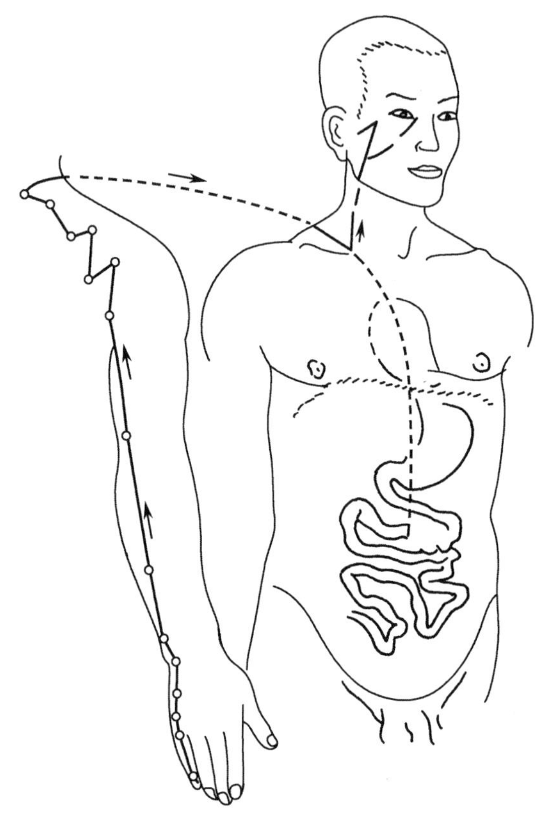

图8 手太阳经脉循行图

《灵枢•经脉》:“小肠手太阳之脉，起于小指之端，循手外侧上腕，出踝中，直上循臂骨下廉，出肘内侧两骨之间，上循臑外后廉。出肩解，绕肩胛，交肩上，入缺盆，络心，循咽，下膈，抵胃，属小肠；其支者，从缺盆循颈上颊，至目锐眦，却入耳中；其支者，别颊，上䪼，抵鼻，至目内眦，斜络于颧。”本经自手小指尺侧端（少泽）起始，沿手掌尺侧缘上行，出尺骨茎突，沿前臂后边尺侧直上，出尺骨鹰嘴和肱骨内上髁之间（小海），向上沿上臂后边内侧，出行到肩关节后面，绕行肩胛，在大椎穴处与督脉相会，向前进入缺盆（锁骨上窝），深入体腔，联络心脏，沿着食管下行，贯穿膈肌，到达胃部，入属小肠。它的分支，从锁骨上窝沿颈上颊，到外眼角，折回来进入耳中（听宫）。另一条支脉，从面颊分出，行至眶下，到达鼻根部的内眼角，然后斜行到额部（颧髎）。脉气由此与足太阳膀胱经相接。

9. 手太阴肺经

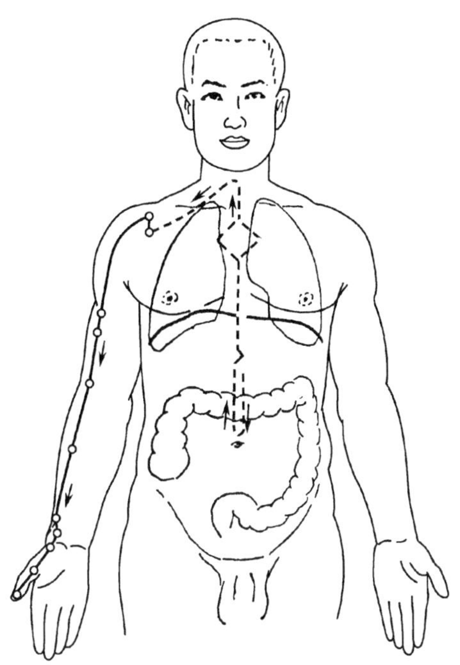

图9 手太阴经脉循行图

《灵枢·经脉》:“肺手太阴之脉，起于中焦，下络大肠，还循胃口，上膈属肺，从肺系横出腋下，下循臑内，行少阴心主之前，下肘中，循臂内上骨下廉，入寸口，上鱼，循鱼际，出大指之端；其支者，从腕后直出次指内廉，出其端。”本经自中焦的胃脘部起始，向下联络大肠，回过来沿着胃的上口，贯穿膈肌，入属肺脏，从肺系（气管、喉咙）横行出于胸壁外上方（中府），走向腋下，沿上臂前边外侧，行于手少阴心经和手厥阴心包经的外面，下至肘中（尺泽），再沿前臂桡侧下行，至寸口（桡动脉搏动处），沿大鱼际外缘出拇指之桡侧端（少商）。它的支脉从腕后桡骨茎突上方（列缺）分出，经手背虎口部至食指桡侧端（商阳）。脉气由此与手阳明大肠经相接。

10. 手阳明大肠经

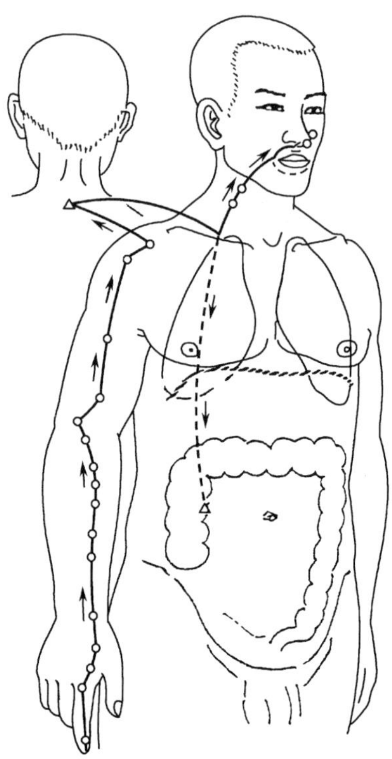

图10　手阳明经脉循行图

《灵枢·经脉》："大肠手阳明之脉，起于大指次指之端，循指上廉，出合谷两骨之间，上入两筋之中，循臂上廉，入肘外廉，上臑外前廉，上肩，出髃骨之前廉，上出于柱骨之会上，下入缺盆，络肺，下膈，属大肠；其支者，从缺盆上颈贯颊，入下齿中，还出挟口，交人中，左之右，右之左，上挟鼻孔。"本经自食指桡侧端（商阳）起始，沿食指桡侧上行，出走于两骨（第一、二掌骨）之间，进入两筋（伸拇长、短肌腱）之中（阳溪），沿着前臂桡侧，向上进入肘弯外侧（曲池），再沿上臂后边外侧上行，至肩部（肩髃），向后与督脉在大椎穴处相会，然后向前进入锁骨上窝，联络肺脏，向下贯穿膈肌，入属大肠。它的支脉，从锁骨上窝走向颈部，通过面颊，进入下齿中，回过来夹着口唇两旁，在人中处左右交叉，上夹鼻孔两旁（迎香）。脉气由此与足阳明胃经相接。

11. 手厥阴心包经

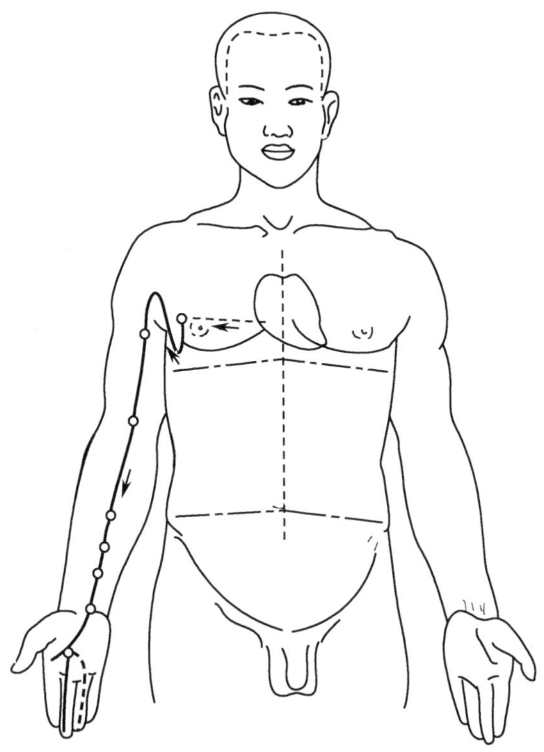

图 11 手厥阴经脉循行图

《灵枢•经脉》:“心主手厥阴心包络之脉，起于胸中，出属心包络。下膈，历络三焦；其支者，循胸出胁，下腋三寸，上抵腋下，循臑内，行太阴少阴之间，入肘中，下循（循字据《针灸甲乙经》卷二及《素问•脏气法时论》王注补）臂行两筋之间，入掌中，循中指出其端；其支者，别掌中，循小指次指出其端。”本经自胸中起始，出来属于心包络，向下贯穿膈肌，联络上、中、下三焦。它的分支，从胸中出走胁部，在腋下三寸的部位（天池）又向上行至腋窝下面。沿上臂前边，行走在手太阴肺经和手少阴心经之间，进入肘中（曲泽），下行前臂两筋（桡侧腕屈肌腱与掌长肌腱）的中间，进入掌中，沿中指出其末端（中冲）；它的另一条支脉，从掌中分出，出无名指尺侧端（关冲）。脉气由此与手少阳三焦经相接。

12. 手少阳三焦经

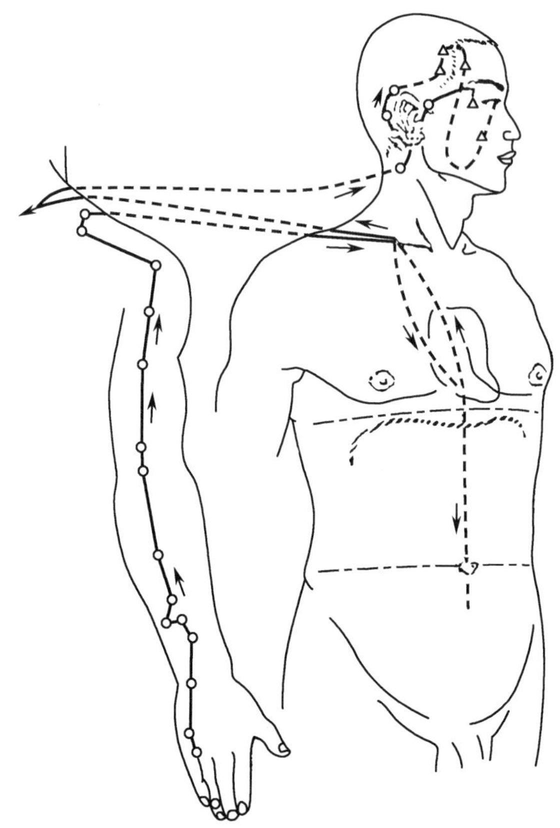

图 12　手少阳经脉循行图

《灵枢•经脉》:“三焦手少阳之脉，起于小指次指之端，上出两指之间，循手表腕，出臂外两骨之间，上贯肘，循臑外，上肩，而交出足少阳之后，入缺盆，布膻中，散络心包，下膈，循属三焦；其支者，从膻中上出缺盆，上项，系耳后上直，出耳上角，以屈下颊至䪼；其支者，从耳后入耳中，出走耳前，过客主人前，交颊，至目锐眦。”本经自无名指尺侧端（关冲）起始，上出于四、五两指之间，沿手背行至腕部（阳池），向上行经尺、桡两骨之间，通过肘尖部，沿着上臂后边，到肩部，在大椎穴处与督脉相会，从足少阳胆经后面，前行进入缺盆（锁骨上窝），分布在膻中（两乳之间），脉气散布联络心包，向下贯穿膈肌，统属于上、中、下三焦。它的分支，从膻中部位分出，向上浅出于锁骨上窝，经颈至耳后，上行出耳上角，然后屈曲向下到达面颊，直至眼眶下部。它的另一条支脉，从耳后（翳风）进入耳中。出行至耳前，经过客主人前边，在面颊部与前条支脉相交，到达外眼角（丝竹空、瞳子髎）。脉气由此与足少阳胆经相接。

辨经脉所过之处，治其所及，这是循经辨证施治的基本准则。如强直性脊柱炎患者常会出现胸闷，胸部、胁肋等疼痛，而胸为肺之野，胁肋为肝经所循之处，故于辨治之时要注意加用郁金、片姜黄、香附、苏梗等引经之药，方收佳效。如果同一症状，发生于不同的部位，则可按经络循行部位，辨其分属何经而治之。还如强直性脊柱炎患者常合并髋关节病变，表现为耻骨联合处、大腿根部、臀部深处及臀横纹中央处等处疼痛，细辨之，分属肾经、肝经、胆经、膀胱经所循行之处，外治则取穴横骨、阴廉、环跳、承伏等穴位。辨治用药时莫忘加入续断、郁金、炒川楝子、香附、独活等引经之品，酌情用之。

二、辨本经病为主，宜主治其本经

若某经的经气运行不利，尚未殃及他经之时，只需调治本经使其经气疏畅便证自除矣。正如《灵枢•终始》中云：“故阴阳不相移，虚实不相倾，取之其经。”又如《难经•六十九难》中云：“不实不虚，以经取之者，是正经自生病，不中他邪也，当自取其经。”如浴后风吹致头巅疼痛牵及颈部，伴汗出恶风等，余无不适，辨其头痛部位乃膀胱经之所行之处，故辨治之时，调其不和之营卫而用桂枝汤但不忘加入羌活、防风、藁本等入膀胱经祛邪止痛之品。

三、辨本经之病，宜参调治其子母之经

临证之时，细辨其病变所属的经脉，而在调其本经气血，治其本经之病的基础上，根据“虚则补其母，实则泻其子”的原则而调其子、母经，此亦属循经辨证治法之重要内容。如咳喘之疾多为肺经之病，肺之宣降失司则气逆为咳为喘，但常常兼见痰多，或白或黄，或清稀，或黏稠，又与脾主运化水湿失司，湿聚为痰为浊，且日久易有化热之嫌。故在辨治之时，除治肺经病变，宣肺降气止咳平喘外，还要兼治“肺之母”脾，要健脾燥湿化痰，择方二陈汤加减，还要酌情加入清热之品，择方泻白散等以防化热之嫌。即“补肺之母脾”亦即“虚则补其母”之意。又如患者平素喜情志恚郁，郁而化火，表现为肝火旺，胸胁胀满，烦躁易怒，口苦咽干等症状，则治在肝经之实热、实火之候，但此时往往可见舌边尖红，口舌糜，溲涩痛等心火旺之状。故辨治时，虽主治在肝，予疏肝理气，清热解郁治之，还应不忘清泻心火，择方导赤散，酌情加入方中以清心热、除心火，且防伤阴之弊。即“泻肝之子心”亦即“实则泻其子”之意。

四、辨本经之病宜表里经同治

《灵枢·经别》中云："夫十二经脉者，人之所以生，病之所以成，人之所以治，病之所以起，学之所始，工之所止也。"《灵枢·经脉》中亦云："经脉者，所以能决死生，处百病，调虚实，不可不通。"正经有十二，即手足三阴经和手足三阳经，合称十二经脉。十二经脉中，每条经脉都有与它互为表里的经脉，手之三阴经与手之三阳经相表里，足之三阴经与足之三阳经为表里。阴经属脏络腑，阳经属腑络脏。依经脉循行之次序，表里关系如下：手太阴肺经与手阳明大肠经相表里；足阳明胃经和足太阴脾经相表里；手少阴心经与手太阳小肠经相表里；足太阳膀胱经与足少阴肾经相表里；手厥阴心包络经与手少阳三焦经相表里；足少阳胆经与足厥阴肝经相表里。由于阴阳手足十二经脉有着这种经络表里的关系，所以在生理功能上是彼此相通的；在发展过程中，亦可相互影响。表里之间关系至为密切，其联系途径：有由十二经别出的支脉"十二经别"在十二经脉的阴阳经之间离合出入，由四肢深入内脏而后出于头颈，作为经络中途联系的通路；又有附属于十二经脉的"十二经筋"，位于浅表部的筋肉间，和经脉相互关联，它起于四肢末端的指爪，沿四肢上行于颈项，终结于头面部，但不与内脏相连；还有由经脉分出的网络全身的分支"络脉"相连，正如《灵枢·经脉》中云："诸脉之浮而常见者，皆络脉也。"《灵枢·脉度》中又云："支而横者为络，络之别者为孙。"络脉有沟通经脉，运行气血，反应和治疗疾病的作用。由此不难看出十二正经，表里经之间，有着密切的不可分割的关系。故本经有病，表里经同治，也是循经辨证法的重要方法之一。如：类风湿关节炎常常累及寰枢关节而出现颈项、背部疼痛，甚者可见颈肌无力、行走乏力、步态异常等。不难看出，此主要为太阳膀胱经病变，但肾为"作强之官"出伎巧，行走乏力、步态异常皆为病变累及肾经的表现，故辨治之时，膀胱经与肾经表里之经则应同治，故除用羌活、伸筋草、防风等除膀胱经之邪外，还应加入狗脊、杜仲、续断、桑寄生等入肾经补肾祛邪之品，方获佳效。

五、辨本经之病，宜参调治其克侮经

五行学说，主要是以相生、相克来说明事物之间的相互关系。相生与相克是不可分割的两个方面。没有生，就没有事物的发生和成长；没有克，就不能维持正常协调关系下的变化与发展。因此，必须生中有克，克中有生，相生相克是既相反又相成的。正如张景岳所云："造化之机，不可无生，亦不可无制。无生则发育无由，无制则亢而为害。"相生相克的过程即事物的消长过程，在此过程中会出现太过和不及的情况，这就需要再一次的相生相克的调节，即复出现再一次的协调平衡。如此就不断地推动着事物的变化和发展。正如《素问·至真要大论》中云："胜至则复……复已而胜，不复则害。"如果有胜而无复，那么五行之间的协调关系就会遭到破坏，出现紊乱之象。正如《素问·六微旨大论》中云："亢则害，承乃制，制则生化，外列盛衰，害则败乱，生化大病。"仅用五行的相生相克关系解释人体全部复杂的变化，是不够全面的。故《内经》提出在阐述病理上的五行关系时还需要用五行之相乘、相侮的关系，来说明疾病发展演变的生理机转。"乘"有乘虚侵袭"已所胜"之意，"侮"则有恃强凌弱，欺侮"已所不胜"之意。如木气有余而金不能对木加以正常的抑制时，则木气太过便去乘土，同时反过来时还会侮金；反之，木气不足，则金来乘木，土反侮木。这种五行乘侮的关系，也就是事物内部相互间的关系失去正常协调的表现。对人体而言，这就是病理现象。所以在临证辨治之时，要首先辨清本经之病，同时宜参考、调治其相乘、相侮之经相应之病变。如五行中肺金克肝木，以使肝木不得太过或不及，而保持平衡关系。若肺金有病，或肝木郁结化火，则肺金不能克肝木而求平衡时，肝火过旺，耗灼肺阴，出现干咳、胸胁疼痛，心烦易怒、口苦目赤，甚或咯血等，此为肝木恃强侮肺金，表现为肝木化火而加剧肺金病证的变化。故于辨清、辨治本经病时，莫忘参考调治"恃强"而侮之经（脏），此时可择方百合固金汤（赵蕺庵方，录自《医方集解》，方由生地黄、熟地黄、麦冬、贝母、百合、当归、芍药、生甘草、玄参、桔梗等组成）为主方酌情加减用之。又如五行中肝木克脾土，以使脾土能健运并与胃和，保持平衡的状态。如若肝木太过，肝气横逆，疏泄太过，影响脾胃，则脾失健运，胃失和降而出现消化功能紊乱，这在中医五行理论中称为"肝木乘脾土"，则会出现头晕目眩、烦躁易怒、胸闷胁痛、脘腹胀满、纳谷不馨、大便泄泻、脉弦等肝气犯脾的证候。若主要表现为嗳气、吞酸、呕吐等肝气犯胃的证候，故于临证辨治时，除应辨清、辨治本经之病外，还须参考、调治乘虚侵袭之经（脏），此时可择方逍遥散（清代文晟辑撰《内科摘录》方由丹皮、栀子、柴胡、当归、白芍、白术、茯苓、甘草等组成）为主方酌情加减用之。值得关注的是"见肝之病，当先实脾"，故治之肝有余莫忘先实脾。

第四节　循经辨证法的临床运用

中医学之精髓、灵魂是辨证论治。而辨证之方法又有八纲辨证、脏腑辨证、气血津液辨证、六经辨证、卫气营血辨证、三焦辨证、经络辨证等，而循经辨证又是以脏腑学说和经络学说为基础。诸法各有特点，运用各有侧重，但就学术渊源即理论内容而论，八纲辨证是纲领，脏腑辨证是核心，经络辨证是基础，而循经辨证更是重要的根基，即是根据不同的经脉、脏腑的生理功能及病理变化来分析症状、辨属何经、归何脏腑，予以循经辨治。故循经辨证法在临床运用颇为广泛。

一、循经辨治法在内科常见疾病辨治运用举隅

1. 头痛

头痛是患者的一个自觉症状，在临证时极为常见，可在多种急慢性疾患中出现。此所指的“头痛”，乃在内科杂病的范畴中，是以头痛作为主要症状。若属于某一疾病病变过程中出现的兼证，则可于疾病除祛之时此症亦除，故不在此处讨论之。头为诸阳之会，凡五脏精华之血，六腑清阳之气，皆上会于此。六淫外袭，上犯颠顶，或为寒遏络脉，或为热扰清窍，或为湿蔽清阳，均能导致头痛。但一般感受外邪，多必夹风，所谓“高巅之上，惟风可到”，“伤于风者，上先受之”，即为此意；内伤诸疾，如气血虚弱，脉络失养，肾水不足，肝阳上升，或情志不和，木郁化火，或瘀血、痰饮等，均能导致气血阻滞而逆乱，或不足以上荣，因而发生头痛。所以临证之时一定要辨明病因病机，予以疏风散寒、清泄风热、祛风胜湿、平肝潜阳、养阴补肾、益气通络、养血通络、化痰理脾等不同的治法，择方用药治之。但是头部是足太阳膀胱经、手太阳小肠经、手少阳三焦经、手阳明大肠经、足阳明胃经、手少阴心经、足少阳胆经、足厥阴肝经、任脉、督脉等经脉循行所过之处，故辨治头痛之疾，除要细辨其病因病机，予以治之外，更须辨其疼痛之部位是何经循行所到之处，又与何脏、何腑密切关联，而予以相应的引经之药加入方药中祛邪通络，以求精准治疗。如：颠顶部位的头痛则需加入膀胱经之藁本、防风之品；又如前额眉棱骨处的头痛，则需加入胃、肺经的白芷、辛夷之品；还如头之两侧太阳穴附近或痛连齿颊者，则需加入肝经、胃经之蔓

荆子、夏枯草、升麻之品；再如头痛以后部为著，痛连颈项者，则需加用入膀胱经的羌活，及善治项背的葛根等。总之，在原辨证论治的基础上再加入循经辨证的引经药则更易获佳效。

2. 咽痛

咽痛亦同头痛，是临证时患者的一个自觉症状，而且是非常易见的症状。咽部亦为多条经脉所循行之部位。手太阴肺经、手阳明大肠经、足阳明胃经、足太阴脾经、手少阴心经、手太阳小肠经、足少阴肾经、足厥阴肝经等经脉循行皆可至咽喉的部位，《灵枢》也曾指出十二经脉、支络、别络大都循咽喉，所以咽痛不仅是一个局部病灶，也是诸经病变的反映。所以临证必须循经辨证治之，方可提高疗效。故于辨治咽痛之疾时除要根据其病因病机予以治疗之外，更应细辨循行过此之经脉及相关之脏腑之相关病变，予以相应的入该经之药而行目的更明确之治疗。如：外感风寒或风热之邪主恶风、发热、咽痛、咳嗽、咯白痰等不适，此时要及时分清风寒还是风热感冒，且于疏散风寒或疏风清热并予以辨治，同时于方药中要加用入肺经之荆芥（穗）、薄荷、牛蒡子之品等。又如过劳过累伤肾，尤其伤耗肾阴，或情志恚郁、郁而化火，肝肾乙癸同源，伤及肾水，阴虚火旺，火扰于上，则作咽痛，此时应在辨治原病的基础上加用入肾经而养阴生津泻火解毒之玄参，再配伍入肺胃经清热凉血、解毒利咽之板蓝根，这一药对确为治疗肾经虚火咽痛的佳药。还如舌边尖红痛，口疮频作，小便灼热且痛伴见咽痛咽干者，此系心火盛并移热于小肠之证，故应酌情加用入心经清心火解热毒之连翘，入心经清心经热、凉血生津之生地黄，入心经降火利水之木通，及入十二经清热解毒、调和诸药之甘草。如此心火得除，小肠热清，诸症愈，则咽痛自除矣。再如胃有积热，上下牙痛，牵引头部，面红发热，牙龈肿痛溃烂，口臭舌燥，咽痛咽干，舌红少苔，脉滑大而数，一派胃热炽盛之象，除用清胃之火、凉血解毒治之外，莫忘酌情加用入胃经清热泻火、除烦止渴之生石膏，入肺、胃、肾经清热除烦、泻肺滋肾之知母，及入肺胃经驱散风热、清胃除热、泻火解毒之升麻等，使其胃热清、胃火除、咽痛自愈矣。

3. 硬皮病

硬皮病为一组病谱性疾病，包括局灶性硬皮病、系统性硬化及其他皮肤硬化性疾病。其中系统性硬化是以皮肤增厚和纤维化为特征（皮肤之汗孔毛窍亦受损）的系统性结缔组织疾病，临床上除了皮肤受累外，还可出现消化道、肺脏、肾脏、心脏等内脏器官受累。局灶性硬皮病是指皮肤病理改变与系统性硬化的皮肤病理改变相似，但是无系统性硬化特征的皮肤临床表现，无内脏受累和血管病变的一组疾病。根据皮损形态及分布情况又分为线状硬皮病和硬斑病。其他皮肤硬化性疾病是指手指和双手出现皮肤硬化，在皮肤硬化的硬化期和萎缩期，应与职业性硬皮病、慢性萎缩性肢端皮炎等疾病鉴别。有些疾病表现为全身躯体硬化但手指和双手未受累，如成人硬肿病、新生儿硬化病、黏液性水肿、嗜酸性筋膜炎、嗜酸性肌痛综合征、卟啉病、部分淀粉样变、移植物抗宿主病、类癌综合征，此等应注意和系统性硬化相鉴别。皮肤硬化进展的速度和范围可作为系统性硬化病情判断的参考指标。通过对皮肤硬化的进展速度和范围评估，局限性皮肤系统硬化症出现内脏器官受累（如肺动脉高压伴或不伴肺间质纤维化）的时间较晚；弥漫性皮肤系统硬化症会较早地出现肺脏、胃肠道、肾脏、心肌等受累。由此不难看出皮肤的病变在硬皮病的病变过程中的重要作用。硬皮病中医相关病名为“皮痹”，中医理论认为“肺主皮毛”，皮毛者，乃体表皮肤和附着于皮肤之上的汗孔、毛窍等。正如《素问·五脏生成》云：“肺之合皮也，其荣毛也。”也就是说肺与皮肤的病变密切相关。皮毛（皮肤）依赖肺气的温煦才能润泽。如果肺气虚弱不能行气以温煦皮毛（皮肤），则皮毛（皮肤）之营养不足，必然会憔悴、枯槁、变性、变硬等。故于临证辨治硬皮病时，必于方药中伍入肺经之品及益肺气、养肺阴、润肺所主之皮毛（皮肤）之品。我常于辨治本病之方药中酌情加用入肺达表祛邪之炙麻黄、白芷、霜桑叶、浮萍等。另外，皮毛（皮肤）乃一身之外固人体之藩篱，更是营卫所居善达之地。故“调和营卫”更是不可缺少的辨治之法，我便在辨治硬皮病之方药中必伍用调和营卫之首方桂枝汤之君、臣药桂枝、芍药，且因硬皮病患者皮肤多色黯，而多用赤芍或赤芍与白芍同用。辨治硬皮病质干，少或无汗之皮肤，常酌情伍用入肺经，润肺养阴之芦根、麦冬等。再有，肺金与肾水“金水相生”，故莫忘酌情加用入肾入肺之地黄、天冬、桑寄生等。总之，本着“有诸内，必形诸于外”之理论，临证硬皮病（皮痹）之时不可单治在“皮”，更要注意辨治其相关脏腑，使脏腑之功能调和，脏腑之功能健全，外在之皮肤（皮毛）等自荣矣！

二、循经辨证法在皮科常见疾病辨治运用举隅

1. 带状疱疹

带状疱疹是以由水痘-带状疱疹病毒感染引起的一种沿周围神经分布的群集疱疹和神经痛为特征的病毒性皮肤病。其中具有诊断价值的神经痛是本病的重要特征，常出现在发疹前或出疹时，并可逐渐加重。老龄患者常呈阵发性加剧、难以忍受，且在皮损消退后可持续数月或更久。老年患者常累及三叉神经，其中以眼支最多见，常有剧痛，皮损分布于一侧额面部，若皮尖部出现皮疹，则易合并眼炎，严重的可导致失明。带状疱疹病毒最易侵犯肋间神经。中医学常称为“缠腰火丹”“蛇串疮”“蜘蛛疮”“火带疮”“蛇缠疮”“蛇丹”“蛇缠虎带”。常因肝气郁结久而化火妄动，脾经湿热内蕴，外溢皮肤而生；或因老年体弱气虚，血行不畅，脉络瘀阻，疼痛剧烈；或因气滞血瘀，脉络滞瘀兼感受风热毒邪，以致湿热火毒蕴积肌肤而成。尤其值得关注的是老年人群，因为年老体弱者，常因肾之精血亏虚，血虚肝旺，湿热毒盛，气血凝滞，而致疼痛尤为剧烈，时日尤为长久，方能消失。故治宜清泻肝火、益肾护阴、清利湿热，择方龙胆泻肝汤（《医宗金鉴》方由龙胆草、黄芩、栀子、泽泻、木通、车前子、当归、柴胡、甘草、生地黄等组成）合知柏地黄丸（《医宗金鉴》方由知母、黄柏、熟地黄、山茱萸、干山药、泽泻、茯苓、丹皮等组成）为主方酌情加减用之。但本病发病表现为沿神经走行方向，与中医理论之经络走行方向颇为密切与相近，故在临证辨治之时切莫疏忽引经药之合理酌情运用。如：发于肺之野，肝经循行之胸胁时，应伍用入肝胆经疏肝破气、理气止痛之青皮、香附、片姜黄、炒枳壳、芦根、苏梗等；如发于颜面部位应伍用入肝胆、肺经疏解达上之薄荷、桑叶、牛蒡子、野菊花、蔓荆子等；如发于腰腹以下，下肢等部位则伍用入肾、脾胃、肝胆等经之黄柏、知母、苍术、连翘、蒲公英、紫花地丁、败酱草、山慈菇、炒川楝子、郁金等；若病变广泛遍及上下，症状明显者，应注意清泄三焦之热，而伍用炒栀子、黄芩、黄连、黄柏、生石膏等；若痛有定处，夜痛尤著，必有气血运行涩滞不畅，络脉瘀阻，则应伍用入肝、心、脾经具有活血行气、散瘀定痛、通经活络之川芎、乳香、没药、丹参、三棱、莪术等。若老年患者多有肝肾亏虚、气血不足，加之病程较长更易耗伤气血，故应伍用八珍汤（《正体类要》方由当归、川芎、芍药、熟地黄、人参、白术、茯苓、甘草等组成）以达健

脾益气、荣肝养血、补益肾精之效。更值得关注的是辨治本病，火热、湿毒蕴结，多用苦寒之品，千万莫忘健脾和胃之品的伍用，如益脾阳之焦白术、滋脾阴之生山药、理气健脾之陈皮、温中化湿及醒脾开胃之白蔻仁和砂仁等。

2. 痤疮

痤疮是毛囊、皮脂腺的一种慢性炎症性皮肤病，也是皮肤科最常见的病种之一。因丘疹顶端如刺状，可挤出白色碎米样粉汁而得中医病名“粉刺”，中医文献中又名“肺风粉刺”“面疮”“面皰”“酒刺”等，俗称“青春疙瘩”“青春痘”。《医宗金鉴•外科心法要诀》中云：“肺风粉刺……此证由肺经血热而成，每发于面鼻，起碎疙瘩，形如黍屑，色赤肿痛，破出白粉汁，日久皆成白屑，形如黍米白屑。”通常好发于面颈部、胸背部、肩膀和上臂，临床以白头粉刺、黑头粉刺、炎性丘疹、脓疱、结节、囊肿等为主要表现。这种疾病青春期多见，但也不完全受年龄阶段的限制，从儿童到成人，几乎所有年龄段的人都可以发病。痤疮的发生主要与皮脂分泌过多的油脂，毛囊皮脂腺导管角化、堵塞，痤疮丙酸杆菌感染和炎症反应等因素密切相关。痤疮的发病机制是身体发育导致体内雄激素分泌旺盛，而雄激素支配皮脂腺产生更多皮脂，皮脂与脱脂的表皮组织混合后堵塞毛孔引发痤疮。临床大致分为寻常性痤疮、聚合性痤疮、坏死性痤疮、热带痤疮等不同类型。中医学认为粉刺的病因病机或因素体阳盛，热蕴肺胃，循经上犯，熏蒸于面、口、鼻而发；或因嗜食辛辣肥甘厚味之品，湿热内生，蕴结于胃肠，上蒸颜面而发；或因情志恚郁，肝气郁滞，或冲任失调致气滞血瘀、气郁化火、上犯颜面而发；或因湿热蕴久，聚积为痰，阻滞气血，致使湿热痰浊、瘀血互结，聚结于颜面、下颌等部位而发病。临证之时，若颜面多发红色丘疹或有小脓疱，伴轻度痒痛，且有口渴喜饮、便秘溲赤、舌红苔薄黄、脉数等。此系肺胃蕴热证，治宜清肺胃热，解毒护阴，择方白虎汤（《伤寒论》方由生石膏、知母、甘草、粳米等组成）合五味消毒饮（《医宗金鉴》方由金银花、野菊花、蒲公英、紫花地丁、紫背天葵子等组成）为主方酌情加减用之。若见颜面、胸背部皮肤油腻，皮疹红肿疼痛，且尖顶部有脓疱，或有红色结节，伴口臭口苦，便秘溲赤，舌红苔黄腻，脉滑数等。此系胃肠湿热证，治宜清热解毒，除湿泻火，可择方泻心汤（《金匮要略》方由大黄、黄连、黄芩组成）合清胃散（《兰室秘藏》方由当归、黄连、生地黄、丹皮、升麻等组成）为主方酌情加减治之。若见黯红色丘疹、顶有小脓疱、黑头粉刺、黯红色结节等，多发于颜面两侧及下颌部，伴见心烦易怒、口苦咽干、胁肋胀痛，女子痛经伴下黯红血块、乳房胀痛，舌略黯红边尖瘀斑，脉弦细涩等。此系肝郁血瘀证，治宜疏肝解郁，泻火祛瘀，可择方丹栀逍遥散，又名加味逍遥散（《内科摘要》方由丹皮、栀子、当归、白芍、柴胡、茯苓、白术、甘草等组成）合黄连解毒汤（《外台秘要》引崔氏方，方由黄连、黄柏、黄芩、栀子等组成）为主方酌情加减治之。若见病程较长，皮疹色黯红，伴见脓疱、结节、囊肿、脓肿、瘢痕、经久难愈者，且常有胸闷、腹胀兼见，舌黯红苔黄腻，脉弦滑等。此系痰瘀互结证，治宜除湿化痰，活血通络，可择方导痰汤（《济生方》方由半夏、橘红、茯苓、炙甘草、胆南星、枳实等组成）合血府逐瘀汤（《医林改错》方由当归、生地黄、桃仁、红花、枳壳、赤芍、柴胡、甘草、桔梗、川芎、牛膝等组成）为主方酌情加减治之。中医学认为人体各个脏腑、形体和官窍在结构上不可分割，功能上相互协调，病理上相互影响，并构成以五脏为中心的整体系统，通过经络传递气血津液。五脏的生理病理变化在面部均有反应，正如《素问•刺热》中云：“肝热病者，左颊先赤；心热病者，颜先赤；脾热病者，鼻先赤；肺热病者，右颊先赤；肾热病，颐先赤。”清代著名医家张志聪注解曰：“腮下谓之颐，肾属水，而位居北方，故颐先赤。”以此明示我们在痤疮常发之面部，运用循经辨证理论指导辨治痤疮是可行的。如临证之时可见痤疮密集于前额部位，此为足厥阴肝经及足少阳胆经循行所过之处，故在辨治痤疮的同时可加用入肝（胆）经之板蓝根、紫花地丁、土茯苓等清热解毒之品。又如双侧面颊部出现较多的痤疮，此处乃足阳明胃经和手少阳小肠经所循行经过之地，故辨治痤疮之方药中可加用入胃经之败酱草、红藤、白芷等清热泻火，解毒散结，也可加用与小肠经为里的入心经的连翘、金银花、白蔹等清热解毒，散结消肿。还如鼻唇周围出现较多痤疮，此乃手阳明大肠经和足阳明胃经循行所经之所肺胃之热使然，故在辨治痤疮之方药中加用入肺经之射干、马勃、升麻等及入胃经之生石膏、知母、芦根等以清热泻火解毒护阴。以上三种情况又同时可加入清热凉血之品生地黄、丹皮、赤芍、玄参等，获效更著。

三、循经辨证法在针灸科常见疾病辨治运用举隅

1. 腰椎间盘突出症

腰椎间盘突出症又名“腰椎间盘纤维环破裂症”。椎间盘是椎体间的连接部分，除第1～2颈椎之间无椎间盘外，成人共有椎间盘23个。本症易

发生于20～40岁之间，少年儿童极少发病，典型的髓核突出症不发生于老年人。临床上以腰4～5椎间盘和腰5～骶1椎间盘最易发生病变。腰椎间盘纤维环在后外侧较为薄弱，后纵韧带在脊柱的全长中都无间断，但自第1腰椎平面以下，后纵韧带渐渐变窄，至第5腰椎与第1骶椎间，宽度只等于原来的一半，而腰骶部是承受动、静力最大的部分，故后纵韧带的变窄，造成了自然性结构方面的弱点，髓核易向后方两侧突出。加之椎间盘缺乏血液的供应，修复能力较弱，而且在日常的生活和劳动中，由于负重和脊柱的运动，椎间盘经常受到来自各方面的挤压、牵拉和扭转的作用，因而容易发生萎缩、弹性减弱等退行性变化，这是本病发生的主要因素。若再有损伤、劳损及感受风寒等，则更易发生本病。临证的主要表现为腰部疼痛、下肢放射痛、腰部活动障碍、脊柱侧弯、下肢麻木感及温度下降等。中医学认为本病归属于“痹证”“腰痛”“腰腿痛”等范畴，或因劳损外伤，或因感受风寒湿邪，流注经络气血运行涩滞不畅，气滞血瘀，不通则痛，正如《外科证治全书》中所云：“诸痛皆由气血瘀滞不通所致。”或因督脉虚寒，正如《杂病源流犀烛》中所云：“年老伛偻者甚多，皆督脉虚而精髓不充之故。”如此督脉气机不利，血行不畅，必致腰脊项疼痛。督脉气衰，阳气不振，腠理空虚稀疏，卫阳不固，风寒湿邪更易乘虚侵袭而发为腰腿痛；或因肝肾亏虚，肾主藏精，先天肾气不足或后天失养；或过劳过力损及肾精，使其不能发挥正常的温煦、滋养功能及肾主骨之功能。而肝主藏血而荣筋，若肝肾亏虚，必见筋弛骨痿而发本病。故临证之时，则宜“通督益肾”“循经辨证”取穴治之。通督益肾法乃指通调督脉，补肾益髓为理论依据的治法。督脉循行于背部正中线，与脊柱关系最为密切，正如《素问•骨空论》中云：“督脉者……贯脊属肾……夹脊抵腰中。”“通督”即指针刺或艾灸督脉穴位如神庭、百会、风府、哑门、大椎、命门、腰阳关、腰俞等穴。以通调督脉之经气，温通督脉之阳气，从而达到“通则不痛”之目的。《素问•脉要精微论》中云：“腰者，肾之府，转摇不能，肾将惫矣。”故于临证取穴时莫忘“腰背委中求”，定远端取与肾经相表里的膀胱经之委中穴，配肾俞穴则疗效更佳。另外，本病不仅腰痛且往往累及下肢，若为外侧痛则常沿足少阳胆经走行方向为主，则可循经辨证酌情选择穴位：环跳、阳关、阳陵泉、外丘、悬钟、足临泣、地五会、侠溪、窍阴等。尤其是环跳穴，此为足太阳膀胱经与足少阳胆经交会穴，针感较强烈，可疏通下肢三阳经脉之气。正如《针灸甲乙经》中所云：“腰胁相引痛急，髀筋瘈胫，肱痛不可屈伸，痹不仁，环跳主之。”若为后侧痛则常沿足太阳膀胱经走行方向为主，则可循经辨证酌情选择穴位：肾俞、志室、秩边、上髎、次髎、中髎、下髎、承扶、殷门、委中、承筋、承山、飞扬、昆仑、申脉、金门、京骨等。尤其是秩边穴，因主治腰骶痛、下肢痿痹而常用之。正如《针灸甲乙经》中所云：“腰痛骶寒，俯仰急难，阴痛下重，不得小便，秩边主之。”若为前侧疼痛，则常沿足阳明胃经走行方向为主，则可循经辨证酌情选择穴位：髀关、伏兔、阴市、梁丘、足三里、上巨虚、条口、丰隆、下巨虚、解溪、冲阳、陷谷、内庭等穴。尤其是足三里，除能止膝胫酸者外，又因其为强壮之要穴，故择此穴针与灸可顾护后天之本脾胃，以滋气血化生之源，气血足、运行畅则通则利于痛之消矣。

2. 失眠

失眠即“不寐”，古代文献亦有称为“不得卧”或“不得眠”者，是以经常不易入睡为特征的一种病证。不寐的证情表现：有初就寝即难以入寐者；有入寐后易醒，醒后不能再入寐者；亦有时寐时醒，寐而不深、不稳者；更有整夜不能入寐者等。不寐的原因诸多，如思虑劳倦、内伤心脾则可见心悸怔忡，头昏目眩，汗出不寐，脉细弱等；若阳不交阴，心肾不交，则可见不寐头昏，心悸不安，腰酸遗精，舌质红，脉细数等；若情志恚郁，化火伤阴，肝阳扰动，则可见忧思烦闷，精神不振，少寐易怒，脉弦等；若脾胃不和，则可见少寐多梦，脘闷不舒，纳谷欠馨，嗳腐吞酸，腹胀便溏，苔厚腻，脉滑等。总之，诸因皆可扰及心神，而导致不寐。张景岳将其概括为“有邪”与“无邪”两类。曾云：“寐本乎阴，神其主也。神安则寐，神不安则不寐；其所以不安者，一由邪气之扰，一由营气之不足耳。有邪者多实，无邪者皆虚。”张氏所指的“有邪”“无邪”，乃指因机体内在气血、精神、脏腑功能的失调，或痰热的影响而言。因而不寐之治则应重在调治五脏功能，尤以调其心血，宁其心神，调治脾肾，疏肝解郁为宜。故择主穴为手少阴心经之神门穴和足太阴脾经之三阴交穴，三阴交穴乃是足太阴、少阴、厥阴之交会穴，能调和三经之气血。临证之时若心脾亏虚者可酌加与肾相表里之足太阳膀胱经之心俞穴、脾俞穴；若肾虚著者可酌加足少阴肾经之太溪穴和与之相表里的足太阳膀胱经之肾俞穴等；若肝郁化火，肝阳上扰者，可酌加足厥阴肝经之太冲穴和手少阴心经之灵道穴等；若脾胃欠和者，可酌加足阳明胃经之足三里穴等。

四、循经辨证法在推拿科常见疾病辨治运用举隅

1. 肩周炎

肩周炎系肩关节周围炎的简称，又称“冻结肩”“粘连性肩关节炎”“五十肩”“肩凝症”“漏肩风”等。是由于肩关节周围的软组织病变而引起肩关节疼痛和运动功能障碍。国际上一般称为“冻结肩”，好发于40岁以上患者，女多于男（女∶男≈3∶1），左肩多于右肩，部分患者为双侧性。50～70岁中老年人发病率最高。同年龄组中，患心血管疾病、糖尿病、颈椎病的患者高于健康人。又多见于体力劳动者，如得不到有效的治疗，则可能会严重影响肩关节之功能活动。本病常因年老体虚或长期作劳，而致肝肾亏虚筋骨失养，久则失健；或外感风寒湿之邪，客于筋脉，凝涩气血，筋脉挛急，痿而不用；或外伤筋骨，瘀血内阻，不通则痛，筋脉失养，拘急不用。临证一则以疼痛为著，由阵发性逐渐发展为持续性，并逐渐加重，夜间痛重，肩部受牵拉时痛剧，且肩关节周围有广泛性压痛，并向颈部及肘部放射；二则功能活动障碍，可使肩关节各个方向的主动和被动活动均受限，出现典型的“扛肩”现象，梳头及穿衣等动作均难完成。辨治则应医患结合，医者要运用手法，循经取穴进行指压与按摩如：酌情择选循行过肩部的手阳明大肠经之合谷穴、曲池穴、肩髃穴等；足阳明胃经之缺盆穴；手太阳小肠经之肩贞穴；手少阳三焦经之肩髎穴；足少阳胆经之肩井穴等。另有足阳明胃经之条口穴进长针向足太阳膀胱经之承山穴方向透针、捻转、提插，则可立显疗效。患者在医生的指导下，采用循经远端取穴，以指压、按揉之法配合治疗。如酌情取穴手太阳小肠经之养老穴、腕骨穴；手少阳三焦经之外关穴、阳池穴；手阳明大肠经之二间穴、三间穴配合谷穴等。另嘱患者在医生的指导下做“弯腰晃肩”“爬墙活动”“体后拉手”“外旋锻炼”“双手颈后交叉肩关节内收、外展”“甩手锻炼”等，医患配合则会获佳效。

2. 急性颈部软组织损伤

人们在日常生活工作中，由于多种原因均可导致急性颈部软组织损伤，如突然头颈扭闪，肌肉无准备地强烈收缩或被牵拉导致颈肌纤维或韧带等组织发生损伤；再如乘坐高速行驶的车辆时突遭刹车而颈椎快速前后摆动造成损伤；又如一些因睡姿及长期坐姿不当，或感受风寒之邪而致的急性颈部肌肉痉挛、强直等（中医学称之为“落枕”）。推拿疗法对本病疗效甚佳。

循经辨证可择手太阳小肠经之天宗穴、肩外俞穴、肩中俞穴等；足少阳胆经之风池穴、肩井穴；足太阳膀胱经之大杼穴、风门穴；督脉之风府穴、哑门穴等。但是值得提出关注的是，按摩手法宜由轻至稍重，再拿颈椎棘突两侧肌肉，力不可过。再有可用膏药外敷和热敷。还有要注意颈项部的保暖，不宜睡高枕。

第五节 辨治风湿病运用循经辨证法的体会

一、风湿病的概念决定循经辨证法是辨治风湿病的重要治法

西医的风湿病概念即指累及肌肉、肌腱、滑膜、滑囊、筋膜、韧带、骨与关节等，以疼痛为主要临床表现的一大类疾病的总称；中医的风湿病概念即指人体营卫失调，感受风寒湿热之邪，合而为病；或日久正虚，内生痰浊、瘀血、毒热，正邪相搏，使经络、肌肤、血脉、筋骨，甚至脏腑的气血痹阻，失于濡养，而出现的以肢体关节、肌肉疼痛、肿胀、酸楚、麻木、重着、变形、僵直及活动受限等症状为特征，甚至累及脏腑的一类疾病的总称。无论是中医概念还是西医概念，均可看出风湿病涉猎甚广，似乎遍及人体的各个部分。中医学之经络乃人体运行气血的通道，包括经脉和络脉两部分，其中纵行的干线称为经脉，由经脉分出网络全身各个部位的分支称为络脉。正如《灵枢•经脉》中云："经脉十二者，伏行分肉之间，深而不见……诸脉之浮而常见者，皆络脉也。"经络包括十二经脉、十二经别、奇经八脉、十五络脉、十二经筋、十二皮部等。其中，属于经脉方面的，以十二经脉为主，属于络脉方面的，以十五络脉为主。它们纵横交贯，遍布全身，将人体内外、脏腑、肢节联成一个有机的整体。所以无论是中医的风湿病还是西医的风湿病概念，其内涵均一致表现为风湿病之病变，均可累及人体表里内外、器官组织、脏腑及其相关部位，此与经络遍及人体部位不谋而合。为此在辨治风湿病时，可根据病变发生在人体的何部位、何经络循行过此、隶属何脏何腑等予以循经辨治，则可获佳效。换言之，循经辨证法是辨治风湿病的最基本、最重要的治法，贯穿于风湿病辨治之始终。

循经辨证择药是脏腑经络辨证与药物归经理论的有机结合，是对药物归经的进一步细化和灵活运用。归经是中药药性理论的重要组成部分，它

用来表示药物的作用部位。归者归属也，经者脏腑经络，归经即是药物对机体不同部位的选择作用。换言之，药物进入人体内后，并非对所有脏腑或经络都发生同等强度的作用，大多数药物在适当剂量时，只对某些脏腑经络发生明显作用，而对其他脏腑经络则作用很小或无明显影响。临证遣方择药时，要根据病变的性质和部位除斟酌选择相应性、味外，更主要是根据药物的归经，以增强该方剂的定向性、定位性，提高整个方剂的选择性作用，药病相得，方能获取佳效。正如徐大椿所云："因其能治何经之病，后人即指为何经之药。"否则便亦如徐大椿所云："不知经络而用药，其失也乏，必无捷效。"总之，在临证辨治波及范围广的风湿病时，循经辨证法是非常关键的治法；循经辨证择药又是非常重要，不可忽视的。

二、辨治大偻（强直性脊柱炎）运用循经辨证法的体会

国家中医药管理局"十一五""十二五"重点专科风湿病诊疗方案、临床路径中明确规定强直性脊柱炎的中医病名为"大偻"。强直性脊柱炎（AS）是一种以中轴关节和肌腱韧带骨附着点的慢性炎症为主的全身性疾病，以炎性腰痛、肌腱端炎、外周关节炎和关节外表现（如眼、胃肠道、心血管、肺、肾等）为特点。主要累及骶髂关节，所以骶髂关节炎是本病的病理性标志和早期表现之一，而本病的基本病理改变是肌腱端炎。可见本病殃及人体各部位之广。我们在1999年正式提出强直性脊柱炎相关的中医病名——大偻。然"大偻"之病名首见于《黄帝内经》。《素问•生气通天论》中云："阳气者，精则养神，柔则养筋，开阖不得，寒气从之，乃生大偻。"又《素问•脉要精微论》中云："腰者肾之府，转摇不能，肾将惫矣。"《素问•骨空论》亦云："督脉为病，脊强反折。"皆述及大偻发病与肾虚、督亏关系密切，故大偻之病因病机乃为肾督亏虚，阳气不足，风、寒、湿、热诸邪深侵肾督，致骨质受损、筋脉挛急、大肉瘦削、脊柱僵曲，而成本疾。大偻的主要证候表现为腰、尻（骶）、脊背及胯骨、臀部的疼痛、僵硬、活动不利、并牵及鼠溪部、耻骨联合、坐骨结节等部位。但临证所见大偻的病情变化颇为复杂，不仅肾督病变，还会波及肝、脾、肺、心、胃肠、膀胱等其他脏腑的病变，殃及目、口、二阴等诸窍。探究其因，于十二正经中足少阴肾经、足太阳膀胱经、足厥阴肝经、足少阳胆经、足太阴脾经、足阳明胃经、冲脉、任脉、督脉、带脉、阳跷脉、阴跷脉、阳维脉、阴维脉等，或经脉循行经过病变部位；或经脉与

经脉之间相通；或经脉与支脉之间的起止连通密切相关，故一经有病，必殃及他经而病。除此之外，本病的病因病机及临床表现还与经脉和经脉间的交会穴密切相关。所谓的“交会穴”是指每两条或两条以上的经脉交会通过的穴位。许多经脉又具有数个交会穴，致病邪藉此而侵犯他经，波及他脏、他腑。总之，大偻之疾，一脏一经发生病变，他脏、他经均可受累，这也是导致大偻之疾的病情复杂，病变累及广泛，病程冗长、缠绵难愈及合并症较多的缘故。正如《诸病源候论•腰背病诸候》所云：“肾主腰、脚，而三阴三阳、十二经、八脉，有贯肾络于腰脊者，劳损于肾，动伤于经络。又为风冷所侵，血气击搏，故腰痛也。”其意是也。为此临证辨治大偻之疾时，除要娴熟地运用脏腑辨证之法，更要自始至终不忘且擅用循经辨证之法。

临证之时，定要循其病证发生部位来判别病在何经、何脏、何腑，首先要切中脏腑经络病机；再根据药物的性、味及归经属性来循经选药，使药达病所而获佳效。如：腰尻与足跟均为肾与膀胱（表里经）所循行的部位，脊柱及背部为督脉和膀胱经循行的部位，且大偻发病乃以肾督亏虚为基础，故于辨治之时我常以狗脊、续断、杜仲补肾阳，以桑寄生、熟地黄补肾阴；以鹿角、狗脊补督脉、强元阳、舒脊背；常伍用入膀胱及肾经而除风寒邪的防风、羌活祛邪并疏通表里经络而增强疗效。又如：邪闭肢节表现外周关节膝、踝等关节肿痛、僵硬、屈伸不利时，我常联合择用藤类药物，证属寒性者常加用鸡血藤、伸筋草、蚕沙、秦艽、海风藤等；证属热性者，常联合择用忍冬藤、土茯苓、豨莶草、苍耳、桑枝等。再如：邪及肝肺表现为胸胁疼痛，伴见胸闷、气短，尤以胸肋关节疼痛为著者，我常注重燮理肝肺之气机，行气活血，通络活络，酌情择用片姜黄、炒枳壳、苏梗、杏仁、郁金、青皮、佛手等。还如：伴见目赤而痛（眼虹膜炎）则常为肝火肺热所致，我择入肺、肝、胆经而清热泻火之品，如炒黄芩、蜜桑皮、地骨皮、霜桑叶、白菊花、白蒺藜。值得注意的是同时请眼科会诊并及时诊治，不可大意。且如：强直性脊柱炎伴髋关节受累者高达60%以上，表现为臀部深处、双腹股沟、耻骨联合上方及臀横纹（承扶穴）深处疼痛，此为肝、胆、膀胱经循行之处，我常择用理气止痛活血通络且入肝、胆、膀胱经之郁金、片姜黄、炒川楝子、香附、川芎、白蒺藜、独活等。临证大偻之疾时我主张内外同治为宜。如颈项、肩关节疼痛，活动不利时，除取穴督脉之风府穴、哑门穴，手三阳经之肩髃穴、肩髎穴、肩贞穴，足太阳膀胱经之天柱穴、大杼穴、风门穴等，还可同经脉而远端取穴委中、承山、飞扬、跗阳、昆仑等，远、近双取穴则可疏通经络、调畅气血，扶正祛邪，共奏邪祛正安之效。凡肩关节抬举受限时，我常常取条口穴（足阳明胃经）长针透承山穴（足太阳膀胱经），较长时捻转、提插相结合，同时让患者抬举同侧之肩臂，即可见效。间断提插捻转并留针 30 分钟，每日 1 次，7～10 次为一疗程，可结合外治物理疗法及适宜运动疗法，则取效更快捷。

三、辨治燥痹（干燥综合征）运用循经辨证法的体会

干燥综合征（Sjögren syndrome，SS）是一种主要侵犯外分泌腺，尤其是以唾液腺和泪腺为主的慢性、炎症性、自身免疫性疾病，可因其他外分泌腺及腺体外其他器官受累而出现多系统损害的临床表现。本病又分为原发性和继发性两种。干燥综合征的病因目前还不明确，可能与遗传、感染和性激素水平有关。本病为一种慢性疾病，目前不能根治，治疗原则为减轻症状、阻止组织损伤。现代医学多采用糖皮质激素、免疫机制剂及外用替代疗法等，但其疗效不理想，副作用较多，患者依从性较差。

由于干燥综合征病因复杂、症状多样，中医经典著作中虽有类似病证的记述，但并无确切病名的记载。如《素问•阴阳应象大论》中有“燥盛则干”的记载；《素问•至真要大论》中亦云“燥者濡之”。东汉张仲景在《金匮要略》中云“病人胸满，唇痿舌青，口燥，但欲漱水，不欲咽……为有瘀血也”。最早提出了瘀血致燥的发病机理。金代刘完素在《素问玄机原病式》中有“诸涩枯涸，干劲皴揭，皆属于燥”的论述，指出了燥痹的特点。清代喻昌撰《医门法律》言“燥盛则干，夫干之为害，非遽赤地千里也，有干于外，而皮肤皴揭者，有干于内，而津血枯涸者，有干于津液，而荣卫气衰、肉烁而皮著于骨者，随其大经小络所属上下中外前后，各为病所”，对燥邪侵袭做了较详细的论述。清代林佩琴在《类证治裁》中云“燥有外因，有内因……因于内者，精血夺而燥生”，提示肝肾精血之亏虚，乃内燥之根本。国医大师路志正认为燥痹成因有三：一则气运太过，燥气横逆，感而变之，燥痹乃成；二则寒湿痹过用大热辛燥之品，耗伤津液，使筋脉失濡；三则素体肝肾亏虚，阴津不足，筋脉失于濡养，不荣而痛也。无论是外燥还是内燥，均可导论人体的阴液不足，日久不愈，致使气阴两虚，或阴损及阳，阳气不足又致阴阳俱损，形成血瘀、痰浊、虚热、阻滞气血、脉络受阻，“不通则痛”而呈

现关节痹病。根据本病的病因病机结合临床经验提出了中医相关的病名“燥痹”，其他常见风湿病及疑难病，如类风湿关节炎、系统性红斑狼疮、多发性肌炎、皮肌炎、结节性红斑、结节性非化脓性脂膜炎、皮脂腺囊肿，以及某些疾病（如血液病、冠心病等）中后期出现的燥热伤津证候，如口干、咽干、眼干、鼻干、皮肤干燥等症状，也可参考燥痹辨治。

辨治燥痹（干燥综合征）首先要在复杂多变的病机中，抓住“阴虚为本、燥热为标”的实质。阴虚包括脏腑之阴液亏虚，即其所主之五液不足。因肝（胆）主泪，心（小肠）主汗，脾（胃）主涎，肺（大肠）主涕，肾（膀胱）主唾，故肝、心、脾、肺、肾五脏之阴不足则五脏所主五液之源匮乏，气血运行涩而不畅，则生本病。且五液之虚并非独见，常是相累兼见。燥痹（干燥综合征）病因多端，病理变化过程涉及多脏器、多系统，但均不外乎内燥之因和外燥之因。前者指先天禀赋，或素体阴虚，易生内热内燥；或外侵之邪，多易热化、燥化，为内因。后者指在外的化燥、化热之因，或因气候因素，外感燥热之邪，津液失充且蒸泄于外；或外感温热毒邪，陷入营血，燔灼气血，伤津耗液，血脉不畅，燥瘀互结；或过食辛辣，误治过服刚燥热药，热毒内生，耗伤阴津；或长期高温作业，久居燥热之地等，为外因。上述病因均可致燥热之邪伤及人体，致阴亏血虚、经血不畅、瘀滞艰行，易发燥痹（干燥综合征）。故于临证辨治之时，莫忘滋补五脏之阴，莫忘祛除内、外之燥邪。另外，在辨治燥痹（干燥综合征）时，更要娴熟地运用脏腑辨证、循经辨证之法则，并将两者有机地结合起来。脏腑辨证在燥痹（干燥综合征）的辨治中起到了重要的作用，故提出“辨五液，调五脏”辨治干燥综合征。肾乃先天之本，《素问·逆调论》曰“肾者水脏，主津液”，肾之阴阳乃五脏阴阳之本，故肾之阴阳不足，肾阴亏虚必致肝、脾、肺、心之阴阳不足，阴液亏乏。我创制经验方补肾清热育阴汤（基本药物组成：地黄、山茱萸、山药、天冬、麦冬、天花粉、茯苓、泽兰、泽泻、青风藤等），临床可结合以下不同证型方药对干燥综合征进行辨治。换句话说，循经辨证在本病的辨治中更起到了关键的作用，即辨明病在何脏，所主之液匮乏，则应于方药中加入该脏，用该正经之药物治之，如此方能获最佳疗效。如辨治“燥伤肺阴，肺气痹阻证”，可见咽痒干咳，鼻干少涕，痰少黏稠，不易咯出，皮毛干燥，神疲倦怠，肢节疼痛，舌红略黯少苔，甚则嫩红多裂纹、苔白黄或白少津，脉细略数沉。治法：滋阴清热，润肺通痹。方药：补肾清热育阴汤合《医门法律》中主入肺经擅长于清燥润肺之清燥救肺汤（桑叶、石膏、杏仁、人参、甘草、胡麻仁、阿胶、麦冬、蜜枇杷叶）加减。又如辨治“燥伤心阴，心脉痹阻证”，可见心悸少气，五心烦热，口干舌燥，自汗盗汗，或少汗肤痒，少寐，胸痛牵及肩背，肢体疼痛不舒，舌红少津或见瘀点瘀斑、苔少黄，或薄白甚则光剥多裂纹，脉沉细或数或涩，亦可见结代之象。治法：滋阴清热，益气生津。方药：补肾清热育阴汤合《内外伤辨惑论》中的主入心经补元气、益心阴、生津液之生脉散（人参、麦冬、五味子）加减。再如辨治燥痹之“燥伤脾胃，阴虚肌痹证”，可见口干眼燥，胃脘嘈杂，隐痛不舒，饥不欲食，食入不化，倦怠神疲，便干或溏，甚则肌萎乏力，举步不健，舌黯红少津、苔或白或黄或无，脉沉细数或沉细涩。治法：滋阴清热，益气建中。方药：补肾清热育阴汤合《金匮要略》中的主入脾经温中健脾、益气补虚、和里缓急之黄芪建中汤（黄芪、芍药、桂枝、甘草、生姜、大枣、饴糖）加减。还如辨治“燥伤肝阴，筋脉痹阻证”，可见双目干涩，口干咽燥，心烦易怒，筋脉挛痛，屈伸不利，胁痛不舒，口苦纳呆，便秘溲黄，舌红质黯、苔白或黄或少津苔剥，脉弦细略沉，或略沉涩，或略弦细。治法：补肾清热，养肝荣筋。方药：补肾清热育阴汤合《柳州医话》中的主入肝经滋阴养肝疏肝之一贯煎（沙参、麦冬、当归、生地黄、枸杞子、川楝子）加减。且如辨治“燥伤肾阴，肢节痹阻证”，可见口干目涩，齿损发脱，腰膝酸软，肢节肿痛，活动不能，痹着不仁，倦怠少食，便干溲涩，舌红而黯，苔少苔剥，舌裂少津，脉沉细略弦。治法：补肾清热，除痹通络。方药：补肾清热育阴汤合《备急千金要方》中的主入肾经益肾肝、补气血、祛风湿、止痹痛之独活寄生汤（独活、桑寄生、秦艽、防风、细辛、当归、芍药、川芎、地黄、杜仲、牛膝、人参、茯苓、甘草、肉桂）加减。

辨治燥痹（干燥综合征）定要“圆机活法”，临证变通活用。如要以补益肾肝为本。《素问·宣明五气》云“五脏化液，心为汗，肺为涕，肝为泪，脾为涎，肾为唾”。肝肾的阴精不足，化生泪液、唾液乏源，故口干、眼干症状明显，此亦为干燥综合征最常见、最主要的症状；再有“疯狂龋齿”亦为多见的症状，而齿为骨之余，亦为肾主，肾精亏虚，不能养齿、荣齿，则牙齿片状剥脱，而生龋齿；且本病 40～60 岁女性易发，《黄帝内经》云“年四十而阴气自半……”；“六七，三阳脉衰于上……七七，任脉虚，太冲脉衰少，天癸竭，地道不通……”正值肾之阴精衰而枯竭之时。总之，辨治干燥综合征要以补益肾肝为本。在临证之时可以六味地黄汤作为基础方，并酌情重用主入肝胃之经具有补肾养肝作用之地黄、山茱萸、芍药等，还可酌情加用女贞子、旱莲草、桑寄生、牛膝等。又如宜以温补肾阳为佳。肾为水脏，主津液，主五液，此赖肾阳之温煦、化生，肾中阴阳共济，互根互用，相互依存。肾阴亏虚日久，则阴损及阳，且补阴过之亦可损阳，均可致阳虚。《景岳全书》云“补阴者，必于阳中求阴，则阴得阳升而泉源不竭”，但此温补之力慎防过之，以防阳热化火，更伤及阴。故常采用“温补肾阳”之法，于临证时酌情选用骨碎补、补骨脂、续断、杜仲、狗脊、淫羊藿、巴戟天、沙苑子等，慎用、少用或尽量不用附子、肉桂等辛热之品。再如辨治本病时一定要兼顾主入脾胃之经滋脾和胃之品的伍用。脾在液为涎，涎为口津，具有保护口腔黏膜、润泽口腔的作用，于进食时分泌较多有助于食品的吞咽和消化。涎为脾精，由脾气化生并转输布散。另外，“牙龈为胃之络”，乃胃阴所养，若脾胃之阴亏损，则易见口干、舌燥、舌裂、牙龈萎缩等症。脾胃病者，医者多遵李东垣之《脾胃论》，详于温补而少于清滋。然《灵枢•五邪》云“邪在脾胃，则病肌肉痛，阳气有余，阴气不足，则热中、善饥”，即是针对胃阳有余，脾阴不足而言。唐容川《血证论》曰：“脾阳不足，水谷不化，脾阴不足，水谷仍不化也。譬如釜中煮饭，釜底无火固不热，釜中无水也不熟。”可见脾阳与脾阴相互资助，缺一不可。脾阴不足，不可滋腻补益，当以甘平治之。《素问•五脏生成》云“脾欲甘”，然甘有甘寒、甘凉、甘温、甘平之别，脾阴不足应治以甘平育阴，使受伤之脾阴得以和缓滋润。于辨治干燥综合征之时，最常用山药、黄精，两者性味均为甘平，入脾肺之经，前者更入肾经，如此甘平育阴则补而不燥、滋而不腻。《名医别录》中记载黄精为“除风湿，安五脏”契合本病病机。此外，沙参、玉竹、天冬、麦冬、芦根等均为甘味之品，虽性微寒，但配伍性偏温之陈皮、砂仁、木香、千年健等理气和胃之品，既除微寒之弊，又防理气和胃药物温热化燥之嫌。还如辨治本病时要酌情并用主入心肺润肺养心之品。“肺在液为涕，在体合皮，其华在毛”。肺津不足、肺气虚弱不能化涕润鼻腔气道，亦不能输津于皮毛，故常见咽痒干咳、痰少黏稠不易咯出、鼻干少涕、皮肤干燥瘙痒等；且“肺为娇脏，喜润恶燥”，而燥邪易伤肺，耗伤肺阴，久则上源之水乏，必殃及下焦肾水，故治疗宜抓住时机及早治疗，不可在阴伤过甚、殃及多脏之阴时再治。临证常用桑叶、麦冬、天冬、芦根、石斛等，甘而微寒，入肺达养阴、润燥、清热之效。心在液为汗，所谓“汗血同源”，心阴不足，汗则乏源，故干燥综合征常见皮肤干燥，甚则皮肤作痒，且心阴不足，心神失养，又可见心烦少寐、心悸不安等。临证常用百合配玉竹，炒酸枣仁、远志、夜交藤等，滋心阴、养心神、益心液。值得注意的是，常用对药有芦根配百合，且两药用量均在20～30g，因其均具甘平之性味，润燥而无滋腻之嫌，既能益肺阴、润肺燥，又能滋心阴、调汗液、润肌肤、安心神，实为最佳组合。且如辨治本病莫忘祛邪利节。干燥综合征患者多伴见关节炎或关节痛表现，其中部分患者为首发症状及主要表现，尤其是老年干燥综合征患者的临床表现中最主要的腺体外症状就是关节炎。中医学认为，无论是外燥之邪还是内燥之邪均可损及人体的津液气血，致使肢体筋脉失于濡养，气血运行不畅，瘀血痰湿聚结，脉络痹阻不通，导致肢体关节、肌肉筋腱疼痛、肿胀，甚则肌肤枯涩而出现脏腑损害。在辨治之时，还要注意祛邪以安正，通痹以利节。因此，其关节表现为热象时加用青风藤、秦艽、忍冬藤、络石藤、豨莶草等清热利节之品，且伍用祛风、祛湿、甘平育阴除燥之品，如防风、羌活、薏苡仁、茯苓、夜交藤；若为寒象时则可加用鸡血藤、海桐皮、海风藤、千年健等温通利节之品，但需考虑其有阴津亏虚、邪欲从热化的可能，故又常伍用青风藤、秦艽、豨莶草、徐长卿等。总之应“有是证，用是药”，视其寒热之度而酌情选用。亦如辨治本病时须活血通络贯穿始终。内外燥邪伤津耗液，无以充血，血行涩滞，瘀血阻络，且燥邪病程缠绵，病久入络，更可致血瘀络阻之证。可见肌肤失荣，唇舌紫黯，易见瘀斑，肢节疼痛、夜间为重，脉沉、弦、细涩等。故于临证中必于方中酌情加入泽兰、延胡索、赤芍、牛膝、丹参、豨莶草、鸡血藤等活血通络之品。需要注意的是，燥邪耗津，亦可生痰凝结，痰瘀互结，症见耳后、颌下、颈部及体内痰核、瘰疬（腮腺肿大、淋巴结等），故于辨治之时酌情加入化痰散结之品，如连翘、土贝母、夏枯草、玄参、牡蛎、化橘红、半夏、橘络。总之在辨治燥痹（干燥综合征）时，滋阴育阴之际，切不可忘记温补、缓补、平补肾中之阳。切记“圆机活法”，当病情变化时，方药也要随之改变，正是“有是证，用是药”也。

四、外治法辨治风湿病运用循经辨证法的体会

风湿病累及人体的范围是很广泛的，如皮肤、肌肉、肌腱、滑膜、滑囊、筋膜、韧带、骨与关节等的疼痛为主要表现的一大类疾病，往往会累及内在脏器造成系统性损害。因此规范地内服药物是非常重要的，同时各种物理

治疗的外治法也是绝对不可忽视的。于是我提出了综合治疗的五连环治疗理念（即是健康教育、体育医疗、中药为主、加强外治、中西合璧）和（大、小）综合诸种外治法联合应用、强化（定期加强外治）、序贯（经酌情选用的外治方法连贯有序进行）治疗的理念。其中“强化治疗”强调定期（每年1～2次）住院大强化治疗与酌情院外小强化治疗有机结合，以强度为目标，以改善病情程度为目的。“序贯治疗”强调各种疗法的连续交替应用，以增强和维持疗效。如此，“大”与“小”的有机、有序的配合治疗，使患者病痛得到持续治疗、有效缓解。另外，风湿病病种众多，但大多数病种中皆有“关节炎”的表现，即关节肿胀、疼痛、僵硬不舒、关节或热或寒、活动不利等。本着老子“大道至简”之意及寒热辨证为纲的原则，将关节炎分为寒性证候和热性证候两大类，再进行循经辨证，根据循行至病变关节处的经络，进行局部取穴、远端取穴及表里经的取穴等进行针刺。如果是寒性证候还可加用艾灸或热敷，或中药场效应治疗仪，或药罐疗法等；如果是热性证候亦可加用清热利节中药湿包裹，外敷氟比洛芬巴布膏，新癀片及如意金黄散等调敷患处，更易获效。中日友好医院中医风湿病科自1995年建科即规范了内治与外治有机结合的治疗方案，系统地进行了风湿病的各种外治治疗方案，使患者尽快地减轻了病痛，增强了配合治疗的信心，取得了较好的疗效。2015年美国风湿病学会年会上发表的《强直性脊柱炎和放射学阴性的中轴型脊柱关节炎的治疗指南》中显示：对于强直性脊柱炎活动期治疗，专家们强烈推荐“物理治疗”，并强调“主动优于被动”“陆地优于水中”。再次强调了外治是风湿病治疗中不可缺少的治疗方法，并提倡避寒湿水中的运动，应采取陆地运动为宜。物理治疗实为外治法的重要组成部分，在临证辨治风湿病患者时，我们将其酌情配伍外治药物，有机结合用于治疗中。以大偻（强直性脊柱炎）的患者为例，本病以腰骶、脊背、颈项痛僵、活动不利为主要表现。我们所采用的多种外治方法均以循经辨证法为核心。如游走罐加定罐，令患者俯卧位，背部沿膀胱经走行部分涂润滑膏剂，施罐后沿脊柱旁膀胱经上下滑动约5分钟后沿经走行处分别定罐，再持续15分钟即可松罐。此法可祛除腰背部风寒湿邪，缓解肌肉痉挛僵硬状态，而减轻痛僵症状。又如可用“艾炷”隔姜灸沿（脊柱）督脉及督脉旁开1.5寸和3寸膀胱经走行依次排列，持续20分钟左右。此法可温阳通督、疏通经气，缓解脊背僵痛、畏寒之症状。再如上述两种治法均可配用双委中穴（膝腘窝处）针刺并提插捻转留针约20分钟，取“腰背委中求”之意，以疏通经络、缓解症状、增加疗效。另大偻（强直性脊柱炎）的患者中会有60%左右的人出现鼠溪部、耻骨联合、臀部深处及臀横纹中央深处的疼痛及压痛等症状。病痛部位皆为足厥阴肝经、足少阳胆经及足太阳膀胱经所循行经过之处。故临证取穴可从此三经取穴，尤其远端循经取穴更为常用。如取足厥阴肝经之太冲穴、蠡沟穴、曲泉穴、阴包穴、急脉穴等；足少阳胆经之巨髎穴、环跳穴、风市穴、阳陵泉穴、悬钟（绝骨）穴等；足太阳膀胱经之承扶穴、殷门穴、委中穴、承山穴、跗阳穴等，可酌情择穴加减用之，并酌情予以提插捻转及留针等。尚可酌情配用灸法，温通经脉调理经气。若再于循经辨证理论指导下配合应用超声药物导入仪、激光治疗仪及超声脉冲电导入治疗仪等仪器治疗，效果更佳。

总之，风湿病病变范围广，皮、肉、筋、骨、关节均可受累，故在辨治之时，既要重视内服药的治疗，更不可缺少外治疗法。内外兼治，方获佳效。